W0258685

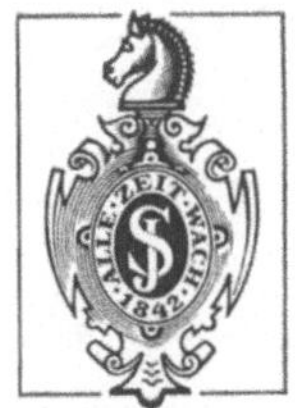

Wege der Gesundheitsforschung

Ergebnisse und Perspektiven
der Forschung im Dienste der Gesundheit

Herausgegeben von Rudolf W. J. Gross

Unter Mitarbeit von Nikolaus Gerdes

Springer-Verlag
Berlin Heidelberg New York
London Paris Tokyo

Herausgeber:
Prof. Dr. med. Rudolf W. J. Gross
Innere Medizin
em. Direktor der Medizinischen Universität Köln
5000 Köln

Mitarbeiter:
Dr. Nikolaus Gerdes
Intern. Institut für wissenschaftliche Zusammenarbeit
Schloß Reisensburg
Bürgermeister-Joh.-Müller-Straße 1
8870 Günzburg/Donau

CIP-Kurztitelaufnahme der Deutschen Bibliothek

Wege der Gesundheitsforschung: Ergebnisse u. Perspektiven d. Forschung im Dienste
d. Gesundheit / Rudolf W. J. Gross. Unter Mitarb. von Nikolaus Gerdes. Geleitw. von H. Riesenhuber.
Berlin; Heidelberg; New York; London; Paris; Tokyo: Springer, 1986.
ISBN-13: 978-3-540-16106-6   e-ISBN-13: 978-3-642-70910-4
DOI: 10.1007/978-3-642-70910-4
NE: Gross, Rudolf [Hrsg.]

Geleitwort

Ich begrüße es, daß sich mit diesem Sammelband namhafte Wissenschaftler aus den verschiedenen Bereichen der Gesundheitsforschung zu Wort gemeldet haben, um eine Analyse der aktuellen Situation ihres Fachgebietes vorzunehmen und Anregungen für die Forschungsförderung zu geben.

Staatliche Forschungsförderung im Gesundheitsbereich muß ihre Mittel gezielt auf jenen Gebieten einsetzen, die einerseits für die Gesunderhaltung der Bevölkerung besonders wichtig sind, andererseits aber ohne zusätzliche Förderung nicht in ausreichendem Maße bearbeitet werden könnten. Eine solche „subsidiäre" Forschungsförderung setzt logischerweise eine möglichst umfassende Gesamtanalyse der gegenwärtigen Situation und – daraus abgeleitet – die Kennzeichnung wichtiger „Forschungslücken" voraus. In wirklich kompetenter Weise kann diese Aufgabe sicher nur von der Wissenschaft selbst gelöst werden.

Die Schwierigkeit eines solchen Unternehmens sollte allerdings nicht unterschätzt werden: Schließlich geht es dabei um eine Analyse, die jeweils ein ganzes Fachgebiet übersichtlich darstellt und gleichzeitig so detailliert und spezifisch ist, daß die Schwerpunkte künftiger Forschung in ihrer sachlichen Begründung sichtbar werden. Es verdient deshalb besondere Anerkennung, daß sich die angesprochenen Wissenschaftler dieser schwierigen Herausforderung so bereitwillig gestellt haben.

Die Anlage dieses Sammelbandes begründet, wie mir scheint, einen neuen Stil der Meinungsbildung über die Förderung der Gesundheitsforschung der Bundesrepublik Deutschland. Ich wünsche ihm eine offene Aufnahme in der Wissenschaft und im Dialog mit den Forschungsförderern.

Dr. Heinz Riesenhuber
Bundesminister für Forschung und Technologie

Vorwort des Herausgebers

Der vorliegende Sammelband bietet einen – in dieser Form sicher ungewöhnlichen –
Überblick über den aktuellen Stand der Forschung auf wichtigen Gebieten des
Gesundheitswesens in der Bundesrepublik Deutschland.

Zweifellos war es ein etwas gewagtes Unternehmen, 24 Forschungsgebiete auszu-
wählen und jeweils namhafte Wissenschaftler zu bitten, ihre langjährigen Praxis-
und Forschungserfahrungen zusammenzufassen zu einer persönlichen Einschätzung
des augenblicklichen Standes und der Zukunftsperspektiven ihres Arbeitsgebietes.
Und dies alles auf wenigen Seiten und so allgemeinverständlich, daß es auch für
Nichtspezialisten zugänglich wird, und andererseits doch so spezifisch und detailliert, um auch Fachleuten Aufschluß zu geben.

Insgesamt, so wird man sagen dürfen, ist den Autoren das fast „unmögliche
Unternehmen" gelungen. Als Ergebnis liegt hier ein Sammelband vor, der einen
Einblick in das weite Gebiet der Gesundheitsforschung ermöglicht – und zwar von
der biomedizinischen und epidemiologischen Forschung in ausgewählten Krankheitsbereichen über medizintechnische Neuentwicklungen bis hin zu Fragen der
Gesundheitssystemforschung und zu psychologischen und soziologischen Aspekten
des Verhaltens in Gesundheit und Krankheit.

Trotz dieser enormen Spannbreite der Themenbereiche kann natürlich nicht der
Anspruch erhoben werden, mit diesem Sammelband etwa eine umfassende Übersicht über die aktuellen Schwerpunkte der Gesundheitsforschung insgesamt vorzule-
gen. Die hier zusammengestellten Einzelbeiträge sind vielmehr aus einem bestimmten Anlaß entstanden und dienen einer gemeinsamen Zielsetzung, die ihre Auswahl
bestimmt hat. Anlaß und Ziele des Sammelbandes bedürfen deshalb einer näheren
Erläuterung.

Den gemeinsamen Bezugspunkt aller Einzelbeiträge bildet das Förderprogramm
der Bundesregierung *„Forschung und Entwicklung im Dienste der Gesundheit"*, das
von drei Bundesministerien gemeinsam getragen wird (Bundesministerium für
Arbeit und Sozialordnung; Bundesministerium für Jugend, Familie und Gesundheit; Bundesministerium für Forschung und Technologie). Im Rahmen dieses
Programms sind seit 1978 fast 1 000 Einzelprojekte gefördert worden. Die Fördermittel, die dafür bereitgestellt wurden, haben sich im Verlauf der Jahre kontinu-
ierlich erhöht; sie betragen zur Zeit ca. 100 Mio. DM pro Jahr. Die Zahl der
gegenwärtig laufenden Projekte liegt bei etwa 500. Die inhaltlichen Schwerpunkte
dieser staatlichen Forschungsförderung im Gesundheitsbereich sind in jeweils einem

Aktionsprogramm für die Planungszeiträume 1978–1981 und 1983–1986 benannt: Danach sollen anwendungsnahe Forschungs- und Entwicklungsvorhaben v. a. in jenen Bereichen gefördert werden, deren Weiterentwicklung für eine Verbesserung der gesundheitlichen Versorgung einerseits besonders vordringlich ist, die aber andererseits ohne eine gezielte Förderung nicht genügend Forschungsgelder und Forschungspersonal anziehen.

Solche „Forschungslücken" können auch auf ausgesprochen wichtigen Gebieten bestehen – sei es, daß die erforderlichen Vorhaben zu aufwendig sind, um auf den üblichen Wegen finanziert werden zu können (Beispiel: Interventionsstudien zur Prävention von Herz-Kreislauf-Krankheiten); sei es, daß sie umfangreiche Vorarbeiten benötigen, bevor überhaupt ein „begutachtungsfähiges" Studienprotokoll erstellt werden kann (Beispiel: multizentrische Therapiestudien); sei es, daß die infrastrukturellen Voraussetzungen fehlen, um eine interdisziplinäre Forschung längerfristig durchführen zu können (Beispiel: Rheumaforschung), oder daß ein ganzes Fachgebiet in theoretischer und methodischer Hinsicht noch zu wenig entwickelt ist, um für eine ausreichende Zahl qualifizierter Forscher überhaupt attraktiv zu sein (Beispiel: Rehabilitationsforschung).

Nach Maßgabe der Aktionsprogramme sollen solche Lücken durch staatliche Forschungsförderung geschlossen werden, und zwar bevorzugt in den Krankheitsbereichen, die am häufigsten zu Tod, Invalidität oder Arbeitsunfähigkeit führen. Das Förderprogramm konzentrierte sich deshalb bisher auf Probleme der Prävention und Früherkennung, der Diagnostik, Therapie und Rehabilitation in den vier Krankheitsbereichen: Herz-Kreislauf, Krebs, Rheuma und psychische Krankheiten. Außerdem wurden gezielt medizintechnische Entwicklungen unterstützt, die entweder ganz neue therapeutische Anwendungsmöglichkeiten boten (z. B. Nierensteinzertrümmerer) oder erhöhte Sicherheit für die Patienten anstrebten (z. B. in der Anästhesiologie) oder aber die Belastung der Patienten durch diagnostische und therapeutische Eingriffe reduzieren konnten (z. B. bildgebende diagnostische Verfahren). Im Bereich der Gesundheitssystemforschung schließlich wurden Vorhaben gefördert, die dazu beitragen sollten, die Organisation, Struktur und Finanzierung des Gesundheitswesens möglichst kostengünstig zu gestalten.

Gegenwärtig nähert sich nun auch der zweite Planungszeitraum 1983–1986 seinem Ende. Deshalb schien es an der Zeit, Orientierungspunkte für künftige Forschungs- und Förderungsschwerpunkte auszumachen. Auf Anregung aus dem Bundesministerium für Forschung und Technologie (BMFT) sollten dazu v. a. die Wissenschaftler selbst gehört werden. Staatliche Forschungsförderung steht ja immer in der Gefahr, auf dirigistische Weise in die Freiheit von Wissenschaft und Forschung einzugreifen. Aus diesem Grunde sollten namhafte Wissenschaftler aus den verschiedenen Forschungsgebieten die Gelegenheit erhalten, ihre Sicht der aktuellen Situation ihres Fachgebietes und die daraus resultierenden Wünsche an die staatliche Forschungsförderung öffentlich darzustellen und damit frühzeitig Impulse für die gesundheitspolitische Diskussion um eine künftige Ausrichtung der Forschungsförderung zu geben.

Damit die einzelnen Beiträge nicht mit Detailproblemen überfrachtet würden, sind die Autoren gebeten worden, ihre ganz persönliche Einschätzung der gegenwärtigen Situation – sozusagen „frei von der Leber" – niederzuschreiben. Wenn jemand jahre- oder gar jahrzehntelang an maßgeblichen Stellen in einem Forschungsgebiet gearbeitet hat, bildet sich – gleichsam als „Sediment" – eine generelle Einschätzung der zentralen Probleme und der erfolgversprechenden Lösungswege heraus.

Dieses „Sediment" aus unzähligen Einzeleindrücken, Beobachtungen, Überlegungen und Gesprächen kann allerdings kaum jemals direkt und zugleich öffentlich zur Sprache gebracht werden: Für ein wissenschaftliches Auditorium sind solche Gesamteinschätzungen zu generell und zu wenig wissenschaftlich belegt, für die weitere Öffentlichkeit dagegen zu spezifisch und unzugänglich.

Der vorliegende Sammelband bot die seltene Gelegenheit, erfahrenen Forschern ein Forum zur Verfügung zu stellen, auf dem sie solche Gesamteinschätzungen der Situation öffentlich zur Debatte stellen konnten. Die Autoren sind deshalb ermuntert worden, ohne allzuviel Rücksicht auf wissenschaftliche Absicherung im einzelnen ihre persönliche Sichtweise ihres Fachgebietes darzustellen. Von diesem „Freibrief" ist in unterschiedlichem Maße Gebrauch gemacht worden – und zwar mit einem Ergebnis, das vorauszusehen und intendiert war: Je „freier" und persönlicher sich ein Autor geäußert hat, desto aufschlußreicher und spannender ist sein Beitrag zu lesen. Es ist zu hoffen, daß auf diese Weise einer weiteren Fachöffentlichkeit charakteristische Eindrücke vermittelt werden können über Art und Spannbreite des bisherigen Förderprogramms und der Brennpunkte einer zukünftigen „Forschung und Entwicklung im Dienste der Gesundheit".

Zum Schluß seines „Editorials" hat der Herausgeber eines solchen Sammelbandes zwei Pflichten zu genügen, von denen die eine eher schwierig und etwas heikel, die andere dagegen ausgesprochen leicht und angenehm ist: Er muß erläutern, weshalb bestimmte Autoren in die Auswahl einbezogen worden sind (und andere nicht), und er darf denen danken, die zum Gelingen des Bandes beigetragen haben.

Zur Auswahl der Autoren:
Bei der Konzeption des Sammelbandes stand faktisch eine Auswahl der Themenbereiche, die in die Darstellung einbezogen werden sollten, am Anfang. Einerseits sollten jene Gebiete vertreten sein, die im bisherigen Förderprogramm eine zentrale Stelle eingenommen haben (z. B. Früherkennung und Prävention der Herz-Kreislauf-Krankheiten; multizentrische Therapiestudien in den wichtigsten Krankheitsbereichen, Medizintechnik, Gesundheitssystemforschung). Darüber hinaus sollten Forschungsgebiete erläutert werden, die in Zukunft voraussichtlich besonders bedeutsam werden (z. B. Rheuma, Ernährung, Rehabilitation, Qualitätssicherung); schließlich war – „quer" zu diesen Kriterien – ein Auswahlargument, daß die behandelten Themen auch über die engere Fachöffentlichkeit hinaus wichtig und aufschlußreich sein sollten (z. B. Nierenlithotripter, bildgebende diagnostische Verfahren, Krebsforschung, psychiatrische Forschung). Nachdem die einzubeziehenden Themenbereiche festlagen, war nach geeigneten Autoren Ausschau zu halten. Sie sollten an der bisherigen Durchführung des Programms als Forscher oder Gutachter mitgearbeitet haben und als namhafte Vertreter ihres Fachs anerkannt sein. In einigen Fällen war ein Themenbereich so eng mit einem bestimmten Namen verknüpft, daß es gar keine Zweifel bei der Auswahl gab. In den meisten Fällen jedoch standen mehrere geeignete Autoren zur Debatte. Faktisch mußte nun einer von ihnen zuerst gefragt werden, und wenn er zusagte, hieß das natürlich gleichzeitig, daß die anderen nicht mehr angesprochen werden konnten. Hier jedenfalls kann

der Vorwurf einer gewissen Willkür bei der Auswahl der Autoren nicht wirklich ausgeräumt werden. Es trifft sicher zu, daß es bei einer Reihe von Themen auch andere Autoren gegeben hätte, die einen ebenso guten oder vielleicht sogar noch besseren Beitrag geschrieben hätten. Der Vorwurf der Willkür wäre auch dann bestehen geblieben; man kann ihm bei einem solchen Unternehmen nicht entgehen und wird mit ihm leben müssen.

Nach der etwas heiklen, nun zur angenehmen Pflicht: Zu danken ist zunächst allen jenen, die bei der Vorbereitung des Sammelbandes durch Vorschläge zur Gesamtkonzeption und durch vielfältige Anregungen zur Gestaltung im einzelnen mitgewirkt haben.

Vor allem aber ist den Autoren selbst zu danken: Jeder von ihnen ist mit Verpflichtungen in Klinik, Lehre, Forschung und Administration mehr als ausgelastet, und man kann nur bewundern, daß sie alle die Zeit und Energie – und nicht zuletzt die Distanz von der alltäglichen Arbeit! – gefunden haben, die erforderlich war, um auch fachfremden Lesern die oft so verschlungenen „Wege der Gesundheitsforschung" zugänglich zu machen.

Köln, Juli 1986   Prof. Dr. med. R. Gross

Inhaltsverzeichnis

Autorenverzeichnis

ASSMANN, G., Prof. Dr. med.
Zentrallabor der Westfälischen Wilhelms-Universität, Domagkstraße 3,
4400 Münster

BLEIFELD, W., Prof. Dr. med.
Abteilung Kardiologie, Universitätskrankenhaus Eppendorf, Martinistraße 52,
2000 Hamburg 20

DEICHER, H., Prof. Dr. med.
Abteilung für klinische Immunologie und Transfusionsmedizin,
Zentrum für Innere Medizin und Dermatologie, Medizinische Hochschule,
Konstanty-Gutschow-Straße 8, 3000 Hannover 61

EISERT, W. G., Prof. Dr. rer. nat. Dr. med.
Gesellschaft für Strahlen- und Umweltforschung, Arbeitsgruppe Zytometrie,
Herrenhäuser Straße 2, 3000 Hannover 21

EMRICH, H. M., Prof. Dr. med.
Max-Planck-Institut für Psychiatrie, Kraepelinstraße 10, 8000 München 40

v. FERBER, Chr., Prof. Dr. phil.
Institut für Medizinische Soziologie der Universität, Moorenstraße 5,
4000 Düsseldorf

FRÖHLICH, J. C., Prof. Dr. med.
Zentrum Pharmakologie und Toxikologie, Abteilung Klinische Pharmakologie,
Medizinische Hochschule, Postfach 61 01 80, 3000 Hannover 61

HÄFNER, H., Prof. Dr. med. Dr. phil.
Zentralinstitut für Seelische Gesundheit, Postfach 5970, 6800 Mannheim

HÜLLEMANN, K.-D., Prof. Dr. med.
Klinik St. Irmingard, Osternacher Straße 103, 8210 Prien/Chiemsee

KALDEN, J. R., Prof. Dr. med.
Institut und Poliklinik für Klinische Immunologie und Rheumatologie
der Universität Erlangen-Nürnberg, Krankenhausstraße 12, 8520 Erlangen

KILIAN, J., Prof. Dr. med.
Sektion klinische Reanimation und Intensivmedizin der Universität,
Steinhövelstraße 9, 7900 Ulm/Donau

KOCH, U., Prof. Dr. med. Dr. phil.
Abteilung für Rehabilitationspsychologie der Universität, Belfortstraße 16,
7800 Freiburg

KONECNY, E., Prof. Dr.
Drägerwerk AG, Moislinger Allee 53–55, Postfach 1339, 2400 Lübeck 1

KÜBLER, W., Prof. Dr. med.
Medizinische Klinik der Universität, Abteilung Innere Medizin II,
Bergheimer Straße 58, 6900 Heidelberg

MENDEN, E., Prof. Dr. med.
Institut für Ernährungswissenschaft, Wilhelmstraße 20, 6300 Gießen

NAGEL, G., Prof. Dr. med.
Medizinische Klinik und Poliklinik der Universität,
Abteilung Hämatologie/Onkologie, Robert-Koch-Straße 40, 3400 Göttingen

PLOOG, D., Prof. Dr. med.
Max-Planck-Institut für Psychiatrie, Kraepelinstraße 10, 8000 München 40

RASPE, H.-H., PD Dr. med. Dr. phil.
Abt. Rheumatologie im Dept. Innere Medizin der Medizinischen Hochschule,
Karl-Wiechert-Allee 9, 3000 Hannover 61

REINHARDT, Uwe E., Prof. Dr.
Associate Professor of Economics and Public Affairs, Department of Economics
and Woodrow Wilson School of Public and International Affairs, Princeton
University, Princeton, N.J., USA

RÜSCHMANN, H.-H., Dr. rer. pol.
Direktor der Gesellschaft für Systemberatung im Gesundheitswesen – GS$_b$G,
Lindenallee 21, 2300 Kiel 1

RIEGEL, K., Prof. Dr. med.
Dr. von Haunersches Kinderspital der Universität, Lindwurmstr. 4,
8000 München 2

SCHELER, F., Prof. Dr. med.
Medizinische Klinik und Poliklinik der Universität, Nephrologische Abteilung,
Robert-Koch-Straße 40, 3400 Göttingen

SCHELLONG, G., Prof. Dr. med.
Universitäts-Kinderklinik, Abteilung für Hämatologie und Onkologie,
Albert-Schweitzer-Straße 33, 4400 Münster

v. SEELEN, W., Prof. Dr.
Institut für Biophysik der Universität, Saarstraße 21, 6500 Mainz

SELBMANN., H.-K., Prof. Dr. rer. biol. hum. Dipl.-Math.
Abteilung für medizinische Dokumentation und Datenverarbeitung
der Universität, Westbahnhofstraße 55, 7400 Tübingen 1

SPRENGER, E., Prof. Dr. med.
Abteilung Zytopathologie im Klinikum der Universität, Hospitalstraße 42,
2300 Kiel 1

VICTOR, N., Prof. Dr.
Institut für Medizinische Dokumentation, Statistik und Datenverarbeitung der
Universität Heidelberg, Im Neuenheimer Feld 325, 6900 Heidelberg

Neue Aspekte zur Prädiktion und Früherkennung der koronaren Herzkrankheit

G. Assmann und H. Schulte

1 Einleitung

Atherosklerotisch bedingte Herz- und Gefäßkrankheiten sind die führenden Todesursachen und gleichzeitig die häufigsten Ursachen für die Frühinvalidität in der Bundesrepublik Deutschland und anderen Industriestaaten. Aus der Häufigkeit der atherosklerotischen Angiopathien, der Altersverteilung und der Schwere der Erkrankung läßt sich die volkswirtschaftliche und sozialmedizinische Bedeutung ableiten: Ein Betrag, der etwa 18% des Bundeshaushaltes oder 4% des Bruttosozialproduktes der Bundesrepublik Deutschland entspricht, wird als Folgekosten atherosklerotischer Erkrankungen veranschlagt; die jährlichen volkswirtschaftlichen Kosten und Verluste durch Herz-Kreislauf-Erkrankungen (ohne Berücksichtigung der Kosten und Verluste für frühzeitige Todesfälle) werden auf 60 Milliarden DM geschätzt.

Bei den atherosklerotischen Gefäßkrankheiten handelt es sich um Erkrankungen mit multifaktorieller Genese. So beanspruchen krankhafte somatische Zustände, wie Fettstoffwechselstörungen, Hypertonus und der Diabetes mellitus, sowie verhaltensbedingte Merkmale, wie Zigarettenkonsum, Übergewicht und Bewegungsmangel, Indikatoren für das Risiko des späteren Auftretens von klinisch manifesten Herz-Kreislauf-Erkrankungen zu sein. Eine hinreichende Beurteilung des Risikos im Individualfall ist damit jedoch nicht möglich, so daß dieses Risikofaktorenmodell nicht bei der Eingrenzung eines Risikokollektivs bzw. zur Prädiktion des Individualrisikos, sondern eher bei populationsbezogenen Interventionsmaßnahmen von Nutzen ist. Aussagen zur Wertigkeit von Risikofaktoren leiten sich ab

1. aus verschiedenen prospektiven epidemiologischen Studien in anderen Ländern (v. a. in den USA) und
2. aus dem Querschnittsvergleich von Patientengruppen (z. B. koronarangiographierte Probanden mit positivem Befund) mit gesunden Vergleichskollektiven.

Der zweite Ansatz kann allerdings wenig über die prädiktive Kraft eines Parameters aussagen, da dessen Verteilung in der Gesamtbevölkerung nicht bestimmt wird. Solche Studien können „lediglich" dazu dienen, einen Parameter als möglichen „Risikofaktor" zu identifizieren. Seine prädiktive Kraft und damit seine Eignung für die Erkennung risikobehafteter Personen zu beurteilen ist erst aufgrund prospektiver Studien möglich. Eine größere deutsche prospektive Studie fehlte bisher. Da eine Übertragung der in den USA und anderen Bevölkerungsgruppen erzielten Ergebnisse auf die deutsche Bevölkerung nicht ohne weiteres möglich ist (s. unten), haben wir seit 1979 (nach einer 4jährigen Vorbereitungs- und Pilotphase) die *Pro*spektive *Ca*rdiovaskuläre *M*ünster-Studie (PROCAM-Studie) durchgeführt.

2 Beschreibung der Studie

2.1 Ablauf der Untersuchung

Innerhalb der PROCAM-Studie werden im Arbeitsprozeß stehende Personen (Betriebsangehörige) auf kardiovaskuläre Risikofaktoren untersucht und hinsichtlich neu auftretender Fälle von klinischen Komplikationen der Atherosklerose (Herzinfarkt, Schlaganfall, Tod durch atherosklerotische Gefäßkrankheiten) unter Beobachtung gehalten, um diese mit dem Kataster der gespeicherten Untersuchungsergebnisse in Beziehung setzen zu können. Die Untersuchung zu Beginn der Beobachtungszeit umfaßt eine Anamnese nach standardisiertem Fragebogen durch den untersuchenden Arzt, die Erhebung von anthropometrischen Daten und des Blutdrucks, ein EKG sowie eine Blutentnahme nach 12stündiger Nahrungskarenz zur Ermittlung von mehr als 20 Laborparametern. Die Untersuchung wird in einem umgebauten ehemaligen Röntgenbus auf dem jeweiligen Betriebsgelände während der bezahlten Arbeitszeit durchgeführt. Die Teilnahme ist freiwillig (Beteiligungsquote zwischen 40 und 80%, im Mittel 60%) und sowohl für den Probanden als auch für seinen Arbeitgeber – bis auf den Arbeitsausfall – kostenlos. Die Dauer der gesamten Untersuchung beträgt ca. 20 min. Alle Untersuchungsergebnisse werden dem jeweiligen Hausarzt mitgeteilt, während der Proband selbst benachrichtigt wird, ob seine Befunde normal ausgefallen sind oder ob eine Kontrolle bei seinem Hausarzt erforderlich ist.

Für die Nachbeobachtung wird im Abstand von jeweils 2 Jahren ein Fragebogen verschickt, um zwischenzeitlich neu aufgetretene Fälle von Herzinfarkt und Schlaganfall sowie alle Sterbefälle in Erfahrung zu bringen. In allen Todesfällen und – nach den Angaben im Fragebogen vermuteten – Inzidenzen werden Berichte des behandelnden Arztes eingeholt, um die Diagnose bzw. Todesursache zu verifizieren. Das Einverständnis der lebenden Probanden wird dabei zuvor eingeholt.

2.2 Probandenkollektiv

Bis April 1985 haben 18 403 Beschäftigte von insgesamt 40 Betrieben des produzierenden Gewerbes, aus dem Dienstleistungssektor und aus öffentlichen Verwaltungen teilgenommen. Der Einzugsbereich umfaßte Münster, Ostwestfalen, das südliche Münsterland sowie den nördlichen Rand des Ruhrgebiets. 17 935 dieser Personen (11 837 Männer und 6 098 Frauen) hatten vor der Untersuchung noch keinen Herzinfarkt oder Schlaganfall erlitten. Da Inzidenzen atherosklerotischer Gefäßkomplikationen in statistisch relevanter Zahl nur bei Männern über 40 Jahren auftreten, wurden unsere Auswertungen auf 40- bis 65jährige Männer (6 391) beschränkt, von denen 50 zwischenzeitlich verstorben waren bzw. 5 889 sich durch die Rücksendung des Fragebogens kooperationsbereit zeigten. Von diesen lagen bei

1 674 Probanden die Untersuchungen 4 Jahre oder länger zurück, darunter befanden sich 14 Todesfälle infolge einer koronaren Herzkrankheit, 6 Verstorbene an anderen Herz-Kreislauf-Erkrankungen, 12 Krebstote, 7 Todesfälle durch sonstige Krankheiten, 6 tödliche Unfälle und Suizide, 31 nichttödliche Schlaganfälle und 1 591 Männer, die 4 Jahre nach der Untersuchung lebten, ohne einen Herzinfarkt oder Schlaganfall erlitten zu haben.

Für die folgenden Auswertungen wurden die 1 591 Männer ohne Herzinfarkt (MI–) und 45 Inzidenzen (MI+) an koronarer Herzkrankheit (KHK) (14 Todesfälle und 31 nichttödliche Herzinfarkte) berücksichtigt.

3 Ergebnisse

3.1 Häufigkeiten von Risikofaktoren

Die Häufigkeit der untersuchten Risikofaktoren in den Gruppen mit (MI+) und ohne Myokardinfarkt (MI–) sind in Abb. 1 gegenübergestellt. Signifikant häufiger wurden in der Gruppe „MI+" Probanden mit den folgenden Risikofaktoren beobachtet: Rauchen, HDL-Cholesterin <35 mg/dl, Cholesterin > = 260 mg/dl, Myokardinfarkt in der Familie, Anfälle von Angina pectoris und Diabetes mellitus. Keine signifikanten Unterschiede konnten dagegen hinsichtlich der folgenden Parameter zwischen den Gruppen „MI+" und „MI–" nachgewiesen werden:

Triglyzeride > = 200 mg/dl, relatives Körpergewicht (Broca-Index > = 110%), LDL-Cholesterin > = 190 mg/dl, Harnsäure > = 8,0 mg/dl und Hypertonus (Blutdruckwerte RR > = 160/95 mm Hg).

3.2 Prädiktive Wertigkeit von Risikofaktoren

Wichtiger als die Beurteilung der Häufigkeiten der Risikoparameter in den Gruppen „MI+" und „MI–" ist die „umgekehrte" Fragestellung: Wie groß ist das Risiko eines Probanden mit einem Risikofaktor im Vergleich zu einem Probanden ohne diesen Risikofaktor bzw. welchen Stellenwert hat der Parameter für die Prädiktion des Myokardinfarkts?

Die Daten für die Beurteilung der prädiktiven Wertigkeit der Parameter, die eine statistisch signifikante Abgrenzung eines Risikokollektivs erlauben, sind in Tabelle 1 angegeben. Dabei gibt die Spalte „Prävalenz" an, bei wieviel Prozent der Probanden der angegebene Risikofaktor vorliegt, wie groß also das Risikokollektiv ist. Die Sensitivität gibt an, welcher Anteil der tatsächlichen Infarkte sich in dem als „risikobelastet" abgegrenzten Teilkollektiv befindet. Die Relevanz bezeichnet den Anteil der „Risikoprobanden", die innerhalb von 4 Jahren einen Herzinfarkt erlitten oder an einer koronaren Herzkrankheit verstarben. Der Risikoquotient schließlich gibt an, auf das Wievielfache das Risiko für einen Probanden mit dem angegebenen Kriterium gegenüber dem jeweiligen Restkollektiv ansteigt.

Ziel ist es, einzelne Risikofaktoren – oder eine Strategie unter Berücksichtigung mehrerer Faktoren – zu finden, die bei relativ niedriger Prävalenz eine möglichst

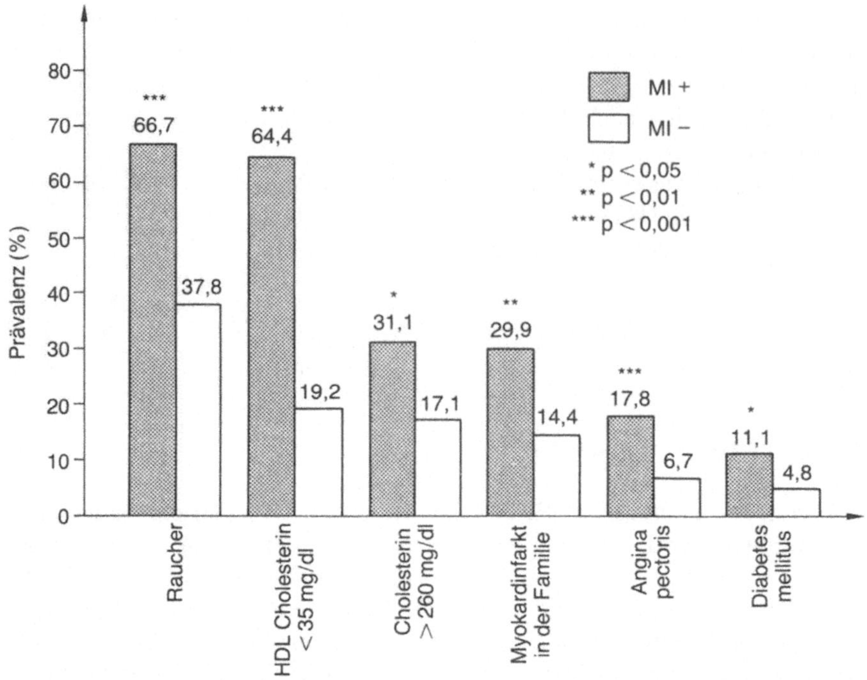

Abb. 1. PROCAM-Studie. Koronare Risikofaktoren und Myokardinfarkt. Keine signifikanten Unterschiede: Triglyzeride ($\geqq 200$ mg/dl), relatives Körpergewicht (Broca-Index $\geqq 110\%$), LDL-Cholesterin ($\geqq 190$ mg/dl), Harnsäure ($\geqq 8{,}0$ mg/dl), Blutdruck (RR $\geqq 160/95$ mmHg)

hohe Sensitivität und damit Relevanz besitzen. Dies trifft zugleich von den einzelnen Parametern nur auf das HDL-Cholesterin zu; bei einem Schwellenwert von 35 mg/dl wird ein Risikokollektiv von 20% ermittelt, in dem jeder 11. Proband innerhalb von 4 Jahren eine KHK entwickelt, gegenüber nur jedem 82. im restlichen Kollektiv. Durch die Risikofaktoren Diabetes mellitus, Herzinfarkt in der Familie, Angina pectoris und Cholesterin > = 300 mg/dl werden zwar relativ hohe Relevanzzahlen erreicht, d. h. es werden „High-risk"-Gruppen ermittelt, die Sensitivität aber ist jeweils relativ gering, d. h. zu viele Risikopatienten bleiben unerkannt. Beim Hypertonus und Zigarettenrauchen dagegen sind die Prävalenzdaten zu hoch, d. h. ein zu großer Teil der Bevölkerung wird als risikobelastet eingestuft.

Ohne den Stellenwert der anderen Risikofaktoren zu mindern, soll hier näher auf die Beziehung zwischen Fettstoffwechselparametern und der Inzidenz der KHK eingegangen werden. Die NIH-Consensus-Konferenz Ende 1984 hat bei Cholesterinwerten ab 260 mg/dl eine medikamentöse Therapie für notwendig erachtet und bei Werten ab 240 mg/dl die strikte Einhaltung einer Diät angeraten. Dabei wurde zugrunde gelegt, daß Cholesterinwerte ab 240 mg/dl bei 25% der über 40jährigen Männer (Prävalenz), aber bei 50–55% (Sensitivität) der Infarkte in dieser Altersgruppe zu beobachten sind.

Daß Ergebnisse aus anderen Bevölkerungsgruppen nicht ohne weiteres auf die deutsche Bevölkerung übertragen werden können, zeigt ein Vergleich mit unseren

Tabelle 1. Prädiktive Wertigkeit von Risikoparametern

	Prävalenz %	Sensitivität %	Relevanz %	Risiko-quotient
Hypertonus (RR > = 140/90 mm Hg)	51,4	68,9	3,7	2,0
Diabetes mellitus	6,9	11,1	4,4	1,6
Herzinfarkt in der Familie	14,8	28,9	5,4	2,3
Angina pectoris	7,0	17,8	7,0	2,6
Zigarettenrauchen	38,6	66,7	4,8	3,0
Cholesterin > = 200 mg/dl	67,6	82,2	3,2	2,0
Cholesterin > = 240 mg/dl	33,4	44,4	3,7	1,6
Cholesterin > = 260 mg/dl	17,5	31,1	4,9	2,2
Cholesterin > = 300 mg/dl	4,7	13,3	7,8	3,1
HDL-Cholesterin < 35 mg/dl	20,1	63,0	6,5	6,5
Cholesterin/HDL-Cholesterin = 6,4	24,5	68,9	7,7	6,8
Cholesterin > = 300 mg/dl oder Cholesterin und/oder Triglyzeride > = 200 mg/dl und gleichzeitig HDL-Cholesterin < 35 mg/dl	18,7	66,7	9,8	8,7
„5. Quintil der MLF"	20,0	75,5	10,2	11,7

Ergebnissen. Die Prävalenz an Cholesterinwerten > = 240 mg/dl betrug 33% (gegenüber 25% in den USA), die Sensitivität aber 44% (gegenüber 50–55% in den USA), so daß sich ein Risikoquotient nicht wie in den USA von 3,0 bis 3,6, sondern nur von 1,6 ergab.

Um die Information aus mehreren Parametern zu nutzen, ist der Quotient Cholesterin/HDL-Cholesterin gebräuchlich. Bei einem Schwellenwert von 6,4 gelingt es, bezüglich der Sensitivität, Relevanz und des Risikoquotienten die Prädiktion, die mit dem HDL-Cholesterin allein erzielt wird, zu verbessern.

Eine Strategie zur Risikobestimmung aufgrund der Fettstoffwechselparameter Cholesterin, Triglyzeride und HDL-Cholesterin diagnostiziert bei folgenden Konstellationen ein erhöhtes Risiko: Cholesterin > = 300 mg/dl oder wenn Cholesterin und/oder Triglyzeride > = 200 mg/dl und gleichzeitig HDL-Cholesterin unter 35 mg/dl bestimmt werden. Dadurch werden 18,7% des Kollektivs als Risikopatienten eingestuft, unter denen sich 2/3 aller Infarkte befinden. Die Relevanz beträgt 9,8% bei einem Risikoquotienten von 8,7.

4 Ausblick

Für die weitere Präzisierung des Individualrisikos, eine vorzeitige atherosklerotische Gefäßkrankheit zu entwickeln, eignen sich in der Fettstoffwechseldiagnostik potentiell die quantitative Bestimmung der Apolipoproteine (Apo A-I, Apo A-II, LDL Apo-B), die Charakterisierung von Polymorphismen der Apolipoproteine (Apolipoprotein E) sowie die Analytik der Apolipoproteingene bzw. Lipoproteinrezeptoren. Das bisherige Ergebnis der PROCAM-Studie ergibt einen klaren Hinweis darauf, daß bei vielen Infarktpatienten eine familiäre Komponente vorliegt (Abb. 1). Es ist davon auszugehen, daß außer den klassischen familiären Hyperlipidämien Krankheiten polygenetischen Ursprungs in der Bevölkerung existieren, die bisher nicht ausreichend klassifiziert sind, jedoch möglicherweise in engem Zusammenhang mit der frühzeitigen Entwicklung eines Gefäßrisikos stehen. Erste Ergebnisse bei koronarangiographierten Patienten haben gezeigt, daß zwischen Koronarkranken und Koronargesunden deutliche Unterschiede in Apolipoproteinkonzentrationen und der Häufigkeit genetischer Polymorphismen der Apolipoproteine bestehen. Es ist beabsichtigt, den Stellenwert dieser Parameter innerhalb der PROCAM-Studie zu ermitteln.

5 Risikoberechnung durch multivariaten Ansatz

Mit dem mathematischen Diskriminationsverfahren der multiplen logistischen Funktion (MLF) wurde versucht, die Information der Parameter HDL-Cholesterin, Cholesterin, Alter, Hypertonus, Diabetes mellitus, Herzinfarkt in der Familie, Angina pectoris und Zigarettenrauchen zugleich zu nutzen. Gemäß der individuellen Ausprägung der genannten Parameter wurde für jeden Teilnehmer das Risiko, innerhalb von 4 Jahren eine KHK zu entwickeln, bestimmt, das Kollektiv nach diesem errechneten Risiko aufsteigend geordnet und in 5 gleich große Gruppen (Quintile) aufgeteilt. In Tabelle 2 sind zur Beschreibung des Anteils, den die einzelnen Parameter zur Berechnung des Risikos mit der MLF beitragen, die Korrelationskoeffizienten zwischen dem errechneten Risiko und den Parametern aufgeführt. Die engste Beziehung besteht zum HDL-Cholesterin, die geringste zum Cholesterin.

Die Inzidenzen an Myokardinfarkten in den Quintilen sind in Abb. 2 dargestellt. Während in den beiden unteren Quintilen kein Infarkt auftrat, stieg die Inzidenz vom 3. bis 5. Quintil von 12‰ über 25‰ an. Auf das oberste Fünftel der Risikoverteilung entfielen 3/4 aller Infarkte. Das Risiko dieser Probanden war nahezu 12fach erhöht – jeder 10. des Risikokollektivs erlitt innerhalb von 4 Jahren einen Myokardinfarkt gegenüber jedem 119. in den restlichen 80%.

Tabelle 2. Korrelationskoeffizienten zwischen dem mit der MLF errechneten Risiko und den dabei benutzten Parametern

	Korrelationskoeffizient
HDL-Cholesterin	− 0,54
Myokardinfarkt in der Familie	0,48
Alter	0,40
Zigarettenrauchen	0,38
Angina pectoris	0,31
Hypertonus	0,20
Diabetes mellitus	0,16
Cholesterin	0,15

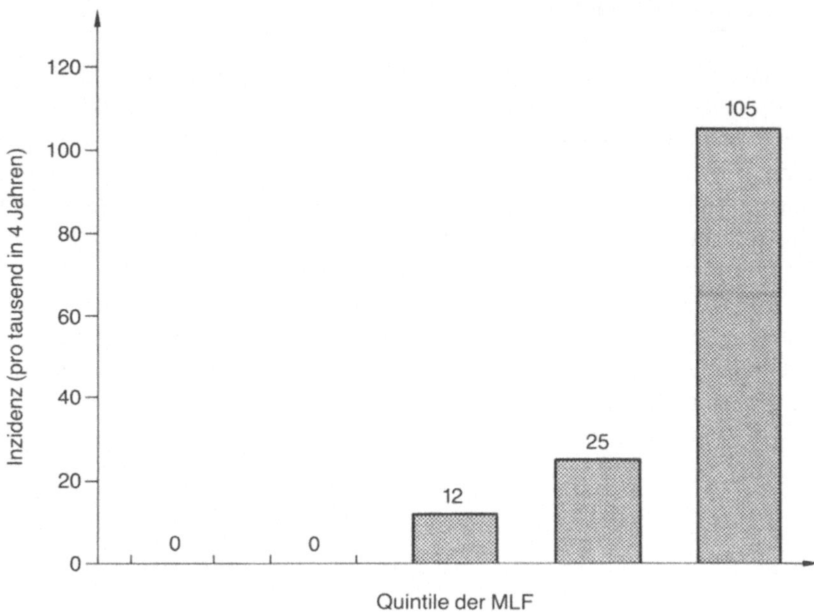

Abb. 2. PROCAM-Studie: Multiple logistische Funktion (*MLF*) und Inzidenz von Myokard-infarkten

6 Praktische Anwendung

Die mit den beiden vorgestellten Strategien (kombinierte Fettstoffwechseldiagno-stik, multiple logistische Funktion) zur Beurteilung des Individualrisikos erzielten Ergebnisse berechtigen unseres Erachtens bereits dazu, eine Anwendung der Ver-fahren im Screening zu erwägen. Mit Parametern, die ohne großen finanziellen Aufwand von jedem niedergelassenen Arzt erhoben werden können, kann damit ein Risikokollektiv mit relativ hoher Relevanz und Sensitivität bestimmt werden. Die Methode mit Hilfe der Fettstoffwechselparameter kann direkt ohne weitere Hilfsmittel benutzt werden, während die Benutzung der MLF einen größeren Rechenaufwand erfordert. Dabei sind 8 Multiplikationen und 8 Additionen nötig, die nach vorgegebenem Rechenschema auf jedem kleinen Taschenrechner mit einem Speicher durchgeführt werden können. Auch ist vorstellbar, daß dafür ein festverdrahteter Taschenrechner hergestellt wird, in den nur die Werte der 8 benutzten Parameter eingetippt werden und der dann die Berechnung des Risikos automatisch vornimmt. In jedem Fall kann so das individuelle Risiko bestimmt werden. Damit kann bei dem betroffenen Patienten sicherlich die Motivation gesteigert werden, seine risikobehaftete Lebensweise zu ändern oder eine medika-mentöse Therapie durchzuführen. Auf der anderen Seite wird die Zahl der zu behandelnden Personen verringert, wodurch nicht nur Kosten eingespart werden, sondern für den einzelnen eine Verminderung der Lebensqualität vermieden wird.

7 Zusammenfassung

Anhand der Daten der PROCAM werden die prädiktiven Wertigkeiten von Risikofaktoren verglichen und 2 Strategien zur Abgrenzung von Risikokollektiven entwickkelt. Die aufgrund von Fettstoffwechselparametern ermittelte Risikogruppe (Cholesterin > = 300 mg/dl oder Cholesterin und/oder Triglyzeride > = 200 mg/dl und gleichzeitig HDL-Cholesterin < 35 mg/dl) umfaßt bei einer Prävalenz von 18,7% 2/3 aller Infarkte. Das Risiko ist mehr als 8fach erhöht. Das zusätzlich unter Berücksichtigung von anamnestischen Angaben abgegrenzte Risikokollektiv („5. Quintil der MLF") beinhaltet 3/4 aller KHK-Inzidenzen bei einer Prävalenz von 20%. Das Risiko dieses Kollektivs ist mehr als 11fach erhöht. Als bester prädiktiver Einzelparameter erwies sich das HDL-Cholesterin, das auch den größten Anteil zur Trennung in den multivariaten Verfahren hatte.

Herz-Kreislauf-Prävention

K. D. Hüllemann

1 Einleitung

Gesundheitspolitik hat in den letzten Jahrzehnten für unsere Gesellschaft stark an Bedeutung gewonnen.

Hierfür gibt es eine Reihe unterschiedlicher Gründe. Dazu gehören der teilweise sehr starke Anstieg der Kosten im Gesundheitswesen ebenso wie die Gefahren für die Gesundheit der Bürger aus der sozialen und technischen Welt und der insgesamt veränderte Lebensstil. Andererseits hat die Entwicklung der Medizintechnik und der Arzneimittel zu großen Fortschritten geführt. Es stellt sich die Frage, wie unsere Gesellschaft mit dieser Entwicklung so Schritt halten kann, daß die Entwicklung tatsächlich zum Wohl aller genutzt wird.

Auf die Notwendigkeit der Vermittlung zwischen Forschungs- und Anwendungsbereichen hat der Wissenschaftsrat bereits 1975 in seinen Empfehlungen zur Organisation, Planung und Förderung der Forschung hingewiesen.

Zu den vernachlässigten Bedarfsfeldern des Gesundheitswesens gehört die Prävention der Herz-Kreislauf-Krankheiten. An diesen Krankheiten sterben nach wie vor die meisten Menschen in der Bundesrepublik. Risikofaktoren für diese Krankheiten sind schon länger bekannt. Gleichzeitig entsprach der Mitteleinsatz nicht den Erfordernissen zur Vorbeugung vor diesen Krankheiten.

Von den insgesamt 210 Milliarden DM an Gesamtaufwendungen für das Gesundheitswesen im Jahre 1981 wurden über die Hälfte für Behandlungskosten aufgewendet. Ein weiteres Drittel wurde für die Bewältigung der Krankheitsfolgen eingesetzt. Lediglich etwa 1% der Gesamtaufwendungen betraf Vorsorge- und Früherkennungsmaßnahmen, hauptsächlich im Bereich der Krebserkrankungen sowie der Kinder- und Schwangerenbetreuung.

Prinzipiell sind zwei Ansätze möglich, um die epidemieartige Ausbreitung der Herz-Kreislauf-Krankheiten einzudämmen: der präventive und der kurative.

Wie die Mittelverteilung der letzten Jahre schon zeigt, wurde bisher ganz überwiegend der kurative Ansatz verfolgt. Heute steht im akutmedizinischen Bereich ein breites Spektrum hochspezialisierter, erprobter Maßnahmen allgemein zur Verfügung, um bei schon eingetretener Erkrankung gute Erfolge zu erzielen. In der Bundesrepublik wurde außerdem eine organisierte Rehabilitation aufgebaut, die in der Welt als beispielgebend gilt. Weitere größere Fortschritte sind in nächster Zukunft nicht mehr zu erwarten. Die meisten Herz-Kreislauf-Krankheiten unterliegen einem chronischen Prozeß.

Der Wissenschaftsrat empfahl, Programme nicht zu kurzfristig anzulegen. In dem komplexen und komplizierten Gesundheitsbereich können nämlich nur in einem größeren Zeitrahmen Forschungsziele bis hin zur Umsetzung in die Praxis des Gesundheitswesens erreicht und damit auch der Erfolg der Maßnahmen beurteilt werden. Langfristige Programme sind allerdings auch schwerfällig. Daraus ergibt sich die Notwendigkeit, mit anderen, eher kurzfristig und schneller reagierenden Forschungsvorhaben in Kontakt zu treten, besonders wenn in einem Forschungszeitraum neue Erkenntnisse oder äußere Variablen in den Vordergrund rücken.

Aus der Notwendigkeit zu einem präventiven Ansatz entwickelte sich im Ausland eine hochqualifizierte epidemiologische Forschung. Die Amerikaner haben mit einer Forschungserfahrung von mehr als 30 Jahren uns gegenüber den größten Vorsprung. In Deutschland herrschen die eher praktischen Erfahrungen vor, die durch persönliches Engagement bei der Organisation von präventivmedizinischen Gruppen und Modellen gewonnen wurden.

Im Zusammenhang mit der berühmten Framingham-Studie wurden erstmals die für die Entstehung der Herz-Kreislauf-Krankheiten so bedeutsamen Risikofaktoren bekannt. Durch eine Vielzahl aufeinander aufbauender epidemiologischer Studien wurde ein abgesicherter Erkenntnisstand erreicht. In neueren Studien wird geprüft, ob und wie sich die Erkenntnisse in wirksame präventivmedizinische Maßnahmen umsetzen lassen. Diesen Studien wird weltweit besondere Aufmerksamkeit geschenkt. Aus der jetzt abgeschlossenen Interventionsstudie zur Senkung des erhöhten Blutcholesterinspiegels (LRC-CPPT) wurde in Amerika eine entsprechende gesundheitspolitische Konsequenz gezogen. Erstmals wurde eine offizielle Empfehlung von den National Institutes of Health (NIH) herausgegeben, wie der Cholesterinspiegel in der Bevölkerung zu senken sei (Consensus Conference 1985). Das zeigt, welches hohe Maß an Vertrauen in die Ergebnisse epidemiologischer Forschungen gesetzt wird.

Offizielle Empfehlungen sind nun weniger dazu geeignet, daß der einzelne unmittelbar seine gesundheitsschädigenden Verhaltensgewohnheiten abbaut, vielmehr werden langfristige strukturelle Veränderungen eingeleitet, die beim Cholesterin v. a. die Nahrungsmittelindustrie betreffen.

Im folgenden wird eine Standortbestimmung der Herz-Kreislauf-Präventionsforschung in der Bundesrepublik Deutschland versucht. Es soll Verständnis geweckt werden, warum durch die eigenständigen kulturellen und strukturellen Gegebenheiten (u. a. im Gesundheitssystem) auch eine eigene epidemiologische Großforschung betrieben werden muß und warum die Ergebnisse des Auslandes nicht ohne weiteres übernommen werden können.

2 Epidemiologische Untersuchung und medizinische Praxis

Um Verständnis für die Problematik der Beziehung zwischen Epidemiologie und medizinischer Praxis und zwischen vorwiegend theoretisch arbeitenden Wissenschaftlern und praktizierenden Ärzten zu gewinnen, sollen im folgenden die unterscheidenden Arbeitsbereiche und Themenschwerpunkte ausführlicher dargestellt werden.

„Der Zweck der Medizin ist die Gesundheit" (Hufeland 1796, zitiert nach Schadewald 1975).

Der ärztliche Auftrag ist niemals nur kurativ gewesen. Die zunehmende Technisierung und „Ver"-wissenschaftlichung der modernen Medizin birgt die Gefahr der Einengung auf das rein Kurative. Diese Verarmung der ärztlichen Kunst ist eine Fehlentwicklung.

Der Arzt wurde ausgebildet, um dem einzelnen Individuum zu helfen und zu raten, nicht jedoch um die Masse zu studieren oder Ereignisse aus solchen Forschungen auf die Tätigkeit in der Praxis zu beziehen.

Epidemiologie ist Studium der Masse und nicht der Einzelperson. Epidemiologie befaßt sich damit, wie eine Krankheit in einer Bevölkerung verteilt ist und welche Faktoren diese Verteilung beeinflussen. Folgende Beispiele seien genannt:

2.1 Practolol-Studie: Okulomukokutanes Syndrom

In der bekannten (epidemiologischen) Studie mit dem β-Rezeptorenblocker Practolol gab es unter 3038 Patienten nur 2 Fälle einer sklerosierenden Peritonitis und 3 weitere Fälle mit einem okulomukokutanen Syndrom. Das schon eingeführte Präparat wurde aus dem Handel zurückgezogen. Beobachtungen in der üblichen ärztlichen Praxis hätten, eine richtige Interpretation der krankhaften Veränderungen durch das Medikament vorausgesetzt, schwerlich schon nach 2 Jahren zur Entdeckung der Nebenwirkungen führen können. (Bei der Antibabypille wurde das Risiko für Thromboembolien erst nach 7 Jahren gesichert, für den Herzinfarkt noch später, nach 14 Jahren. Erst epidemiologische Untersuchungen brachten diese verheerenden Nebenwirkungen an den Tag.)

2.2 Coronary Drug Project: Herzrhythmusstörung

In dem Coronary Drug Project, einer Langzeitstudie mit blutfettsenkenden Medikamenten bei koronarkranken Männern, wurden im Elektrokardiogramm viele Herzrhythmusstörungen aufgezeichnet. Das ist aber nicht überraschend. Rhythmusstörungen liegen in der Natur der koronaren Herzkrankheit. Doch die Studie wies nach, daß die Herzrhythmusstörungen unter dem Medikament Clofibrat mit 32,7% überzufällig (statistisch signifikant) häufiger eintraten als mit 28,2% unter Plazebo (ein Präparat ohne Wirksubstanz).

2.3 Coronary Drug Project: Falsch eingeschätzte Übelkeit

Eine gegenteilige Erfahrung, die ebenfalls aus dem Coronary Drug Project deutlich wurde, zeigte, daß über Übelkeit, die auf dem Beipackzettel des Präparates Clofibrat als häufige Nebenwirkung für den Verbraucher angegeben war, fast genauso oft in der Plazebogruppe geklagt wurde. Die vorherige „Einschätzung", die Übelkeit sei Folge der „spezifischen" Wirkung des Medikaments, war nicht richtig.

Aus diesen Beispielen ergibt sich, daß epidemiologische Forschung heute unverzichtbar ist. Herz-Kreislauf-Prävention ist als epidemiologische Forschung ein neuer und notwendiger denkerischer Ansatz. Der Arzt gewinnt kritische Distanz zu seinem Erfahrungsschatz. Die Forschungsergebnisse ermöglichen eine Entscheidungshilfe für Diagnostik und Therapie. Für den Gesundheitspolitiker, der u. a. den Einsatz von Steuermitteln verantworten muß, ist die Testung von Möglichkeiten der Herz-Kreislauf-Prävention eine unerläßliche Voraussetzung seiner Entscheidungen.

Eigentlich müßten Wissenschaftler und Ärzte (und Gesundheitspolitiker) Hand in Hand arbeiten. Das ist auch so, jedoch nur auf der theoretischen Ebene. Auch die jüngsten Erfahrungen mit der Deutschen Herz-Kreislauf-Präventionsstudie verdeutlichen, besonders am Anfang, daß an den Übergangsstellen zwischen Forschung und Praxis erhebliche Probleme auftreten. Dabei kann die Beziehung zwischen den einzelnen Wissenschaftlern und den einzelnen Ärzten oft kollegial bis freundschaftlich sein.

Probleme entwickeln sich aus den ganz unterschiedlichen Arbeitsgewohnheiten, die in „Fleisch und Blut" übergegangen sind:

Wissenschaftler formulieren einen Forschungsantrag aus ihrer Sichtweise und in ihrer abstrahierenden Sprache. Die Praktiker hingegen opfern keine Zeit für die „unlesbaren" wissenschaftlichen „Spielereien" von oft nur kurzer Lebensdauer. Nach ersten Kontakten zwischen Wissenschaftlern und Praktikern in der Frühphase eines Projekts beginnt ein sehr langer Zeitraum, mitunter Jahre, bis die beabsichtigte Zusammenarbeit konkret werden kann.

Das eigentliche Problem zwischen Wissenschaftler und Praktiker beginnt in dem Augenblick, wo der Plan in die Praxis wirklich umgesetzt werden soll. Je weniger Zeit, Mühe, Geduld, Verständigungsbereitschaft, gute Absicht in die Vorbereitungsphase *sichtbar* investiert wurden, um so heftiger kann ein Zusammenprall eskalieren, wenn beide Gruppen im praktischen Feld erstmals aufeinandertreffen.

Die rein sachliche Information läßt sich relativ rasch auf den gewünschten Stand bringen. Der emotional-kommunikative Bereich braucht sehr viel Zeit und muß ständig gepflegt werden. Vertrauen muß wachsen.

Die persönlichen Situationen, Motivationen und Erfolgsmerkmale von Wissenschaftlern und Praktikern sind kaum vergleichbar. Der selbständige Arzt ist ein selbst haftender Unternehmer. Erfolg und Mißerfolg zeigen sich am konkreten Patienten und an der Zahl der Krankenscheine innerhalb überschaubarer Zeiträume.

Der Wissenschaftler bekleidet eine höhere Beamtenstelle oder eine vergleichbare Position. Er sitzt am Schreibtisch oder steht am Katheder. Der Erfolg des Wissenschaftlers geschieht im wenig konkreten, aber stark emotional besetzten Bereich der Anerkennung und Ehre, am ehesten sichtbar noch in der beruflichen Laufbahn.

Wünschenswert ist, daß Ärzte in den Einrichtungen der Grundversorgung, Krankenhäuser und Praxen lernen, sich als beteiligte „Wissenschaftler auf dem Sektor Praxis" zu verstehen. Die Wissenschaftler sollten lernen, ein Gefühl für die Praxis zu bekommen.

Wenn hier nur der „reine" Theoretiker dem „reinen" Praktiker gegenübergestellt wurde, so diente das lediglich der Verdeutlichung der Problematik. Glücklicherweise haben viele vorwiegend theoretisch arbeitende Wissenschaftler auch eine vieljährige praktische Erfahrung erworben, z. B. als Internisten. Der Projektleiter des Pawtucket Heart Health Project ist Chefarzt der kardiologischen Abteilung des Krankenhauses. Auf der anderen Seite kenne ich selbst einige niedergelassene Ärzte, die z. T. mehrere Jahre in der epidemiologischen Forschung arbeiteten.

3 Auswahl der Population:
Subpopulation Hochrisikogruppe gegenüber Gesamtpopulation

Für Studien, wie sie im Bereich der Prävention erforderlich sind, ist darüber nachzudenken, welche Bevölkerungsgruppen einzubeziehen sind. Da sich aber an der Frage der Populationsauswahl mitunter wissenschaftliche Kontroversen entzünden, sollen einige Ausführungen gemacht werden.

Es kommt dem medizinischen Denken in Krankheitsbegriffen näher, wenn man sich im wesentlichen um die Hochrisikogruppe bemüht und bei der „Normal"-Bevölkerung in mittleren und unteren Risikobereich wartet, bis Symptome auftreten oder der Hochrisikobereich erreicht ist.

Auch die Erfahrungen vieler Selbsthilfeorganisationen scheinen zu belegen, daß eine bereits eingetretene Behinderung oder manifest gewordene Sucht ausreichende Motive sein können, den Lebensstil gesundheitsgerechter zu gestalten. Die Verankerung in der Gruppe bietet dafür Gewähr (Beispiel: Anonyme Alkoholiker, Weightwatcher). Aber die Mehrzahl der Menschen, die Herz-Kreislauf-Risikofaktoren aufweisen, fühlt sich gesund. Hierfür seien zwei Beispiele angeführt:

Selbst bei einer sozial anerkannten Risikofaktorausprägung wie Bluthochdruck wird durch die fehlenden Beschwerden kein „natürliches" Motiv zur Gruppenbildung zu finden sein. Die ärztliche Eingruppierung als Hypertoniker bedeutet die Klinifizierung eines Menschen, der sich eben nicht krank fühlt, im Gegenteil: Der Arzt und Dichter Gottfried Benn fragt, welchen Hochdruck wohl Goethe gehabt haben könnte. Und weiter: Nur Menschen mit hohem Druck machen Karriere.

Für den erhöhten Blutcholesterinwert gibt es keine am eigenen Leibe erspürbare Erfahrung. So war auch nach Abschluß einer der teuersten nordamerikanischen Großstudien, des Lipid Research Clinic Coronary Primary Prevention Trial (LRC-CPPT), offenbar niemand in der Versuchspopulation zu motivieren, das präventiv wirksame Präparat zur Senkung des erhöhten Blutcholesterinspiegels über den üblichen Weg im Gesundheitssystem weiter zu beziehen (Furberg, persönliche Mitteilung). Trotzdem ist die LRC-CPPT-Studie von unschätzbarem Wert. Sie ist der bisher sicherste Beleg für die Lipidhypotese der Entstehung der koronaren Herzkrankheit.

Bei der präventivmedizinischen Forschung geht es um die Verminderung von Herz-Kreislauf-Krankheiten in der Gesamtbevölkerung. In der Gesamtbevölkerung gibt es viel mehr mittelstarke als exzessive Raucher. In der Tat tritt die koronare Herzkrankheit (genauso wie der Lungenkrebs) zahlenmäßig weit häufiger in der Großgruppe der mittelstarken Raucher auf.

Soll man bei der Großzahl der etwas Übergewichtigen und wenig Sport Treibenden den Krankheitsmaßstab der Risikofaktorenträger anlegen? Es würde auf jeden Fall nichts nützen. Gruppen mit klinisch-therapeutischem Beigeschmack lassen sich auch nicht bei den vielen Menschen einrichten, die zuviel Alkohol trinken, aber nicht Alkoholiker sind.

Zwar besteht ein menschliches Grundbedürfnis nach Geborgenheit in der Familie, in der Gruppe, in der Wohngemeinde, da der Verlust der Gemeinschaft und der Aufbruch von sozialen Bezügen so überdeutlich zutage tritt. Soziale Isolation erhöht nachweisbar für Infarktpatienten das Risiko eines erneuten Infarkts (BHAT-HIP-Studie). Das menschliche Grundbedürfnis des Zusammenrückens in der jedermann bewußten (unbewußten) Bedrohtheit und Endlichkeit des Daseins kann aber nicht ersetzt werden durch einen künstlich gruppenstiftenden Effekt bei klinisch gesunden Personen, die „lediglich" Risikofaktorenträger sind.

Der Ansatz, die Intervention an Hochrisikofaktorengruppen auszurichten, ist für einen auf Langzeit ausgerichteten Präventionsgedanken, der in der „normalen" Bevölkerung als etwas Alltägliches dauerhaft verankert sein muß, ungeeignet. Gegen die Konzentration auf Hochrisikogruppen sprechen:

- Risikoverhalten (zu unterscheiden von Behinderung oder Sucht) ist kein Motiv zur Gruppenbildung.
- Klinifizierung des Risikoverhaltens stößt ab.
- Grundbedürfnis nach sozialer Geborgenheit (in Familie, Gemeinde) läßt sich nicht auf Vordergründiges (Risikofaktoren) verdünnen.
- Wenige Hochrisikopersonen beeinflussen die Mortalität und Morbidität in der Gesamtpopulation gering.
- Hochrisikoträger sind hartnäckig in bezug auf Verhaltensänderung und schon organisch manifestierte Krankheitserscheinungen.

Nach der internationalen Erfahrung haben sowohl Studien an Subpopulationen von Hochrisikoträgern wie auch an einer Gesamtpopulation ihre Berechtigung. Häufig ergänzen sie einander. So wurde die LRC-CPPT-Studie an der Gruppe mit erhöhtem Blutcholesterinspiegel durchgeführt. Die aus den Ergebnissen abgeleitete offizielle Empfehlung zur Senkung des Cholesterinspiegels wendete sich an die Gesamtbevölkerung.

Die neueren Interventionskonzepte in Amerika (Stanford, Pawtucket, Minneapolis u. a.), aber auch in der Schweiz (Aarau) wenden sich ebenfalls an eine Gesamtpopulation. Sie sprechen den Menschen in seinem Lebensraum an und versuchen, durch einen koordinierten Einsatz verschiedenster Maßnahmen über einen längeren Zeitraum hinweg ein gesundheitsförderndes Klima zu schaffen, in dem die positiven Aspekte gesundheitsbewußten Verhaltens überzeugend herausgestellt werden.

Ein Großforschungsprojekt wie die Deutsche Herz-Kreislauf-Präventionsstudie, das im folgenden kurz beschrieben wird und u. a. die Aufgabe hat, das Terrain für vielfältige präventivmedizinische epidemiologische Forschungen vorzubereiten, wendet sich deshalb im wesentlichen auch an die Gesamtpopulation. Aber dieses Rahmenkonzept bedeutet nicht, daß z. B. geeignete Selbsthilfebestrebungen unbeachtet blieben. Ein Teilprojekt der DHP bemüht sich mit besonderem Engagement um die Förderung von Selbsthilfegruppen.

4 Die Deutsche Herz-Kreislauf-Präventionsstudie (DHP)

Vor dem beschriebenen Hintergrund wurde von den Bundesministerien für Forschung und Technologie sowie für Jugend, Familie und Gesundheit am 23. 6. 1978 eine multizentrische Interventionsstudie öffentlich ausgeschrieben, die jetzige Deutsche Herz-Kreislauf-Präventionsstudie (DHP). Sie ist das umfangreichste Vorhaben zum Schwerpunkt Prävention. Die Ziele für die Studie ergeben sich aus der Frage, ob durch verbesserte Angebote zur praktischen Krankheitsvorbeugung auch in der Bundesrepublik Deutschland das Auftreten von Herz-Kreislauf-Krankheiten zurückgedrängt werden kann, wie dies in den USA bereits gelungen ist. Eine eindeutige Antwort auf diese Frage kann allerdings nur aus einer kontrollierten, unter experimentellen Bedingungen durchgeführten Interventionsstudie erwartet werden. Sie wird in enger Kooperation mit dem National Heart, Lung and Blood Institute in Bethesda/USA vorbereitet.

Die Studie ist darüber hinaus das derzeit konzentrierteste Bemühen, die angewandte Epidemiologie als Disziplin zu etablieren, Wissenschaftler nachzuziehen und Mediziner für ihre praktische Tätigkeit mit dem neuen Fachgebiet vertraut zu machen.

Gleichzeitig soll versucht werden, in der Bevölkerung ein präventives Klima zu schaffen.

Als Feldstudie mußte die DHP auch die Bedingungen der externen Situation beachten. So kam es auch in der Deutschen Herz-Kreislauf-Präventionsstudie bei der Konkretisierung der Zusammenarbeit mit den Ärzten zu einem Zusammenprall. Es ist nicht zuletzt der praxisgewohnten, zupackenden Art der Ärzte mit zu verdanken, daß die Gefühle frei geäußert wurden und die emotionalen Energien sich z. T. konstruktiv gestalten ließen. Die großen freien Ärzteverbände haben als erste die Zusammenarbeit aufgenommen und Studieninhalte selbständig weiterentwickelt. Viele Einzelpersönlichkeiten der Praxis haben noch schneller die neuen Ansätze und Möglichkeiten erkannt und sich eingearbeitet. Die offiziellen Repräsentanten der Ärzteschaft müssen einen bewahrenden und stabilisierenden Auftrag mit gebotener Distanz zur Tagespolitik erfüllen und äußern sich deshalb zurückhaltender. Der Deutsche Ärztetag verabschiedete einen Beschluß zugunsten der Prävention. Offizielle Übereinkünfte zwischen den Standesorganisationen und den beteiligten Forschergruppen wurden abgeschlossen. Vom Vorstand der Bundesärztekammer wurde ein Mitglied, der Präsident einer Landesärztekammer, in den Beirat der DHP entsandt.

Nach Pilot- und Vorstudienphase (vom 1. 9. 1979 bis 31. 3. 1984) läuft ab 1. 4. 1984 die Durchführungsphase.

Die Gemeinde wurde auch entsprechend den Ausführungen in Abschn. 3 als Interventionsansatz gewählt, weil sie den natürlichen Lebensraum des Menschen darstellt: Wohnung, Schule, Arbeit, Versorgung, Freizeit – ein vielfältiges soziales Beziehungsfeld.

Die Interventionsmaßnahmen umfassen folgenden Katalog:
1. Gründung eines Arbeitskreises „Gesundheit"
2. Informations- und Motivationskampagnen
3. Schulung und Unterstützung von Multiplikatoren
4. Angebot gesundheitsfördernder (Kurs-)Programme und Materialien
5. Angebot gesundheitsbezogener Güter und Dienstleistungen

4.1 Arbeitskreis „Gesundheit"

In den Studiengemeinden der DHP (Tabelle 1) werden zur Beteiligung der Gemeindebewohner an den präventiven Maßnahmen Arbeitskreise für interessierte und

Tabelle 1. Studiengemeinden der DHP

A	Ländliche Siedlungen (bis 8 000 Einwohner)	Außerhalb von Ballungsgebieten	Gemeinden im Landkreis Traunstein
B	Kleinstädte (8 000 bis 20 000 Einwohner)	Außerhalb von Ballungsgebieten	Gemeinden im Landkreis Traunstein
C	Mittelstädte (20 000 bis 150 000 Einwohner)	Im Ballungsgebiet	Stuttgart-Vaihingen
		Außerhalb von Ballungsgebieten	Bruchsal/Mosbach
D	Großstädte (150 000 bis 1 000 000 Einwohner)		Stuttgart-West Karlsruhe Bremen
E	Sonderstatus „Riesenstadt" (1 000 000 und mehr Einwohner)		Berlin-Spandau

engagierte Bürger eingerichtet, die über einen längeren Zeitraum hinweg im Sinne der DHP-Ziele ehrenamtlich Aktionen planen, organisieren und durchführen. Längerfristig soll der Arbeitskreis in der Lage sein, durch eine koordinierende Unterstützung präventiver Angebote im lokalen Rahmen die gesundheitlich wichtigen Alltagsbedingungen der Gemeindebewohner zu verbessern. Im Arbeitskreis sollen kompetente und interessierte Gemeindemitglieder vertreten sein, die aufgrund ihrer Ausbildung und Funktion den gesundheitlich wichtigen Teil des Gemeindelebens mitgestalten können. Wegen ihrer Kompetenz und führenden Rolle im Gesundheitswesen ist die Mitarbeit der Ärzte unumgänglich, ähnliches gilt für den Bürgermeister oder Gemeinderäte. Wie sich die Mitarbeit praktisch gestaltet, bleibt den Beteiligten der jeweiligen Region freigestellt. In diesem Gremium vertritt ein Mitarbeiter der DHP die Studienziele.

4.2 Information, Motivation

Mit den geplanten massenmedialen Aktionen (gedruckte Medien wie Plakate, Flugblätter, Broschüren, Aufkleber usw. sowie Rundfunk- und Fernsehbeiträge) soll die Aufmerksamkeit der Gemeindebewohner für die Anliegen der Prävention und die jeweils laufenden Aktionen, Programme und Kurse angeregt und aufrechterhalten werden.

4.3 Multiplikatoren

Als Multiplikatoren sollen v. a. Angehörige von solchen Berufsgruppen gewonnen werden, die mit der Gesundheitserziehung, -beratung und -aufklärung befaßt sind und von der Bevölkerung auch anerkannt werden. Das sind v. a. die Ärzte. Sie werden viele dieser Aufgaben an ihre nichtärztlichen, medizinischen Fachkräfte delegieren (Sprechstundenhilfen, Diätassistentinnen, Krankengymnastinnen usw.).

Besondere Bedeutung für die Verbreitung eines präventivmedizinischen Klimas haben die Apotheker durch den engen Kontakt mit der Bevölkerung.

Die Gesundheitserziehung wird eine wichtige Aufgabe der Lehrer in den Schulen sein.

Auch interessierte Laien können bei entsprechender Ausbildung im Rahmen der Studie ausgewählte Präventionsangebote aufgreifen und so „multiplizierend" der Gesamtbevölkerung nahebringen.

Alle Materialien (z. B. Informationsbroschüren), die in der DHP bzw. im Auftrag der DHP erarbeitet wurden, stehen den Multiplikatoren zur Verfügung. Außerdem gibt es Schulungsangebote.

4.4 Kursprogramme

Zu den verschiedenen Zielvariablen der DHP (Ernährung, Bluthochdruck, Rauchen, Bewegung, Streß) wurden Programme in der Vorstudienphase ausgewählt bzw. erprobt. Zusammen mit einem geeigneten Kursprogramm für Kleingruppen über Fragen gesunder Lebensführung sollen diese Programme den jeweiligen Trägerorganisationen in den Studiengemeinden angeboten werden.

4.5 Nahrungsangebote

Es wird z. B. darauf hingewirkt, daß Gaststätten ihr Angebot mit Speisen und Getränken so ergänzen: weniger Fett, weniger Salz, mehr faserhaltige frische Nahrungsmittel. Ähnliches gilt für Lebensmittelgeschäfte, Bäcker und Metzger.

Das Interventionsergebnis wird auf zwei Ebenen bewertet: im Bereich der Prozeßevaluation und im Bereich der Produktevaluation. Die Produktevaluation erfaßt die Zielvariablen zu verschiedenen Zeitpunkten und vergleicht die Werte mit denen einer Referenzpopulation. Die Referenzpopulation besteht nicht aus einzelnen Vergleichsgemeinden, sondern aus einer repräsentativen Stichprobe der Bevölkerung der Bundesrepublik Deutschland im Alter von 25 bis 69 Jahren. Über die Produktevaluation können erst zu einem späteren Zeitpunkt Aussagen gemacht werden.

Bei der Prozeßevaluation handelt es sich um Dokumentation, Analyse und Interpretation der durch Präventionsmaßnahmen ausgelösten Prozesse in den Studiengemeinden. Diese Daten werden von einem an der eigentlichen Intervention unbeteiligten Begleitforschungsprojekt erhoben, ausgewertet und den Studienzentren zur Überprüfung ihrer Intervention zur Verfügung gestellt. Die Daten werden auch für eine studienübergreifende Prozeßevaluation genutzt. Die Studienzentren versuchen ebenfalls, mit standardisierten Erhebungsinstrumenten alle verfügbaren Daten zu erfassen und zu dokumentieren, um den Verlauf der Intervention in den Studiengemeinden beschreibbar zu machen und später interpretieren zu können.

5 Probleme der Kooperation bei multizentrischen Studien unter Berücksichtigung deutscher und ausländischer Erfahrungen

Die Ausführungen beziehen sich nicht auf spezielle Fälle, da viele kritische Situationen in den USA und in der Bundesrepublik Deutschland, bei Projekten im Norden wie im Süden, bei der DHP wie bei anderen Forschungsvorhaben sich ähnlich typisch gestalten. Immer wieder gibt es Schnittpunkte in der Forschung, wo sich im kommunikativ-emotionalen Geschehen heftige Konflikte entzünden können.

Es gibt zwei Problembereiche der Kooperation. Der eine betrifft die Kooperation der Wissenschaftler untereinander. Hier können wir von den Amerikanern sehr viel lernen. Der andere Bereich betrifft die Kooperation zwischen z. B. amerikanischen und deutschen Wissenschaftlern. In diesen Bereich fällt auch die Übertragung von Forschungsergebnissen von einem Land in das andere.

5.1 Kooperation der Wissenschaftler

5.1.1 Probleme der Verflechtung und Kompetenz

Die amerikanischen Kollegen haben einen hohen Standard bei der Qualitätskontrolle und Qualitätssicherung. Die Organisations- und Aufgabenbeschreibung in den Studien ist ausgezeichnet: Organisationsautorität und Durchführungsautorität werden nach Möglichkeit strikt getrennt. Die Organisationsgruppe muß Schlüsselbedingungen entscheiden und überprüfen, z. B. Kosten, Verfügbarkeit der Population, Gewinnung fachkompetenter Projektleiter. Auswertende Institutionen sollten unabhängig sein. Biostatistiker sollten sich mehr auf ihre sachliche Aufgabe konzentrieren und kein Interesse am Endergebnis der Studie zeigen.

Einer *koordinierenden Einrichtung* wird höchste Bedeutung zugemessen. Von dieser Einrichtung wird gefordert, daß sie nicht nur Integrität habe, sondern diese Integrität auch sichtbar wird („A key element in any coordinating center is not only the presence of integrity, but the appearance of integrity. Any suspicion of conflict of interest can damage the trial." Friedman et al. 1982).

Die Wissenschaftler haben Teamarbeit gelernt.

In der Deutschen Herz-Kreislauf-Präventionsstudie wollen die Projektleiter Organisations- und Durchführungsgruppe sein. Wünschenswert wäre allerdings eine Entwicklung zu Autoritäten mit Fachkompetenz und zu Autoritäten mit Organisationskompetenz.

Wissenschaftler haben eigene Interessen. In einer multizentrischen Studie hat man sich verpflichtet zusammenzuarbeiten. Das bedeutet aber immer eine deutliche Einschränkung der eigenen Interessen. Wenn sich Gelegenheit bietet, den eigenen Part durch zusätzliche Forschungsaktivitäten zu ergänzen, wird zugegriffen, verständlicherweise und oft auch sinnvollerweise. Aber in der Ausweitung des eigenen Forschungsvorhabens liegt auch eine Problematik, die für die Gesamtstudie ungünstige Auswirkungen haben kann: Wenn durch Ausweitung eines Projekts eine größere Gewichtung ebendieses Projekts geschieht, muß das Auswirkungen auf das studieninterne Gleichgewicht haben. Denn die Ausweitung ist gefolgt von zusätzlichen Forschungsmitteln, zusätzliche Wissenschaftler können eingestellt werden, der

Gesamtausstoß an Ergebnissen wird größer, die Wichtigkeit und das Prestige ebendieser Gruppe steigen. Das kann bei den anderen Mitgliedern des Forschungsverbundes Verärgerung auslösen oder Anreiz sein, ähnlichen Ehrgeiz zu entwickeln.

Hochproblematisch wird die Forschungsausweitung eines Verbundpartners, wenn die Fördermittel aus der Gesamtförderung der Studie zu entnehmen sind. Immer ist Ausweitung einzelner Bereiche einer multizentrischen Studie spannungsträchtig.

Es empfehlen sich strukturelle Maßnahmen, Verabredungen, Gremien, die Entscheidungen ermöglichen, wenn durch Ungleichgewichtung die Gesamtstudie in Gefahr gerät.

Als Lösung von Ungleichgewichtigkeitskonflikten wie auch sonstigen Interessenkonflikten empfiehlt sich aus den Erfahrungen der Amerikaner folgendes Vorgehen: Schon bei der Organisation und Planung sind die einzelnen Funktionen zu trennen. Autoritäten sind festzuschreiben. Neutrale Gremien (no interest in the targets of the study) sind einzurichten.

Zusammengefaßt heißt dies, daß Pufferzonen einzuplanen sind.

5.1.2 Chancen persönlichen Engagements

Anstrengungen lohnen sich, Kreativitätspotentiale gerade aus den Konflikten zu gewinnen. Es sind die starken emotionalen Kräfte, die die Wissenschaft weiterbringen. Je mehr die Wissenschaft zu reiner Rationalität organisiert und gepreßt wird, desto eher wird sie entweder aus Saftlosigkeit kollabieren oder von den angestauten Gefühlen überspült werden.

Diese vorwärtstreibenden Kräfte des Gefühls sind nicht nur als Tatsache anzuerkennen, sondern auch im konkreten Handeln zu beachten. Bemühungen sind einzuleiten, welche zeitlichen und räumlichen Rahmen vorzusehen sind, damit die Gefühlskräfte sich nicht zerstörerisch, sondern schöpferisch entfalten. Die bloße Neutralisation seelischer Kräfte ist für wissenschaftliche Entwicklung untauglich.

Die Wissenschaft leidet bei uns mehr als in Amerika an Rationalitätsüberfrachtung. Wie schwach in der Durchsetzung rationale Argumente sind, exemplifizieren die Wissenschaftler auf präventivmedizinischem Gebiet, die sich selbst offenkundig grob gesundheitsschädigend verhalten („müssen"). „Eigentlich" dürfte kein vernünftiger Mensch mehr rauchen.

Wissenschaft gerät in die Zwickmühle. Auf der einen Seite werden Forderungen nach „reiner" Sachlichkeit an die Wissenschaftler, die die Wissenschaft vertreten, überhöht, auf der anderen Seite wird gerade dieses wissenschaftliche Sachlichkeitsprinzip bei der Übertragung auf die Praxis widerlegt.

5.1.3 Anregungen

Zukünftige Forschungsplanung sollte eine Kurskorrektur ausführen. Es geht nicht darum, die Sachlichkeit zu vernachlässigen. Dann wäre Wissenschaft unmöglich. Es geht vielmehr darum, der ausschließlichen Rationalität auch ein gewisses Maß an Emotionalität in adäquater Weise und im adäquaten Rahmen zur Seite zu stellen.

5.1.4 Umgangsarten

Bei multizentrischen Studien ist die Umgangsart der Forscher und der Forschergruppen untereinander entscheidend für die Studie.

Die äußeren Rahmenbedingungen der Forschungssitzungen beeinflussen diese
problematischen Kooperationsabläufe in einem hohen Maß. Günstige Rahmenbedingungen sind neutrale, Entspannung ermöglichende Aufenthaltsorte, eine gut
strukturierte Tagesordnung, die frühzeitig verschickt wurde, ausreichende Sitzungs-
pausen, Pünktlichkeit, straffe Diskussionsleitung, ansprechende Mahlzeiten. Wenn
gegen diese belanglos erscheinenden Äußerlichkeiten häufig verstoßen wird, werden Sitzungen an Rationalitätsüberfrachtung leiden, wird zur Unzeit Halbwarmes
aus Wegwerfgeschirr verzehrt.

Die Umgangsformen der Wissenschaftler untereinander, die Kooperation mit
anderen Berufsgruppen und das Auftreten in der Öffentlichkeit bilden zusammen
einen Bereich, in dem Forschungshygiene ganz besonders beachtet werden muß.

5.2 Deutsch-amerikanische Zusammenarbeit

Die Kooperation mit den führenden amerikanischen Epidemiologen ist ausgezeichnet. Den jahrzehntelangen Vorsprung auf dem Gebiet der Herz-Kreislauf-Forschung können wir im Bereich der Erfahrungsinformation, also im praktisch erleb-
ten und erfahrenen Bereich, nicht so schnell einholen.

Im Vergleich zur amerikanischen Forschung gibt es aber auch beachtenswerte
Bereiche, in denen die Bundesrepublik nicht nur einen hohen Rang einnimmt,
sondern eine Führungsposition bekleidet.

Schon bei der so jungen Herz-Kreislauf-Präventionsforschung, bei der DHP,
konnten konzeptuelle Bedingungen geschaffen werden, die internationale Anerkennung finden.

Präventivmedizinisches Engagement, wenn auch nicht Großforschung, hat in
Deutschland Tradition.

Auf dem Gebiet der Sportmedizin und der Sportorganisation ist die Bundesrepublik führend, z. B. im Deutschen Sportbund. In der organisierten Rehabilitation ist
die Bundesrepublik weitgehend konkurrenzlos. Die Rehabilitationskliniken sind
Spezialeinrichtungen mit hohem Standard. Ein Netz von sporttherapeutisch orientierten Koronargruppen überzieht das Land.

So verfügen die Bundesrepublik und die USA über jeweils andere günstige
Voraussetzungen für präventivmedizinische Forschungen. Daraus können sich
wechselseitige Ergänzungen entwickeln.

Die kulturellen und strukturellen Unterschiede der Länder haben den Nachteil,
daß Forschungsergebnisse, die sich auf die Lebensführung der Menschen beziehen,
nicht ohne weiteres von einem Land auf das andere übertragen werden können.
Aber die unterschiedlichen Forschungsbedingungen können genützt werden, die
Fragen der Gesunderhaltung in ihrem komplexen Charakter adäquater zu bearbeiten.

So ist auch die Durchführung der Deutschen Herz-Kreislauf-Präventionsstudie in
der Zusammenarbeit mit amerikanischen Wissenschaftlern von wechselseitigem

Interesse, da durch die DHP sowohl eine solide Datengrundlage geschaffen wird, als auch erstmalig in einer großen gemeindezentrierten Bevölkerungsstudie die praktische Beweisführung für das Risikofaktorenkonzept vollzogen werden soll. Das Bundesministerium für Forschung und Technologie hat aus diesem Grunde die Studie in das deutsch-amerikanische Forschungsabkommen über Zusammenarbeit im Bereich der biochemischen Forschung und Technologie als besonderen Schwerpunkt einbezogen.

6 Zusammenfassung, Aspekte der Planung

Die Deutsche Herz-Kreislauf-Präventionsstudie konnte bereits nach 5 Jahren wegen ihrer konzeptuellen Weiterentwicklungen erste internationale Anerkennung gewinnen. Der Ausbau einer eigenständigen epidemiologischen Forschung ist in der Bundesrepublik aus vielen Gründen nötig.
- Die Ergebnisse des Auslandes können nicht ohne weiteres übernommen werden. Bei anderen medizinischen Forschungsergebnissen, z. B. auf dem pharmazeutischen Sektor, ist die Übertragung problemloser. Herz-Kreislauf-Prävention muß auf die gewachsenen, regionalen, gesellschaftlichen und kulturellen Strukturen zugeschnitten sein. Präventivmaßnahmen sind immer nur dann wirkungsvoll, wenn sie im natürlichen Lebensraum langfristig verankert werden können.
- Herz-Kreislauf-Prävention, die an den Gesundheitszustand der Gesamtbevölkerung gerichtet ist, verlangt eine *neue Denkweise*. Die individuelle Beratung und Behandlung muß ergänzt werden durch Maßnahmen, die die „nicht klinifizierte" Normalbevölkerung gesundheitlich ausnützt. Es sind Jahre einzukalkulieren, bis sich die neue Denkweise „einbürgert". Es ist nämlich nicht allein damit getan, daß die Befugten im Gesundheitswesen praxistaugliche Maßnahmen unterbreiten, die Bevölkerung muß auch „aufgeschlossen" werden, um diese Maßnahmen überhaupt annehmen zu können. Für diesen Gesamtprozeß ist Herz-Kreislauf-Präventionsforschung als einzige objektivierbare Methode zur letztlichen Entscheidung im Gesundheitswesen unerläßlich.
- Herz-Kreislauf-Prävention muß gelehrt werden. Gesundheit kann man lehren (Gutzwiller, 1982), und lernen ist nicht nur möglich, es ist nötig, und zwar in dem Land, in dem später die Lehrinhalte umgesetzt werden sollen.
Die Ausbildung in Herz-Kreislauf-Prävention und Präventivmedizin überhaupt kann als Wissenschaft, die primär auf Anwendung zielt, nur in dem Ausbildungssystem vermittelt werden, das landesüblich ist. Es müssen deshalb Lehrstühle für Epidemiologie und Präventivmedizin (einschließlich Rehabilitation) eingerichtet werden. Diese müssen an die klinischen Fächer angebunden werden, wenn die späteren Ärzte mit dieser Denkrichtung von Anfang an vertraut gemacht werden sollen. Der Kontakt zwischen Klinikern und Epidemiologen ist in der Alltagsarbeit anzustreben. Nur so kann eine ungünstige Entwicklung wie im Ursprungsland Amerika vermieden werden, daß die Wissenschaftszweige getrennt sind und nach der Entwicklung eigener Strukturen und Fachsprachen unnötige Schwierigkeiten bei der Kommunikation aufbauen. So betrachtet ist der späte Beginn der Herz-Kreislauf-Präventionsforschung in der Bundesrepublik auch eine Chance, daß die

Zusammenarbeit zwischen Praktikern und Epidemiologen von Anfang an strukturell vorgegeben werden kann.

Auszubilden ist weiterhin der wissenschaftliche Nachwuchs des Fachgebietes, aber auch Berufsgruppen, die Gesundheitsinhalte früh in die Bevölkerung hineintragen, das sind v. a. die Lehrer.

Man könnte sich auch fragen, ob nicht eine zentrale Bundesbehörde sich der präventivmedizinischen Forschung und Ausbildung annimmt. Davor möchte ich warnen. Wenn Präventivmedizin praktisch greifen soll, muß eine nicht außergewöhnliche, sondern übliche regionale Struktur mit diesen Aufgaben betraut werden. Das ist die Universität. Eine die Gesamtaktivität integrierende, oberste Behörde wäre als sinnvolle Ergänzung denkbar. Doch die Entwicklung sollte von unten nach oben gehen und nicht umgekehrt.

Im Rahmen dieses Beitrages konnten drei Schwerpunkte nicht behandelt werden, die für zukünftige Forschung ausgearbeitet werden müssen:
- Einbindung von psychosomatischer Fachkompetenz in die Basisaufgaben der Präventivmedizin
- Organisationsplanung für interdisziplinäre Zusammenarbeit
- Vereinfachung der Endpunkte (Ersatzzielvariablen für Mortalität und Morbidität)

Danksagung

Bei der Abfassung des Manuskripts habe ich von vielen Seiten wertvolle Unterstützung erhalten. Nicht alle können genannt werden, die mir wichtige, z. T. entscheidende kleine Hinweise gaben. An dieser Stelle sei denen gedankt, die das Manuskript durchkorrigierten und Formulierungen einbrachten, und denen, deren Gedanken mich bewegten und mir die Begrenztheit eines solchen Beitrages nahebrachten: Prof. Dr. Dr. E. Epstein, Dr. W. Steinbrunn, Ltd. Kardiologe, beide Zürich; Dr. W. Ebert, Pastpresident des WCOTP, Ottobrunn; Dr. N. Gerdes, Reisensburg; Chefarzt Dr. R. Lachauer, Chefarzt Dr. A. Schwarz, Dres. B. Hüllemann, M. Schroeter, A. Schandert, alle Klinik St. Irmingard/Prien am Chiemsee; Dres. C. Mayerhofer, E. Schraube, Ärzte-Kreisverband, Traunstein; M. Vogt, K. Hetzel, Forschungsprojekt Modell Bergen in der DHP; Dr. R. Beste, GSF München.

Literatur

Balla JJ, Jansek R, Elstein A (1985) Bayesian diagnosis in presence of pre-existing disease. Lancet I:326–329
Bundesministerium für Forschung und Technologie (Hrsg) (1984) Forschung zur Gesundheitsvorsorge. Bonn
Bundesministerium für Arbeit und Sozialordnung, für Forschung und Technologie, für Jugend, Familie und Gesundheit (1984) Forschung und Entwicklung im Dienste der Gesundheit, 2. Aufl. Bonn

Consensus Conference (1985) Lowering blood cholesterol to prevent heart disease. JAMA 253: 2080–2090

Friedmann L, Furberg CD, De Mets DL (1982) Fundamentals of clinical trials. Wright, Boston Bristol London

Hegyeli R (ed) (1984) On end points for cardiovascular drug studies. Ravens, New York

Hüllemann K-D (Hrsg) (1982) Präventivmedizin – Stufendiagnostik, Therapieleitlinien und Beratung. Thieme, Stuttgart New York

Hüllemann K-D (1983) Prävention und Rehabilitation der koronaren Herzkrankheit. In: Hüllemann K-D (Hrsg) Sportmedizin für Klinik und Praxis, 2. Aufl. Thieme, Stuttgart New York, S 276–303

Ladwig K-H (Hrsg) (1984) Herz-Kreislauf-Prävention. Urban & Schwarzenberg, München Wien Baltimore

Pyörälä K, Epstein FH, Kornitzer M (eds) (1985) Changing trends in coronary heart disease. Possible explanations. Cardiology 72:1–2

Schadewald H (1975) Diaita-Methoden der Gesundheitsbelehrung. Dtsch Aerztebl 72/50: 3437–3440; 51: 3486–3490; 52:3524–3527

Strain JJ, Pincus HA, Houpt JL, Gise LH, Taintor Z (1985) Models of mental health training for primary care physicians. Psychosom Med 47:95–110

Klinische Aspekte der Herz-Kreislauf-Forschung

W. KÜBLER

1 Allgemeine Gesichtspunkte

Wie in allen Industrieländern stellen auch in der Bundesrepublik Deutschland die Herz-Kreislauf-Erkrankungen die häufigste Todesursache dar. Allein die koronare Herzerkrankung fordert etwa ebenso viele Menschenleben wie alle bösartigen Tumorerkrankungen zusammen. Diese Angaben belegen die große Bedeutung der Erforschung von Herz- und Kreislauferkrankungen für Gesundheitsfürsorge und Gesundheitsvorsorge der Bevölkerung. Während die Aufgabenstellung und ihre Bearbeitung allenthalben bejaht werden, bestehen über den einzuschlagenden Weg nicht unbeträchtliche Meinungsunterschiede. Diese beruhen letztlich darauf, daß relevante Forschungsergebnisse in der Regel weder vorprogrammiert noch vorausgeplant werden können.

Eine erfolgreiche Forschung – auch im angewandten Bereich – erfordert in aller Regel einerseits die Möglichkeit der kreativen Entdeckung – meist als individuelle Leistung –, andererseits die Voraussetzung zur Verbreitung, Vertiefung und damit zur breiten Anwendung der neu gewonnenen Erkenntnisse.

Im Bereich der Kardiologie sind während der vergangenen 2 Jahrzehnte entscheidende Impulse von deutschen Forschern ausgegangen. Als Beispiele seien angeführt: die Entdeckung des Prinzips der Kalziumantagonisten (Fleckenstein/Freiburg), die Entwicklung der digitalen Subtraktionsangiographie (Heintzen/Kiel), die Entwicklung und Verbesserung des künstlichen Herzstillstandes durch Bretschneider und seine Arbeitsgruppe (zuerst Köln, dann Göttingen), die Reperfusion des akuten Myokardinfarkts durch intrakoronare Thrombolyse (Rentrop und die kardiologische Arbeitsgruppe der Universität Göttingen) sowie die Entwicklung der perkutanen transluminalen Koronarangioplastie (Ballondilatation) durch den Deutschen Grüntzig, der seine Arbeiten an der Universität Zürich durchführte.

Diese wichtigen Impulse für die internationale Forschung wurden insbesondere in den USA – z. T. auch in anderen Ländern wie z. B. Japan – rasch aufgegriffen und aufgrund überlegener personeller und materieller Voraussetzungen so rasch vorangetrieben, daß die deutschen Arbeitsgruppen Schwierigkeiten haben, selbst auf ihrem Spezialgebiet den Anschluß zu halten. Dies hat einerseits unmittelbar Konsequenzen für die Gesundheitsforschung, andererseits aber auch für die mit einer erfolgreichen praxisorientierten Forschung verbundene industrielle Fertigung, sei es im biochemisch-pharmazeutischen Bereich, sei es bei der Geräteentwicklung und -fertigung. Erfolgreiche Gesundheitsforschung kommt also nicht nur dem Patienten bzw. bei Vorsorgemaßnahmen der Bevölkerung zugute, sondern kann auch beim derzeitigen Stand des Gesundheitswesens Arbeitsplätze sichern und ggf. sogar neu schaffen.

Konzepte der Gesundheitsforschung sollten einerseits die bislang stark entwickelten, international konkurrenzfähigen Gruppen und Arbeitsgebiete intensiv weiter unterstützen, gleichzeitig muß aber auch dafür Sorge getragen werden, daß auf bislang weniger hervorgetretenen, gesundheitspolitisch jedoch wichtigen Gebieten neue Impulse gegeben werden.

Im Rahmen der Herz-Kreislauf-Forschung lassen sich die aktuellen Probleme unter 5 übergeordneten Gesichtspunkten abhandeln: Kurative Maßnahmen, Prävention, Rehabilitation, Geräteforschung und Forschungsbedingungen.

2 Gesundheitsforschung auf dem Gebiet der Herz-Kreislauf-Erkrankungen: kurative Maßnahmen

Der klinische Fortschritt und Entscheidungsprozeß gründet sich in der Kardiologie methodisch entweder auf die Ergebnisse randomisierter Studien oder – überwiegend – auf pathophysiologische Erkenntnisse.

2.1 Randomisierte Studien

Notwendigkeit und Erkenntniswert randomisierter Studien sind unbestritten – z. B. zur Beurteilung des Stellenwertes der Koronarchirurgie, der Sekundärprophylaxe und Langzeittherapie nach Herzinfarkt, der antiarhythmischen Therapie zur Prophylaxe des plötzlichen Herztodes oder der Langzeittherapie nach Koronar- oder peripherer Arterienangioplastie.

Zahlreiche praktische Fragen der modernen Herz-Kreislauf-Forschung sind nur mit diesem methodischen Ansatz zu lösen, dessen praktischer Nutzen allerdings aus mehreren Gründen limitiert ist.

1. Aus ethischen und rechtlichen Gründen ist eine Randomisation von Patienten nur dann problemlos durchführbar, wenn die beiden Alternativen weder aufgrund bislang vorliegender klinischer Erfahrungen noch aufgrund theoretischer Überlegungen eine Überlegenheit eines der beiden Verfahren erwarten lassen. Gibt es z. B. zur Behandlung einer kardialen Erkrankung in der Schwangerschaft ein erprobtes Medikament mit wenig ernsten Nebenwirkungen für Mutter und Kind, so ist es zumindest nicht unproblematisch, ein anderes Präparat vergleichend zu testen, dessen Nebenwirkungsrate noch nicht abschätzbar ist.

   Auch rechtliche Fragen und Probleme müssen berücksichtigt werden: So wird z. B. die Rechtmäßigkeit der Einwilligung eines akut schwer erkrankten Patienten – z. B. mit akutem Myokardinfarkt – zur Teilnahme an einer Studie unterschiedlich beurteilt. Würde in diesen Fällen die Einwilligungsfähigkeit der Patienten verneint, so müßte aus rechtlichen Überlegungen auf eine kritische Überprüfung therapeutischer Maßnahmen bei akut Kranken grundsätzlich verzichtet werden.

Die beiden Beispiele zeigen, daß ethische und rechtliche Gründe oft eine erhebliche Einschränkung bei der Durchführung randomisierter Studien bedingen.

2. Selbst bei positivem Ausfall einer Studie sind bei der nachfolgenden, stets für den Einzelfall zu treffenden klinischen Entscheidung individuelle Gegebenheiten aufgrund pathophysiologischer Überlegungen mit zu berücksichtigen – z. B. β-Rezeptorenblocker-Therapie zur Sekundärprophylaxe nach Herzinfarkt bei Patienten mit deutlich eingeschränkter linksventrikulärer Funktion.

   Randomisierte Studien vermögen zwar ein Behandlungsschema im Prinzip festzulegen, die Therapie im Einzelfall muß sich aber stets nach den individuellen Gegebenheiten und Besonderheiten richten.

3. Letzlich darf nicht vergessen werden, daß randomisierte Studien mit nicht unbeträchtlichen Kosten verbunden sind. So kosteten z. B. das University Group Diabetes Program (UGDP) 10 000 000 US-Dollar, das Coronary Drug Project (CDP) 40 000 000 US-Dollar, das Hypertension Detection and Follow-up Program (HDFP) 70 000 000 US-Dollar und das Multiple Risk Factor Intervention Trial (MRFIT) 116 000 000 US-Dollar.

Als Bewertungsmaßstab hat deshalb stets der internationale Standard zu dienen. Von der öffentlichen Hand geförderte Studien sollten von solch hoher Qualität sein, daß sie auch bei negativem Resultat in der Regel von führenden internationalen Fachzeitschriften zur Publikation angenommen werden. Nach den Erfahrungen des Protocol Review Committee des BMFT für Herz- und Kreislaufstudien während der vergangenen Jahre werden bislang pro Jahr etwa 2 förderungswürdige Protokolle für multizentrische randomisierte Studien eingereicht.

Nach angelsächsischem Vorbild sollte bei uns jedoch zunächst v. a. die Durchführung einfacher, relativ preisgünstiger, auf einer einzigen präzisen Fragestellung beruhende Studien ermuntert und gefördert werden. Bei vergleichsweise geringerem finanziellem Aufwand lassen sich mehrere Studien durchführen, die präzise Fragestellung läßt ein verwertbares Ergebnis erwarten, und dem wissenschaftlichen Nachwuchs wird die Chance geboten, eine derartige Studie durchzuführen und so mit dem notwendigen Handwerkszeug für die Bearbeitung größerer Studien vertraut zu werden.

2.2 Ableitung neuer diagnostischer oder therapeutischer Verfahren aufgrund pathophysiologischer Überlegungen

Sowohl der klinische Fortschritt als auch der Entscheidungsprozeß im Einzelfall beruhen bei Erkrankungen des Herz-Kreislauf-Systems ganz überwiegend auf pathophysiologischen Erkenntnissen. Derartige Überlegungen bestimmen auch weitgehend die klinische Tätigkeit, dies gilt in besonderem Maße für die kardiologische Intensivmedizin.

Pathophysiologische Untersuchungen weisen zwar zunächst oft nur einen mittelbaren Bezug zur aktuellen Krankenversorgung auf, die Bedeutung ergibt sich erst aus den abzuleitenden Konzepten.

Klinisch orientierte Forschung hat jedoch über Verbesserungen der unmittelbaren Dienstleistung hinaus nach übergeordneten Gesichtspunkten der Krankheitsentstehung, ihrer therapeutischen Beeinflussung und des Krankheitsablaufs zu suchen. Praktisch angewandte Forschung und klinisch orientierte Grundlagenforschung sind oft schwer zu trennen und in ihrer Bedeutung für Gesundheitsfürsorge und -vorsorge vorab kaum erfaßbar. Gesundheitsforschung ist zwar a priori dem angewandten Bereich zuzuordnen, eine zu rigide Grenzziehung führt aber häufig zu einem entscheidenden Qualitätsverlust, insbesondere zu einem Verlust an Originalität und Innovation. Gute Forschung ist stets einer relevanten Fragestellung gewidmet, die der Beantwortung mittels exakter Methoden näher gebracht wird. Im Bereich der Medizin ergeben sich aus guter Forschung – auch im Bereich der klinisch orientierten Grundlagenforschung – praktisch wichtige Konsequenzen für die Krankenversorgung und/oder für die Krankheitsvorsorge. Ein spektakuläres Beispiel stellt die Entdeckung des Penicillins dar. Die Arbeiten von Sir Alexander Fleming hätten, da zu theoretisch angelegt, kaum eine Förderung nach den derzeitigen Richtlinien des BMFT ermöglicht.

Insbesondere im Vergleich zu den führenden angloamerikanischen Zentren ist bei uns die Integration von klinisch orientierter Grundlagenforschung und praktischer Anwendung aus strukturellen Gründen – fehlende personelle und materielle Voraussetzungen – eher schwach ausgebildet. Dieser Weg, der sich insbesondere im Ausland als erfolgreich erwiesen hat, sollte auch bei uns durch staatliche Unterstützung gezielt gefördert werden. Neben den eigentlichen Forschungsergebnissen ergibt sich für das Gesundheitswesen ein zweiter Vorteil, der am besten durch den Leitsatz englischer medizinischer Forschungsförderung charakterisiert wird: „Good research brings good teaching and good teaching brings good patients' care."

Auch im Bereich der Gesundheitsforschung sollte das primäre Ziel staatlicher Förderung die Gewinnung neuer Erkenntnisse sein. Für die Vergabe staatlicher Mittel zur Forschungsförderung muß deshalb primär die Qualität der Forschung, d. h. die Relevanz der Fragestellung, die Exaktheit des methodischen Ansatzes und seiner Durchführung und v. a. der mögliche Innovationsgehalt, entscheidend sein.

Da die praktische Umsetzung oft erst nachträglich exakt beurteilbar ist, kann sie nur ein sekundäres Entscheidungskriterium darstellen. Der Rahmen für die staatliche Förderung im Bereich der Gesundheitsforschung sollte deshalb stets so weit gesteckt sein, daß qualitativ hochwertige Projekte nicht an formalen Kriterien scheitern.

Zusammenfassend kann festgestellt werden, daß insbesondere im Bereich der Herz-Kreislauf-Erkrankung für den klinischen Entscheidungsprozeß v. a. pathophysiologische und pharmakodynamische Überlegungen entscheidend sind, so daß v. a. in diesem Bereich der Medizin eine nach formalen Kriterien vorgenommene Trennung von angewandter Forschung und Grundlagenforschung zumindest mittel- bis langfristig zu einer Beeinträchtigung der Gesundheitsforschung führt. Die Kombination von angewandter Forschung und klinisch orientierter Grundlagenforschung läßt nach den bisherigen Erfahrungen für die Gesundheitsforschung im Bereich der Herz-Kreislauf-Erkrankung die höchste Nutzen-Kosten-Relation erwarten.

3 Gesundheitsforschung auf dem Gebiet der Herz-Kreislauf-Erkrankungen: Prävention und vorbeugende Gesundheitserziehung

Diesen Aufgaben ist im Rahmen dieses Buches ein eigener Beitrag gewidmet (s. Beitrag Hüllemann, Herz-Kreislauf-Prävention, S. 9), es sollten deshalb hier nur einige Aspekte dargelegt werden. Fragen der Prävention von Herz-Kreislauf-Erkrankungen gelten v. a. den degenerativen Gefäßerkrankungen. Dabei sind 2 Problemstellungen zu unterscheiden:

1. die Erforschung der Ursachen der Arteriosklerose einerseits und
2. Untersuchungen zur Motivation der Bevölkerung zur Änderung von Lebensgewohnheiten als vorbeugende Maßnahme gegen Arteriosklerose.

Die Frage, wodurch Rauchen die Entwicklung der Arteriosklerose begünstigt, ist eine zum Problemkreis 1 gehörende Fragestellung, die Tatsache, daß – trotz erwiesener Schädlichkeit – insbesondere auch jüngere Menschen auf den Zigarettenkonsum nicht verzichten können, ein dem zweiten Bereich zuzuordnendes Problem.

Im Bereich der Grundlagenforschung (Problemkreis 1) kommen entscheidende Beiträge aus der Bundesrepublik Deutschland. Die Entwicklung der Apherese zur Reduzierung eines erheblichen Arterioskleroserisikos bei Patienten mit stark erhöhten Serumcholesterinwerten könnte einen wichtigen therapeutischen Fortschritt darstellen (auch dieses Beispiel belegt die enge Beziehung von hervorragender Grundlagenforschung und ihrer praktischen Umsetzung für die Gesundheitsforschung). Bei den vielfältigen interferierenden Faktoren, die nach heutiger Kenntnis für die Arterioskleroseentstehung und -entwicklung entscheidend sind, sind kausal begründete Präventionsempfehlungen und -maßnahmen ohne Ergebnisse der Grundlagenforschung nicht vorstellbar.

Dem Problemkreis 2 – Beeinflussung der Verhaltensweise der Bevölkerung – kommt heute zwar eine große praktische Bedeutung zu, dabei sind allerdings einige besondere Aspekte zu berücksichtigen: Da sich entsprechende Forschungsaktivitäten an breite Bevölkerungskreise wenden, sollten nur solche Empfehlungen zur Reduzierung von Risikofaktoren der Arteriosklerose ausgesprochen werden, die auf gesicherten Erkenntnissen und nicht auf mehr oder minder gut belegten Wahrscheinlichkeiten beruhen. Eine auf einer später als irrig erkannten Hypothese basierende Aufklärungskampagne würde bei der Bevölkerung nicht nur Bedenken gegen die Ernsthaftigkeit und Zuverlässigkeit der Forschung verstärken, sondern auch an den Maßnahmen zweifeln lassen, deren Nutzen eindeutig belegt ist, wie z. B. das Aufgeben des Zigarettenrauchens. In diesem Bereich können nicht hinreichend durchdachte und fundierte Forschungsvorhaben nicht nur unnütz, sondern in mehrfacher Hinsicht schädlich sein.

Untersuchungen zur Prävention der Arteriosklerose gehören zu den wichtigsten Aufgaben der Gesundheitsforschung. In der Zukunft dürfte es wahrscheinlich entscheidend sein, nach neuen Parametern zu suchen, die im Vergleich zu den bislang bekannten Risikofaktoren eine stärkere unmittelbare Beziehung zur Arterioskleroseentwicklung aufweisen und deren Beeinflussung entsprechend zu einer stärkeren Retardierung der Arterioskleroseentwicklung führt. Je gezielter präventive Maßnahmen eingesetzt werden können, um so größer ist der präsumptive Erfolg und um so leichter ist die Bevölkerung für Vorsorgemaßnahmen zu gewinnen.

4 Gesundheitsforschung auf dem Gebiet der Herz-Kreislauf-Erkrankungen: rehabilitative Maßnahmen

Da auch diesem Thema ein besonderer Beitrag in diesem Buch gewidmet ist (s. Beitrag Koch und Haag, Rehabilitation bei chronischen Krankheiten, S. 269), soll im Rahmen dieses Abschnitts nur auf einige besondere Aspekte eingegangen werden.

Nach einem von der WHO 1967 veröffentlichten Bericht kann „die Rehabilitation der Herzkranken als Gesamtheit aller Maßnahmen definiert werden, die den Herzbehinderten eine optimale körperliche Leistungsfähigkeit bzw. psychosoziale Anpassung verschaffen, damit sie aus eigener Kraft ein möglichst normales gesellschaftliches Leben führen können". Diese Ziele sind unumstritten, offen ist allerdings die Frage, auf welche Weise diese Ziele am effektivsten und kostengünstigsten erreicht werden können.

Innerhalb der Gruppe der Herz-Kreislauf-Kranken kommen rehabilitative Maßnahmen v. a. Patienten nach einem Herzinfarkt zugute. In der Bundesrepublik Deutschland ist insbesondere die stationäre Rehabilitation in speziellen Zentren ausgebaut. Die Überlegenheit dieser Form der Rehabilitation im Vergleich zu einer ambulanten ortsnahen Wiedereingliederung des Patienten ist bislang nicht belegt. Letztere Form der Rehabilitation hätte ggf. den Vorteil, daß Maßnahmen zur Gesundheitsvorsorge und/oder der gezielten sportlichen Betätigung auch nach Wiederaufnahme einer Arbeit fortgesetzt werden können, um einen Langzeiteffekt zu sichern.

Die eine Wiedereingliederung des herzkranken Patienten in die Umwelt und in den Arbeitsprozeß bedingenden Faktoren sind noch nicht hinlänglich erforscht. Da das Ergebnis stark von psychologischen und sozialen Determinanten mitbestimmt wird, ist in diesem Bereich eine Übertragung von im Ausland gewonnenen Daten auf die Verhältnisse bei uns nur mit großen Einschränkungen möglich. Derartige Forschungsresultate könnten einen gezielteren Einsatz stationärer rehabilitativer Maßnahmen ermöglichen. Verbesserte Indikationsstellungen für rehabilitative Maßnahmen und Erprobung ortsnaher ambulanter Einrichtungen für die Eingliederung Herzkranker könnten die Effizienz der Rehabilitation bei gleichzeitiger Kostenreduktion verbessern.

5 Gesundheitsforschung auf dem Gebiet der Herz-Kreislauf-Erkrankungen: Großgeräteforschung

Im Bereich der Großgeräteforschung – wie z. B. Kernspinresonanztomographie, positronenemittierende Computertomographie oder schnelle Computertomographie (Fast-CT) – sind bislang kaum entscheidende Beiträge von Forschern in der Bundesrepublik Deutschland geleistet worden. Dies gilt gleichermaßen für die technologische Entwicklung und für die angewandte Forschung.

Erfolge im Bereich der Großgeräteforschung sind nur durch enge interdisziplinäre Kooperation zu erzielen. Im Ausland sind deshalb häufig nicht einzelne Institutionen, sondern interdisziplinäre Forschergruppen Bewilligungsempfänger. Dadurch wird die interdisziplinäre wissenschaftliche Kooperation institutionalisiert und sichergestellt.

Durch Vergabe entsprechender Mittel an wenige oder nur an eine einzige Arbeitsgruppe, deren Erfolge am internationalen Standard zu messen sind, ist eine effiziente Forschung auch bei eingeschränkten Mitteln möglich. Dies bedingt allerdings, daß die entsprechend geförderte Gruppe die theoretischen und praktischen Voraussetzungen zur Bewältigung der anstehenden Probleme nicht nur für die Antragsstellung nachweist, sondern auch durch den Erfolg der Forschung belegt.

Als Beispiel mag der Einsatz von Forschungsmitteln für die Kernspinresonanztomographie in England gelten. Bei wahrscheinlich geringerem finanziellen Aufwand als in der Bundesrepublik Deutschland gibt es im Bereich der Herz-Kreislauf-Forschung bei uns keine Gruppe, die in der klinischen Anwendung über eine ähnliche Erfahrung wie das Team der Royal Postgraduate Medical School in London verfügt. Zu den spektroskopischen Untersuchungen, wie sie theoretisch und tierexperimentell schon seit Jahren in Oxford durchgeführt werden und jetzt durch Messungen am Menschen ergänzt und erweitert werden, gibt es nach meiner Kenntnis bei uns auf dem Gebiet der Herz-Kreislauf-Erkrankungen kein entsprechendes Forschungsprogramm.

Bei der Vergabe von Mitteln für Großgeräteforschung erscheint eine noch stärkere Schwerpunktbildung erforderlich, wobei eine institutionalisierte und funktionierende Kooperation sich ergänzender Fachrichtungen eine entscheidende Voraussetzung ist.

Die Mittelzuweisung sollte dann aber auch in einem solchen Umfang erfolgen, daß wissenschaftliche Fortschritte erzielt werden können. Als Beleg dafür dürften weniger die Arbeitsberichte als vielmehr die Qualität der wissenschaftlichen Veröffentlichungen dienen.

6 Besondere Bedingungen und Aspekte der Gesundheitsforschung auf dem Gebiet der Herz-Kreislauf-Forschung in der Bundesrepublik Deutschland

Ausmaß und Intensität der Forschung wird außer vom Engagement der Forscher und ihren Fähigkeiten auch von den verfügbaren Mitteln im personellen und sachlichen Bereich bestimmt. Insbesondere im Vergleich zu den entsprechenden angelsächsischen Einrichtungen ist v. a. die Personalausstattung für Forschungsaufgaben bei uns bescheiden. Dies gilt v. a. für die Erforschung von Herz-Kreislauf-Erkrankungen. Die Mehrzahl der kardiologischen Lehrstühle sind während der vergangenen 10–15 Jahre entstanden und weisen in der Regel eine zur Bewältigung der klinischen Routineaufgaben kaum ausreichende Personalausstattung auf. Klinische Überbeanspruchung wirkt sich ebenso ungünstig auf die Forschung und auf die dazu erforderliche Mittelbeschaffung aus wie ein Mangel an Patienten und unzureichende klinische Erfahrung. Im Vergleich zu anderen Ländern und anderen Gebieten – z. B. der vorbildlichen Unterstützung der onkologischen Forschung durch die Deutsche Krebshilfe – gibt es für die Erforschung von Herz-Kreislauf-Erkrankungen keine privaten finanziellen Zuwendungen.

Unnötige, die Forschung nachhaltig behindernde bürokratische Fesseln wurden vielfach beklagt. Statt des anzustrebenden Abbaus bürokratischer Hindernisse ist eher mit neuen Erschwernissen zu rechnen. Als gravierendstes Beispiel sei das in Vorbereitung befindliche Tierschutzgesetz genannt. Eine Entwicklung moderner Methoden zur Behandlung von Herz-Kreislauf-Erkrankungen ist ohne Tierversuche nicht denkbar, deshalb sei auf die Entwicklung der Herz-Lungen-Maschine und der Chirurgie am offenen Herzen oder auf die Entdeckung von Kalziumantagonisten als therapeutisches Prinzip verwiesen.

Die Herz-Kreislauf-Erkrankungen stellen in den Zivilisationsstaaten die häufigste Todesursache dar. Bei begrenzten Mitteln zur Erforschung dieser Erkrankungen ist deren besonders effizienter Einsatz zu fordern. Dazu gehört ein möglichst geringer finanzieller Aufwand für den Verwaltungsapparat (die British Heart Foundation kommt mit weniger als 5% des Haushaltsvolumens aus, um möglichst viele Mittel für die Forschung zur Verfügung stellen zu können). Auch der administrative Aufwand für den Forscher sollte möglichst klein gehalten werden, dieser sollte sich nicht mit der Buchhaltung, sondern mit wissenschaftlichen Problemen beschäftigen. Alle forschungsfördernden Institutionen sollten ihre Bestimmungen nicht nur nach möglichen „Lücken", sondern v. a. nach möglichen Vereinfachungen und Entlastungen für den Forscher durchsehen. Welchen Nutzen haben die so beliebten Abschlußberichte, die meist vom Forscher in Ermangelung von Schreibkräften auch noch selbst getippt werden müssen? Effizienz und Qualität der Forschung ergibt sich primär aus Art und Ort der Veröffentlichung.

Letztlich kann eine kostenorientierte medizinische Betreuung – gerade auf einem so wichtigen Gebiet wie den Herz-Kreislauf-Erkrankungen – nur auf wissenschaftlichen Erkenntnissen beruhen. Während der vergangenen Jahrzehnte hat die Herz-Kreislauf-Forschung erhebliche und bedeutende Erfolge erzielt, die für eine steigende Lebenserwartung mitentscheidend sind. Bei der Zunahme der älteren Jahrgänge in der Altersstruktur der Bevölkerung ist mit einem weiteren Anstieg von Herz-Kreislauf-Erkrankungen zu rechnen; deren gesundheitspolitische Bedeutung wird also noch weiter zunehmen. Dem sollte durch eine gezielte, effiziente, im Vergleich zu anderen Fächern ausgewogene, aber auch kritische Forschungsförderung auf diesem wichtigen Gebiet Rechnung getragen werden.

Klinische Onkologie – Grundlagen der Krebsforschung

G. A. NAGEL

1 Einführung und Problemstellung

Wenn man sich bei einer Standortbestimmung der Krebsforschung an Fixpunkten wie wirksamer Prophylaxe und Früherkennung, Erkrankungsraten, Sterbeziffern oder Heilungserfolgen orientiert, könnte man erhebliche Zweifel bekommen, ob trotz großer, weltweiter Anstrengungen überhaupt Fortschritte erzielt werden. Ein Durchbruch aus dem Dickicht, welches den Marsch der Krebsforscher und Therapeuten so mühsam macht, läßt sich nicht absehen.

Dabei wird Krebsforschung auf zahlreichen Gebieten betrieben: Karzinogene und Karzinogenese, Biochemie und Biologie der Krebszelle, Biologie des krebskranken Organismus, klinische Aspekte der Früherkennung, Diagnostik, Therapie, Nachsorge und Rehabilitation, Pharmaforschung und Epidemiologie. Sie bedient sich aller Möglichkeiten und Methoden der Forschung, angefangen von der Krankenbeobachtung bis zur feinsten Sonde der modernen Krebsforschung, der molekularen Genetik, und sie wird weltweit, auch in der Bundesrepublik Deutschland, adäquat gefördert.

Der fehlende Druchbruch löst zunächst einmal Fragen und Betroffenheit aus. Hat die Menschheit denn am richtigen Ort gesucht und hat sie überhaupt eine Chance gegen diesen Feind? Berechtigte Frage derer, die betroffen sind; betroffen von der Krankheit, betroffen als Mitmenschen oder in ihrer Verantwortung als Ärzte, Forscher, Funktionäre des Forschungs- und Gesundheitswesens. Ist die Krebsforschung gleichermaßen am Anfang wie am Ende?

Es läßt sich mühelos beweisen, daß es in den letzten Jahren zwar keinen Durchbruch, aber echte Fortschritte in der Kebsforschung gegeben hat. Die Entdeckung von Onkogenen für die Regulation des malignen Zellwachstums, die Bedeutung der Rezeptoren für die Wirkung rezeptorspezifischer Hormontherapien, der Rückgang von Tierversuchen infolge des vermehrten Einsatzes von Zellkultursystemen und die Senkung des Rückfallrisikos von Brustkrebs durch die postoperative adjuvante Chemotherapie sind Beispiele für einen solchen Fortschritt.

Obwohl die Zahl der Beispiele beliebig vermehrt werden kann, beurteilt die Öffentlichkeit die Ergebnisse der Krebsforschung doch relativ skeptisch. Man erwartet den spektakulären Durchbruch, die Lösung des Krebsproblems. Diese Erwartung ist jedoch falsch, das „Krebsproblem" kann nicht gelöst werden, weil es als solches nicht existiert. Krebs ist keine klar definierbare, auf eine Ursache zurückgehende, einen typischen Verlauf nehmende und mit einer gezielten Behandlungsform angehbare Erkrankung, sondern ein Sammelbegriff für eine Vielzahl von Erkrankungen, deren einzige Gemeinsamkeit darin besteht, daß sie als Gewebswucherungen unbegrenzt fortschreiten und unbehandelt tödlich verlaufen. Darüber hinaus sind sie jedoch außerordentlich heterogen.

So gibt es nicht nur eine Ursache bei der Entstehung einer Krebserkrankung, sondern immer ein Zusammenspiel mehrerer Ursachen; so wird eine normale Zelle nicht in einem Schritt, sondern schrittweise in eine bösartige umgewandelt.

So sind klinisches Erscheinungsbild, biologisches Verhalten und pathologisches Gesicht einer bösartigen Geschwulst immer wieder anders, je nach Ursache, Entstehungsgewebe und -organ. Jeder Mensch, jeder Organismus hat seine eigene Erkrankung. Entsprechend wechseln der Verlauf der Erkrankung und der Zustand des Wirtsorganismus während dieser Erkrankung von Individuum zu Individuum. Weiterhin durchläuft die Erkrankung Stadien: vom Frühstadium, in dem Heilung durch Operation oder Strahlentherapie die Regel ist, bis zum Spätstadium der Metastasierung, für welches nur noch medikamentöse Behandlungsformen, individuell angepaßt, in Frage kommen.

Sogar eine einzelne Krebsgeschwulst selbst besteht nicht nur aus Zellen einer einzigen homogenen Familie, sondern aus einer Vielzahl von Zellen oft ausgeprägter phänotypischer Heterogenität, einer zellulären Mischpopulation, welche unterschiedliche Verläufe, Metastasierungsmuster, Therapieempfindlichkeit oder -resistenz, Rückfallraten oder diagnostische Prinzipien bedingt.

Kein Krebskranker kann sich schließlich mit seiner Diagnose und Krankheit einem anderen vergleichen, und die Erforschung der Ursache, Früherfassung, Verhütung, Biologie, Klinik, Therapie und Nachsorge dieser aus zahllosen Einzelkrankheiten bestehenden Krankheitsgruppe Krebs ist kein einfaches, sondern ein unerhört komplexes Unterfangen.

Diese Heterogenität der Krebsformen besteht von Tier zu Tier, von Tier zu Mensch, von Mensch zu Mensch, von Tumor zu Tumor, ja sogar innerhalb eines Tumors selbst.

Deswegen wird nie ein einzelner Forschungsansatz die Ursache der Krebserkrankung finden, ein Test Krebs im Frühstadium nachweisen, eine Therapie Krebs heilen können, wird ein Forschungsergebnis immer nur für eine kleine Untergruppe der vielen anderen Krebserkrankungen aussagekräftig sein. Krebsforschung wird entsprechend immer auf unendlich vielen Einzelgebieten ansetzen müssen. Noch auf jedem Gebiet der Krebsforschung haben sich Investitionen gelohnt, nicht zuletzt, weil über die Erforschung maligner Prozesse Erkenntnisse gewonnen werden, die weit über das engere Gebiet der Onkologie hinausgehen – jüngstes Beispiel hierfür die Entdeckung von Onkogenen und Antionkogenen, die einen Zugang zum Verständnis der Wachstumsregulation nicht nur der malignen, sondern auch der normalen Zelle eröffnet.

Ob man einer einzelnen Forschungsrichtung eine besondere Forschungspriorität einräumen will, ist Sache des Ermessens, der persönlichen Einstellung und der örtlichen Gegebenheiten.

Nichtsdestoweniger, das Ergebnis eines Forschungsansatzes mag noch so interessant sein – aus klinischer Sicht wird es letztlich daran gemessen, ob es dem krebskranken Menschen zugute kommt oder nicht, und bisher läßt die Anwendung von Forschungsergebnissen auf den Menschen zu wünschen übrig. Dies hat mit grundsätzlichen systemimmanenten Schwierigkeiten der Krebsforschung zu tun. Einigen soll im folgenden nachgegangen werden in der Vorstellung, daß ihnen in der Strategie zukünftiger Projektplanung und Forschungsförderung besonderes Augenmerk gewidmet wird.

Zwei wesentliche Problemkreise lassen sich abgrenzen. Ein erster betrifft den experimentellen Ansatz der Grundlagenforschung und ihre Schwierigkeit, überhaupt zu Ergebnissen zu gelangen, die für die Anwendung am Menschen umsetzbar sind. Ein zweiter betrifft Strukturprobleme der Krebsforschung in der Bundesrepublik Deutschland, die einer optimalen Entwicklung der klinischen Krebsforschung im Wege stehen.

2 Klinische Relevanz von Modellen der Krebsforschung

Hier ist zunächst einmal festzuhalten, daß die Qualität der Grundlagenforschung auf dem Krebsgebiet nach ersten Anlaufschwierigkeiten in den 60er und frühen 70er Jahren heute dem internationalen Vergleich standhält.

Die erheblichen Investitionen durch das BMFT und das Land Baden-Württemberg am DKFZ, an der Max-Planck-Gesellschaft und der DFG mit ihren 19 krebsrelevanten Sonderforschungsbereichen und Schwerpunktprogrammen beginnen sich auszuzahlen. Gelingt es, das gegenwärtige Potential stabil und finanziell gesund, das Fachgebiet für den Nachwuchs attraktiv zu halten, die Grundlagenforschung vom Methodischen her permanent an die Entwicklungen flexibel anzupassen und die unten erwähnten Strukturprobleme an den Nahtstellen zur Klinik zu lösen, darf man die zukünftige Entwicklung der Grundlagenforschung auf dem Krebsgebiet durchaus optimistisch beurteilen.

Daß es in der Bundesrepublik Deutschland noch Forschungsgebiete gibt, die von der Grundlagenforschung bisher vernachlässigt wurden, obwohl sie gerade für die klinische Onkologie größte Bedeutung hätten, sei allerdings auch betont. Gedacht ist speziell an die Bereiche Epidemiologie, Pharmaforschung und klinische Pharmakologie (s. Abschn. 3).

Hier soll nun vom wichtigsten systematischen Problem der Krebsgrundlagenforschung die Rede sein, nämlich daß es noch zu wenig geeignete experimentelle Modelle gibt, an denen eine klinische Situation simuliert bzw. wissenschaftliche Fragestellungen stellvertretend für den Menschen untersucht werden könnten.

Schwerpunkt der gegenwärtigen Krebsforschung ist nach wie vor das Gebiet der spezifischen Biochemie der Krebszelle. Auf der Suche nach qualitativen Unterschieden zwischen normaler und neoplastischer Zelle legt die Krebsforschung z. Z. sehr großes Gewicht auf die vergleichende Analytik von Zellbestandteilen, Beschreibung unterschiedlicher Enzymsysteme, Stoffwechselvorgänge usw. Die rasante Entwicklung der Biochemie, Immunologie, Genetik usw. unterstützt diese Tendenz, indem sie immer feinere Methoden bereitstellt, um zelluläre Mikroprozesse bis auf molekulare Ebene zu sondieren. Die Erwartung, dabei auf Ursprung und Startpunkt der zur malignen Transformation führenden Reaktionskette und auf Differenzen gegenüber der Normalzelle zu stoßen, ist groß. Die Präferenz der Krebsforschung auf molekularer Ebene ist jedoch nicht nur bedingt durch die Hoffnung, diagnostisch und therapeutisch nutzbare Unterschiede zwischen Krebs und Normalzelle zu finden, sondern auch durch die Verfügbarkeit geeigneter analytischer Methoden und experimenteller Modelle.

Andererseits darf man jedoch nicht erwarten, daß mit der Entdeckung einzelner spezifischer Unterschiede zwischen Krebs- und Normalzelle schlagartig alle Probleme der spezifischen Diagnostik und Therapie lösbar sind. Turmoren sind – ebenso wie normale Organe – nicht aus Zellen gleicher Machart, sondern großer phänotypischer Heterogenität zusammengesetzt. Diese Heterogenität ist ein enormes Handicap der gesamten Krebsforschung, besonders ausgeprägt in der Klinik oder der Grundlagenforschung, die sich Untersuchungsmaterials menschlicher Herkunft bedient; denn standardisierte Versuchsbedingungen sind kaum herzustellen.

Die Grundlagenforschung ist deswegen verständlicherweise in vielen Gebieten der Krebsforschung, z. B. Karzinogenese, Immunologie, Metastasierungsmodelle usw., auf standardisierbare Modelle ausgewichen, wie sie sich insbesondere in Zellkultursystemen oder bei klar definierten Tumorentitäten des Tieres finden.

Es hat sich jedoch gezeigt, daß die Ergebnisse solcher Untersuchungen oft nicht oder nur bedingt auf den Menschen übertragbar sind.

Große Aufmerksamkeit gilt daher heute sowohl der Beschreibung distinkter Entitäten der Krebserkrankung, für die eine einheitliche Suche nach und eine Definition von Ursache, Entstehung, Biologie, Klinik und Behandlung angenommen werden kann, wie der Entwicklung experimenteller Modelle, mit denen diese Krebsentitäten simuliert und systematisch erforscht werden können.

Komplementär zum Forschungseinsatz des Molekularbiologen, der das Krebsphänomen auf zellulärer und subzellulärer Ebene zu erfassen versucht, ist die Krebsforschung an intakten biologischen Systemen zu verstehen.

Die herkömmlichen Definitionen des Krebses kamen ohne den Begriff „Autonomie des Wachstums" nicht aus. Heute sind zahlreiche Wechselwirkungen zwischen Wirt und Tumor bekannt, und damit wird „Autonomie" als Merkmal der Krebszelle in Frage gestellt.

Wechselwirkungen zwischen Wirt und Tumor haben sich besonders für das endokrine „milieu externe" der Tumorzelle finden und therapeutisch nutzen lassen, z. B. Hormonentzug beim hormonabhängigen Prostatakarzinom. Große Fortschritte hat die Krebsmedizin durch die Erforschung der endokrinen Wechselwirkungen und Hormonrezeptoren an Tumorzellen erzielt; weitere werden erwartet, wenn nicht nur der Rezeptorbesatz von Zellen, sondern auch der Funktionszustand der Rezeptormaschinerie gemessen werden kann.

Über die Endokrinologie und endokrine Abwehr hinaus ist über die Wechselwirkungen zwischen Wirt und Tumor beim Menschen bisher noch sehr wenig bekannt.

Forschungsgebiete wie Psycho-, Neuro-, Immunendokrinologie oder In-vivo-Mikroökologie des zellulären Wachstums sind außerordentlich bedeutende Felder zukünftiger Krebsforschung. Aus methodischen Gründen wurden sie bisher nur zögernd betreten, weil hier die konventionelle Ebene des In-vitro- oder Tierexperiments weitgehend verlassen werden muß und sich die Notwendigkeit ergibt, zunächst einmal neue, der humanen Situation nahestehende Modelle zu entwickeln. Modell- und Methodenuntersuchung hat in der Forschung i. a. keinen hohen Stellenwert. Auf dem Krebsgebiet ist sie unerläßlich, wenn man die klinische Relevanz der Grundlagenforschung verbessern will.

Beispielhaft kann dies an der Entwicklung prädiktiver Modelle für eine rationale Pharmakotherapie des Krebses erläutert werden. Krebsforschung wird bis heute wegen des Wissensrückstandes über die spezifische Biochemie der Krebszelle mit großer Emphase betrieben. Dies gilt sowohl für die Entwicklung neuer Zytostatika wie neuer Konzepte der Krebsbehandlung. Wegen des großen Bedarfs an Krebsmedikamenten kommen diese – verglichen mit anderen Mitteln der Medizin – relativ früh, d. h. oft nach noch nicht vollständig vorliegender Pharmakologie, Pharmakokinetik und Pharmakodynamik, in die Klinik. Obwohl prädiktive Tumormodelle oft nur wenig klinisch relevante Ergebnisse gebracht haben, wurde die Methodik der modernen klinischen Pharmakologie bisher nur zögernd in der Onkologie eingesetzt, und es gibt bisher nur wenige konkrete Ansätze, das genaue Stoffwechselverhalten von Krebsmedikamenten im Körper zu verfolgen oder der klinisch wichtigen Problematik der Chemotherapieresistenz von Tumoren nachzugehen.

3 Strukturprobleme der klinischen Krebsforschung

Der zweite Problemkreis betrifft alles, was mit der Frage zu tun hat, wie die Krebsforschung mit klinischer Relevanz stimuliert und das experimentell Erreichte besser verwendbar gemacht werden können.

Zunächst ein kurzer Blick auf die historische Entwicklung der klinischen Onkologie.

Klinische Krebsforschung war bis Mitte der 70er Jahre in der Bundesrepublik Deutschland so gut wie inexistent. Nur in der Tumorklinik Essen fand sich ein onkologischer Schwerpunkt, während sich die klinische Krebsforschung an übrigen Universitätskliniken weitgehend auf die der klinischen Hämatologie nahestehenden onkologischen Grenzgebiete der Leukämien und malignen Lymphome beschränkte. Verglichen mit England, der Schweiz, den skandinavischen Ländern, den Beneluxstaaten, Frankreich und den USA hat die klinische Krebsforschung in den letzten 8 Jahren zwar wesentlich aufgeholt, gilt aber im durchschnittlichen internationalen Vergleich immer noch als rückständig.

Von etwa 1965 bis 1975 hatte sich ein gutes Dutzend junger Kliniker die Basisausbildung zum Onkologen, d. h. neben der internistischen Grundausbildung die Weiterbildung auf den Gebieten Pharmakotherapie und Biologie des Krebses vornehmlich in den USA geholt. Nur wenige fanden nach der Rückkehr in die Bundesrepublik Deutschland ein ihrer Ausbildung angemessenes Tätigkeitsfeld vor, da es kaum Positionen für klinische Krebsspezialisten an Universitätskliniken oder großen Krankenhäusern gab.

Mangels Entfaltungsmöglichkeit der jungen Onkologengeneration konnte sich in der Bundesrepublik Deutschland auch keine klinische kooperative Studiengruppe etablieren.

Da der internistische Onkologe weiterhin der entscheidende Ansprechpartner für die klinisch orientierte Grundlagenforschung und der Koordinator der Forschung zwischen den klinischen Fächern ist, wirkte sich sein Fehlen auch auf die Entwicklung der Grundlagenforschung und klinischen Krebsforschung aus. Erst in den letzten Jahren, als die klinische Onkologie in der Bundesrepublik Deutschland einigermaßen Fuß faßte, ging von ihr ein Stimulus auf die Grundlagenforschung aus, sich wieder vermehrt klinisch zu orientieren. Zunächst jedoch waren wichtige Bereiche der Grundlagenforschung, so z. B. die Pharmaforschung, nur ausnahmsweise an onkologischen Entwicklungsprogrammen interessiert, sie überließen den Markt ausländischen Firmen oder ließen deutsche Eigenentwicklungen im Ausland prüfen. In anderen Bereichen hatte sich die experimentelle Krebsforschung auf eine Basisforschung mit der oben zitierten, oft nur geringen oder fehlenden klinischen Relevanz zurückgezogen – der Impuls von seiten der Klinik blieb aus, der Appell an die Klinik ohne Echo.

Ein grundsätzlicher Wandel dieser Situation vollzog sich erst Ende der 70er Jahre, nachdem das enorme Defizit der klinischen Krebsforschung in der Bundesrepublik Deutschland erkannt und mit der breiten Förderung der Onkologie begonnen worden war.

Die erste und wohl wichtigste, bis heute richtungsweisende und spürbare Initiative ging von Dr. Mildred Scheel aus, die als Frau des damaligen deutschen Bundespräsidenten die Möglichkeiten, eine breite Öffentlichkeit zu erreichen, geschickt nutzte und die Deutsche Krebshilfe gründete. Die Deutsche Krebshilfe war es dann auch, die auf privater Basis die Mittel zur Gründung und Finanzierung der ersten Tumorzentren in der Bundesrepublik Deutschland bereitstellte.

Eine zweite Initiative ergriff die Pharmaforschung. Sie schloß sich 1975 zu einem Förderkreis zusammen und stellte die Basismittel bereit, mit denen internistische Onkologen eine interdisziplinäre Studiengruppe, die Arbeitsgemeinschaft für Internistische Onkologie der Deutschen Krebsgesellschaft (AIO), ins Leben rufen konnten. Mit diesem Startkapital für die AIO war ein Programm systematischer Fortbildung für Ärzte aller Zuständigkeitsbereiche, zunächst in Form sog. Round-table-Gespräche, dann auch in Schulungsseminaren und Symposien, verbunden.

Nur wenig später nahm auch die Bundesregierung die klinische Onkologie in größerem Stil in ihr Förderprogramm auf und konzipierte das Gesamtprogramm zur Krebsbekämpfung, als dessen Hauptaktivitäten der Schwerpunkt „Krebsforschung" im Rahmen des Programms „Forschung und Entwicklung im Dienste der Gesundheit" des BMFT und das Programm des Bundesministeriums für Arbeit und Sozialordnung (BMA) zur Förderung der Tumorzentren in der Bundesrepublik Deutschland gelten können.

Daß die klinische Onkologie heute und die Versorgung der Krebskranken in der Bundesrepublik Deutschland in wenigen Jahren internationalen Standard erreicht haben, ist im wesentlichen diesen Fördergremien, den Aktivitäten der Deutschen Krebshilfe und der Deutschen Krebsgesellschaft mit ihren Arbeitsgemeinschaften und Gönnern, zu verdanken.

Die klinische Krebsforschung hingegen hat – wie eingangs erwähnt – diesen internationalen Standard im großen und ganzen noch nicht erreicht.

Sucht man nach den Ursachen der ineffizienten Entwicklung der klinischen Krebsforschung, kommt man zu folgendem Ergebnis.

3.1 Infrastrukturen an den Hochschulen

Verglichen mit den genannten Förderkreisen haben jene Institutionen, welche eigentlich von ihrem primären Auftrag her die Hauptträger der klinischen Forschung in der Bundesrepublik Deutschland sein sollten, nämlich die Universitäten, einen vergleichsweise geringen Eigenbeitrag zur Entwicklung der klinischen Onkologie geleistet. Von der Tumorklinik Essen abgesehen gab es bis 1978 außerhalb der Hämatologie keinen onkologischen Schwerpunkt in irgendeiner deutschen Universität. Erst Göttingen machte 1978 mit der Einrichtung eines onkologischen Lehrstuhls den Anfang. Nur zögernd entschlossen sich dann auch weitere Universitäten zur Gründung onkologischer Abteilungen. Im wesentlichen geschah dies in Weiterführung der von der Deutschen Krebshilfe 1977 ins Leben gerufenen Anfangsförderung der Turmorzentren, die 1981 auslief und dann vom Förderprogramm des BMA übernommen wurde. Heute verfügen noch längst nicht alle medizinischen Universitätskliniken oder Einrichtungen mit der Bezeichnung „Turmorzentrum" über eigene onkologische Abteilungen unter der Leitung eines systematisch ausgebildeten Krebsspezialisten, und es ist keine nennenswerte Tendenz zu erkennen, diese Situation zu verbessern. Universitätskliniken mit onkologischem Schwerpunkt internationaler Reputation gibt es weniger als ein Dutzend, und diese betreiben ihre Forschung im wesentlichen dank ausreichender Drittmittelförderung im Rahmen der Sonderforschungsbereiche oder Schwerpunktförderung der DFG oder anderer Förderorganisationen. Die anderen können in der Krebsforschung kaum Überdurchschnittliches leisten, da die von der Universität zur Verfügung gestellten Infrastrukturen, Mittel und Kräfte weitgehend zur Bewältigung der elementaren onkologischen Dienstleistungen verwendet werden müssen. Bei der Ausrüstung klinischer onkologischer Abteilungen, von denen auch klinische Krebsforschung verlangt wird, wird viel zuwenig berücksichtigt, daß die Krebsforschung in der Klinik immer mit Krankenbetreuung verbunden ist, welche ein überdurchschnittliches Maß an Zeit, Hinwendung und Aufwand und deswegen zusätzliche Investitionen verlangt. Die klinische Krebsforschung ist hier ein Opfer der Zeit. Standen die beiden klassischen Säulen der Tumormedizin, Chirurgie und Strahlentherapie, in der Bundesrepublik Deutschland längst und mit großer Tradition, wurde die dritte, die internistische Onkologie, an der auch das Gros der modernen klinischen Turmorforschung hängt, in einer Zeit errichtet, die bereits von allgemeinen Sparmaßnahmen gekennzeichnet war, Neuinvestitionen nur in geringem Umfang zuließ und das Engagement für die Forschung nicht mehr als entscheidendes Kriterium der Hochschulförderungspolitik kannte.

3.2 Diskriminierung der internistischen Onkologie

Es ist aber nicht nur die relativ späte Etablierung der internistischen Onkologie, die ihre Entwicklung erschwerte. Ihr wird mißtrauisch begegnet, da sie sich besitzergreifend zwischen die klinischen Fächer zu drängen und diesen ihren historischen Territorialanspruch auf dem Sektor der Patientenversorgung streitig zu machen scheint. Irrationale Momente kommen hinzu. Die Angst vieler vor dem Problem Krebs, assoziiert mit dem Sterben, Siechtum und Versagen ärztlicher Kunst, führt nicht nur zu einer Skotomisierung des Krebsproblems selbst, sondern auch derer, die sich dessen annehmen. Weiterhin wird immer wieder fälschlich von der Vorstellung ausgegangen, die klinische Onkologie sei personal- und etatmäßig überdotiert. Dieser Eindruck wird besonders von jenen Tumorzentren erweckt, die im Rahmen der Förderung des BMA zusätzliche Stellen erhalten hatten und diese jetzt nach Auslaufen der Förderung über den Haushalt der Universitäten zu bekommen versuchen. Schließlich kommt die Diskriminierung der internistischen Onkologie auch darin zum Ausdruck, daß die Teilgebietsbezeichnung „Onkologie" (früher Facharzt) aus berufspolitischen Überlegungen heraus bisher verhindert wurde.

3.3 Kooperative Zusammenarbeit

Eine Conditio sine qua non erfolgreicher klinischer Krebsforschung ist die interdisziplinäre Zusammenarbeit, horizontal zwischen den klinischen Disziplinen, vertikal zwischen Klinik und Grundlagenforschung, koordiniert von der internistischen Onkologie.

Krebsforschung in solchen Verbundsystemen hat in der Bundesrepublik Deutschland keine Tradition und setzt sich nur langsam gegen große Widerstände durch.

Klinische Studiengruppen sind eines der wichtigsten Elemente der klinischen Krebsforschung, und sie existieren in anderen Ländern schon über 15 Jahre, z. B. in der SAKK (Schweizerische Arbeitsgemeinschaft für Klinische Krebsforschung), der EORTC (European Organization for the Research on Treatment of Cancer). Eine ähnliche internationale Reputation hat in der Bundesrepublik Deutschland nur die Arbeitsgemeinschaft Pädiatrische Onkologie erlangt. Sehr gute Ansätze zur Kooperation klinischer Forschung sind im Zusammenhang mit der Förderung klinischer Studien durch das BMFT zu verzeichnen.

Eine neue Form der horizontalen Kooperation muß zwischen Onkologen der Klinik und der Praxis gefunden werden, da, wie unten erläutert, ein namhaftes Forschungspotential, nämlich der Krebspatient selbst, mehr und mehr in die Verantwortung des niedergelassenen Arztes übergeht.

Zur Entwicklung neuer Therapieprinzipien bedarf es bei der Heterogenität der Krebserkrankungen sehr großer Patientenzahlen, über die eine Klinik allein selten verfügt. Mehrere Kliniken müssen daher im Verbund arbeiten, und ihnen muß für diese Kooperation ausreichend wissenschaftliches Personal, insbesondere Dokumentationskraft und Organisationshilfe, zur Verfügung stehen. Eine innovative, auf pathophysiologische Vorgänge ausgerichtete klinische Krebsforschung ist praktisch nur im Verbund von Klinikern und Grundlagenforschern zu leisten. Solch ein Verbund ist Voraussetzung nicht nur für kompetente Forschung auf beiden Seiten, sondern auch für jene Forschungseffizienz, die nötig ist, wenn man mit internationalen Forschergruppen Schritt halten will. Bis heute ist die Kooperation der Grundlagenforschung mit der Klinik nicht nur im theoretischen Bereich, sondern auch im angewandten Bereich der Pharmaforschung ungenügend.

Wie eine Verbundforschung strukturell am besten gefördert wird, hängt weitgehend von den Projekten und den örtlichen Ressourcen ab. Je näher die Grundlagenforschung an die Klinik angegliedert wird und je früher die Kontakte zwischen Grundlagenforschern und Klinikern im Zusammenhang mit der klinischen Krebsforschung erfolgen, um so besser. Klinische Forschergruppen, wie sie von der DFG seit langem konzipiert wurden, stellen ein geradezu ideales Mittel der Strukturförderung der Krebsforschung dar, nicht zuletzt weil sie, in klinische Gruppen eingebunden, vor dem Abdriften zur klinikfernen Grundlagenforschung bewahrt bleiben.

3.4 Informationsaustausch

Die enorme Vielschichtigkeit des Krebsproblems, der Krebsforschung und klinischen Ansätze, die noch große Kluft zwischen experimenteller und klinischer Krebsforschung ohne ausreichende wechselseitige Integrierung und die hochgradige Spezialisierung des einzelnen Forschers auf seinem Gebiet bringen es mit sich, daß Forschungsergebnisse schon deswegen nicht umgesetzt und klinisch relevante Fragen gar nicht angegangen werden, weil die Querinformation über das Sinnvolle, Machbare und Anwendbare zwischen den Fachdisziplinen ungenügend ist. Mancher kommt gar nicht auf die Idee, sein Forschungsergebnis könne klinisch relevant sein, weil er sich vom Gedanken an klinische Applikation zu weit entfernt hat.

Man sollte nun annehmen, daß dies in unserer Epoche der Perfektionierung des Datentransfers durch geeignete Medien kein Problem sein sollte. Tatsächlich werden diese Medien aber nur ungenügend genutzt, oder sie vermitteln das nicht, was nur der Geist des innovativen Forschers kann, nämlich im Gedankenaustausch mit einem geeigneten Gegenüber assoziativ zusammenzureimen, was scheinbar gar nicht zusammengehört. Lösungen sind denkbar: Verbundsysteme der Forschung, Forschergruppen in Kliniken, mehr Zeit für den Forscher, sich seinen ureigensten Dingen zu widmen, etc. Und warum nicht von der Industrie lernen, eine Wissenschaftsmesse „Forschen und Fördern" veranstalten und dabei nicht nur über Ergebnisse berichten, sondern auch über Ideen, Projekte, Möglichkeiten sowie Kontakte vermitteln, das Fenster der Forscherstube öffnen.

3.5 Nachwuchsförderung, Langzeitpositionen

Die Förderung des onkologischen Nachwuchses wird hier besonders erwähnt, obwohl sie auch unter dem o. a. Gesichtspunkt der Kooperationsförderung gesehen werden kann. Das Interesse und die Bereitschaft, sich im Ausland eine profunde onkologische Zusatzausbildung zu holen, ist erschreckend gering. Mangel an Flexibilität, fehlende Garantie existentieller Sicherung nach Rückkehr aus dem Ausland und die Tradition, am Ort und in der „Schule" zu bleiben, spielen hier zusammen. Dabei ist gerade der Auslandsaufenthalt das beste Mittel, Prinzipien und Stil der klinischen Krebsforschung zu erlernen, sie hierzulande heimisch zu machen und den für die Krebsforschung notwendigen internationalen Kontakt zu intensivieren. Nachwuchsausbildung im Bereich klinischer Krebsforschung ist natürlich wenig sinnvoll, wenn der betreffende Forscher, in die Heimatuniversität zurückgekehrt, keine Infrastruktur und keinen Freiraum zur Forschung mehr vorfindet, sondern in der klinischen Routine verschlissen wird oder wenn im Stellenplan keine Positionen für längerfristige Anstellungen geschaffen werden können. Geringes Interesse oder Abwanderungen qualifizierten Nachwuchses bei z. T. von Gesetzes wegen verbauter Weiterbeschäftigung in Langzeitprojekten sind die Folge. Diese Abwanderung qualifizierten Nachwuchses aus Universitätskliniken in die Praxis hat eingesetzt. Bis 1985 haben sich in Deutschland 59 klinisch-internistisch ausgebildete Onkologen in der freien Praxis niedergelassen, davon haben 13 den langen und kostspieligen akademischen Ausbildungsweg mit abgeschlossener Habilitation hinter sich. Die Niederlassung eines nicht geringen Teils der Habilitierten erfolgte, weil an den Hochschulen nicht genügend Möglichkeit zur Entfaltung im Bereich der klinischen Krebsforschung gegeben war. Die Niederlassung dieser überqualifizierten Ärzte kommt zwar der Patientenversorgung zugute, hat aber – wie im Endeffekt auch das Projekt des BMA, nämlich die Förderung der Tumorzentren mit dem Ziel einer verbesserten wohnortnahen Versorgung des Krebskranken – den Nachteil, daß den Universitätskliniken als den Stätten klinischer Krebsforschung Patienten für ihre Zwecke der Lehre und Forschung verlorengehen. Versuche niedergelassener und klinischer Onkologen, diesem Problem durch kooperative Forschung aus dem Weg zu gehen, werden von den kassenärztlichen Vereinigungen unterlaufen, indem sie Krankenhausonkologen die Ermächtigung zur ambulanten Betreuung onkologischer Patienten und damit zur Kontrolle dieser Patienten im Rahmen von Forschungsprogrammen entziehen.

An den theoretischen Instituten der Krebsforschung, z. B. am Deutschen Krebsforschungszentrum (DKFZ), Heidelberg, findet sich heute eine Reihe von Wissenschaftlern, die zur internationalen Führungsspitze auf ihrem Gebiet gehören. Es gereicht diesen Institutionen zur Ehre, wenn solche Forscher von ausländischen Forschungsinstitutionen oder der Industrie umworben werden, und sicherlich ist Export von Forschungskräften nicht unerwünscht. Zur Zeit wäre es jedoch für die eben beginnende Kontinuität der Krebsforschung in der Bundesrepublik Deutschland, die Prägung des wissenschaftlichen Nachwuchses und die Planung der Forschungsstrukturen der Zukunft verhängnisvoll, wenn die sich eben erst etablierende Mannschaft guter Krebsforscher schon wieder ausgedünnt würde. Noch für die nächsten Jahre sind deren Forschungsbedingungen so zu gestalten, daß sie der Versuchung abzuwandern widerstehen können.

3.6 Projektförderung versus Strukturförderung

Von den zwei Förderungsprinzipien – projektbezogene Förderung, d. h. zweckgebundene Unterstützung von Einzelprojekten mit gezielter wissenschaftlicher Fragestellung, gegenüber der Strukturförderung, d. h. Investition zugunsten von Infrastrukturen als Prämisse für die Entwicklung von Forschungsprojekten – ist das erstere das in der Bundesrepublik Deutschland gebräuchlichste.

Projektförderung setzt die Existenz von Struktur notwendig voraus. Wie oben erwähnt, liegen jedoch nur an wenigen Universitäten die Grundstrukturen vor, fehlen vielfach sogar ausreichende Mittel für die tägliche Basisversorgung des Krebskranken, so daß Mittel, die im Rahmen einer Projektförderung zugesprochen werden, oft gar nicht mit der grundsätzlich möglichen Effizienz zur Wirkung kommen können oder sogar zweckentfremdet in die Versorgung des Krebskranken fließen. Der Mangel an interdisziplinärer Kooperation, z. B. die ungenügende Leistung klinischer kooperativer Studiengruppen, ist z. T. dadurch bedingt, daß diese über keine Basisförderung verfügen.

Daß sich Strukturförderungen auf dem Krebsgebiet gelohnt haben, zeigt andererseits die Arbeitsgemeinschaft für Pädiatrische Onkologie, die, mit Unterstützung der „Kind Philipp Stiftung" gegründet, zunächst nicht projektgebunden gefördert wurde. Sie betreibt seit Jahren klinische Krebsforschung höchster Qualität und mit internationaler Anerkennung. Das Forschungsprogramm „Therapiestudien" des BMFT ist zwar im wesentlichen projektgebunden, hat jedoch Infrastrukturförderung im zulässigem Rahmen eingeschlossen. Pathologische und biostatistische Referenzzentren wurden eingerichtet, Strukturen, die auch in Zukunft zur Verfügung stehen müssen.

3.7 Epidemiologie

Bei den insgesamt wenig therapiewirksamen Erfolgen der Krebsforschung wird immer wieder gefragt, ob sich der große Aufwand für diese Forschung überhaupt lohnt. Abgesehen davon, daß immer nur der einzelne Patient selbst sagen kann, ob und wann sich für ihn eine Behandlung gelohnt hat oder nicht, sind Aussagen über die Erfolge der Krebsmedizin bei unheilbaren Erkrankungen, bei denen das Ergebnis in einer Lebensverlängerung oder Verbesserung der Lebensqualität gemessen wird, nur sehr schwer zu machen. Einerseits hängt dies mit der enormen Variabilität spontaner Verläufe der Krebserkrankung zusammen, während andererseits die Beurteilung zahlreicher für die Planung und Effizienzüberwachung präventiver und therapeutischer Maßnahmen wichtiger Fragen nicht möglich ist, solange das hierzu wichtigste Instrument, nämlich das Krebsregister, nicht zur Verfügung steht.

Welchen Sinn welche therapeutischen Maßnahmen haben, kann u. a. nur beantwortet werden, wenn Daten über Spontanverläufe von Tumoren, die nicht nach den postulierten Standards behandelt wurden, vorliegen. Solche Daten sind besonders in jenen Situationen von Bedeutung, in denen relativ nebenwirkungsreiche Therapien, wie Zytostatika, zur Palliation (also nicht Heilung) eingesetzt werden und ein u. U. nur geringer Zuwachs an Überlebenszeit vom Patienten mit einem erheblichen Verlust an Lebensqualität verbunden ist.

Für manche klinische Studie bedarf es heute eines streng definierten Krankengutes. Besondere Untergruppen von Krebskrankheiten können praktisch nur zusammengestellt werden, wenn ein Turmorregister zumindest auf Landesebene existiert. Den besten Beleg für die Verbesserung der Krebstherapie hat die pädiatrische Onkologie erbracht, nicht zuletzt weil sie alle Krebsfälle bei Kindern in einem zentralen Referenzzentrum erfaßt, die einzelnen Krankheiten im Detail klassifiziert und dann diesen Patienten eine auf den Einzelfall jeweils optimal abgestimmte Behandlung zukommen läßt.

Mehr und mehr Chemotherapien werden heute unmittelbar postoperativ eingesetzt, um die chirurgischen Heilungschancen durch sog. adjuvante Maßnahmen zu erhöhen, oder sie werden allein in kurativer Zielsetzung verschrieben. Welches sind aber die Spätwirkungen solcher Behandlungen, wie wirken sie sich auf Organfunktionen nach vielen Jahren, wie auf die nächste Generation aus, wenn der Tumorträger noch im zeugungsfähigen Alter ist. Fragen, die zu beantworten ebenso unmöglich ist wie eine sachliche, auf Daten basierende Diskussion über die Auswirkung von Umwelt, Lebensweise oder Ernährung auf die Krebsinzidenz, solange hierzulande eine sorgfältige Krebsepidemiologie nicht möglich ist.

3.8 Biologische Krebsmedizin

Umfaßt die Palette der wirksamen Krebsmedikamente heute v. a. 2 Stoffklassen, nämlich die Hormone und Zytostatika einschließlich Immunsuppressiva, läßt sich aus den Erfolgen der Grundlagenforschung auf den Gebieten der Genetik, Endokrinologie, Immunologie, Virologie, Physiologie und Biochemie der Zelle eine wesentliche Erweiterung des Medikamentenspektrums absehen.

Der Turmortherapie mit Zytostatika, Zellgiften, die direkt auf den Stoffwechsel von Zellen wirken, kann ein biologischer Therapieansatz gegenübergestellt werden. Dieser geht von der Voraussetzung aus, daß zwischen Wirt und Tumor Abwehrvorgänge ablaufen, die im Falle einer Krebserkrankung gestört sind. Auf dem Postulat der Existenz derartiger Abwehrvorgänge baut insbesondere der vor den Türen der Schulmedizin entstandene große Markt alternativer Medikamente und Verfahren der Krebstherapie auf.

Aber auch die Schulmedizin und die naturwissenschaftlich orientierte Pharmaforschung haben seit Jahren ein wachsendes Interesse an der Entwicklung und Prüfung von biologisch aktiven Präparaten der Krebsmedizin. Für solche wurden die Ausdrücke „biological response modifiers" (BRM) und „host response modifiers" (HRM) geprägt. Zu solchen physiologischerweise vorkommenden Regulatorsubstanzen des Zellwachstums gehören Interferone, Interleukine, Bakterientoxine und andere Wachstums- und Differenzierungsfaktoren. Bisher war es nicht möglich, BRM-Substanzen auf rationaler Basis zu entwickeln, weil weder geeignete extrahumane Modelle zu ihrer Prüfung und Etablierung vorliegen noch genügend über die Wechselwirkungen zwischen Wirt und Tumor bekannt ist. Die Überprüfung von Hypothesen und Mitteln der biologischen Krebsmedizin wie die der experimentell besser untermauerten BRM-Substanzen verlangt jedoch nicht nur die Bereitschaft einer Klinik, sich solcher Verfahren anzunehmen, sondern auch besondere Forschungsstrukturen, da für den Toxizitäts- und Wirksamkeitsnachweis von BRM-Substanzen andere Prinzipien des Vorgehens als bei den Chemotherapeutika gelten. Unterschiedlich sind die Prüfmethodik und das Spektrum der Begleituntersuchungen. Insbesondere müssen zur Überwachung von BRM-Substanzen andere Laboruntersuchungen, nämlich immunologische Parameter, Zellkulturen und pharmakokinetische Daten, herangezogen werden. Laboratorien, die über solche Methoden verfügen, gehören nicht zur Standardausrüstung von Hochschulen, die Arzneimittel der Onkologie prüfen.

Darüber hinaus stellen sich bei der Prüfung von BRM-Substanzen, insbesondere aber auch von Mitteln, die von der Außenseitermedizin propagiert werden, besondere Probleme der Logistik, z. B. Auswahl des Krankengutes, Form der Kooperation mit Außenseitern, ethische Probleme, wenn eine experimentelle Substanz anstelle einer etablierten eingesetzt werden soll, usw.

Ein Konzept der konsequenten Überprüfung biologischer Ansätze der Krebstherapie ist bisher in der Bundesrepublik Deutschland nicht entwickelt worden. Aus wissenschaftlichem und volkswirtschaftlichem Interesse erscheint es jedoch angebracht, die therapeutischen Verfahren der Biologie und Naturheilkunde mit den Mitteln und Verfahren der Naturwissenschaft zu überprüfen.

4 Schlußbemerkungen

In diesem Beitrag sollten grundsätzliche Probleme der Krebsforschung dargestellt werden. Ausgegangen wurde dabei von der Frage, woran es eigentlich liegt, daß die Krebsforschung insgesamt nur mühsam vorankommt, und welche Haupthindernisse einem Fortschritt im Wege stehen. Daraus wurden einige Anregungen abgeleitet, wo die Forschungsförderung strategisch einzusetzen hat.

Es war nicht beabsichtigt, konkrete Forschungsansätze vorzuschlagen oder gar darüber zu spekulieren, wie fündig einzelne Schürfplätze des riesigen und reichen Feldes der Krebsforschung sein könnten.

Auch wurde dieser Beitrag als ergänzender Teil zu anderen Beiträgen dieses Buches verstanden und damit unbesorgt lückenhaft belassen.

Da Krebsforschung von der Grundlage bis zur Klinik dem Menschen, der Erforschung und der Behandlung seiner Krankheit dienen muß, wurde das Thema bewußt vom klinischen Standpunkt her beleuchtet.

Therapieforschung bei Krebskrankheiten im Kindesalter: Bedeutung multizentrischer Studien

G. Schellong

1 Einleitung

In den letzten 15 Jahren konnte die Prognose fast aller Krebskrankheiten im Kindesalter in einer nahezu atemberaubenden Entwicklung entscheidend verbessert werden. Noch in den 60er Jahren waren Kinder mit Leukämie und bösartigen Tumoren fast ausnahmslos nicht zu retten. Heute ist das Ziel der Behandlung nicht mehr die begrenzte Lebensverlängerung, sondern die endgültige Heilung mit einer normalen Lebenserwartung. Dieses Ziel kann mit modernen Behandlungsmethoden bei etwa 60–65% aller neu erkrankten Kinder (in der Bundesrepublik Deutschland sind es jährlich etwa 1 200) erreicht werden. Dabei sind die Heilungschancen bei den einzelnen Krebstypen noch unterschiedlich. Am besten sind die Aussichten bei den lymphatischen Tumoren (z. B. 90% Heilungen bei der Lymphogranulomatose), der (häufigen) akuten lymphatischen Leukämie (70%) und den Nierensarkomen (70–80%). Um 50% liegen die Heilungsraten bei den Knochen- und Bindegewebssarkomen sowie dem Neuroblastom, während sie bei den Hirntumoren und der akuten myeloischen Leukämie um 30–35% betragen.

Mit Recht wird immer wieder die Frage gestellt, warum denn die Fortschritte bei der Behandlung von Krebskrankheiten im Kindesalter so viel größer sind als im Erwachsenenalter. Die Ursachen für den zweifellos beträchtlichen Unterschied ergeben sich im wesentlichen aus 2 Voraussetzungen, die miteinander gekoppelt sind:

- Die Arten der bei Kindern vorkommenden Krebskrankheiten unterscheiden sich weitgehend von den bei Erwachsenen dominierenden Formen: Turmoren epithelialer Herkunft an Drüsen und Schleimhäuten, wie sie bei Erwachsenen in großer Zahl (z. B. als Dickdarm-, Magen-, Gebärmutter-, Bronchial-, Brustkrebs) auftreten, werden fast überhaupt nicht beobachtet. Bei Kindern überwiegen vielmehr Leukämien, Tumoren des lymphatischen Systems, des Nervengewebes, der Nieren, der Knochen und des Bindegewebes.
- Die meisten dieser bei Kindern vorkommenden, an sich sehr bösartigen Krebsarten reagieren gegenüber der zytostatischen Chemotherapie weitaus empfindlicher als die Masse der Karzinome im Erwachsenenalter. Infolgedessen hat die Chemotherapie einen hohen Stellenwert in den auf Heilung ausgerichteten Behandlungskonzepten. Teils ist sie die einzige oder weitaus dominierende Behandlungsmaßnahme (bei den Leukämien und malignen Lymphomen), teils wesentlicher Bestandteil kombinierter Behandlungsstrategien neben Operationen und Strahlentherapie.

In den vergangenen Jahrzehnten haben zahlreiche Entwicklungen auf verschiedenen Gebieten innerhalb und außerhalb der Kinderheilkunde die Voraussetzungen dafür geschaffen, daß der Durchbruch schließlich mit der großen Geschwindigkeit erfolgen konnte, wie wir es erleben durften. Man denke z. B. nur an die teils gewaltigen Fortschritte bei den Operationstechniken, in der Anästhesiologie und postoperativen Betreuung, in der Strahlentherapie, in der apparativen Diagnostik und der Labordiagnostik. Letztlich hat aber das Hinzukommen der Chemotherapie zu den beiden klassischen Methoden der Krebsbehandlung – Operation und Bestrahlung – den entscheidenden Anstieg der Langzeitheilungen gebracht. Derzeit sind insgesamt 25 bewährte Zytostatika aus den verschiedensten Stoffgruppen im Rahmen der Behandlungskonzepte für kindliche Krebserkrankungen in unterschiedlichen Kombinationen im Gebrauch, während weitere mit der gebotenen Behutsamkeit erprobt und zusätzlich eingeführt werden.

2 Multizentrische Therapiestudien

Daß die sich Ende der 60er Jahre abzeichnenden neuen Möglichkeiten in der pädiatrischen Onkologie rasch in die Praxis umgesetzt wurden und bald zu einer schrittweisen Verbesserung der Behandlungsaussichten bei den betroffenen Patienten führten, ist in ganz entscheidendem Maße dem Einsatz multizentrischer Therapiestudien zu verdanken. Sie werden je nach den gegebenen speziellen Voraussetzungen teils in randomisierter Form (Phase-III-Studien), teils aber auch nicht randomisiert durchgeführt. Die Notwendigkeit zu einer Kooperation mehrerer oder vieler Kliniken ergab sich aus der Tatsache, daß die in einer einzigen Institution zur Behandlung kommenden Patienten mit einer bestimmten Krebskrankheit zahlenmäßig nicht ausreichen, um eine Verbesserung der Ergebnisse mit einer neuen oder modifizierten Therapie genügend sicher und in einem überschaubaren Zeitraum beweisen oder ausschließen zu können. Dies gilt besonders, wenn die Erkrankung relativ selten ist, wenn sie erhebliche Unterschiede im Erscheinungsbild aufweist (beides trifft für die meisten Krebskrankheiten bei Kindern zu), wenn die zu erwartenden Änderungen im Behandlungsergebnis nicht sehr groß sind und wenn für die Beurteilung des Ergebnisses eine längere Nachbeobachtung nötig wird.

Die gemeinsame Auswertung von Primärbefunden und Verlaufsdaten einer größeren Gruppe einheitlich behandelter Patienten gibt darüber hinaus die Möglichkeit zu einer weiteren Verbesserung und Differenzierung der Therapie in Anschlußstudien auf der Basis der eigenen Erfahrungen und Ergebnisse.

Die Initialzündung für den Start multizentrischer Studien gaben nicht selten beeindruckende Ergebnisse kleiner Studien, die in einzelnen Institutionen mit innovativen und vom allgemeinen Trend abweichenden Therapieansätzen gewonnen worden waren, wegen der kleinen Patientengruppen aber noch nicht als gesichert gelten konnten (Pilot- oder Phase-II-Studien). Hierfür seien drei Beispiele angeführt, die die Leukämien bei Kindern betreffen:

– Das erste in der Bundesrepublik Deutschland begonnene kooperative Therapieprojekt mit kurativer Intention bei der akuten lymphoblastischen Leukämie (ALL) war 1971 durch die Ergebnisse einer in den 60er Jahren durchgeführten Therapiestudienreihe der Arbeitsgruppe um Pinkel im St. Jude Hospital in Memphis (USA) veranlaßt worden. Dort war der Einsatz einer

präventiven Strahlentherapie des Zentralnervensystems im Rahmen der ALL-Therapie erprobt und erstmalig ein nennenswerter Anteil von offensichtlichen Heilungen bei dieser Krankheit erreicht worden.
- Schon 1970 hatte H. Riehm in Berlin eine eigene Studie mit einer von ihm entwickelten besonders intensiven Anfangstherapie der ALL begonnen und diese in den nächsten Jahren gegen den allgemeinen, an der Memphis-Therapie orientierten Trend durchgehalten. Als sich dann 1974 allmählich abzeichnete, daß die Langzeitergebnisse der Berliner Therapie deutlich besser abschnitten (über 50% Heilungen gegenüber ca. 30% der damaligen Memphis-Therapie), bildeten die Kinderkliniken Berlin, Frankfurt und Münster die kooperative BFM-Studiengruppe, zu der in den folgenden Jahren über 30 weitere deutsche Kliniken hinzukamen. Auf der Basis der bis heute im wesentlichen unverändert gebliebenen Berliner Anfangstherapie konnte in einer konsequent fortgeführten Serie von BFM-Studien (z. Z. läuft die 5. Studie) die Heilungsquote auf ca. 70% angehoben werden, ein Ergebnis, das im internationalen Vergleich an der Spitze liegt. Inzwischen haben zahlreiche Studiengruppen im In- und Ausland wesentliche Teile der ALL-BFM-Therapie übernommen.
- In der Münsteraner Kinderklinik waren ab 1974 die Prinzipien der Berliner ALL-Therapie in etwas modifizierter Weise bei den Kindern mit AML angewendet worden, deren Prognose allgemein sehr schlecht war. Als sich nach 4 Jahren bei der Auswertung von nur 23 Patienten eine ungewöhnlich niedrige Rückfallrate ergab, wurde in der BFM-Gruppe eine prospektive AML-Therapiestudie begonnen, deren Ergebnisse (primäre Remissionsrate 80%, Anteil von Langzeitremissionen nach 6 Jahren 45%) zwar deutlich unter denen bei der ALL im Kindesalter liegen, jedoch bislang mit einer einzigen Ausnahme (Bostoner Arbeitsgruppe) von keiner anderen AML-Therapiestudie bei Kindern oder Erwachsenen erreicht wurden.

Multizentrische Therapiestudien im Bereich der pädiatrischen Onkologie wurden und werden in zahlreichen Ländern durchgeführt, wobei die einzelnen Studiengruppen meist auf ein Land beschränkt sind. Für die häufigste Krebskrankheit bei Kindern, die ALL, gibt es in größeren Ländern teilweise mehrere parallellaufende Studien (z. B. in den USA und in der Bundesrepublik Deutschland), für einzelne seltenere Erkrankungen konnten auch internationale Studiengruppen organisiert werden (z. B. für den Wilms-Tumor oder das Medulloblastom im Rahmen der SIOP = Société Internationale d'Oncologie Pédiatrique). Bei der Planung von internationalen Studien müssen allerdings zumeist voneinander abweichende Vorstellungen in ausgedehnten Diskussionen einem Kompromiß zugeführt werden, wobei es nicht immer einfach ist, ein innovatives und für alle attraktives Therapiekonzept zustande zu bringen[1]. Auch die Auswertung der Therapiedaten aus Kliniken unterschiedlicher Länder ist schwieriger als in nationalen Studien, da die Qualitätskontrolle über die Grenzen hinweg nur unvollständig möglich ist.

Wohl in keinem anderen Land wurde seitens der pädiatrischen Onkologie der Ausbau von multizentrischen Therapiestudien so konsequent betrieben wie in der Bundesrepublik Deutschland, nicht nur zum Zwecke der Forschung, sondern auch im Interesse einer flächendeckenden optimalen Patientenversorgung. Man konnte sich dabei auf bereits gewachsene Kooperationsstrukturen in Gestalt der 1965 gegründeten „Deutschen Arbeitsgemeinschaft für Leukämieforschung und -behandlung im Kindesalter" (DAL) und der seit 1973 bestehenden „Gesellschaft für Pädiatrische Onkologie" (GPO) stützen. Während eines Jahrzehnts wurden nach und nach für alle wichtigen Krebserkrankungen im Kindesalter Therapiestudienreihen in Gang gesetzt und fortgeführt. Sie werden jeweils von einem Studienleiter und einer kleinen Arbeitsgruppe koordiniert. Die derzeit laufenden 15 Studien sind in

---

[1]. Gelungen ist dies z. B. in der von M. Neidhardt, Augsburg, geleiteten Medulloblastomtherapiestudie MED-SIOP/GPO 84.

Tabelle 1. Multizentrische Therapiestudien für Leukämien und bösartige Tumoren bei Kindern in der Bundesrepublik Deutschland (Stand: August 1985)

BFM Studiengruppe Berlin/Frankfurt/Münster, *DAL* Deutsche Arbeitsgemeinschaft für Leukämie-Forschung und -Behandlung im Kindesalter, *GPO* Gesellschaft für Pädiatrische Onkologie, *SIOP Société Internationale d'Oncologie Pédiatrique*

Erkrankung	Kurzbezeichnung der Studie[a]	Studienleiter
Akute lymphatische Leukämie	ALL-BFM 83 (5)	H. Riehm, Hannover
	COALL-03-85 (3)	G. Janka, Hamburg
	Rezidiv-ALL-BFM 83	G. Henze, Berlin
Akute myeloische Leukämie	AML-BFM 83 (2)	G. Schellong, Münster
Non-Hodgkin-Lymphome	NHL-BFM 83 (2)	H. Riehm, Hannover
Morbus Hodgkin	HD-DAL 85 (3)	G. Schellong, Münster
Histiozytosen	NX-DAL 83	H. Gadner, Wien
Nephroblastom (Wilms-Tumor)	WTS-GPO 82 (3)	P. Gutjahr, Mainz
Neuroblastom	NB-GPO 85 (3)	F. Berthold, Gießen
Medulloblastom	MED-SIOP/GPO 84 (2)	M. Neidhardt, Augsburg
Osteosarkom	COSS-GPO 82 (3)	K. Winkler, Hamburg
Ewing-Sarkom	CESS-GPO 81	H. Jürgens, Düsseldorf
Weichteilsarkome	CWS-GPO 81	J. Treuner, Tübingen
Hodentumoren	MAHO-GPO 82	J. Haas, München
Nichttestikuläre Keimzelltumoren	MAKEI-GPO 83	U. Göbel, Düsseldorf

[a] Die Ziffer in der Klammer gibt an, um welche Studie in einer aufeinanderfolgenden Reihe es sich handelt.

Tabelle 1 aufgeführt. Bei 9 Studien handelt es sich bereits um die 2., 3. oder sogar 5. Studie in einer Reihe, so daß jeweils auf eigenen Ergebnissen und Erfahrungen aufgebaut werden konnte. In den letzten Jahren wurde die Entwicklung in besonderem Maße auch dadurch vorangetrieben, daß etliche der Therapiestudien durch das Bundesministerium für Forschung und Technologie gefördert wurden und werden (derzeit trifft dies für 7 der 15 in Tabelle 1 aufgeführten Projekte zu). Insgesamt haben die kooperativen Studien mit ihren teilweise beachtlichen Resultaten dazu geführt, daß die deutsche pädiatrische Onkologie zu einem hohen internationalen Ansehen gelangt ist. Außerdem haben sie auch schon Modellfunktionen für einzelne Therapiestudien bei Erwachsenen gehabt.

Die Zahl der teilnehmenden Kliniken beträgt bei den meisten Studien 30–50, wobei sich teilweise auch einzelne ausländische Kliniken beteiligen (besonders aus Österreich und den Niederlanden). Die Medulloblastomstudie wird gemeinsam von GPO und SIOP als internationale Studie organisiert. Eine wesentliche Voraussetzung für die Ausweitung der Studien war, daß es in zunehmendem Maße gelang, nicht nur die Kinderkliniken, sondern auch die mit ihnen zusammenarbeitenden Strahlentherapeuten, Kinderchirurgen, Orthopäden, Neurochirurgen usw. als aktive Teilnehmer in die Studien mit einzubinden. Etwa 60% aller Kinder mit Krebskrankheiten in der Bundesrepublik Deutschland werden im Rahmen der kooperativen Therapiestudien behandelt. Bei Erkrankungen, für die Therapiestudien existieren, sind es sogar 70–75%. Damit ist eine enge Verflechtung von Regelkrankenversorgung und Therapiestudien erzielt worden – ein als optimal anzusehender Zustand, da der Betreuungsstandard in den Studien durch die in den Protokollen festgelegten diagnostischen und therapeutischen Methoden, durch den ständigen intensiven Erfahrungsaustausch und durch die mit der Dokumentation verbundene Qualitätskontrolle sehr hoch ist.

3 Ausblick

Was kann man nun von der Entwicklung in der Therapieforschung bei den Krebskrankheiten im Kindesalter während der nächsten 5–10 Jahre erwarten? Bei aller Vorsicht, die auch bei mittelfristigen Prognosen angebracht ist, lassen sich doch ein paar wesentliche Aussagen machen. Vor allem zeichnen sich einige zu beschreitende Wege deutlich ab.

1. Auch in Zukunft sind multizentrische Therapiestudien erforderlich und erfolgsversprechend. Mit den heute zur Verfügung stehenden Behandlungsprinzipien wird es sogar nur mit kooperativen Studien gelingen, weitere Fortschritte in der Therapie kindlicher Krebskrankheiten ausreichend zu dokumentieren und zu beweisen. Dies gilt z. B. auch für die Knochenmarkstransplantation, deren Stellenwert in der Behandlung der akuten myeloischen Leukämie und einzelner Tumorkrankheiten in prospektiven kontrollierten Studien geprüft werden muß. Dies bedeutet nicht, daß Einzelinitiativen und monozentrische Projekte als vergebliche Bemühungen angesehen werden müssen. Im Gegenteil: Die Erfahrungen der vergangenen Jahre haben gezeigt, daß von solchen Ansätzen gelegentlich entscheidende neue Impulse ausgehen. Es ist allerdings heute sehr viel schwieriger geworden, neue Medikamente oder Behandlungsprinzipien in die Therapie ersterkrankter Patienten einzubauen, da der Arzt verpflichtet ist, eindeutig gegebene Heilungschancen mittels inzwischen bewährter Verfahren zu gewährleisten.

Auch in den multizentrischen Therapiestudien werden die pauschalen Heilungsquoten bei den meisten Tumor- und Leukämieformen nicht mehr in den relativ großen Schritten angehoben werden können, wie dies in den 70er Jahren der Fall war. Der Schwerpunkt der Zielsetzungen hat sich in der jüngsten Zeit auch mehr auf die Differenzierung der Therapiemodalitäten in Abhängigkeit vom Krankheitsrisiko verlagert, nachdem durch die bereits vorliegenden Erfahrungen und Ergebnisse vorangegangener Studien eine Unterscheidung verschiedener Patientengruppen mit besseren oder schlechteren Aussichten schon zum Zeitpunkt der Diagnosestellung möglich geworden ist. Dieser Weg führt nach und nach zu der ja eigentlich anzustrebenden Individualisierung der Gesamttherapie, indem einerseits je nach der Ausgangssituation beim einzelnen Patienten eine mehr oder weniger intensive Therapie gewählt wird (Stratifizierung) und andererseits im weiteren Verlauf eine Weichenstellung in Abhängigkeit vom primären Ansprechen erfolgt[2].

---

[2] Eine primäre Stratifizierung aufgrund der Ausgangsbefunde wird bereits in den Therapieprotokollen fast aller in Tabelle 1 aufgeführten aktuellen Studien vorgenommen. Beispiele für eine Weichenstellung je nach dem anfänglichen Therapieverlauf finden sich in den Therapiestudien für das Osteosarkom, das Ewing-Sarkom und die Weichteilsarkome.

Im Zuge dieser Entwicklung wird der Vergleich zweier Therapiearten durch randomisierte Studien (Phase-III-Studien), in denen die Patienten durch Zufallsentscheidung der einen oder anderen Therapieart zugeordnet werden, immer fragwürdiger, sowohl aus methodischen als auch aus ethisch-juristischen Gründen. Eine Randomisation ist überhaupt nur zu verantworten, wenn unter den beteiligten Ärzten einer multizentrischen Studie Übereinstimmung darüber besteht, daß von 2 alternativen Details in einem therapeutischen Grundkonzept keines eindeutig überlegen ist. Die zu erwartenden Unterschiede der Überlebensraten in den beiden Therapiearten dürfen also nur gering sein, wenn überhaupt vorhanden. Um einen geringen oder fehlenden Unterschied statistisch genügend sicher beweisen zu können, müssen die zu vergleichenden Patientengruppen aber relativ groß sein. Wegen der oben erwähnten Notwendigkeit zur Stratifizierung in Abhängigkeit vom Krankheitsrisiko wird es aber zunehmend schwieriger, diese methodische Voraussetzung zu erfüllen. In straff geführten konsekutiven Studienreihen ist der Vergleich zwischen 2 aufeinanderfolgenden Studien (etwas entstellend als historischer Vergleich bezeichnet) methodisch durchaus möglich und unter bestimmten Bedingungen sogar vorzuziehen, da die erforderliche Größe der Patientengruppen in einer überschaubareren Zeit erreicht wird. Auf dem Hintergrund der psychologischen, ethischen und rechtlichen Probleme, die durch eine zufällige Patientenzuordnung gegeben sind, sollte heute nicht mehr als erstes gefragt werden, ob eine Randomisierung möglich ist, sondern vielmehr, ob sie für den als wichtig angesehenen Erkenntnisgewinn überhaupt notwendig und vertretbar ist. Seitens der Methodiker und der Vertreter anderer Disziplinen sollte in den Gutachtergremien nicht ein unangemessener Druck auf die Studienleiter ausgeübt werden, doch noch eine Randomisierung in eine geplante Studie einzufügen, wenn eine große Gruppe von Onkologen aufgrund ihrer Erfahrungen und Erkenntnisse einheitlich der Meinung ist, daß sie eine wichtige Therapieverbesserung aus ethischen und methodischen Gründen in einer nichtrandomisierten Studie überprüfen will und kann[3].

2. Bei der Weiterentwicklung der komplexen therapeutischen Konzepte müssen in zunehmendem Maße auch die akuten Nebenwirkungen und die möglichen Langzeitfolgen der verschiedenen Behandlungsmaßnahmen berücksichtigt werden. Erfahrungen über die Akutnebenwirkungen liegen in reichlichem Maße vor und finden auch ihren Niederschlag bei der Gestaltung der Behandlungspläne. Sehr viel weniger ist noch über die Spätfolgen von Chemo- und Radiotherapie bekannt, da es systematische Nachuntersuchungen nur in geringer Zahl gibt. Sosehr es einerseits wichtig ist, die Heilungschancen bei bösartigen Erkrankungen zu verbessern, muß es andererseits unsere Aufgabe sein, die Lebensqualität der geheilten Patienten im Auge zu haben. In diesem Zusammenhang müssen v. a. berücksichtigt werden: Schädigungen der Keimdrüsen (Fertilität und hormonelle Funktion), Induktion von Zweitmalignomen, Funktionsstörungen verschiedener Organe (z. B. des Gehirns nach Schädelbestrahlung, der Lungen und des Herzens nach Verabfolgung bestimmter Zytostatika und/oder Strahlenthera-

---

[3] Siehe hierzu auch: Winkel K zum, Doerr W, Herrmann R, Kern B R, Laufs A (Hrsg. 1984) Randomisation und Aufklärung bei klinischen Studien in der Onkologie. Springer, Berlin Heidelberg New York Tokio

pie usw.). Es besteht ein dringender Bedarf an Langzeitstudien, in denen geheilte Patienten in gewissen Abständen auf solche eventuellen Spätfolgen untersucht werden. Die Problematik derartiger Projekte liegt darin, daß sie langfristig angelegt werden müssen, d. h. über viele Jahre einer Kontinuität in personeller und finanzieller Hinsicht bedürfen. Leider sind wir bei der gegenwärtigen Struktur der Forschungsförderung in unserem Lande ziemlich ratlos, auf welche Weise eine langjährige Förderung eines solchen Projekts, das ebenfalls in überregionaler Kooperation durchgeführt werden müßte, erreicht werden kann.

3. Für die erfolgreiche Durchführung multizentrischer Therapiestudien sind bestimmte Voraussetzungen und Rahmenbedinungen notwendig. Eine entscheidende, ja vielleicht die wichtigste Voraussetzung ist die hohe Kooperationsbereitschaft der behandelnden Ärzte in den einzelnen Kliniken. Man darf nicht verkennen, daß die präzise Einhaltung der diagnostischen und therapeutischen Richtlinien, noch mehr aber die laufende Dokumentation und Rückkopplung mit der Studienleitung einen zusätzlichen Zeitaufwand bedeuten, der z. B. anderen wissenschaftlichen Aktivitäten verlorengeht, mit dem eine stärkere Profilierung und Anerkennung des einzelnen wissenschaftlich ambitionierten Assistenten möglich wäre. Daß in der pädiatrischen Onkologie dennoch eine so starke Identifizierung der zahlreichen Kliniken mit den kooperativen Studien erreicht wurde, hängt letztlich mit dem Bewußtsein zusammen, daß den Patienten mit den Studientherapien jeweils eine optimale und auch belegbare Heilungschance vermittelt wird. Alle Anzeichen sprechen dafür, daß der ausgeprägte Wille zur Zusammenarbeit auch in der überschaubaren Zukunft bestehen bleiben wird.

Eine weitere, für die meisten Studien unerläßliche Voraussetzung ist die Ausstattung der Studienleitung mit dem erforderlichen Personal (wissenschaftlicher Mitarbeiter, Dokumentationsassistent, Schreibkraft, ggf. Statistiker) und einem Minimum an Sachmitteln (für Aussendungen, Reisen, Studienkonferenzen usw.). Dazu kommt noch die Berücksichtigung von zentralen Referenzlaboratorien für hämatologische oder histologische Diagnostik. Seit 1980 besteht die Möglichkeit, eine Förderung multizentrischer Therapiestudien bei Krebskrankheiten durch das Bundesministerium für Forschung und Technologie im Rahmen des Programms der Bundesregierung „Forschung und Entwicklung im Dienste der Gesundheit" zu erhalten. Für die Therapieforschung in der pädiatrischen Onkologie kam diese Förderung gerade zur richtigen Zeit, nachdem die übrigen Voraussetzungen (Pilotstudien, Einübung der Kooperation, methodische Erfahrungen) aus eigenen Initiativen geschaffen waren. Sie braucht diese Unterstützung aber auch in der Zukunft und sieht infolgedessen mit großer Sorge dem Auslaufen des Förderprogramms der Bundesregierung entgegen, zumal andere Förderinstitutionen (z. B. DFG, Stiftung Volkswagenwerk, Deutsche Krebshilfe) Zuwendungen für Therapiestudien nicht bzw. nicht mehr als zu ihrem Aufgabengebiet gehörig ansehen.

4 Schlußbemerkung

Die großen Fortschritte in der Behandlung von Kindern mit Leukämie und bösartigen Tumoren dürfen nicht darüber hinwegtäuschen, daß die heutigen Behandlungsmethoden noch in erheblichem Maße verbesserungsbedürftig sind, weil sie bei mehr als 1/3 der betroffenen Kinder nicht zur Heilung führen und außerdem sehr nebenwirkungsreich sind. Das methodische Instrument der multizentrischen Therapiestudie hat entscheidend zu den bisherigen Fortschritten beigetragen und gleichzeitig die Qualität der Krankenversorgung auf diesem Gebiet in der Bundesrepublik Deutschland flächendeckend angehoben. Auch für die zukünftige Therapieforschung bei den Krebskrankheiten im Kindesalter (wie auch bei Erwachsenen) sind multizentrische Studien unentbehrlich und bedürfen einer langfristigen Förderung.

Die apparative Zytologie und ihre möglichen Auswirkungen auf die konventionelle Zytologie

E. Sprenger

1 Ziele der apparativen Zelldiagnostik

Seit nunmehr 20 Jahren sprechen Zytologen von der Automation in der Zytologie. Sie haben dabei das Bild eines Zytologen vor Augen, der entspannt im Ohrensessel sitzt und dem per Telefon die Stimme des hilfreichen Computers mitteilt, er habe einen positiven Fall entdeckt. Ist diese Vorstellung eine Fata Morgana oder entspringt sie weitsichtigem, realitätsbezogenem Denken?

Es gibt einiges zu überprüfen, nachdem die Zeitspanne einer Generation vergangen ist, seit die Automation der zytologischen Diagnostik als Zielvorstellung definiert wurde und die Betroffenen fasziniert. Ein Forschungsgegenstand, über dessen Bearbeitung Berge von Publikationen zu Altpapier wurden, scheint schwierig zu sein und bedarf der systematischen Aufarbeitung, wenn eine Bilanz der Entwicklung gezogen werden soll.

Fragen wir uns zuerst einmal, welchen Automaten wir benötigen: den zum Vormustern, den zur Diagnosestellung oder den zur Standardisierung der Diagnostik. Automaten zur Vorsortierung wurden vom Benutzer gewünscht, als es vor vielen Jahren zu wenig Zytologieassistentinnen gab und die Krebsfrüherkennungszytologie hohe jährliche Steigerungsraten aufwies. Der Diagnoseautomat war begehrt, als es zu wenig Zytodiagnostiker gab, die bei der dezentralisierten Bearbeitung der Zytologie die Assistentinnen und ihre Screeningergebnisse überwachten. Heute ist die Situation gekennzeichnet durch rückläufige Einsendezahlen bei den etablierten Laboratorien, die Zahl der zytologisch tätigen Ärzte steigt stetig weiter, und Zytologieschulen bilden zahlreiche Mitarbeiter aus. Heute wird kein Automat gesucht, der den Menschen stufenweise in der Diagnostik ersetzen kann, sondern ein Gerät, das gegenüber der Handzytologie systembedingte Vorteile aufweist, wie sie sich beispielsweise aus den quantifizierbaren Meßgrößen einer apparativen Diagnostik ergeben. Quantifizierbare Meßgrößen in einem apparativen System führen zu einer Vereinheitlichung der Befundung, ermöglichen eine Standardisierung der diagnostischen Aussage und sind eine wesentliche Voraussetzung zur umfassenden Qualitätssicherung.

Der Scherz von den 10 Zytodiagnostikern und ihren 12 Diagnosen über das gleiche Präparat ist allgemein bekannt. Charakterisiert wird dabei das Grundproblem der visuellen Zelldiagnostik, die Subjektivität, die sich aus qualitativen Kriterien und persönlicher Erfahrung ergibt. Diagnostikautomaten sollen also eine neue Dimension, die Standardisierbarkeit, in die morphologische Diagnostik einbringen.

Abfallprodukte einer standardisierten, apparativen Zytodiagnostik werden selbstverständlich das Vormustern und die Befunderhebung sein.

2 Leistungskriterien

Welche Aussage muß ein Automat zur standardisierten Zelldiagnostik im Rahmen einer Zytologie anbieten, die überwiegend eine Krebsfährtensuche ist? Tumorverdächtige Zellen zu markieren ist nur ein Teilaspekt der Diagnostik, denn die Tumorzellen können nur definiert werden, wenn die übrigen Funktionszustände der Zelle ebenfalls festgelegt sind, weil es nicht das einzelne herausragende und sicher zu identifzierende Tumormerkmal gibt, sondern nur die Summe der zahlreichen Unterscheidungskriterien der Tumorzelle gegenüber nicht tumorbedingten Veränderungen.

Eine standardisierte, apparative Zelldiagnostik wird nur möglich sein, wenn der gesamte Umfang diagnostischer Aussagen aus den Zellen extrahiert wird, wie das Vorliegen eines Tumors und seiner Vorstufen, einer Entzündung und normaler Zellen sowie der Merkmale, die unter dem Begriff einer ausreichenden Probe subsumiert werden. Kriterien einer ausreichenden Probe lassen sich aus der Zellzusammensetzung, Fixierung und Färbung ableiten. Standardisierte Diagnosen wird nur ein System stellen können, das Biologie und Pathologie der Zellveränderungen erfassen kann und diese von den äußeren präparativen Einflüssen abzugrenzen vermag.

Ich möchte hier die Grundprinzipien der apparativen Zelldiagnostik herausarbeiten und mit jenen Projekten beispielhaft belegen, die auf eine industrielle Serienfertigung des Zelldiagnostiksystems ausgelegt sind.

3 Ein Forschungsvorhaben an der Schnittstelle von Medizin und Technik

Erste Impulse zur apparativen Zelldiagnostik gingen in der Bundesrepublik Deutschland von dem Pathologen Walter Sandritter (Sprenger et al. 1974) aus, der auch zusammen mit dem damaligen Staatssekretär im Bundesministerium für Jugend, Familie und Gesundheit, Herrn Prof. Manger-König, die Grundlagen für ein dieser Thematik gewidmetes Forschungsförderungsprogramm der Bundesregierung legte. Im Rahmen dieser Projektförderung arbeitete ich gemeinsam mit Sandritter (Sprenger et al. 1974) an der Erprobung durchflußphotometrischer und bildanalytischer Techniken als Komponenten eines apparativen Diagnostiksystems. Im Verlauf des Forschungsvorhabens bildete sich die Erkenntnis heraus, daß, unbeschadet des großen Gewichts der biologischen Forschung, der apparativen Entwicklung eine große Bedeutung zukommt.

In der Folgezeit gingen daher die Forschungsförderungsaktivitäten auf das Bundesministerium für Forschung und Technologie über mit zunächst schwerpunktmäßiger Förderung der apparativen Entwicklung. In der Initialphase wurde bereits erkennbar, daß die vom Bundesministerium für Forschung und Technologie primär geförderte apparative Forschung in ihrer isolierten Betrachtung nicht zu einer erfolgreichen Bearbeitung des Gesamtproblems der apparativen Zelldiagnostik führen konnte. Die Maschinenentwicklung mußte eingebettet werden in ein System der apparativen Zelldiagnostik von der Materialentnahme bis hin zur Präparatearchivierung und Befunddokumentation. Diese Erfahrung wurde vom Bundesministerium für Forschung und Technologie ebenso wie von dessen Projektträger, der Deutschen Forschungs- und Versuchsanstalt für Luft- und Raumfahrt e.V. (DFVLR) (1984), akzeptiert und bei der weiteren Förderung von Forschungsaktivitäten während der zweiten Hälfte der 70er Jahre berücksichtigt.

4 Stufenplan der Entwicklung

Aus welchen Komponenten muß sich nun ein solches System der standardisierten, apparativen Diagnostik zusammensetzen? In die Bewertung des Gesamtverfahrens gehen 8 Teilelemente ein: Materialentnahme, Fixierung, Präparation, Färbung, Messung, Merkmalsextraktion, Klassifikation und Dokumentation. An der koordinierten Bearbeitung dieser 8 Punkte des Leistungskatalogs wird man in Zukunft erkennen können, ob ein Forschungsprogramm auf Erfolg oder Mißerfolg programmiert ist.

4.1 Zellprobe

Der erste Schritt der apparativen Diagnostik ist die Entnahme der Zellprobe. Als Grundregel für die Handhabung der Zellprobe kann gelten, daß die Abnahmebedingungen die für den Entnahmeort repräsentative Zellzusammensetzung garantieren müssen und daß diese repräsentative Zellzusammensetzung während der folgenden Präparationsschritte nicht verändert wird.

Von diesen Voraussetzungen ausgehend, haben Schlüter et al. (1983), gefördert vom Bundesminister für Forschung und Technologie, in Zusammenarbeit mit Industriefirmen und klinischen Partnern, eine Optimierung der Entnahmetechnik durch die Entwicklung eines Zelltupfers angestrebt. Die in der Handzytologie bewährte, getrennte Abstrichentnahme von Portio und Zervix wird beibehalten. Eine hohe Zellausbeute ist sichergestellt durch die Verwendung synthetischer Tupferfasern, deren kantige Oberfläche die Exfoliation von Zellen begünstigt. Die Aufnahme der zahlreichen abgeschilferten Zellen in den Tupfer wird gewährleistet durch eine lockere Textur des Tupfers, die beim maschinellen Wickeln gleichbleibend hergestellt wird. Die Tupfer für Portio und Zervix sind der Anatomie des Entnahmeortes angepaßt. Der Portiotupfer besitzt eine flauschig gewickelte Olivenform, der Tupfer für den Zervikalkanal eine schlanke Doppelkugelform. Von beiden Tupfern ist eine erfolgreiche Überführung des Zellmaterials sowohl auf Objektträger als auch in Suspensionen möglich. Eine 100%ige Überführung der abgestrichenen Zellen ist gewährleistet durch synthetische Fasern, die sich in dem Suspensionsmedium, das gleichzeitig der Fixierung dient, auflösen. Die Fixierung gestattet den Probenversand durch die Post.

Die von Schlüter et al. (1983) vorgeschlagenen Neuerungen bei der Zellentnahme zeigen, in welchem Umfang die Vereinigung von vorhandenem klinischem und technologischem Know-how die Voraussetzung für die apparative Diagnostik und aber auch die Handdiagnostik verbessern kann.

Ein weiterer Schritt der apparativen Diagnostik ist die Präparation der Zellprobe.

Die Arbeitsgruppe um Soost am Institut für Klinische Zytologie der Technischen Universität München hat auf dem Gebiet der monodispersen Objektträger-deposition von Zellen wesentliche Forschritte gemacht. Schwarz (1983) geht von der Überlegung aus, daß nur bis zu einer Zellzahl von etwa 10^5 Zellen pro Objektträger eine ausreichende Vereinzelung möglich ist. Bei einem hohen relativen Anteil von Granulozyten kann die absolute Zahl der Plattenepithelien und atypischen Zellen relativ gering werden. Durch Zentrifugation gegen einen Dichtegradienten werden die diagnostisch relevanten Zellen des gynäkologischen Abstrichmaterials mit hervorragendem Ergebnis bezüglich der Einzelzelldeponierung und der Anreicherung diagnostisch relevanter Zellelemente abgelagert. Der Überstand, der gelapptkernige Granulozyten, Lymphozyten, Zelldetritus, Elemente der Scheidenflora und kleine Zellkerne, wie beginnend autolytische Endometriumszellen enthalten kann, wird pneumatisch in eine Nebenkammer befördert und dort ebenfalls sedimentiert. Dieses Sediment kann so ebenfalls auf diagnostisch relevante Zellen überprüft werden. Die gereinigte und angereicherte Zellprobe befindet sich neben dem Sediment des Überstandes auf dem gleichen Objektträger. Der wesentliche Vorteil dieses Verfahrens liegt in einer automatengerechten Zellprobe, ohne daß durch diesen frühen Präparationsschritt das Untersuchungsmaterial in seiner Zuammensetzung und damit in seiner biologischen Aussage irreversibel verändert wird. Diese Präparation ist in jedem Fall äußerst hilfreich im Stadium der Meßgrößensuchung bei dem Aufbau einer Zelldatenbank. Darüber hinaus dürfte dieses Vorgehen auch der Präparation unter den Bedingungen des Routineeinsatzes von Diagnostikautomaten gerecht werden.

4.2 Färbung

Zur Präparation gehört auch die Vorbereitung der Zellprobe zur Parameterextraktion. Dies ist bei einer qualitativen Färbung die Kontrastierung der Zellstrukturen und bei einer quantitativen Färbung einer stöchiometrische Farbstoffbindung.

Mit Förderung des Bundesministers für Forschung und Technologie haben sich die Arbeitsgemeinschaft „Zytologische Farbstoffe", vertreten durch Zimmermann und Wittekind (Universität Freiburg) sowie Baumgärtl (TU Berlin) und Thiessen (Medizinische Hochschule Hannover) um die Lösung färberischer Probleme bemüht (Deutsche Forschungs- und Versuchsanstalt für Luft- und Raumfahrt e.V. 1984). Unter den qualitativen Zellfärbungen nimmt die Papanicolaou-Färbung einen hervorragenden Platz ein. Die Kernstrukturen kommen klar zur Darstellung, die Kontrastierung von Kern, Zytoplasma und Umfeld ist deutlich, so daß die Darstellung der Zellstrukturen für eine apparative Zellbildanalyse durch die Papanicolaou-Färbung naheliegend ist. Als problematisch für eine apparative Analyse haben sich die mindestens 20 Arbeitsschritte der Papanicolaou-Färbung erwiesen, ebenso wie die Unmöglichkeit, die Farbchargen mit ihren zahlreichen Farbstoffkomponenten zu standardisieren. Forschungsziel ist daher eine so weitgehend normierte Papanicolaou-Färbung, daß die Färbung innerhalb einer jeden Zellprobe einheitlich erfolgt und zu jeder Zeit und an jedem Ort mit gleichem Resultat durchgeführt werden kann. Zwei Punkte sind wesentlich bei der neuen Papanicolaou-Färbung nach Wittekind et al. (1979): 1. der Ersatz von Hämatoxilin als Kernfärbung durch Thionin, einen synthetischen Farbstoff mit ausgezeichneten Färbeeigenschaften. 2. eine vereinfachte zytoplasmatische Gegenfärbung mit Eosin lichtgrün. Die Zahl der Färbungsschritte wird dadurch halbiert. Die Färbungsresultate sind für die visuelle Diagnostik im wesentlichen identisch mit denen bei der Anwendung der Original-Papanicolaou-Färbung.

Nach Feststellungen von Burger (1980, persönliche Mitteilung) ist die neue Papanicolaou-Färbung aufgrund der standardisierten Farbstoffanlagerung für bildanalytische Verfahren, die von der absoluten Grauwertverteilung ausgehen, vorteilhaft.

Für den Bereich der quantitativen zytochemischen Farbstoffe gilt die Erfahrung, daß selbst angeblich reine Farbstoffe bei der chromatographischen Trennung sich als Mischprodukte erweisen und zahlreiche Artefaktbildungen erst durch Kenntnis der Verunreinigungen erklärbar sind.

Die Vorstellungen über den Mechanismus der intrazellulären chemischen Bindung beruhen zumeist auf mehr oder weniger plausiblen Hypothesen. Die quantitative Zytochemie zur Bestimmung von Zellinhaltsstoffen ist ein weites Feld für die Suche nach Parametern einer apparativen Diagnostik.

4.3 Definition der Meßgrößen

Neben den präparativen Vorbedingungen ist die eindeutige Definition der biologischen Wertigkeit einer apparativen Meßgröße eine weitere bedeutende Voraussetzung für den technischen Aufbau eines Zelldiagnostiksystems. Die notwendigen Daten lassen sich nur durch umfangreiche Meßserien an Patientenzellproben erheben.

Wir haben uns in Freiburg in Zusammenarbeit mit Sandritter (Sprenger et al. 1974) und darauf aufbauend in Kiel mit der Bestimmung der Zellkern-DNS als biologische Meßgröße eines apparativen Diagnostikverfahrens befaßt. Durch Vergleich der DNS-Bestimmungen mit den Ergebnissen der Handzytologie ergeben sich die für die Brauchbarkeit zur Tumorerkennung entscheidenden falsch-negativen und falsch-positiven Raten. Falsch-negative Ergebnisse bedeuten übersehene Tumoren und damit eine Gefahr für die Patienten. Falsch-positive Ergebnisse bedeuten, daß gutartige Veränderungen als tumorverdächtig eingeordnet werden und aufwendige Nachuntersuchungen notwendig sind. Sie stellen die ökonomische Anwendbarkeit in Frage. Das klassische Beispiel für die Nutzung eines apparativen Diagnostikverfahrens sind Zellabstriche von der Cervix uteri mit 98% negativen Befunden.

Die besten Ergebnisse wurden bei vorsichtiger Reinigung der Portio durch Abtupfen grober Schleimbeimengungen und kolposkopisch gezielter Materialentnahme mit dem Baumwollwattetupfer erreicht. In der Gegenüberstellung mit der visuellen Zytologie fand sich bei der DNS-Durchflußphotometrie eine falsch-positive Rate von 33% und eine falsch-negative Rate von 5% (Sprenger und Sandritter 1973).

Bei geänderten Entnahmebedingungen und anderen Organen ergaben sich z. T. erhebliche Abweichungen in den falsch-negativen und falsch-positiven Raten. Diese Beobachtungen zeigen, wie wichtig es ist, die diagnostische Aussagekraft einer apparativen Meßgröße unter genau definierten Einsatzbedingungen zu überprüfen.

Nach Probenentnahme, Probenvorbereitung und Definition der Meßparameter kommt der bedeutsame Schritt der Maschinenanalyse. Die wesentlichen Arbeitsprinzipien seien projektbezogen dargestellt.

4.4 Zwei alternative Maschinenkonzepte

Die diagnostische Klassifikation von Abstrichpräparaten der Cervix uteri verfolgt das LEYTAS-Projekt (Leyden-Textur-Analyse-System der Arbeitsgruppen in Leyden, Wetzlar und Fontainebleau). Abstrichmaterial von der Cervix uteri wird auf Glasobjektträger aufgebracht. Die Zelldepositionstechnik wird so weit verfeinert, daß stets für eine diagnostische Auswertung genügend einzelnliegende Zellen vorhanden sind. Zellaggregate sind von der Bewertung ausgeschlossen. 2 zytochemische Parameter und morphologische Formkriterien finden in der ersten Entscheidungsstufe Verwendung. Die Zellkern-DNS wird mit Akriflavin dargestellt, das Zytoplasma mit dem Proteinfarbstoff Stilben Isothiozyanid. Die alternative Verwendung der Original-Papanicolaou-Färbung oder der Modifikation nach Wittekind ist möglich. Die morphologische Analyse benutzt von Meyer (1982) beschriebene mathematische Bildtransformationen mit verschiedenen Strukturelementen. Die Objektträger werden mit dem Fernsehscanningmikroskop TAS-2 (Firma Leitz) analysiert. Als verdächtig werden Zellen mit einem erhöhten DNS-Gehalt und hohem Chromatinkontrast bezeichnet. Anschließend wird nach von Meyer (1982) entwickelten Algorithmen entschieden, ob es sich um eine tatsächlich verdächtige Zelle oder um einen Artefakt handelt. Die Koordinaten verdächtiger Zellen und nicht sicher als Artefakt einzustufende Ereignisse werden gespeichert. In einem nachfolgenden Schritt können alle verdächtigen Zellen sowie die von der Maschine nicht klassifizierbaren Artefakte einer Befundung durch den Zytologen zugeführt werden. 1982 berichten Wouters et al. 15% falsch-positive Ergebnisse, die sich auf 5% nach visueller Inspektion reduzierten. Vor und nach Inspektion fanden sich 0% falsch-negative Befunde.

Inzwischen sind die Arbeiten an dem Projekt so weit fortgeschritten, auch hinsichtlich der industriellen Produktion (Firma Leitz), daß die Auslieferung des Prototypen zum Ende 1985 festgelegt werden konnte.

Eine gleichartige Zielsetzung verfolgt das FAZYTAN-Projekt (Früherkennung durch automatische Zytoanalyse) des Instituts für physikalische Elektronik der Universität Stuttgart und, in der Anfangsphase, der Firma AEG Telefunken. Im Zusammenhang mit deren wirtschaftlichen Schwierigkeiten wurde das Projekt aus der Interessensphäre von AEG Telefunken ausgegliedert und nach einer längeren Zeit der Partnersuche durch die Firma KONTRON in München übernommen. Beim FAZYTAN-Projekt wird das Abstrichmaterial von der Zervix in Einschichtlagerung auf Glasobjektträger gebracht und nach Papanicolaou gefärbt. Das bildaufnehmende System besteht aus einem Mikroskop und einer Fernsehkamera. Der Computer steuert die Bewegung des Präparats unter dem Mikroskop, bis er ein Objekt im Bildfeld findet. Aus einfachen Merkmalen, wie Größe und Grauwerten, stellt er fest, ob es sich um eine Zelle handelt. Ist das Objekt als Zelle erkannt, markiert der Computer einen rechteckigen Bildausschnitt um die Zelle. In diesem Feld wird eine feinere Analyse durchgeführt und die Morphologie des Zellkerns durch Strukturparameter beschrieben. Kurze Bearbeitungszeiten der digital gespeicherten Daten werden durch Hardware-orientierte Lösungen mit Mikroprozessoren erreicht. Absolute Grauwerte werden dabei als Merkmale nicht verwendet, um von Schwankungen der Präparatefärbungen unabhängig zu sein. 1982 berichten Reinhardt et al. über eine falsch-negative Rate von 5,6% und eine falsch-positive Rate von 10,9%.

Ein Wechsel des industriellen Partners hat bei der Prototypenerstellung eine Verzögerung von 1 ½ Jahren bedingt.

5 Befunddokumentation

Die Ergebnisse der apparativen Zelldiagnostik sollten in einem Protokollblatt festgehalten sein, das detailliert die Patientendaten, die Bedingungen der Probeentnahme, des Materialversandes, der Probeverarbeitung unter Einfluß von Färbung und Fixierung, der maschinellen Analyse sowie der diagnostischen Parameter entsprechend der vorgeschriebenen Fragestellung enthält. Wichtig sind Aussagen über Herkunft der Zellen von Endo- und Ektozervix sowie dem Corpus uteri über den Nachweis von Tumoren und ihren Vorstadien sowie über regenerativ und metaplasiebedingte Zellveränderungen.

6 Rahmenbedingungen für die Praxisphase

Über die Leistungsziele der Diagnostikautomaten besteht in etwa Übereinstimmung.

Diagnostische Sicherheit	falsch-negative Rate ≤ 5%
	falsch-positive Rate ≤ 10%
Bearbeitungsgeschwindigkeit pro Präparat	5 min
Präparatedurchsatz pro Jahr	20 000
Personalbedarf 1 zytotechnische Assistentin	Vollzeit
1 Arzt	Teilzeit
Anschaffungspreis	DM 500 000,00
Realisierung eines Prototypen	3 Jahre

6.1 Feldtest

Dieser Zielvorgabe folgt als nächster Schritt die Erprobung der Prototypen in einem Feldtest. Die Planung eines Feldtests ist ein sehr aufwendiges und facettenreiches Unternehmen, das in letzter Konsequenz über den allgemeinen Einsatz des Gerätesystems entscheidet. Entsprechend der Wichtigkeit dieser Aufgabe wurde vom Bundesministerium für Forschung und Technologie eine vorbereitende Untersuchung zur Qualitätsprüfung von Zytoautomaten im Routinebetrieb bei der Industrieanlagenbetriebsgesellschaft in Auftrag gegeben. Beer u. Ostheimer (1984) haben eine umfangreiche Studie erstellt, die detaillierte Angaben zur inhaltlichen und formalen Gestaltung des Feldtests liefern.

Unterschiede im apparativen Aufbau und im Zeitpunkt der Fertigstellung der Prototypen führen dazu, das LEYTAS- und FAZYTAN-System durch eine getrennte Datenerhebung zu validieren. Kommen innerhalb eines Systems mehrere Prototypen zum Einsatz, so können deren zytologische Befunde zu einer einzigen Stichprobe zusammengefaßt werden. Konkret geprüft werden sollen die Leistungsfähigkeit, die Funktionsfähigkeit, die Praktikabilität und die Wirtschaftlichkeit der Prototypen. Die Entscheidungen über die Einsatzfähigkeit des Gerätesystems werden abzuleiten sein aus einem paarigen Vergleich, wobei die apparative Diagnose der konventionellen Diagnose gegenübergestellt wird. Rahmenvorgaben dieser Testreihe sind 20000 bis 40000 Präparate mit etwa 12000 Erkrankungsfällen bei einer einjährigen Testdauer.

Parallel zu dieser innerdeutschen Definition von 2 Gerätesystemen zur apparativen Zelldiagnostik und der Festlegung der Rahmenbedingungen eines Feldtests, wurde ein Konsens innerhalb der Europäischen Gemeinschaft angestrebt. Eine Verhandlungsebene wurde in der konzertierten Aktion der Gruppe für Automation und Analytische Zytologie in der Europäischen Wirtschaftsgemeinschaft gefunden. Auf der Vollversammlung der Aktionsgruppe (EEC 1984 a) in Santa Margherita Ligure/Italien wurden am 12. Dezember 1984 eine Gerätespezifikation (s. auch Anhang A) und Rahmenbedingungen eines Feldtests für die Zervixzytologie verabschiedet (s. auch Anhang B). Sowohl die Gerätspezifikation als auch die Rahmenrichtlinien für den Feldtest gehen konform mit den in der Bundesrepublik Deutschland vorhandenen Entwicklungsstrategien bzw. den ins Auge gefaßten Rahmenbedingungen für den Feldtest.

Durch diese frühzeitige Einbindung des deutschen Projekts zur automatisierten Zelldiagnostik in den europäischen Rahmen kann erwartet werden, daß die konsensfähigen Maßstäbe der Leistungsbewertung bei einer später zu erwartenden Markteinführung sehr hilfreich sein werden. Der Entwicklungsstand der Geräte nahe vor oder im Stadium des Prototypen, die umsichtige Planung eines Feldtests und das koordinierte Vorgehen im europäischen Rahmen rechtfertigen einen maßvollen Optimismus im Hinblick auf die endgültige Realisierung eines Systems zur standardisierten, apparativen Zelldiagnostik.

Die unmittelbar bevorstehende Realisierung eines Prototypen wirft die Frage auf, wie sich in Zukunft das Zusammenleben der Zytologen und ihrer Helfer mit dem Zelldiagnostikgerät gestalten wird.

7 Das soziale Umfeld des Diagnostikautomaten

Die Fertigstellung des Labormusters eines Zelldiagnostikautomaten läßt sich durchaus mit der Geburt eines Menschen vergleichen. Die folgenden Labor- und Feldtests entsprechen den Phasen der Ausbildung und Erziehung, dem Erwachsenwerden. Es mag gerechtfertigt sein, den antropomorphen Vergleich fortzusetzen und nach dem sozialen Umfeld zu fragen, in das der Zelldiagnostikautomat hineingeboren wird. Diese Frage scheint von großer Wichtigkeit zu sein, da, wie beim Menschen, neben der genetischen Veranlagung, die den Qualitäten der Konstruktion des Geräts entspricht, das soziale Umfeld für Erfolg oder Mißerfolg von großer Bedeutung ist.

Bei dem Versuch, das Umfeld des Diagnostikautomaten zu charakterisieren, finden wir eine ganze Anzahl von Faktoren, die z. T. mit Querverbindungen untereinander zu analysieren sein werden. Wir begegnen dem zytologisch tätigen Arzt und der zytologisch tätigen technischen Assistentin. Hier wird es u. U. notwendig sein, zwischen einem idealtypischen und einem realtypischen Berufsbild zu unterscheiden. Ebenso bedeutsam wie das Wirken der Menschen, die zytologische Leistung erbringen, sind Art und Umfang der zytologischen Leistungen sowie die dabei anfallenden Kosten. Schon diese Inventur der Bezugspunkte zwischen Zytologie und diagnostischem Gerät zeigt, daß kein Bereich der Zytologie in unberührter Distanz zu der Geräteentwicklung stehen kann.

7.1 Der Arzt

Der zytologisch tätige Arzt sammelt am Mikroskop eine Vielzahl auf den Einzelfall bezogener Befunde, hält sie in einer Beschreibung fest und setzt sie dann unter kritischer Abwägung mosaikartig zusammen zu jenem differenzierten Gebilde, das am Endpunkt einer gutachterlich abwägenden Beurteilung steht und als Diagnose bezeichnet wird. In einigen Bereichen, wie beispielsweise der Urin- und der Zervixzytologie, wird der Arzt bei der Befunderhebung unterstützt durch technische Mitarbeiter, die Areale von besonderer Bedeutung für die ärztliche Befunderhebung vormarkieren.

In dieses System ärztlicher Diagnostik wird sich der Zytoautomat naht- und problemlos einpassen. Die Befunderhebung wird sich wandeln. Der Zytoautomat wird neue Befundinhalte anbieten, Hinweise liefern von großer Wichtigkeit für die diagnostische Entscheidung, aber die gedankliche Verknüpfung aller Elemente zur Diagnose wird stets dem Arzt zufallen. Unter Umständen wird der Arzt bessere Diagnosen stellen als heute, weil ihm neue, aussagekräftigere Parameter zur Verfügung stehen. Zur Aussage über die Dignität eines Tumors werden u. U. konkrete prognostische Aussagen treten. Der Arzt wird sich vertraut machen müssen mit den neuen diagnostischen Kriterien, aber es wird immer der Arzt sein, der diese Kenngrößen zur Diagnose sublimiert, jener ärztlichen Aussage also, mit der der Patient so schicksalsschwer konfrontiert wird.

Wir alle wissen, daß dieser idealtypischen ärztlichen zytologischen Tätigkeit realtypisch eine abweichende Praxis gegenüberstehen kann. Diagnosen werden z. T. von technischen Assistentinnen gestellt und Gutachten bisweilen sogar in offener Anerkenntnis des Mißgriffs von technischen Asistentinnen unterzeichnet. In einzelnen Fällen ist die Zahl der durchgeführten Untersuchungen so groß, daß allein unter dem zeitlichen Aspekt eine vollinhaltliche ärztliche Gutachtertätigkeit unmöglich erscheint. Hier liegt ein Mißbrauch der Zytologieassistentin vor, den der Arzt zu vertreten hat. Dieser Mißbrauch der Tätigkeit einer Zytologieassistentin droht sicherlich auch dem Zytoautomaten. Der Zytoautomat wäre in dieser Situation ebenso überfordert wie die Assistentin. Er kann nicht mehr als sein Kollege im klinisch-chemischen Labor, nämlich Werte, Daten liefern, die der Laborarzt an den behandelnden Arzt weiterleitet, damit dieser daraus eine patientenbezogene Diagnose ableitet. Ganz sicher wird es notwendig sein, über Maßnahmen nachzudenken, die solchen Mißbrauch verhindern, wirksamer verhindern, als es heute im System menschlicher Abhängigkeiten möglich ist.

7.2 Die technische Assistentin

Die technische Assistentin bereitet die zytologischen Untersuchungsmaterialien auf und dokumentiert das eingesandte Material. Ihre Funktionen enden in aller Regel mit dem Beginn der Befunderhebung durch den Arzt. Sonderbereiche bilden beispielsweise die Zervixzytologie, die Urinzytologie oder bestimmte Verfahrenstechniken in der Sputumzytologie. Hier können die angefertigten Präparate durch die Zytologieassistentin vorgemustert, befundträchtige Areale markiert und somit die Befunderhebung und die Diagnose durch den Arzt vorbereitet werden. Auch in diesen Tätigkeitsbereich wird sich der Zytoautomat naht- und problemlos einfügen. Präparationstechniken werden sich gerätebezogen ändern. Eine gezielte Schulung wird notwendig sein, um das Gerät adäquat zu bedienen. Dem Vormustern vergleichbar werden Prüfungen bei Alarmsignalen des Gerätes sein, wenn beispielsweise geräteorientiert nicht entschieden werden kann, ob es sich um ein Artefakt oder eine diagnostisch relevante Zelle handelt. Auch hier wird also die Zytologieassistentin im Vorfeld der ärztlichen Befunderhebung, umfassend und gründlich ausgebildet, tätig sein.

8 Zusätzliche Aufgaben in der punktionszytologischen Diagnostik

Auch der Bereich der Punktionszytologie ist ein potentielles Anwendungsgebiet einer apparategestützten Zelldiagnostik. Eine Analyse der bestehenden Situation und der zu erwartenden apparativen Leistungskriterien bietet zahlreiche Aspekte eines denkbaren Wandels.

In der Geburtsstätte der modernen Punktionszytologie am Karolinska-Krankenhaus in Stockholm besteht die einhellige Meinung, daß punktzytologische Diagnostik eine rein ärztliche Tätigkeit ist. Die Väter des Verfahrens halten sogar die Durchführung der Punktion und die diagnostische Bewertung des gewonnenen Materials durch die gleiche Person für einen entscheidenden Faktor der diagnostischen Sicherheit ihres Verfahrens. Suchfunktionen nach befundträchtigem Material sind nicht gegeben, weil das Ausstrichmaterial in einem kleinen Bereich, erkennbar durch die Anfärbung, lokalisiert ist. Bei schlechten Punktionen mit viel Blut kommt es allerdings zur Verdünnung des Punktionsmaterials, so daß vorgeschaltete Suchabläufe durch technisches Personal nach befundrelevanten Arealen sinnvoll erscheinen könnten. Es ist aber sicherlich richtiger, Ärzte in der Herstellung adäquater Präparate zu unterweisen, als im Bereich der Punktionszytologie technische Assistentinnen bei Suchfunktionen einzusetzen mit bisweilen unscharfer Grenzziehung zum Bereich ärztlicher Aufgaben bei Befunderhebung und Diagnosestellung. Solch einen Mißbrauch wird ein Zytoautomat weitgehend ausschließen. Standardisierte Präparations- und Bewertungsfunktionen werden ungeeignete Materialien von der diagnostischen Bewertung ausschließen und durch quantitative, reproduzierbare Daten die Voraussetzungen für eine ärztliche Diagnostik höchster Qualität bieten. Der Zytoautomat könnte so helfen, den Ruf der Punktionszytologie in der Bundesrepublik Deutschland zu verbessern. Während in Schweden aus einer punktionszytologischen Diagnose die Indikation zu einem operativen Eingriff abgeleitet wird, kommt in der Bundesrepublik Deutschland der Punktionszytologie in aller Regel nur der Charakter einer Diagnostik im Vorfeld histologischer Verfahren zu. Unter anderem ist diese Praxis eine Konsequenz aus der Tatsache, daß nur die histologische Diagnose in jedem Fall eine ärztliche Befunderhebung und diagnostische Bewertung garantiert.

Der Zytoautomat könnte so Anlaß sein, die Grenzziehung zwischen technischer und ärztlicher Leistung in der zytologischen Diagnostik aus Beliebigkeit und Mißbrauch herauszuführen. Neue Anforderungen an technische Mitarbeiter und Ärzte können Anstoß zu einer intensiven Schulung sein mit dem Nachweis einer qualifizierten Ausbildung. Zur Zeit ist eine verpflichtende Ausbildung in Zytologie nur in der Weiterbildungsordnung für Pathologen festgelegt, während die Befähigung für die intensiv in der kurativen Zytologie tätigen klinischen Fächer der Selbsteinschätzung des zytologisch Tätigen überlassen bleibt.

Quantitative Befunde werden zu einer allgemein anerkannten, qualitativ weitgehend gleichwertigen standardisierten Diagnostik führen. Beide sind Voraussetzungen für eine gleichbleibende, breit gestreute, hohe diagnostische Qualität. Diese diagnostische Qualität wird sich auf Art und Umfang der angeforderten zytologischen Leistungen auswirken. Die Punktionszytologie könnte flächendeckend zur Anwendung kommen und ihre Vorteile gegenüber konventionellen Biopsien voll zur Geltung bringen. Die Punktionszytologie ist ein Verfahren, das wenig belastend ist für den Patienten und für den Kostenträger.

9 Einfluß auf die Struktur des Früherkennungsprogramms

Bei der Früherkennung des Zervixkarzinoms müßte erneut ernsthaft die Diskussion aufgegriffen werden, in welcher Weise optimal Wirksamkeit und Aufwand aufeinander abgestimmt werden können. Heute ist die Situation gekennzeichnet durch eine Beteiligung von 1/3 der zur Vorsorgemaßnahmen berechtigten Bevölkerung. Es handelt sich dabei um einen relativ stabilen Pool gesundheitsbewußter Frauen jüngeren Alters, die durch jährlich wiederholte Untersuchungen ein immer geringer werdendes Risiko eines Zervixkarzinoms tragen, während in der nicht durchuntersuchten Bevölkerungsmehrheit das Zervixkarzinomrisiko unverändert bleibt. Unter dem Gesichtspunkt einer landesweiten, gleichbleibend hohen diagnostischen Qualität wäre zu prüfen, ob nicht, wie die Amerikanische Krebsgesellschaft vorgeschlagen hat, nach 2maliger negativer Vorsorgeuntersuchung ein 3- bis 5jähriges untersuchungsfreies Intervall liegen könnte. Das Intervall scheint gerechtfertigt, da die Entwicklung eines Karzinoms vom regelhaften Befund über Vorstufen 10–15 Jahre in Anspruch nimmt und so auch bei größeren zeitlichen Abständen erfaßt werden kann. Das seltenere, wegen seines kurzfristigen Verlaufs u. U. ohne Vorstufen als "Drama in einem Akt" bezeichnete Karzinom kann sowieso nicht durch den jährlichen Untersuchungsrhythmus der Vorsorgen rechtzeitig erfaßt werden. Die durch die Intervallverlängerung freiwerdenden Mittel könnten zu organisatorischen Maßnahmen benutzt werden, die verbleibenden 2/3 der anspruchsberechtigten Bevölkerung ebenfalls an die Vorsorge heranzuführen. Diese Maßnahmen müßten auf die Person des Anspruchsberechtigten bezogen sein. Attraktiv gestaltete persönliche Anschreiben oder Teilnahmeprämien wären 2 der zahlreichen denkbaren Wege. Eine standardisierte, gleichbleibend hochwertige Diagnostik erscheint somit geeignet, Art und Umfang zytologischer Leistungen entscheidend zu beeinflussen.

10 Kostenfaktor

Eine Betrachtung des Umfeldes wäre lückenhaft, würde nicht der Kostenfaktor berücksichtigt werden. Im augenblicklichen Stadium scheinen Kostenberechnungen auf Heller und Pfennig unter Berücksichtigung des Automaten wenig realitätsbezogen.

Recht gut können aber systembedingte kostenrelevante Einflüsse abgeschätzt werden. Generell steht zu erwarten, daß eine standardisierte, gleichbleibend hochwertige Zytodiagnostik zu einer Ausweitung der Leistungsanforderungen in diesem Gebiet führen wird mit Substitution anderer, oftmals teurerer diagnostischer Verfahren, so daß eine quantitative Umschichtung im morphologischen Leistungsspektrum zu einer Kosteneinsparung führen könnte, besonders im Bereich der der Morphologie vorausgehenden, aufwendigen Gewebsentnahmetechniken. Die Verbindung von Feinnadelpunktionszytologie, geräteorientierten Entscheidungsparametern und ärztlicher Diagnostik könnte hier ein attraktives Angebot sein. Darüber hinaus könnte ein heute bestehendes Kostenungleichgewicht zwischen zervixzytologischen Leistungen und den übrigen zytologischen Leistungen abgebaut werden.

Die Zervixzytologie stellt eine relativ gut bezahlte und relativ wenig aufwendige Methode dar. Der Markt ist daher hart umkämpft, während die außergynäkologische Zytologie im Grenzbereich der Kostendeckung liegt oder diesen in einigen Fällen unterschreitet. Die Notwendigkeit, die Kosten neu unter den Bedingungen einer apparateunterstützten Zytologie zu bemessen, könnte Anlaß sein, dieses Ungleichgewicht zu beseitigen und damit Hemmnisse für den noch breiteren Einsatz der außergynäkologischen Zytologie abzubauen.

11 Das Labormuster des Prescreeningautomaten – ein erster Schritt zur quantitativ morphologischen Diagnostik

Bewerten wir den Prescreeningdiagnostikautomaten als einen wertvollen Helfer, so ergeben sich klar umrissene Zukunftsaufgaben für den Bereich der apparativen Diagnostik.

Der Automat zum zytologischen Prescreening bedarf einer kritischen Bewertung in einem Feldtest. Daraus werden sich mit Sicherheit apparative Modifikationen ergeben, die in ihrem Umfang z. Z. noch nicht abschätzbar sind. Die Erfolge im Bereich des apparativen Vormusterns werden aber auch Versuche stimulieren, im Bereich der diagnostischen wie prognostischen Zytologie dem Diagnostikautomaten die Rolle eines großen Bruders, eines „super consultant", zuzuweisen, der, über die visuellen Möglichkeiten des Menschen hinausgehend, Entscheidungen treffen kann.

Einen weiteren Aspekt der quantitativen Morphologie wird die bildanalytische Bewertung geweblicher Präparate darstellen. Bisher waren die Erfolge auf dem Gebiet der bildanalytischen Auswertung histologischer Schnitte aufgrund der größeren Komplexität der Fragestellung hinter den Erfolgen an Einzelzellpräparaten zurückgeblieben. Grundsätzliche Hindernisse sind auch für dieses Material nicht zu erkennen.

Für die zukünftige Entwicklung der Morphologie wird der Galileo Galilei zugeschriebene Grundsatz gelten können: Miß, was meßbar ist, und mache meßbar, was noch nicht gemessen werden kann.

Literatur

Beer, A-C, Ostheimer E (1984), Vorbereitende Untersuchungen zur Qualitätsprüfung von Zytoau-
- tomaten im Routinebetrieb. Industrieanlagen-Betriebsgesellschaft, Ottobrunn (Bericht B-SZ 1366/02)
Deutsche Forschungs- und Versuchsanstalt für Luft und Raumfahrt e. V. (DFVLR), Bereich für Projektträgerschaften (1984) Automation der zytologischen Diagnostik. TÜV Rheinland, Köln
EEC (1984 a) Concerted Action Automated and Analytical Cytology EEC Specification for Automated Cell Pre-Screening Systems for Cancer and Pre-Cancer of Uterine Cervix Based on Image Analysis. Tischvorlage. Konferenz in Santa Margherita Ligure/Italien. 12. Dezember 1984 (s. a. Anhang A)
EEC (1984 b) Concerted Action Automated and Analytical Cytology. Testing Cervical Cytology Prescreening Systems Based on Image Analysis. Tucker, JH (ed) Tischvorlage. Konferenz in Santa Margherita Ligure/Italien. 12. Dezember 1984 (s. a. Anhang B)
Meyer F (1982) Image analysis for the discovery of specimen features. In: Abstracts Combined International Conference on Analytical Cytology and Cytometry IX and the VIth International Symposium on Flow Cytometry. Schloß Elmau, Mittenwald, p 143
Reinhardt ET, Ott R, Soost HJ (1982) Methods and results of high resolution cell image analysis. In: Abstracts Combined International Conference on Analytical Cytology and Cytometry VIth International Symposium on Flow Cytometry. Schloß Elmau, Mittenwald, p 171
Sandritter W, Cramer H, Mondorf W (1960) Zur Krebsdiagnostik an vaginalen Zellausstrichen mittels cytophotometrischer Messungen. Arch Gynäkol 192:293–303
Schlüter G, Naujoks H, Hilgarth M (1983) Ein neues Abstrich- und Präparationsverfahren für die Zervix-Zytologie. Arch Gynecol 235:153–155

Schwarz G (1983) Ein Konzept für die routinemäßige Herstellung von automatengerechten gynäkologischen Präparaten. Microsc Acta 6:29–36
Sprenger E, Rossner R, Otto C, Schaden M, Sandritter W (1974) The mathematical evaluation of flow-through cytophotometric data in processing cervical cytology. Beitr Pathol 153:289–296
Sprenger E, Sandritter W (1983) Zukunftsaspekte der Zytologie. Med Welt 24:391–394
Wittekind D, Hilgarth M, Kretschmer V (1979) Die einfache und reproduzierbare Papanicolaou-Färbung. Geburtshilfe Frauenheilkd 39:969–972
Wouters CH, Antenne-van Drongelen GC, Burg MJM von der, Driel-Kulker AMJ van, Goyarts-Velstra L, Kunkeler BK, Ploem JS (1982) The use of Leytas in analytical and quantitative cervical cancer screening. In: Abstracts Combined International Conference on Analytical Cytology and Cytometry IX and the VIth International Symposium on Flow Cytometry. Schloß Elmau, Mittenwald, p 247

Anhang A: Spezifikation der Europäischen Wirtschaftsgemeinschaft für ein automatisches Präscreeningsystem: Das Zervixkarzinom und seine Vorstadien auf der Basis der Bildanalyse

Präambel:

Da die Genauigkeit des konventionellen (visuellen) zytologischen Screenings wegen der großen Streubreite der publizierten Zahlen schwierig richtig einzuschätzen ist, ist es notwendig, daß die folgenden Kriterien im Vergleich zu gleichzeitig laufenden konventionellen Untersuchungsreihen Anwendung finden.

1. Die Zellprobenentnahme, Präparation, Färbung, Zelldarbietung und das Präscreening sollten als Gesamtsystem eine niedrigere falsch-negative Rate aufweisen als diejenige, die durch konventionelle Screeningmethoden erreicht wird. Zusätzlich sollte die falsch-positive Rate (ggf. nach interaktiven Eingriffen, sofern diese vorgesehen sind) ökonomisch und fachlich vertretbar sein, d. h. es sollte nicht zu mehr abklärungsbedürftigen Fällen kommen als beim konventionellen Screening.

2. Der Vergleich der falsch-negativen und falsch-positiven Ergebnisse sollte gegliedert sein entsprechend den 3 Graden der zervikalen intraepithelialen Neoplasie, nach invasiven Tumoren und hinsichtlich der Zelldifferenzierung einschließlich Adenokarzinomen, da wesentliche Unterschiede bezüglich der Fehlerraten auch beim konventionellen Screening für die verschiedenen Veränderungen bestehen.

3. Die Zellprobe sollte, wann immer notwendig, in einer visuell bewertbaren Form für eine Durchsicht durch einen Untersucher zur Verfügung stehen. Die Präparate sollten in einer lagerfähigen Form vorliegen, um medizinisch-rechtlichen Erfordernissen gerecht zu werden.

4. Die Maschine sollte in der Lage sein, epitheliale Zellen zahlenmäßig zu erfassen und von anderen Zelltypen zu unterscheiden, um so unzureichende Proben zu identifizieren.

5. Vorkehrungen müssen getroffen sein, um das Instrument durch eine geräteinterne Eichung auf seine Funktionstüchtigkeit hin zu überprüfen.

6. Es sollten die Voraussetzungen gegeben sein, Daten abzufragen, die der Qualitätskontrolle des automatisierten Systems dienen.
7. Das gesamte System sollte bei wiederholten Tests reproduzierbare Ergebnisse bieten, die zumindest ebenso gut sind wie die der manuellen Zytologie.
8. Das Betriebssystem muß so konstruiert sein, daß es die internationalen Anforderungen an die Betriebssicherheit erfüllt.

Santa Margherita Ligure/Italien, 12. Dezember 1984

Anhang B: Federführend für die Konzertierte Aktion der Europäischen Wirtschaftsgemeinschaft über automatisierte und analytische Zytologie hat Dr. Tucker die vorliegenden Rahmenrichtlinien formuliert, die sich in 7 zentralen Thesen zusammenfassen lassen:

Testbedingungen eines auf der Bildanalyse bestehenden Präscreeningssystems für die Zervixzytologie

J. H. TUCKER

MRC Clinical and Population Cytogenetica Unit, Western General Hospital, Edinburgh EH4 2XU, Scotland

1. Das Dokument enthält Empfehlungen der Gruppe für automatisierte und analytische Zytologie in der Konzertierten Aktion der Europäischen Wirtschaftsgemeinschaft, die das Testen von automatisierten Präscreeningsystemen für die Zervixzytologie betreffen.
2. Eine Terminologie wird empfohlen für die Bezeichnung der Materialproben (bezogen auf Patienten oder Präparate) und der zytologischen Diagnosen sowie auch der Klassenzuordnung sowohl der Ergebnisse der konventionellen als auch der automatisierten Zytologie. Darüber hinaus werden Maßstäbe über die Leistungsfähigkeit und die Genauigkeit aufgezeigt, die auf automatisierte Systeme Anwendung finden sollten.
3. Das Hauptziel eines Tests bei einem automatisierten Präscreeningsystem sollte die Untersuchung der Leistungsfähigkeit sein, mit der Untersuchungsmaterialien mit unterschiedlichen Graden der Atypie im Vergleich zur konventionellen Zytologie zugeordnet werden.
4. Damit solche Tests voll wirksam sind, ist es notwendig, eine tatsächliche oder Referenzdiagnose für jede Probe zu bestimmen. Die Art und Weise, wie Referenzdiagnosen ermittelt werden können, wird in dem Dokument beschrieben.
5. Die Kosten eines Probelaufs können minimiert werden, indem unterschiedliche Phasen von Probeläufen definiert werden, beginnend mit einem Entwicklungsprobelauf mit relativ wenigen Zellproben bis zu einem groß angelegten Feldtest.

Die Strukturierungsdetails, die für jede Erprobungsphase notwendig sind, einschließlich Erprobungsstrategien, Protokollen, Patientenprobenauswahl und Ergebnissen der Analyse, werden in dem Dokument dargestellt.

6. Während einer Erprobungsphase können Messungen der Leistungsfähigkeit erfolgen entweder durch einen Vergleich verschiedener Genauigkeitsniveaus innerhalb der automatisierten Zytologie bei definierten Leistungszielen (Leistungszielvergleichsmethode) oder aber durch Vergleich der Ergebnisse der konventionellen Zytologie und der automatischen Zytologie, bezogen auf den einzelnen Patienten im Vergleich mit einer Referenzdiagnose (Einzelfallvergleichsmethode).

7. Die Genauigkeit der Leistungsrate erhöht sich mit der Zahl der Patienten, die in den jeweiligen Atypiebereich eingeführt werden. Tabellen für die Größe der Patientenstichproben, die notwendig sind, um bestimmte Vertrauensbereichniveaus zu erreichen, werden in dem Dokument angegeben.

Santa Margherita Ligure/Italien, 12. Dezember 1984

Klinische Immunologie

J. R. KALDEN

1 Einleitung

Mit der Beschreibung von Antitoxinen durch Emil von Behring, dem Phagozytose-aktiven System von Elias Metschnikopf und den ersten Theorien von Paul Ehrlich zum Ablauf einer Immunantwort ist die Entwicklung der Immunologie als eigenständiger Wissenschaftsbereich um die Jahrhundertwende festzulegen. Zum Ende der 20er Jahre nahm die immunologische Forschung in Deutschland die jetzt den Vereinigten Staaten zuzuschreibende Führungsposition ein. So wurden die von deutschen Wissenschaftlern, allen voran Paul Ehrlich, entwickelten zwei Theorien zum Wirkungsmechanismus des Immunsystems, die Zellulartheorie sowie die Humoraltheorie der Immunabwehr, innerhalb der letzten Dekade durch die Entdeckung eines zellulär wie humoral wirkenden Schenkels des Immunsystems, des sogenannten Dualismus des Abwehrsystems, bestätigt.

Mit dem Exodus deutschprachiger Immunologen zu Beginn des Nationalsozialismus, beispielhaft sei Ernst Witebski erwähnt, fehlte dem wissenschaftlichen Fachbereich Immunologie in Deutschland nach dem Krieg die Basis für einen zügigen Wiederaufbau. Damit verbunden erhielt die Immunologie im theoretischen wie auch im klinischen Bereich in den Gastländern der emigrierten Wissenschaftler erhebliche Impulse mit einer auch noch heute deutlich erkennbar rapiden Entwicklung.

Das Fach Immunologie hat in den letzten Jahrzehnten für den Gesamtbereich der vorklinischen wie der klinischen Medizin einen hohen Stellenwert erlangt. Die Immunologie umfaßt die Physiologie und Biologie der körpereigenen Abwehrsysteme, die Analyse immunologischer Prozesse im Rahmen der Pathophysiologie eines großen Spektrums unterschiedlicher Krankheitsbilder, immunologische Testverfahren zur Diagnostik sowie die Entwicklung immunologischer Methoden in Prophylaxe und Therapie. Viele moderne immunologisch-diagnostische Methoden, aber auch therapeutische Verfahren haben in zunehmender Zahl Einzug in die praktische Medizin gehalten. Eine gründliche Ausbildung in diesem Fachbereich ist daher für den Studenten wie für den Arzt dringend notwendig. Die Bedeutung des Faches Immunologie in der ärztlichen Ausbildung ist heute in ihrer Wertigkeit anderen theoretisch-medizinischen Fachbereichen, z. B. der Mikrobiologie, Virologie, Pharmakologie, Genetik und Pathologie, gleichzusetzen.

2 Immunologie an den medizinischen Fakultäten

In folgenden Bereichen hat die Immunologie in den letzten 3 Jahrzehnten eine außerordentliche Bedeutung für den Gesamtbereich Medizin erlangt (s. auch Tabelle 1):
- Physiologie und Biologie der körpereigenen Abwehrsysteme (Immunbiologie)
- Immunologische Prozesse in der Pathophysiologie von Erkrankungen einschließlich Pathophysiologie von Infektionskrankheiten (Immunpathologie)

Tabelle 1. Die Bedeutung der Immunologie für die Klinik

A. Immunologisch induzierte Erkrankungen (eine Auswahl)
  1. Innere Medizin, Kinderheilkunde
     - Primäre und sekundäre Defektimmunopathien, AIDS
     - Allergologie
       Rhinitis Allergica: Extrinsic Asthma, Arzeimittelallergien, Nahrungsmittelallergien
     - Kardiologie
       Myokarditis Rheumatica, Postkardiotomie/Post-Infarkt-Syndrom, Kardiomyopathien
     - Pulmologie
       Allergische Alveolitis, Lungenfibrose, Asthma bronchiale
     - Gastroenterologie
       Morbus Crohn, Colitis ulcerosa, Hepatiden, Zöliakie
     - Nephrologie
       Glomerulonephritis, Goodpasture-Syndrom
     - Hämatologie
       Autoimmunhämolytische Anämien, Leukopenien und Thrombopenien,
       Perniziöse Anämie, Paraproteinämische Hämoblastosen
     - Onkologie
       Leukämien, maligne Lymphome, Tumorimmunologie
     - Rheumatologie
       Systemischer Lupus erythematodes, chronische Polyarthritis, Polymyositis, Vaskulitiden,
       Sklerodermie, HLA-B27-assoziierte Arthritiden
     - Endokrinologie
       Typ-I-Diabetes mellitus, Schilddrüsen- und Nebennierenerkrankungen,
       primäre Amenorrhö
     - Infektiologie
       Tuberkulose, Tropenkrankheiten
  2. Neurologie
     Polyneuritis, Myasthenia gravis, Multiple Sklerose
  3. Dermatologie
     Pemphigus, Kontaktdermatitis, Allergien, Berufsdermatosen, Lymphome
  4. Ophthalmologie
     Konjunktividen, Uveitiden
  5. Frauenheilkunde
     Fetomaternale Inkompatibilität, Infertilität
B. Knochenmark- und Organtransplantation
  1. Immungenetik
  2. Immunsuppression
C. Diagnostik und Therapie
  1. Primäre Diagnostik und Verlaufsbeobachtung immunologischer und onkologischer Erkrankungen
  2. Evaluierung und Entwicklung immunologischer Therapieprinzipien (z. B. klinische Anwendung monoklonaler Antikörper in vitro propagierter Lymphozytenklone)

- Immunologische Methoden in der Diagnostik von Erkrankungen (Immundiagnostik
- Immunologische Methoden zur Anwendung in Prävention und Therapie (Immuntherapie)

2.1 Immunbiologie

Vor etwa 15 Jahren wurde die Dichotomie als ein fundamentales Prinzip des Immunsystems, die humorale B-Zellen-vermittelte und die zelluläre T-Zellen-mediierte Immunreaktivität, entdeckt. Die sehr bald vermutete Diversifikation von Thymuslymphozyten in biologisch unterschiedliche Subpopulationen konnte durch die Entwicklung der Technologie zur Herstellung von monoklonalen Antikörpern durch Kohler u. Milstein (1975) nachvollzogen werden. 1984 wurden die beiden Wissenschaftler mit dem Medizin-Nobelpreis ausgezeichnet. Unter Verwendung monoklonaler Antikörper konnte nicht nur eine Thymus-Helfer-Induktor-Zellpopulation von einer immunologisch suppressiv aktiven und zytotoxisch wirkenden Thymuslymphozytengruppe differenziert, sondern auch die Differenzierung der Thymuszellentwicklung sowie der Entwicklung von B-Lymphozyten und anderer Blutzellelemente aufgezeigt werden. Monoklonale Antikörper stellen heute mit die Basis dar für eine erheblich verbesserte Lymphom- und Leukämiediagnostik; monoklonale Antikörper finden weiterhin in ersten Ansätzen Anwendung in der Tumordiagnostik im Sinne der Radioimmunodetektion und in der Therapie maligner Erkrankungen.

Die Entdeckung sogenannter Lymphokine und Zytokine (z. B. Interleukine und Interferone) haben neben erheblichen Kenntnisfortschritten für Interaktionsmechanismen im Rahmen einer Immunreaktion und ihrer Modulation ebenfalls neue therapeutische Ansatzpunkte bei Immunopathien aufgezeigt.

Vor der molekularbiologischen Analyse des Thymuszellrezeptors durch die Arbeitsgruppe von Reinherz (1984) wurde bereits Mitte der 70er Jahre eine besondere Eigenschaft des T-Zell-Rezeptors beschrieben: Der T-Zell-Rezeptor erkennt sein Antigen nur in Verbindung mit autologen Zellmembranglykoproteinen, die durch den Histokompatibilitätskomplex (MHC) kodiert sind. Diese assoziative Erkennung wird als MHC-Restriktion der Immunantwort bezeichnet. Suppressorzytotoxisch aktive Thymuslymphozyten benutzen vorwiegend sogenannte Klasse-I-MHC-Produkte als Restriktionselemente (beim Menschen HLA-A, -B, -C), während die Helferinduktorzellen für Klasse-II-MHC-Produkte restringiert sind (HLA-DR, -DQ, -DP). Besonders die Analyse der genetischen Steuerung des Immunsystems hat unser Verständnis der Entstehung einer Reihe von Erkrankungen entscheidend verändert.

Mit dem zunehmenden Wissen von zellulären und humoralen Interaktionsmechanismen bei der Initiierung und Regulation einer Immunreaktion verbinden sich bei weiter fortschreitenden Kenntnissen Ansätze für neue diagnostische und therapeutische Entwicklungen nicht nur bei malignen Erkrankungen oder Immunopathien.

2.2 Immunpathologie

Die rapide gewachsene Information über die Physiologie natürlicher Abwehr-systeme hat dazu geführt, Defektimmunopathien in wachsender Zahl zu erkennen und zu definieren, immunpathogenetische Mechanismen bei allergischen Erkran-kungen (z. B. Farmerlunge, Vasculitis allergica), bei Autoimmunerkrankungen (z. B. juveniler Diabetes mellitus, systemischer Lupus erythematodes) und bei Tumorkrankheiten (z. B. maligne Lymphome, Leukämien) aufzuzeigen oder auch immunologisch bedingte Arzneimittelnebenwirkungen (z. B. Kosmetikallergien, Berufs- und Umweltschäden der Haut) zu erkennen und zu vermeiden. Die schnelle Entwicklung der Organtransplantation wäre ohne Immunologie und Immuntherapie undenkbar gewesen; sie steht in enger Beziehung zur Entwicklung der Immungene-tik, die zusätzlich in den letzten Jahren eine Reihe wichtiger Hinweise für genetisch bedingte Krankheitsdispositionen (z. B. Morbus Bechterew) geliefert hat.

2.3 Immundiagnostik

Immunologische Verfahren haben in den letzten Jahren die klinische Diagnostik erheblich erweitern können. Hierzu gehört die Einführung einer schnell wachsen-den Zahl von Radioimmunoassays, Enzymimmunoassays und ähnlicher Testverfah-ren zur quantitativen Bestimmung von Hormonen, Substraten und Drogen, von Mediatoren, Antikörpern, Autoantikörpern und Antigenen in Seren und anderen Körperflüssigkeiten, wie auch die Nutzung zellulärer und humoraler Testsysteme zur Identifizierung von Veränderungen im Immunsystem selbst und in anderen Zellverbänden (z. B. Differenzierung von Lymphomen und Leukosen). Durch die neu entwickelten immunologischen Testverfahren ist in verschiedenen Bereichen der humoralen Pathologie und der Klinik ein neuer Grad der Sicherheit in der Diagnostik erreicht worden. Die Analyse von Arzneimittel- und Arzneimittel-Metaboliten-Serumspiegeln wurde in großem Umfang erst durch die Einführung immunologischer Testverfahren möglich (z. B. Serum-Digoxin-Spiegel). Damit wur-den neue Möglichkeiten der klinischen Pharmakogenetik erschlossen.

2.4 Immuntherapie

Immunisierungsverfahren zählen seit vielen Jahren zum festen Bestandteil der klinischen Medizin und haben zur Überwindung zahlreicher Infektionskrankheiten beigetragen. Auch in der Behandlung allergischer Erkrankungen haben Immunisie-rungsverfahren, die ständig weiterentwickelt werden, ihren festen Platz. Die erfolg-reiche Prophylaxe der Rhesussensibilisierung mittels spezifischer Antikörper war der erste Erfolg einer gezielten negativen Modulation des Immunsystems aus prophylaktischer Indikation. Die Entwicklung immunsuppressiver Therapieverfah-ren hat die Lebenserwartung von Patienten mit Autoimmunopathien erheblich verbessert, entscheidend zur Verlängerung der Funktion transplantierter Organe beigetragen und die Kenntnisse über drogeninduzierte Modulation des Immun-systems erweitert. Die Entwicklung passiver Therapieverfahren, z. B. die Anwendung von Immunglobulinpräparationen, schreitet von einfachen polyklonalen Präparaten über die Anwendung von Hyperimmunglobulinen fort zum gezielten Einsatz monoklonaler Antikörperpräparationen. Defektimmunopathien können heute nicht nur durch gezielte Substitution, sondern darüber hinaus durch Organtransplantation (fetaler Thymus, fetale Leber) oder durch Knochenmarktransplantation in bestimmten Situationen geheilt werden. Die therapeutische Anwendung der Knochenmarktransplantation wurde erst durch den Kenntniszuwachs auf dem Gebiet der Immungenetik möglich.

Therapieverfahren wie die Plasmapherese und Zytapherese gelangen in der Akutbehandlung unterschiedlicher Immunopathien bereits routinemäßig zum Einsatz. Es wird in absehbarer Zeit möglich sein, auch hier anstelle der einfachen derzeit gebräuchlichen Globalverfahren die gezielte Elimination spezifischer Proteine und/oder Zellpopulationen aus der Zirkulation durchzuführen.

Ein weiterer Fortschritt auf dem Gebiet der Immuntherapie ist von dem Einsatz monoklonaler Antikörper, z. B. bei Tumorerkrankungen, zu erwarten. Dabei wird die Anwendung derartiger Antikörperpräparationen nicht nur im Sinne der Radioimmunodetektion, sondern auch bei der gezielten Behandlung bestimmter Tumoren im Sinne des „drugtargeting" möglich werden. Ein neues, im Tierversuch bereits erfolgreich erprobtes Verfahren stellt die Kopplung von Zelltoxinen mit monoklonalen Antikörpern zur gezielten zytotoxischen Elimination von Zellpopulationen dar. Erste Therapieversuche bei malignen Tumoren wurden kürzlich mit in vitro propagierten Lymphozyten durchgeführt.

3 Derzeitiger Stand der klinischen Immunologie an medizinischen Fakultäten

An den meisten bundesdeutschen Universitäten ist die klinische Immunologie in Form von Arbeitsgruppen an unterschiedlichen Kliniken vertreten. Nur an wenigen Universitäten ist die klinische Immunologie in Form von Abteilungen oder Lehrstühlen etabliert (z. B. Hamburg, Hannover, Freiburg, Tübingen, Erlangen). Der interdisziplinäre Charakter der klinischen Immunologie mag ein Grund für die noch mangelhafte Institutionalisierung an deutschen Universitätskliniken sein. Damit verbunden ist die Feststellung, daß im Gegensatz zu anderen westlichen Ländern das Fach Immunologie in Forschung und Lehre in der Bundesrepublik Deutschland noch nicht als geschlossenes Lehrfach in den Ausbildungsverordnungen für Medizinstudenten (Prüfungskatalog und Approbationsordnung) etabliert ist. Das unregelmäßige Lehrangebot in unterschiedlichen medizinischen Subdisziplinen führt dabei zu einer Zersplitterung des immunologischen Unterrichts mit dem Ergebnis einer unsystematischen, ungenügenden Ausbildung in diesem Fach. Immunologie wird an deutschen medizinischen Fakultäten fast ausschließlich im Rahmen anderer Fächer gelehrt, z. B. Anatomie, Physiologie, Biologie, Pharmakologie, Pathologie oder Mikrobiologie sowie in unterschiedlichen klinischen Bereichen. Pflichtvorlesungen und Pflichtkurse, die „aus einer Hand" kommen sollten, fehlen. Das so vermittelte lückenhafte Wissen auf dem Gebiet der Immunologie kann bei den Studenten nicht zu dem notwendig tieferen Verständnis des Immunsystems mit seiner Beziehung zur klinischen Medizin führen; vielmehr wird der Student in einzelnen Fachbereichen mit einer Detailflut von Fakten konfrontiert, die sich mangels solider Basis nicht zu einem Gesamtbild zusammenfügen (Gesellschaft für Immunologie 1983/84).

Bedenkt man, daß die klinische Immunologie zu einem der sich am schnellsten entwickelnden Wissenschaftsbereiche der Medizin zu zählen ist (Cruse u. Lewis 1984/1985), mit derzeit schon absehbaren erheblichen Fortschritten in der Diagnostik und der Therapie unterschiedlicher Krankheitsentitäten, ist es unverständlich, daß eine bessere Etablierung dieses Fachbereichs von wissenschaftpolitischer Seite her nicht vorangetrieben wurde. Im Vergleich zur klinischen Immunologie besser, jedoch auch noch nicht zufriedenstellend, ist die Situation der Immunologie im naturwissenschaftlichen Bereich (Gesellschaft für Immunologie 1983/84).

In gleicher Weise, wie das Lehrangebot im Bereich der klinischen Immunologie nicht ausreichend ist, ist die Ausbildung von Ärzten auf diesem Gebiet ungenügend. Die Notwendigkeit einer besseren Unterrichtung von auszubildenden Ärzten mit Belangen der klinischen Immunologie ist nicht nur durch einige spezielle Erkrankungsbereiche wie die primären Immundefekterkrankungen gegeben, sondern wird v. a. verdeutlicht durch die aufgedeckten immunpathogenetischen Mechanismen bei Vaskulitiden, Erkrankungen des rheumatischen Formenkreises, Allergien, verschiedenen Formen von Autoimmunerkrankungen, bei klinischen Aspekten der Diagnostik und Therapie von lymphoproliferativen Erkrankungen, der zunehmenden Bedeutung der Organtransplantation sowie in der wachsenden Anwendung von immunmodulierenden therapeutischen Substanzen. Ebenso wichtig erscheint eine Unterrichtung des angehenden Arztes in immunologischen diagnostischen Verfahren, ihrer Spezifität sowie ihrer kritischen Interpretation (Klinisch-immunologische Teste 1984).

4 Realisierungsmöglichkeiten einer verbesserten Etablierung der klinischen Immunologie an medizinischen Fakultäten

Um eine klinisch-immunologische, dem internationalen Standard angepaßte Forschung im Bereich der Bundesrepublik Deutschland zu intensivieren und zu fördern, scheint v. a. eine bessere Ausbildung der Studenten und jungen Ärzte in diesem Fachbereich dringend geboten. Dies ist zu erzielen durch eine verbesserte Organisation der Lehre sowie eine verbesserte Organisation des Fachs.

4.1 Organisation der Lehre

Es erscheint sinnvoll, die Lehre in der Immunologie in 2 Phasen zu unterteilen (Gesellschaft für Immunologie 1983/84).

Eine theoretische Grundvorlesung und ein Kurs sollten als Pflichtveranstaltungen im Bereich der Medizin nach dem ersten Prüfungsabschnitt etabliert werden. Die Ansiedlung der Grundvorlesung und des Kurses in diesem Abschnitt ergibt sich aus den zu fordernden Vorkenntnissen auf den Gebieten der Anatomie, Physiologie und physiologischen Chemie. Eine enge Abstimmung mit dem Kurs der medizinischen Mikrobiologie ist erforderlich.

Die patientenbezogene Anwendung sollte im Rahmen von Pflichtveranstaltungen (Vorlesungen, Visiten, klinisch-immunologischen Konferenzen) erfolgen. Dabei ist die Eingliederung einer Blockvorlesung in der inneren Medizin denkbar. Dieser Ausbildungsabschnitt sollte im 2. klinischen Studienabschnitt angesiedelt werden. Eine Etablierung in einem späteren Abschnitt der klinischen Ausbildung wäre ebenso möglich.

Verantwortlich für die Lehre in der Immunologie im Bereich der medizinischen Fakultät muß der Vertreter des Fachs Immunologie sein. Dies gilt insbesondere für die Durchführung der Vorlesungen und des Kurses im ersten klinischen Studienabschnitt. An Universitäten, an denen die Immunologie im medizinischen Fachbereich noch nicht entsprechend etabliert ist, erscheint, um die notwendige Grundvorlesung mit Kurs als Einheit durchführen zu können, die Einrichtung immunologischer Abteilungen bzw. Lehrstühle erforderlich.

4.2 Verbesserung der Ausbildung junger Ärzte

Aufgrund des Fachcharakters erscheint v. a. eine immunologische Ausbildung von angehenden Fachärzten für die Bereiche innere Medizin, Pädiatrie und Dermatologie erforderlich. Dies könnte durch die Rotation für 6 bis 12 Monate in einer Abteilung für klinische Immunologie durchgeführt werden. Diese Institutionen wären zusätzlich dazu geeignet, Kollegen aus Fachbereichen, z. B. der Transplantationschirurgie, entsprechende immunologische Grundkenntnisse zu vermitteln, die dann in ihren Fachdisziplinen eine bessere Basis für klinische wie wissenschaftliche Betätigungen ermöglichen würden. Ähnliche Vorschläge und Forderungen wurden 1984 von der British Society for Immunology (1985) zur Ausbildung von klinischen Immunologen aufgestellt. Die Anerkennung der klinischen Immunologie und Allergologie als eine eigenständige medizinische Disziplin, so z. B. in Israel mit der Etablierung von Ausbildungszentren (Immunology in Israel 1985), bleibt ein Fernziel.

Die notwendige Weiterentwicklung, aber auch die Handhabung der in Abschn. 2 skizzierten diagnostischen und therapeutischen Techniken und Verfahrensweisen erfordern ein hohes Maß an spezifischer immunologischer Ausbildung, die nicht „nebenbei" erworben werden kann. Zusätzlich muß der in der Praxis bzw. in der Klinik tätige Arzt über die Grundlagen der Immunologie so ausreichend unterrichtet sein, daß er deren Bedeutung und Anwendungsmöglichkeiten in Krankheitsverhütung, Diagnostik und Therapie einzuschätzen und in Zusammenarbeit mit dem Spezialisten in der Klinik umzusetzen weiß. Ein aktuelles Beispiel für die notwendige enge Kooperation zwischen Naturwissenschaftlern und entsprechend gut ausgebildeten klinischen Immunologen ist die Retrovirusinfektion (HTLV-III/LAV), mit der Möglichkeit der Entwicklung eines sekundären Immundefektsyndroms (AIDS). Nur in einer engen Kooperation zwischen gut informierten Klinikern und Theoretikern erscheint die Entwicklung neuer diagnostischer wie therapeutischer Versuchsansätze möglich.

4.3 Organisation des Fachs klinische Immunologie

Die Voraussetzung für ein besseres Lehrangebot im Fach Immunologie, ist die Schaffung immunologischer Abteilungen an allen medizinischen Fachbereichen. Diese Abteilungen sollten sowohl im Bereich der theoretischen wie der klinischen Medizin vorhanden sein. Da es derzeit unmöglich erscheint, derartige Abteilungen bzw. Lehrstühle zu etablieren, sollte zunächst auf lokale Gegebenheiten persönlicher, räumlicher und ausstattungsmäßiger Art zurückgegriffen werden. Dazu bietet sich die Zusammenlegung von Disziplinen wie Hämatologie, Onkologie und klinische Immunologie an (z. B. Tübingen) oder Immunologie und Rheumatologie (z. B. Erlangen). Zusätzlich sollte neben der Einrichtung entsprechender Laboratorien den bereits bestehenden und noch zu etablierenden Abteilungen für Immunologie der Auftrag gegeben werden, Pflichtvorlesungen und Kurse „aus einer Hand" für das Fach klinische Immunologie einzurichten.

Die notwendige Verselbständigung des Fachs Immunologie bedingt die getrennte Berücksichtigung auch im Gegenstandskatalog für die medizinische Prüfung. Ein dringend nötiger Abschnitt über Immunologie im Bereich der theoretischen Medizin sowie der klinischen Medizin kann nur von Immunologen entwickelt werden.

Aufgrund der zentralen Bedeutung des Fachbereichs Immunologie für den Gesamtbereich der Medizin erscheint es auch unabdingbar, daß für Ausbildung und Prüfung eine entsprechende Berücksichtigung in der neuen Approbationsordnung erfolgt, was bislang nicht in zufriedenstellendem Rahmen geschehen ist.

5 Realisierungsmöglichkeiten verbesserter wissenschaftlicher Aktivitäten im Bereich der klinischen Immunologie

Die Probleme der klinisch-immunologischen Forschungen in der Bundesrepublik Deutschland sind gleichzusetzen mit Problemen der klinischen Forschung generell, die von Gerok (1984) kürzlich exakt analysiert wurden. Die von Gerok benutzte Definition der klinischen Forschung mit der Darstellung von 2 Grundtypen lassen sich in hervorragender Weise auf den Fachbereich klinische Immunologie anwenden.

Der erste Typ sucht nach der Erklärung von Krankheitsphänomenen durch die Aufdeckung pathogenetischer Mechanismen, z. B. im Rahmen von Forschungsschwerpunkten zur Ätiopathogenese rheumatologischer Erkrankungen, Tumorerkrankungen, Allergien, Autoimmunopathien oder Defektimmunopathien.

Eng verbunden mit diesem von Gerok als erstem Typ einer klinischen Forschung definierten Bereich ist der zweite Typ, der sich vorwiegend mit der Erarbeitung prognostischer und Risikofaktoren bestimmter Krankheitsentitäten, aber auch mit der Entwicklung neuer diagnostischer und therapeutischer Prinzipien befaßt. Besonders in diesem Bereich sind in den kommenden Jahren außerordentliche Impulse von seiten der Immunologie zu erwarten; so die klinische Anwendung von Lympho- und Zytokinen in rekombinanter Form (z. B. Interleukin 1, Interleukin 2, Interleukin 3, unterschiedliche Interferone), die diagnostische und therapeutische Benutzung von monoklonalen Antikörpern im Sinne der Radioimmunodetektion und Therapie von Tumorerkrankungen, Autoimmunopathien und bei Knochenmarktransplantationen sowie letztlich der mögliche Einsatz von in vitro propagierten Lymphozyten zu tumortherapeutischen Ansätzen. Die klinische Relevanz der zuletzt genannten neuen therapeutischen Prinzipien wurde in verschiedenen klinischen Studien bereits aufgezeigt.

Welche Ansätze erscheinen nun realisierbar, um die notwendige Intensivierung der klinisch-immunologischen Forschung besser zu etablieren? Auch in der Beantwortung dieser Frage kann in weiten Bereichen auf die von Gerok aufgezeigten Probleme der klinischen Forschung mit entsprechenden Lösungsvorschlägen verwiesen werden.

5.1 Intensivierung von Stipendienprogrammen

Die vorhandenen Möglichkeiten, junge wissenschaftlich interessierte Ärzte im Rahmen eines 1- bis 2jährigen Forschungsaufenthaltes an nationalen und internationalen Institutionen auszubilden, sind zu intensivieren. Dazu ist v. a. eine entsprechende Bereitschaft zur Motivierung junger Ärzte für ein Forschungs- bzw. Ausbildungsstipendium von seiten der Klinikdirektoren zu fordern. Im Zusammenhang mit einer Intensivierung der vorhandenen Stipendienmöglichkeiten ist eine Verbesserung der Personalsituation besonders an den bereits etablierten klinisch-immunologischen Abteilungen notwendig, da aus eigener Erfahrung wiederholt die Absicht junger Kollegen, eine wissenschaftlich-immunologische Ausbildung im Ausland aufzunehmen, an der fehlenden Zusage einer Assistentenstelle nach Beendigung des Auslandsaufenthalts scheiterte. Eine Optimierung der Personalsituation wird zusätzlich dadurch verdeutlicht, daß jungen, im Ausland ausgebildeten Ärzten nach der Rückkehr an eine Klinik die Möglichkeit gegeben werden muß, die gewonnenen wissenschaftlichen Erfahrungen und Technologien zunächst zu etablieren und damit die Basis für eine weitere qualifizierte wissenschaftlich-klinisch orientierte Forschung zu schaffen. Möglichkeiten, entsprechend zu fordernde Stellen im Rahmen eines DFG-Stipendiums nach einem Auslandsaufenthalt zu beantragen, sind vorhanden, doch zeigt die Erfahrung, daß derartige DFG-Stipendien nur in sehr geringem Maße genutzt werden. Auch hier wäre eine bessere Motivierung junger, im Ausland ausgebildeter Kollegen durch die betreffenden Klinikdirektoren wünschenswert. Eine Verbesserung der Personalsituation aus Landesmitteln wäre letztlich notwendig, um wissenschaftlich arbeitenden Assistenten im Rahmen ihrer Facharztausbildung die Möglichkeit zu geben, wiederholt für 6 Monate für wissenschaftliche Arbeiten freigestellt zu werden. Während dieser Zeit wären die klinischen Aufgaben von Kollegen auf zusätzlichen Personalstellen durchzuführen.

Bei der Intensivierung von Stipendienprogrammen sollten zukunftweisend auch Themenbereiche der klinischen Immunologie berücksichtigt werden, die bislang in der Bundesrepublik Deutschland noch unterrepräsentiert sind, so z. B. die Neuroimmunologie, die derzeit international eine auffallende Aktualisierung erfährt (Neuromodulation of Immunity and Hypersensitivity 1985).

5.2 Verbesserte Berufszielsetzung für junge Ärzte

Die aufgezeigte notwendige Bildung von klinisch-immunologischen Schwerpunkten an medizinischen Fakultäten mit entsprechenden Führungspositionen erscheint auch dadurch begründet, daß jungen wissenschaftlich arbeitenden Assistenten eine Zielsetzung in der Ausbildung mit der Möglichkeit, in eine Führungsposition aufzusteigen, gegeben wird. Damit wäre zu verhindern, daß wissenschaftlich tätige Assistenten nach mehrjährigem Aufenthalt an einer Universitätsklinik aufgrund fehlender weiterer Aufstiegsmöglichkeiten das Interesse an wissenschaftlicher, klinisch orientierter Forschung verlieren. Mit einer verbesserten Zielsetzung wäre die derzeit bedauerliche Nivellierung und die damit folgerichtig verbundene Senkung des Leistungsniveaus an Universitätskliniken nicht nur für die klinische Immunologie, sondern generell zu verbessern. Von Interesse sind in diesem Kontext Zahlen aus Großbritannien, die zeigen, daß von etwa 260000 Studenten 80% mit einem qualifizierten mittleren Abschluß ihre Studien beenden, während nur 15% eine weiterführende Spezialausbildung aufnehmen, ein Wunschziel für deutsche Universitätskliniken. Auch muß die Frage erlaubt sein, ob an Universitätskliniken eine Förderung der überdurchschnittlich Begabten nicht durch eine bessere Besoldung möglich werden könnte.

5.3 Intensivierung der Kooperation mit theoretischen Instituten

Eine Intensivierung der Kooperation zwischen Instituten der naturwissenschaftlichen wie medizinischen Fakultät und klinisch-immunologischen Abteilungen sowie die Aufnahme von Naturwissenschaftlern in klinisch-immunologische Bereiche ist für eine Förderung klinisch-immunologischer Forschungstätigkeiten erforderlich. Dies wird dadurch unterstrichen, daß bereits molekular-immunologische Forschungsergebnisse, so im Bereich der Genetik wie der Zellularimmunologie, deutliche klinische Relevanz erkennen lassen. Eine Übertragung der theoretisch erarbeiteten Resultate in die Klinik kann dabei nur im Rahmen der geforderten engen Kooperation zwischen wissenschaftlich ausgebildeten klinischen Immunologen und entsprechend arbeitenden Naturwissenschaftlern vollzogen werden.

5.4 Etablierung von Stiftungslehrstühlen

Die Etablierung von Stiftungslehrstühlen mit Schwerpunktprogrammen unter Berücksichtigung bislang in der Bundesrepublik Deutschland nicht etablierter Bereiche der klinischen Immunologie sowie eine Intensivierung der Einrichtungen von Max-Planck-klinischen Arbeitsgruppen erscheinen als optimale Möglichkeiten, um die klinisch-immunologische Forschung auf den internationalen Standard zu bringen. Stiftungslehrstühle wie Max-Planck-klinische Arbeitsgruppen wären entsprechend arbeitenden klinisch-immunologischen Abteilungen an Universitätskliniken zu assoziieren, wie dies für Max-Planck-Arbeitsgruppen bereits im Bereich der Endokrinologie in Münster, der Arterioskleroseforschung in Gießen und der Neuroimmunologie in Würzburg geschehen ist.

5.5 Verbesserung des Forschungsklimas

Allgemein sind die von Gerok in seiner Abhandlung zur Situation der klinischen Forschung in der Bundesrepublik Deutschland aufgestellten Forderungen, v. a. ein besseres Forschungsklima an deutschen Universitätskliniken zu etablieren, zu unterstreichen. Dies bedeutet v. a. die Bereitschaft der Klinikdirektoren, mehr als in der Vergangenheit Forschungsaktivitäten an ihren Institutionen zu fördern.

6 Schlußbemerkung

Die Notwendigkeit einer Verbesserung der klinisch-immunologischen wissenschaftlichen Situation in der Bundesrepublik Deutschland im Vergleich zu westeuropäischen Staaten und den USA ist evident. Dabei darf sich jedoch die klinisch-immunologische Forschung nicht in einer deskriptiven Funktion verstehen, sondern sie muß grundlagenorientiert sein, wozu die aufgezeigten Verbesserungsvorschläge der Situation der klinischen Immunologie eine Voraussetzung sind.

Es ist zu hoffen, daß in Zusammenarbeit mit den bereits etablierten klinisch-immunologischen Abteilungen, der Gesellschaft für Immunologie sowie den Ländern und den entsprechenden Bundesstellen einige der aufgezeigten Verbesserungsmöglichkeiten akzeptiert und verwirklicht werden können. Dies als Voraussetzung dafür, daß die klinische Immunologie in der Bundesrepublik Deutschland den Anschluß an den internationalen Stand in breiterem Rahmen als bislang gewinnt, mit als Basis für eine optimierte Patientenversorgung in weiten Bereichen der Medizin.

Literatur

Cruse JM, Lewis RE (1985) The year in immunology 1984-85. Karger, Basel München Paris London New York

British Society for Immunology Working Party On Clinical Immunology (1985) Guidelines for training the physician immunologist. Report 1984. Clin Exp Immunol 61:216–218

Gerok W (1984) Probleme der klinischen Forschung in der inneren Medizin. Z Gastroenterol 22: 621–629

Immunology in Israel (1985) Immunology today – special issue 1985. Elsevier, Amsterdam

Klinisch-immunologische Teste – Standortbestimmung 1983 (1984). Schweiz Med Wochenschr 114/7 (Beilage)

Kohler G, Milstein C (1975) Continuous cultures of fused cells secreting antibody of predefined specifity. Nature (London) 256:495–497

Memorandum der Gesellschaft für Immunologie zur Situation der Immunologie im naturwissenschaftlichen Bereich 1983/84

Memorandum der Gesellschaft für Immunologie zur Situation der klinischen Immunologie in der Bundesrepublik 1983/84

Meuer SC, Acuto O, Hercand T, Schlossman SF, Reinherz EL (1984) The human T-cell receptor. Ann Rev Immunol 2:23–50

Neuromodulation of Immunity and Hypersensitivity (1985) J Immunol (Suppl) 135

Überlegungen zu Forschungsansätzen bei chronisch-entzündlichen Erkrankungen des rheumatischen Formenkreises*

H. Deicher

1 Einleitung

Das Ziel des Programms „Forschung und Entwicklung im Dienste der Gesundheit"
der Bundesregierung ist es, die medizinische Versorgung der Bevölkerung bei einer
Reihe von sozialmedizinisch besonders ins Gewicht fallenden Krankheiten, zu
denen die Erkrankungen des rheumatischen Formenkreises und hier insbesondere
die chronisch-entzündlichen rheumatischen Krankheiten gehören, zu verbessern.
Verbesserung kann bessere Diagnostik und frühzeitige Krankheitserkennung, neue
und effektivere Methoden der Behandlung, wissenschaftliche Untersuchung zu
Ursachen und Auslösung bedeuten. Ein vollständiges Programm für die Erkrankungen des rheumatischen Formenkreises müßte alle diese Teilgebiete umfassen. Die
Frage ist jedoch, wo in den nächsten Jahren die Priorität liegen sollte, um eine
bessere Behandlung – letztlich das Ziel jeder Krankheitsforschung – zu ermöglichen.

Ursachen und Entstehung der meisten entzündlich-rheumatischen Erkrankungen
sind nach wie vor ungeklärt. Trotz vieler neuer Erkenntnisse in Grundlagenfragen,
z.B. bei biochemischen Mechanismen der Entzündung, in der Biomechanik und
Biochemie von Bindegewebesystemen, auf dem Gebiet der Immunpathologie und
Immungenetik, sind die Fortschritte minimal. Neuere Diagnostikverfahren mit
bildgebenden Techniken, wie z.B. Ultraschall- oder Kernspintomographie, erlauben zwar eine bessere Erfassung von Entzündungsprozessen in bindegewebigen
Strukturen von Gelenken und anderen Organen, tragen aber zur Ursachenforschung naturgemäß nichts bei. Zwar hat sich das Konzept einer langfristig geplanten, interdisziplinären und möglichst wohnortnahen Versorgung chronisch Rheumakranker weitgehend durchgesetzt; diese Verbesserung wurde jedoch im wesentlichen durch ein verbessertes Versorgungsnetz aus Rheumakliniken und Rheumaab-
teilungen, fachlich qualifizierten niedergelassenen Internisten und Orthopäden mit
Teilgebietsausbildung in der Rheumatologie sowie durch intensivierte Fortbildung
erreicht. Wir behandeln Patienten mit entzündlichen rheumatischen Erkrankungen
jedoch im wesentlichen symptomatisch und mit den gleichen Drogen und Maßnahmen wie vor 20 Jahren; und wenn auch die Wirkungsweisen durch neuere Kenntnisse pathophysiologischer Zusammenhänge besser erklärt werden können, so ist
doch eine ursächliche und damit sicher wirksame Behandlung in weiter Ferne
(Deicher u. Brackertz 1982; Iannuzzi et al. 1983; Ruddy 1981; Rücker u. Schrör

* Mit Unterstützung der Deutschen Forschungsgemeinschaft, SFB 54, G3/G15; F.H. gewidmet

1982). Dieser unbefriedigende Zustand wird sich nur ändern, wenn mehr über Ursachen und Auslöser dieser häufigen Krankheiten bekannt wird. Ein Schwerpunkt der Forschung auf dem Gebiet der chronisch-entzündlichen rheumatischen Erkrankungen muß also in der Ursachenforschung liegen, denn nur auf der Basis besserer Kenntnisse über die Ätiologie kann eine durchgreifende Verbesserung der Diagnostik und schließlich auch der Behandlung erwartet werden. Von Diagnostik- und Behandlungsprogrammen, wie sie zunächst im Vordergrund der Forschungsförderung standen, konnten dagegen kaum weiterführende Ergebnisse erwartet werden, da ohne Ursachenforschung keine eigentlich neuen Ansätze erwartet werden konnten. Eine nüchterne Bilanz der bisher geförderten Projekte bestätigt diese Aussage.

Ursachenforschung heißt gleichzeitige Erforschung von auslösenden Noxen und Reaktionen des betroffenen Organismus. Erst die Interaktion zwischen Erreger und Erregerprodukten einerseits und Wirtsreaktionen andererseits macht die Erkrankung mit ihren Symptomen aus. Ursachenforschung bei rheumatischen Erkrankungen muß daher sowohl die Suche nach neuen Erregern und/oder anderen Noxen als auch die systematische Untersuchung der Reaktionen des Erkrankten und deren Bedingungen einbeziehen. Das bedeutet interdisziplinäre Forschung von klinischen Rheumatologen, Mikrobiologen, Pathologen, Immunologen, Genetikern, Virologen und Molekularbiologen.

Welche Schwierigkeiten stehen einer solchen multidisziplinären Forschung im Wege? Gibt es Gründe für die relative Erfolglosigkeit der Forschung in den letzten 10 Jahren? Einige sollen hier genannt werden:

– Viele der chronisch-entzündlichen Erkrankungen des rheumatischen Formenkreises beginnen subklinisch mit einer wenig charakteristischen Symptomatik, die oft nur sehr beschränkten Krankheitswert hat. Dies hat zur Folge, daß Frühstadien selten in rheumatologischen Zentren gesehen werden. In diesen Phasen werden aufwendige diagnostische Möglichkeiten nur sehr begrenzt eingesetzt, der Griff zum symptomatisch wirksamen „Antirheumatikum" ist leicht und scheinbar problemlos. In die Kliniken und Fachabteilungen gelangen überwiegend entweder diagnostisch unklare, länger verlaufende Erkrankungen oder chronische Stadien mit bereits manifester Organsymptomatik.

– Die Erkenntnisse aus der Analyse einer Reihe von Modellkrankheiten bei Tieren wurden nicht in ausreichendem Maße auf menschliche Erkrankungen angewandt. Verschiedene Modellkrankheiten, insbesondere solche mit bekannten Erregern, zeichnen sich durch Erregerpersistenz und/oder Persistenz von Erregermaterial in den chronisch-entzündlichen Läsionen, z. B. im Gelenk, aus. Andere Modelle beschäftigen sich mit der immungenetischen Basis entzündlich-rheumatischer Erkrankungen, aber auch hier wird erst seit kurzer Zeit der Versuch unternommen, diese Erkenntnisse direkt auf die Entstehung der entzündlich-rheumatischen Krankheiten des Menschen anzuwenden.

– Die klinische Rheumatologie war und ist in der Bundesrepublik Deutschland größtenteils außerhalb der Universitäten angesiedelt, nämlich in kleineren oder größeren Rheumakliniken, die – bis auf wenige Ausnahmen – keine Arbeitsbeziehungen zu Universitätsinstituten und damit zu den verschiedenen wissenschaftlichen Disziplinen haben. Es existieren nur 5 Abteilungen für Rheumatologie an Hochschulkliniken (in Gießen, Hannover, Erlangen, Freiburg und München); ein

Sonderforschungsbereich (SFB 54, Hannover) hat sich während des letzten Jahrzehnts mit den Erkrankungen des rheumatischen Formenkreises bei Tier und Mensch beschäftigt. Es gibt kein größeres wissenschaftliches Institut, das sich primär mit Fragen der Ursachen und Entstehung rheumatischer Erkrankungen befaßt, wie dies in vielen anderen Ländern der Fall ist. Die Ausbildungskapazität für Rheumatologen ist in der Bundesrepublik Deutschland entsprechend niedrig und die Anzahl von Rheumatologen daher noch zu klein.

2 Krankheiten bei Tieren als Modelle rheumatischer Entzündungen

Krankheiten bei Tieren bieten die Möglichkeit, gezielt bestimmte pathophysiologische Prozesse zu untersuchen. Hier soll von 3 Tierkrankheiten die Rede sein, die in den letzten Jahren schwerpunktmäßig untersucht wurden. Schulz (1980) und Drommer (1979) haben von systematischen Untersuchungen an der Rotlaufarthritis bei Schwein und Ratte ein neues Zweiphasenkonzept der chronisch-rheumatischen Entzündungsprozesse abgeleitet. Hier konnte gezeigt werden, daß einer ersten, ausschließlich durch Einwirkungen des Erregers geprägten Phase der Erkrankung mit Bakteriämie, generalisierter Schädigung der Blutgefäße in allen Organen mit Hämostasestörung und Gerinnungsfaktorverbrauch, Exsudation und Bakterienansiedlung in verschiedenen Organen und generalisierter Entzündungsreaktion eine zweite Phase folgt, in der die Erregerwirkung zurücktritt, die Häufigkeit des Erregernachweises in verschiedenen Organen – insbesondere im Gelenk – zurückgeht und die Entzündungsprozesse das Übergewicht erhalten. Während zunächst angenommen wurde, daß hier eine sekundäre Autoimmunreaktion entscheidend für den Progreß der Erkrankung war, konnte in langjährigen Untersuchungen gezeigt werden, daß insbesondere in Gelenken Rotlaufbakterien über viele Monate nachweisbar bleiben. Auch zu späteren Zeitpunkten, wenn lebende Erreger nicht mehr nachgewiesen werden können, persistieren Erregerbestandteile im Knorpel und in mononukleären Zellen der Gelenkhaut für Monate und Jahre (Winkelmann et al. 1978). Durch diese Beobachtungen wird die Autoimmunhypothese chronisch-entzündlicher rheumatischer Krankheiten in Frage gestellt, denn der Nachweis von antigenem Erregermaterial, das, in kleinen Mengen in entzündlichen Geweben abgelagert, hier einen Entzündungsprozeß über lange Zeit unterhält, dürfte bei menschlichen Erkrankungen erst dann gelingen, wenn mehr über Erreger und Erregerprodukte bekannt ist (s. u.). In diesem Zusammenhang ist von besonderem Interesse, daß es nicht gelungen ist, die chronische Rotlaufarthritis mit abgetöteten Bakterien zu induzieren – es sind lebende Bakterien erforderlich, um diesen chronischen Entzündungsprozeß auf den Weg zu bringen.

Warum manifestiert sich dieser chronische Entzündungsprozeß gerade in Gelenken? Warum persistieren Erreger und später Erregermaterialien gerade hier? Diese Grundfrage ließ sich auf der Basis anatomischer Studien von Lang (1977) beantworten (Schulz 1980): Bestimmte Organe – Gelenke, Herzklappen, große Arterien, Kornea – besitzen einen besonderen Kapillartyp, sog. Schlingenkapillaren, der immer dort zu finden ist, wo bradytrophe, nicht kapillarisierte Organgebiete durch Diffusion ernährt werden müssen. Diese Schlingenkapillaren sind für Perfusion präformiert: Wenn nun entzündungswirksame Noxen anfluten und hier – wie andere Substanzen – vermehrt ins Gewebe abgefiltert werden, entstehen Prädilektionsorte einer chronischen Entzündung mit Tendenz zur Persistenz, wenn der akute Entzündungsprozeß abgeklungen ist. Überträgt man diese Grenzflächentheorie rheumatischer Entzündungen (Schulz et al. 1985) auf die chronisch-entzündlichen rheumatischen Erkrankungen des Menschen, so wird klar – Antigenpersistenz als ursächliche Noxe vorausgesetzt –, daß die Organwahl chronisch-entzündlicher rheumatischer Prozesse keine zufällige ist: Sie ist vielmehr anatomisch vorgegeben.

In Untersuchungen bei der Adjuvansarthritis der Ratte und bei Streptokokkeninfektionen von Kaninchen (Cromartie 1981; Pearson u. Chang 1981) konnten bakterielle Peptidoglykane und Peptidoglykan-Polysaccharid-Komplexe als Ursachen chronischer Gelenkentzündungen identifiziert werden. Hier fand sich eine eindeutige Korrelation zwischen der Fähigkeit solcher Komplexe, im Gewebe zu persistieren, und der Dauer der chronischen Entzündungsläsion. Bakterienwandkomplexe, deren Abbau offensichtlich entweder schwierig oder unmöglich ist, z. B. Streptokokken-Proteoglykan-Polysaccharid-Komplexe, können Komplement aktivieren, Makrophagen zur Zytotoxizität induzieren und die Freisetzung von gewebedestruierenden Enzymen aus diesen Zellen bewirken (Gross 1985). Das Ausmaß der Reaktion gegen solche Materialien steht unter genetischer Kontrolle.

Diese Untersuchungen zeigen, daß ein wesentlicher Forschungsansatz bei solchen entzündlichen Erkrankungen des rheumatischen Formenkreises zu suchen ist, bei denen auslösende Erreger bereits bekannt sind (Tabelle 1) (Deicher 1981). Der Weg von der Infektion zum Arthritissyndrom ist in den meisten Fällen auch hier noch unklar, und genetische Faktoren spielen eine wichtige Rolle bei der Manifestation der Erkrankung (Pathogenesis 1983). Eine Voraussetzung für die Erfassung möglicher Erreger ist hier eine frühzeitige Untersuchung solcher Patienten, weil Erreger oft nur im Frühstadium der Erkrankung gefunden werden, also eine Früherkennungssprechstunde. Notwendig sind weiter systematische Untersuchungen über die biochemische Struktur der beteiligten Erreger und eine detaillierte Analyse der Wirkung von Erregermaterialien auf die Entzündungsreaktion und die an ihr beteiligten Zellpopulationen. Eine enge Kooperation von Mikrobiologen, Molekularbiologen, Immunologen und Klinikern ist erforderlich, um solche Forschungsansätze zu verwirklichen.

Eine dritte Modellkrankheit, die in den letzten Jahren von Gleichmann et al. (1983, 1984) systematisch untersucht wurde und die unter bestimmten Voraussetzungen mit einer chronischen Arthritis einhergeht, ist die chronische Transplantatgegen-Wirt-Reaktion (Graft-Versus-Host-Disease, GVHD). Primäre Zielzellen der GVHD sind Zellen des lymphohämopoetischen Systems. Durch die T-Zell-induzierte B-Zell-Aktivierung kommt es zum Auftreten einer Fülle von Autoantikörpern, zu einer lymphoiden Hyperplasie und schließlich unter bestimmten experimentellen Bedingungen auch zum Auftreten von Lymphomen. Dieses stimulatorisch-lymphoproliferative GVHD-Syndrom läßt sich von einem anderen hypoplastisch-atrophischen Syndrom abgrenzen, das mit Panzytopenie, Haut- und Darmatrophie und Wachstumsstörung einhergeht. Eine Differenz zwischen Spender und Empfänger am Haupthistokompatibilitätslocus (Major Histocompatibility Complex, MHC), d. h. eine von T-Zellen erkennbare genetisch vorgegebene Struktur auf Zelloberflächen der Zielzellen, ist Voraussetzung für die Entstehung einer

Tabelle 1. Klassifikation entzündlicher Arthritiden (nach Dumonde 1981)

Typ	Mikrobielle Ätiologie	Mikroben/ Antigene im Gelenk	Erkrankung	defekte Immun- regulation	Immun- genetische Faktoren
1 Septisch	Staphylokokken Streptokokken Neisserien Salmonellen u. a.	Ja	Septische Arthritis	Nein	Nein
2 Para- postin- fektiös	Menginokokken Rötelnvirus Hepatitis-B- Virus	Ja	„Infekt- arthritis" Panarteriitis	Nein?	
3 Reaktiv	A-Strepto- kokken Yersinien Salmonellen Chlamydien Campylobacter Mykoplasmen Klebsiellen Borrelien Human Parvo- virus	Nein?	Rheumatisches Fieber, Yersinien- arthritis, Reiter- Syndrom, Spondylarthritis ankylosans, Lyme-Disease, HPV-Arthro- pathie	Kreuzreaktion mit autologen Gewebs- antigenen	HLA-B27
4 Chronisch- entzündlich	?	Nein?	Chronische Polyarthritis, systemischer Lupus erythematodes	Multiple Autoallergie Suppressorzell- defekt?	HLA-DRw4, HLA-Dw4, HLA-DRw2,3, Komplement- defekte Geschlecht, C3b-Rezeptor- defekt?

GVHD. Nicht nur ein dem systemischen Lupus-erythematodes-ähnliches Syndrom, sondern auch Sklerodermie- und Sjögren-ähnliche Läsionen, eine Polyarthritis und eine generalisierte Arteriitis lassen sich im Rahmen der stimulatorischen Form der chronischen GVHD beobachten (Gleichmann et al. 1984).

Auch aus dieser Modellerkrankung lassen sich unmittelbar pathophysiologisch relevante Forschungsansätze ableiten. Das Auftreten von Autoantikörpern gegen verschiedene Bestandteile von Körperzellen könnte z. B. die Bildung eines durch T-Zellen erkennbaren Komplexes aus körpereigenem MHC-Produkt (HLA-Klasse-I- oder -Klasse-II-Strukturen) und einem Fremdmaterial, z. B. einer Droge, einem Erregerprodukt o. ä., zur Voraussetzung haben. So könnte eine fortdauernde Autoimmunreaktion in Gang kommen, die zur Bildung von Immunkomplexen, zur Immunkomplexerkrankung und so zu einer fortschreitenden Entzündung führen würde. Experimentelle Ansätze zur Überprüfung einer solchen Hypothese liegen auf der Hand.

So lassen sich aus dem Studium solcher Modellkrankheiten wichtige klinisch-wissenschaftliche und pathophysiologische Untersuchungsansätze ableiten. Charakterisierung von Erregermaterialien, Untersuchung ihrer Interaktion mit Entzündungs- und Immunzellen, die Möglichkeit der Assoziation von Erregermaterial und anderen chemischen Noxen mit genetisch determinierten Zellwandstrukturen menschlicher Zellen, die systematische Suche nach im Gewebe persistierenden Erregermaterialien unter Beachtung der anatomischen Vorgaben, endlich die erweiterte Untersuchung genetischer Faktoren und die Entschlüsselung der Bedeutung der betreffenden Gene (insbesondere des Haupthistokompatibilitätslocus auf dem 6. Chromosom) könnten Themen für erfolgversprechende Forschungsansätze sein.

3 Chronische Arthritiden mit bekannten Erregern, ein bevorzugtes Ziel wissenschaftlicher Untersuchungen

Septische, postinfektiöse und reaktive Arthritiden (Tabelle 1) können der chronischen Polyarthritis mit völlig unbekannter Ätiologie gegenübergestellt werden. Hier soll von der dritten Gruppe, den reaktiven Arthritiden, die Rede sein, bei denen die ursächliche Bedeutung einer Infektion mit bestimmten Erregern zwar nachgewiesen, die genaue Pathogenese jedoch ebenfalls nicht entschlüsselt ist (Tabelle 2). Unter anderem gehören rheumatisches Fieber, Reiter-Syndrom und Yersiniaarthritis in diese Gruppe, in neuerer Zeit sind die Lyme-Krankheit und die Parvovirusarthropathie hinzugekommen (Benach et al. 1983; Dumonde 1981; Editorial 1985; Genth 1984; Herzer u. Zöllner 1984; Keat 1983; Steere et al. 1983; White et al. 1985). Häufigster Eintrittsort auslösender Erreger ist der Magen-Darm-Trakt, seltener urogenitale, respiratorische oder andere Infektionswege. Den reaktiven Arthritiden nach Magen-Darm- oder Urogenitalinfektionen gemeinsam ist die Assoziation mit dem genetischen Marker HLA-B27, der bei 20-40% der Patienten

Tabelle 2. Reaktive Arthritiden

Infektionsort	Erreger	Häufigkeit (%)
Magen-Darm-Trakt	Yersinia enterocolitica	24–31
	Yersinia pseudotuberculosa	10
	Salmonellen	1–2
	Campylobacter fetus	2
	Subspecies jejuni	
	Shigellen	0,2–1,5
Urogenitaltrakt	Chlamydia trachomatis	3
	Neisseria gonorrhoeae	1–3
	Ureaplasma urealyticum	?
Nasen-Rachen-Raum	β-hämolysierende Streptokokken	1–3
	Gruppe A	
Haut	Ixodes-ricinus-Barrelie	Selten
?	HPV (Human Parvovirus)	Selten

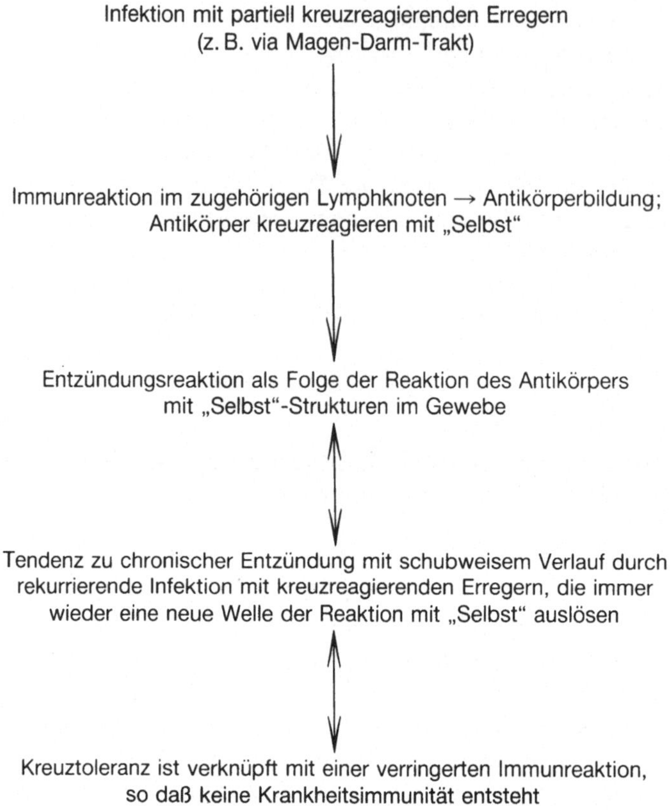

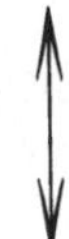

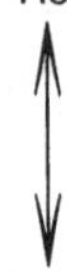

Abb. 1. Konzept der Kreuztoleranz als Krankheitsursache (nach Ebringer 1978)

nachweisbar ist (Genth 1984; Pathogenesis 1983). So ergibt sich eine immungenetische Verwandtschaft zur Spondylitis ankylosans, bei der 90% der Patienten ebenfalls das Merkmal HLA-B27 tragen. Ebringer (1978) hat seine Kreuztoleranzhypothese auf der Kreuzreaktivität zwischen Klebsiellen und HLA-B27 aufgebaut (Abb. 1). Neuere Befunde zeigen in der Tat, daß eine Kreuzreaktivität zwischen bestimmten Epitopen des B27-Genprodukts und Shigellen, Yersinien und Klebsiellen bestehen – eine Bestätigung der Basis der Kreuztoleranzhypothese (Bohemen et al. 1984; Grumet et al. 1982).

Nimmt man die Schulz-Grenzflächenhypothese, die Besonderheiten der Lokalisation im Zusammenhang mit dem vertebralen Venen- und Lymphgefäßsystem (Moll 1983), die immungenetische Assoziation und die Kreuzreaktivität von Bakterienbestandteilen mit menschlichen Zellmembranstrukturen zusammen, so entsteht hier für die Gruppe der reaktiven Arthritiden ein substantiiertes Konzept der infektiösen Auslösung einer „rheumatischen" Entzündung auf dem Boden einer genetischen Suszeptibilität. Daraus ergeben sich als Forschungsansätze z. B. eine detaillierte mikrobiologische Analyse der beteiligten Erreger, eine genaue immungenetische Untersuchung von an den genannten Erkrankungen leidenden Patienten, die weitere Erforschung der anatomischen Vorgaben für das Zustandekommen dieser

Arthritis, die Analyse der Reaktionen von Entzündungs- und Immunzellen auf Erreger und Erregerprodukte, die Untersuchung von Wegen zur Entstehung von möglicher Autoreaktivität. Die pathogenetische Kette von der Infektion zur Organmanifestation – unterschiedlich bei verschiedenen reaktiven Arthritiden, aber immer wieder mit Arthritis verknüpft – ist noch offen: Kreuzreaktionen, persistierende Erregerbestandteile, Immunkomplexe, keine dieser Möglichkeiten wurde bisher endgültig nachgewiesen oder ausgeschlossen. Kreuzreaktivität zwischen Bakterien und Bestandteilen menschlicher Zellen wird immer häufiger gefunden (Williams 1983), so z. B. kürzlich zwischen Proteinen von Colibakterien, Proteus und Klebsiella pneumoniae und dem Azetylcholinrezeptor der quergestreiften Muskulatur (Steffanson et al. 1985). Ebringer et al. (1985) haben kürzlich über signifikant erhöhte Antikörpertiter gegen Proteus mirabilis bei Patienten mit chronischer Polyarthritis berichtet, ein Befund analog den erhöhten Antikörpertitern gegen Klebsiella pneumoniae, die bei Spondylitis ankylosans gefunden wurden (Pathogenesis 1983; Ebringer 1978). Auch wenn die Liste der früher vermuteten Erreger der chronischen Polyarthritis lang und enttäuschend ist, da sich alle bisherigen Befunde nicht bestätigen ließen (Wilkes u. Meek 1979), zeichnet sich hier nicht doch ein erfolgversprechender Weg zur Aufdeckung der Pathogenese der chronischen Polyarthritis ab? Die Untersuchung reaktiver Arthritiden könnte eine wegweisende Rolle für die Erforschung von Ätiologie und Pathogenese chronisch-entzündlicher rheumatischer Arthritiden spielen. Daß bestimmte Erregermaterialien bei menschlichen Arthritiden von Bedeutung sein können, wurde schon vor Jahren für das Bowel-Bypass-Syndrom, welches nach ileojejunalen Bypassoperationen entsteht und mit einer charakteristischen intermittierenden Polyarthritis einhergeht, wahrscheinlich gemacht (Ely 1980).

3.1 Erregermaterialien als Immunmodulatoren

Die sog. Adjuvanswirkung bakterieller Bestandteile ist in der experimentellen Immunologie schon lange bekannt. Erreger und Erregermaterialien wirken also nicht nur als Antigen, sondern können auch direkt die Homöostase des Immunsystems verändern: z. B. können Streptokokken- und Klebsiellenbestandteile als polyklonale B-Zell-Aktivatoren wirken (Gross 1985; Gross et al. 1983) – d. h. eine eine infektiös ausgelöste entzündlich-rheumatische Erkrankung begleitende Autoimmunreaktion könnte durch diese unspezifische Stimulation autoreaktiver Lymphozyten ausgelöst werden. Neben Lipopolysacchariden verschiedener Bakterien wirken auch Mureide und Proteine der Zellwand als unspezifische Aktivatoren für B-Lymphozyten (Held et al. 1983). Hier zeigt sich, wie kompliziert und vielfältig die Interaktionen zwischen Erreger und Wirt sein können. Die Analyse solcher Wechselwirkungen zwischen Erreger und Erregerbestandteilen einerseits und der genetisch determinierten komplexen Reaktion des Organismus auf diese Noxen andererseits könnte uns einem neuen Verständnis vieler entzündlicher rheumatischer Erkrankungen ein gutes Stück näher bringen.

Tabelle 3. Assoziationen von Erkrankungen des rheumatischen Formenkreises mit Genen des Haupthistokompatibilitätslocus (HLA)

	Gen	Relatives Erkran-kungsrisiko (%)
Spondylarthritis ankylopoetica		
Kaukasier	B 27	88,0
Japaner	B 27	306,0
Pima-Indianer	B 27	2,6
Reiter-Syndrom	B 27	36,0
Yersinienarthritis	B 27	24,0
Psoriasisarthritis	B 13	4,8
Chronische Polyarthritis	DR 4	7,0
Juvenile chronische Polyarthritis	B 27	4,7
Sjögren-Syndrom	DW 3	5,2
Systemischer Lupus erythematodes	DR 2, C4A*QO	25,0

3.2 Immungenetische Analysen

Die vor rund 10 Jahren entdeckte Assoziation bestimmter genetischer Marker mit einigen entzündlichen rheumatischen Erkrankungen (Immunology 1985) bezeichnet den Beginn einer immungenetischen Analyse (Tabelle 3), die vielleicht zu lange auf den Haupthistokompatibilitätslocus allein fixiert war und heute einer differenzierten Betrachtung multigener Systeme Platz machen muß (Brewerton 1984). Ein Beispiel ist die immungenetische Analyse des systemischen Lupus erythematodes, wo neben Histokompatibilitätsantigenen der Klasse II (HLA-DR2, HLA-DR3) erhebliche Komplementdefekte, assoziiert mit amorphen C4-Genen (MHC-Gene der Klasse III), weibliches Geschlecht und genetisch determinierte C3b-Rezeptoren-Funktionen ein komplexes Mosaik des Einflusses verschiedener Gene und der von ihnen determinierten Genprodukte auf die Entstehung der Erkrankung ergeben (Fielder et al. 1983; Reveille et al. 1985; Wilson et al. 1982). Eine enge Kooperation zwischen Genetikern und Klinikern erscheint hier für die Zukunft erforderlich, wenn das komplizierte Zusammenwirken genetisch determinierter Funktionen des Wirtsorganismus für die Entstehung rheumatischer Entzündungen entschlüsselt werden soll.

3.3 Molekularbiologische Ansätze

Während des letzten Jahrzehnts entwickelte molekularbiologische Methoden der DNS-Analyse einerseits und der Produktion monoklonaler Antikörper andererseits werden auch für die Entwicklung neuer Strategien im Kampf gegen entzündliche rheumatische Erkrankungen von grundlegender Bedeutung sein. Reaktive Arthritiden und Modellkrankheiten werden auch hier richtungsweisend sein können. So sollte es möglich sein, mit Hilfe monoklonaler Antikörper einzelne Antigene und Epitope von Erregern zu differenzieren, wie es bereits für eine Reihe von Viren und Bakterien – z. B. Herpes-simplex-Virus, H. influenzae, Malariaparasiten – gezeigt worden ist (Engelberg u. Eisenstein 1984; Wright et al. 1983). Kreuzreaktivität mit Wirtsstrukturen können auf diese Weise präzise definiert werden (Grumet et al. 1982; Bohemen et al. 1984; Wood et al. 1982; Haspel et al. 1983; Dale u. Beachy 1982). Bakterielle Bestandteile lassen sich nach Isolierung des zugehörigen DNS-Fragments klonieren, so daß auch eine Analyse von Erregern, die nicht in vitro gezüchtet werden können, auf diesem Wege möglich wird (Grunstein u. Hogness 1975). Mit der Technik der DNS-Hybridisierung können mikrobielle Nukleinsäuren in Wirtsgeweben nachgewiesen werden, eine Technik, die den Nachweis von Erregermaterial bei „nicht-infektiösen" Erkrankungen erlaubt. Diese Methoden sind bereits klinisch angewandt worden, z. B. für den Nachweis von Neisserien bei Urethritis oder von CMV-Viren aus klinischen Proben (Totten et al. 1983; Spector et al. 1984). Z. B. konnten Varicella-zoster-Virus-DNS-Fragmente in menschlichen sensorischen Ganglien (Gilden et al. 1983) oder Hepatitis-B-Virus-DNS in Leberzellkarzinomzellen nachgewiesen werden (Bréchot et al. 1982). So wird nicht nur die Entwicklung neuer, hochspezifischer Vaccinae möglich (Newmark 1983), sondern auch die Nutzung solcher molekularbiologischen Techniken für weitere therapeutische und diagnostische Zwecke (Murray 1984).

4 Schlußbetrachtung

Ein multidisziplinärer Ansatz, eine enge Kooperation zwischen klinischen Rheumatologen, Immunologen, Pathologen, Mikrobiologen, Molekularbiologen und Genetikern ist erforderlich, um die komplexe Ätiologie und Pathogenese chronisch-entzündlicher Erkrankungen des rheumatischen Formenkreises aufzuschließen. Hier müssen die Schwerpunkte der Forschung liegen, verbunden mit neuen Konzepten der Steuerung von Entzündungs- und Immunreaktionen. Therapieforschung und Diagnostik können nur vorangetrieben werden, wenn mehr über Ätiologie und Pathogenese dieser Erkrankungen bekannt ist. Die Entwicklung immer neuer entzündungshemmender Substanzen oder die mühsame Prüfung der bekanntermaßen nur teilwirksamen, mit hohen Nebenwirkungsraten belasteten herkömmlichen Drogen in großen multizentrischen Studien wird demgegenüber wenig Aussicht auf eine erfolgversprechende Verbesserung der Behandlung mit sich bringen. Ein Schwerpunkt bei klinisch orientierten Untersuchungen muß auf Frühfällen mit ihrer oft uncharakteristischen Symptomatik liegen: differentialdiagnostisch unklaren Mono- oder Oligoarthritiden oder Gelenkentzündungen mit gastrointestinaler, genitaler, okulärer oder mukokutaner „Begleit"-Symptomatik, aus der Hinweise auf mögliche Ursachen abgeleitet werden können. Neue Erkenntnisse aus der Analyse einer Reihe von Tierkrankheiten, die als Modellkrankheiten für entzündliche rheumatische Erkrankungen des Menschen dienen können, besonders solche mit bekannten Erregern, und weiter solcher Tierkrankheiten, die einer präzisen immungenetischen Analyse zugänglich sind, müssen auf die Erforschung der entzündlichen rheumatischen Krankheiten des Menschen direkt angewandt werden. Die schon vielfach diskutierte Möglichkeit der Entstehung entzündlicher Erkrankungen des rheumatischen Formenkreises als chronische Infektionen meist noch unbekannter Herkunft in einem genetisch suszeptiblen Wirtsorganismus wird so in präzisierter Form der unmittelbaren Untersuchung zugänglich.

Literatur

Benach JL, Bosler EM, Hanrahan JP, Coleman JL, Habicht GS, Bast TF, Cameron DJ, Ziegler JL, Barbour AG, Burgdorfer W, Edelman R, Kaslow RA (1983) Spirochetes isolated from the blood of two patients with lyme disease. Engl J Med 308:740–743

Bohemen CG van, Grumet FC, Zanen HC (1984) Identification of HLA-B27M1 and -M2 cross-reactive antigens in Klebsiella, Shigella and Yersinia. Immunology 52:607–610

Bréchot C, Nalpas B, Couroucé AM et al. (1982) Evidence that hepatitis B virus has a role in liver-cell carcinoma in alcoholic liver disease. N Engl J Med 306:1384–1387

Brewerton DA (1984) A reappraisal of rheumatic diseases and immunogenetics. Lancet II:799–801

Cromartie WJ (1981) Arthropathic properties of peptidoglycan-polysaccharide complexes of microbial origin. In: Deicher H, Schulz LC (eds) Arthritis – models and mechanisms. Springer, Berlin Heidelberg New York, pp 24–38

Dale JB, Beachy EH (1982) Protective antigenic determinant of streptococcal M protein shared with sacrolemmal membrane protein of human heart. J Exp Med 156:1165–1176

Deicher H (1981) Infektionsbedingte Arthritiden. MMW 49:1878–1880

Deicher H, Brackertz D (1982) Immunsuppressive Therapie bei chronisch-entzündlichen rheumatischen Erkrankungen. Indikationen und Ergebnisse. Int Welt 5:329–335

Drommer W (1979) Pathogenesis of initial cartilage alterations in the model Erysipelas arthritis. IXth Europ. Congr. of Rheumatol, p 202

Dumonde DC (1981) Infectious agents in the pathogenesis of arthritis syndromes. In: Deicher H, Schulz LC (eds) Arthritis – Models and mechanisms. Springer, Berlin Heidelberg New York, p 3–11

Ebringer A (1978) The link between genes and disease. New Sci 79:865–867

Ebringer A, Ptaszynska T, Corbett M, Wilson C, Macafee Y, Avakian H, Baron P, James D (1985) Antibodies to Proteus in rheumatoid arthritis. Lancet II:305–307

Editorial (1985) Is Reiter's syndrome caused by chlamydia? Lancet I:317–318

Ely PH (1980) The bowel bypass syndrome: A response to bacterial peptidoglycans. J Am Acad Dermatol 2:473–487

Engelberg NC, Eisenstein BI (1984) The impact of new cloning techniques on the diagnosis and treatment of infectious diseases. N Engl J Med 311:892–901

Fielder AHL, Walport MJ, Batchelor JR, Rynes RI, Black CM, Dodi IA, Hughes GRV (1983) Family study of the major histocompatibility complex in patients with systemic lupus erythematosus: importance of null alleles of C4A and C4B in determining desease susceptibility. Br Med J 286:425–428

Genth E (1984) Reaktive Arthritiden. Int Welt 2:22–39

Gilden DH, Vafai A, Shtram Y, Becker Y, Devlin M, Wellish M (1983) Varicella-zoster virus DNA in human sensory ganglia. Nature 306:478–480

Gleichmann E, Rolink AG, Pals ST, Gleichmann H (1983) Graft-versus-host reactions (GVHRs): clues to the pathogenesis of a broad spectrum of immunologic diseases. Transplant Proc 15:1436–1440

Gleichmann E, Pals ST, Rolink AG, Radaszkiewicz T, Gleichmann H (1984) Graft-versus-host reactions: clues to the etiopathology of a spectrum of immunological diseases. Immunol Today 5:324–332

Gross WL (1985) Lymphozytenantwort auf bakterielle Biostrukturen: Vorläufer infektinduzierter Immunphänomene und Nachkrankheiten? Immun Infekt (im Druck)

Gross WL, Rucks A, Hahn G, Ullmann U (1983) Polyclonal activation of immunoglobulin secretion without prior DNA synthesis in human B lymphocytes induces by klebsiella pneumoniae. Clin Immunol Immunopathol 27:261–271

Grumet FC, Fendly BM, Fish L, Foung S, Engleman EG (1982) Monoclonal antibody (B27M2) subdividing HLA-B27. Hum Immunol 5:61

Grunstein M, Hogness DS (1975) Colony hybridization: a method for the isolation of cloned DNAs that contain a specific gene. Proc Natl Acad Sci USA 72:3961–3965

Haspel MV, Onodera I, Prabhakar BS, Horita M, Suzuki H, Notkins AL (1983) Virus-induced autoimmunity: monoclonal antibodies that react with endocrine tissues. Science 220:304–306

Held H, Venn D van de, Sieg I, Gross WL (1983) LPS and lipid A-independent polyclonal B-cell activation by various enterobacteriaceae. Immunbiology 165:276 (Abstr 68)

Herzer P, Zöllner N (1984) Durch Zecken übertragen: die Lyme-Krankheit. Dtsch Ärztebl 23: 1859–1866

Iannuzzi L, Dawson N, Zein N, Kushner I (1983) Does drug therapy slow radiographic deterioration in rheumatoid arthritis? N Engl J Med 309:1023–1028

Immunology (1985) of reactive arthritis and ankylosing spondylitis. Immunol Rev 86

Keat A (1983) Reiter's syndrome and reactive arthritis in perspective. N Engl J Med 309:1606–1615

Lang J (1977) Angioarchitektur der terminalen Strombahn. In: Boutet M, Fuchs U, Gaethgens P et al. (Hrsg) Mikrozirkulation. Springer, Berlin Heidelberg New York (Handbuch der allgemeinen Pathologie, Bd 3, 7. Teil, S 1–113)

Moll JMH (1983) Pathogenetic mechanisms in B27 associated diseases. Br J Rheumatol [Suppl] 2:93–103

Murray K (1984) DNA in medicine. New routes to drugs, diagnostic agents, and vaccines. Lancet II:1194–1198

Newmark P (1983) Will peptides make vaccines? Nature 305:9

Pathogenesis of HLA-B27 associated diseases, International Symposium (1983) Br J Rheumatol [Suppl] 2

Pearson CM, Chang YH (1981) Adjuvant arthritis: The role of microbial cell wall products and other substances in the genesis of joint disease in rats. In: Deicher H, Schulz LC (eds) – Arthritis models and mechanisms. Springer, Berlin Heidelberg New York, pp 39–50

Reveille JD, Arnett FC, Wilson RW, Bias WB, McLean RH (1985) Null alleles of the fourth component of complement and HLA haplotypes in familial systemic lupus erythematosus. Immunogenetics 21:299–311

Ruddy S (1981) The management of rheumatoid arthritis. In: Kelley WN, Harris ED, Ruddy S, Sledge CB (eds) Textbook of rheumatology. Saunders, Philadelphia London Toronto, pp 1000–1016

Rücker W, Schrör K (1982) Nichtsteroidale Antiphlogistika – Pharmakokinetik, biologische Wirkungen und Wirkungsmechanismen. Med Monatsschr Pharm 5:105–119

Schulz LC (1980) Zwei-Phasen-Konzept der rheumatoiden Entzündung. Pathomechanismen am Modell der Rotlauf-Polyarthritis der Ratte. Enke, Stuttgart

Schulz LC, Schaening U, Peña M, Hermanns W (1985) Borderline-tissues as sites of antigen deposition and persistance – a unifying concept of rheumatoid inflammation? Rheumatol Int 5:221–227

Spector AS, Rua JA, Spector DH, McMillan R (1984) Detection of human cytomegalievirus in clinical specimens by DNA-DNA hybridization. J Infect Dis 150:121–126

Steere AC, Grodzicki RL, Kornblatt AN, Craft JE, Barbour AG, Burgdorfer W, Schmid GP, Johnson E, Malawista SE (1983) The spirochetal etiology of lyme disease. N Engl J Med 308: 733–739

Steffansson K, Dieperink ME, Richman DP, Gomez CM, Marton LS (1985) Sharing of antigenic determinants between the nicotinic acetylcholine receptor and proteins in Escherichia coli, Proteus vulgaris, and Klebsiella pneumoniae: possible role in the pathogenesis of myasthenia gravis. N Engl J Med 312:221–225

Totten PA, Holmes KK, Handsfield HH, Knapp JS, Perine PL, Falkow S (1983) DNA hybridization technique for the detection of Neisseria gonorrhoeae in men with urethritis. J Infect Dis 148:462–471

White DG, Woolf AD, Mortimer PP, Cohen BJ, Blake DR, Bacon PA (1985) Human parvovirus arthropathy. Lancet I:419–421

Wilkes E, Meek ES (1979) Rheumatoid arthritis: Review of searches for an infectious cause. Infection 7: Part I, 125-128; Part II, 192–197

Williams RC (1983) Rheumatic fever and the streptococcus. Another look at molecular mimicry. Am J Med 75:727–730

Wilson JG, Wong WW, Schur PH, Fearon DT (1982) Mode of inheritance of decreased C3b receptors on erythrocytes of patients with systemic lupus erythematosus. N Engl J Med 307: 981–986

Winkelmann J, Trautwein G, Leibold W, Drommer W, Weiss R (1978) Enzymatische, enzymhisto-chemische und immunhistologische Untersuchungen bei der chronischen Rotlaufpolyarthritis des Schweines. Z Rheumatol 37:67–80

Wood JN, Hudson L, Jessell TM, Yamamoto A (1982) A monoclonal antibody defining antigenic determinants on subpopulations of mammalian neurones and Trypanosoma cruzi parasites. Nature 296:34–38

Wright IG, White M, Tracey-Patte PD et al. (1983) Babesia bovis: isolation of a protective antigen by using monoclonal antibodies. Infect Immun 41:244–250

Zur Epidemiologie und Prävention
rheumatischer Erkrankungen*

H.-H. RASPE

1 Einleitung

Das Grenzgebiet zwischen Sozialmedizin, Epidemiologie und Rheumatologie läßt sich für die Bundesrepublik Deutschland am ehesten als Brachland beschreiben. Vor Jahren von wenigen bearbeitet (Behrend u. Lawrence 1977), liegt es heute weitgehend unbestellt vor uns und wartet auf Kultivierung.

So fehlt es – im Vergleich etwa mit den Niederlanden, mit Großbritannien oder mit den skandinavischen Ländern – bei uns wieder an allem:
– an langfristig engagierten jüngeren Forschern,
– an einer interdisziplinären und internationalen Zusammenarbeit,
– an kumulativ und nicht nur gelegentlich erarbeiteten Daten,
– an einer sicheren institutionellen Basis,
– an wegweisenden neuen Ideen und endlich
– an Ausbildungsplätzen,
womit der Circulus vitiosus geschlossen wird.

In allerjüngster Zeit kann man den Eindruck haben, als ginge wenigstens eine Sonne über dem Land auf. Zeichen des Wandels sind in der Folge des „Bericht(es) über Maßnahmen zur Rheumabekämpfung", den die Bundesregierung dem Parlament am 30.1.1980 zuleitete:
– Die 1980 begonnene Förderung von wissenschaftlichen Vorhaben zur Therapie, Diagnostik und wohnortnahen Versorgung von v. a. entzündlich-rheumatisch Erkrankten durch den BMFT.

In einem dieser Modelle, der Mobilen Rheumahilfe Hannover, wird z.Z. auch eine epidemiologische Studie zur Prävalenz und Versorgung der chronischen Polyarthritis in Hannover unterstützt.

Den Rahmen bildet das Programm der Bundesregierung „Forschung und Entwicklung im Dienste der Gesundheit".
– Das Fachgespräch „Rheumaforschung. Stand und Perspektiven" vom 29.3.1984.
– Die u. a. mit der Deutschen Forschungsgemeinschaft und der Max-Planck-Gesellschaft abgestimmte und für 1986 vorgesehene Förderung grundlagenwissenschaftlich-ätiologisch orientierter Forschungsprojekte.
– Die für 1986 beantragte Etablierung eines neuen Sonderforschungsbereiches „Chronische Entzündung" in Hannover, der Ergebnisse und Erfahrungen nutzen

---

* Mit Unterstützung des BMFT (0 706 802 7) und der DFG (Teilprojekt HO des SFB 54)

kann, die im Rahmen des 1985 auslaufenden SFB 54 „Pathomechanismen der rheumatoiden Entzündung bei Mensch und Tier" gewonnen wurden.
– Und – last not least – die letztjährige Tagung der Deutschen Gesellschaft für Sozialmedizin in der Rheumaklinik Bad Bramstedt, die sich hauptsächlich mit der „sozialmedizinische(n) Bedeutung der rheumatischen Erkrankungen" beschäftigte.

2 Vorkommen und Häufigkeit rheumatischer Beschwerden und Störungen

Daß die Lage im nationalen wie internationalen Vergleich immer noch ganz unbefriedigend ist, liegt sicherlich *nicht* daran, daß rheumatische Beschwerden und Erkrankungen in der Bundesrepublik Deutschland besonders selten wären.

Das Gegenteil ist leicht zu belegen:

2.1 Rheumatische Beschwerden

Rheumatische Beschwerden in einer städtischen Bevölkerung (Kellgren et al. 1953; Wood 1971; Kramer et al. 1983; Roberts 1984; Tabelle 1):

Tabelle 1. Prävalenz rheumatischer Beschwerden unter deutschen Einwohnern Hannovers, 25–74 Jahre, n = 996

Schmerzen in einem oder mehreren Gelenken zur Zeit	36%
Rückenschmerzen zur Zeit	34%
Gefühl von Steifigkeit in den Gelenken zur Zeit	19%
Gelenkschwellung(en) zur Zeit	15%
Wenigstens eine dieser Beschwerden	53%
2 Beschwerden	33%
3 Beschwerden	18%
4 Beschwerden	8%

Die Daten wurden von unserer Arbeitsgruppe in der oben genannten Studie des Sonderforschungsbereiches „Chronische Entzündung" gewonnen (Wasmus 1985). Gut die Hälfte der Befragten hatte zum Befragungszeitpunkt wenigstens eines der Symptome bemerkt. Am häufigsten wurde über Schmerzen in einem oder mehreren Gelenken berichtet. Eine Aufschlüsselung nach Alter und Geschlecht zeigt, daß Frauen stärker als Männer belastet sind und daß die Beschwerdenprävalenz einen erklärungsbedürftigen Gipfel in der Gruppe der 55- bis 64jährigen erreicht und danach wieder zurückgeht (Abb. 1).

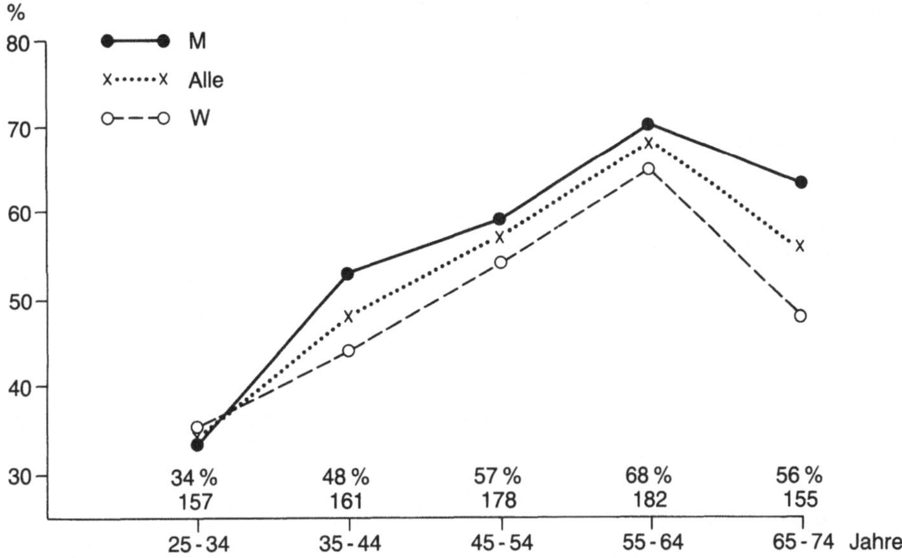

Abb. 1. Rheumatische Beschwerden in Hannover nach Alter und Geschlecht (n = 996)

2.2 Von den Beschwerden zum Kranksein

Im letzten Mikrozensus (April 1982) wurden auch wieder Fragen nach dem Gesundheitszustand der Bevölkerung gestellt (Bjelle u. Allander 1981).

Der Gesundheitszustand der Bevölkerung: Der Mikrozensus 1982

„Im Sinne der Befragung galt ... eine Person dann als krank, wenn sie sich am Stichtag der Befragung oder in dem vierwöchigen Zeitraum davor in ihrem Gesundheitszustand so beeinträchtigt fühlte, daß sie ihre übliche Beschäftigung (wie Berufstätigkeit, Hausarbeit, Schulbesuch) nicht voll ausüben konnte. Die Inanspruchnahme eines Arztes war keine Voraussetzung für die Erfassung." (Wirtschaft und Statistik 4/1984)

Im April 1982 waren 9.356 Mill. Personen (15,2 % der Wohnbevölkerung) in diesem Sinne krank.

Nach der benutzten Krankheitsdefinition wurden (hochgerechnet) insgesamt 9.6 Mill. Einwohner als „krank" identifiziert; davon 66 % als langfristig oder chronisch krank, d. h. die „Krankheit" bestand länger als 6 Wochen und dauerte am Befragungstag noch an (Fragen zur Gesundheit 1982).

Die Krankheiten des Skeletts, der Muskeln und des Bindegewebes nehmen den 3. Platz ein (293 Kranke/10 000 Einwohner in einem 4wöchigen „Berichtszeitraum"; Tabelle 2).

Tabelle 2. Mikrozensus 1982

	TSD	(%)	pro 10 000 Einwohner
Kranke Personen	9 536		1 520
Krankheiten der Atmungsorgane	1 980		321
des Kreislaufsystems	1 962		318
des Skeletts, der Muskeln und des Bindegewebes	1 810	100	293
nicht in Behandlung	181	10	
in ambulanter Behandlung	1 537	85	
in stationärer Behandlung	91	5	
akut erkrankt	209	12	
chronisch krank	1 602	88	
männlich	760	41	
weiblich	1 050	59	

Die betroffenen Personen sind überwiegend weiblich (59%), sie sind ganz überwiegend chronisch krank (88%) und ebenso häufig ausschließlich in ambulanter Behandlung (85%). Die Prävalenz rheumatischer Erkrankungen nimmt mit steigendem Alter zu und erreicht in der Gruppe der über 65jährigen für beide Geschlechter ihr Maximum (570 bzw. 782 Kranke/10 000 männliche bzw. weibliche Einwohner).

2.3 Arbeitsunfähigkeit

Eine erhebliche Bedeutung hat unsere Krankheitsgruppe auch für den sozialrechtlich relevanten Tatbestand der *Arbeitsunfähigkeit* (AU) (AOK 1983; Tabelle 3):
Auf sie entfallen 18% der AU-Fälle (2. Rang) und 22% der AU-Tage (1. Rang). Es überwiegt jeweils das männliche Geschlecht; und es zeigt sich ein Gipfel der beiden Raten in der Gruppe der 55- bis 65jährigen Pflichtmitglieder.

Tabelle 3. Arbeitsunfähigkeit unter Pflichtmitgliedern der AOK (Bundesgebiet) (größte relative Häufigkeit der Fälle und Tage jeweils unter den 55- bis 65jährigen)

ICD XIII Krankheiten des Skeletts, der Muskeln und des Bindegewebes (710–739)			
	n/10 000	(%)	Rang
AU-Fälle			
männlich	2 045	19	
weiblich	1 647	15	
zusammen	1 909	18	2
1975/83	+ 44%		
AU-Tage			
männlich	39 328	22	
weiblich	34 258	20	
zusammen	37 589	22	1
1975/83	+ 29%		

Ein besonderes Problem besteht bis heute in der ganz ungeklärten Validität der Daten aus dem Mikrozensus und aus dem Bereich der Krankenkassen (Allebeck et al. 1983; Mägi et al. 1984).

2.4 Vertrauensärztlicher Dienst

Die Validität der Angaben des *Vertrauensärztlichen Dienstes* ist sicher sehr viel günstiger einzuschätzen. Von den 25,3 Mill. Versicherten der GKV (ohne Rentner) werden heute pro Jahr 1,3–1,5 Mill. durch den VÄD begutachtet. 1984 bezogen sich 38% aller Gutachten (1. Rang) auf die Fallgruppe XIII des ICD 9 (Ziffern 710–739). Dieser Anteil betrug 1982 33% und 1983 34,9%. 1984 führten die schmerzhaften Wirbelsäulensyndrome mit 61% der betreffenden Fälle. 35% aller wegen „Rheuma" begutachteten Personen standen im Alter zwischen 51 und 60 Jahren (Sauer et al. 1985).

2.5 Primärärztliche Konsultation

Rheumatische Beschwerden veranlassen (in Schweden) 10–15% der *primärärztlichen Konsultationen* (2. bzw. 3. Rang nach Atemweg- und Kreislaufbeschwerden; Bjelle u. Mägi 1981, 1983). Dabei ergibt sich folgende Verteilung der Fälle auf die wichtigsten Diagnosegruppen (Tabelle 4):

Tabelle 4. Rheumatologische Beschwerdegruppen in der allgemeinärztlichen Praxis in Schweden (Bjelle u. Mägi 1981)

	Männer (%)	Frauen (%)
Rückenprobleme	37–66	35–52
Weichteilrheumatische Erkrankungen	15–32	13–34
Entzündlich-rheumatische Erkrankungen	4–16	8–14
Osteoarthrosen	6–12	8–20
andere	1–20	0–18

Entsprechende Zahlen fehlen für die Bundesrepublik Deutschland. In einer repräsentativen Studie des Zentralinstituts für die kassenärztliche Versorgung (Köln) wurden jedoch 1981/1982 in 551 Arztpraxen 13 571 Patienten/Kontakte analysiert. Nach dieser EVAS-Studie bezogen sich 10,7% der Haupt- und 18,5% der Haupt- *und* Nebendiagnosen auf rheumatische Beschwerden/Erkrankungen (Schwarzt 1985). Bei den über 65jährigen waren es sogar rund 14% der Hauptdiagnosen.

2.6 Leistungen der Rentenversicherung

Schließlich zeigt ein Blick auf die *Leistungen der Rentenversicherung*, daß auch hier rheumatische Erkrankungen ganz im Vordergrund stehen (Kaufmann 1985; Hoppe 1970). Bei den medizinischen Rehabilitationsmaßnahmen nehmen sie seit langem den ersten Platz ein (1984: 40% Anteil); bei den Rentenzugängen wegen Berufs- oder Erwerbsunfähigkeit rangieren sie auf Platz 2 (1984: 28% aller Rentenzugänge). Dabei sind sogar nur die ICD-Nummern 710–729 berücksichtigt. Innerhalb dieser Gruppe „rheumatische Krankheiten der Bewegungsorgane" führen wieder die Wirbelsäulenleiden, diesmal gefolgt von den Arthrosen der peripheren Gelenke.

Selbst bei den berufsfördernden Maßnahmen liegen die rheumatischen Erkrankungen weit an der Spitze (1984: 55% Anteil).

Mit diesen 6 Hinweisen ist die epidemiologische und sozialmedizinische Bedeutung rheumatischer Beschwerden/Erkrankungen wenigstens angedeutet.

Es läge nahe, aus all diesen Häufigkeitsangaben die gesellschaftlichen Kosten zu errechnen. Leider ist dies aus den verschiedensten Gründen bisher nicht oder nur in sehr groben Annäherungen möglich (Blohmke u. Neipp 1981). Die entsprechenden Versuche (z. B. Stone 1984) sind nach Meinung von Experten nicht viel zuverlässiger als ein Blick in die Glaskugel der Wahrsagerin (Bombardier u. Eisenberg 1985). Insofern ist jeder Versuch gerechtfertigt, hier zu besseren Methoden und Ergebnissen zu gelangen.

3 Epidemiologie = Primärprävention?

Die eingangs beklagte Situation wird sich so rasch nicht ändern lassen; es fehlt ja weniger an Geld als vielmehr an langfristig engagierten Forschern und entsprechenden Instituten bzw. Abteilungen. In dieser Hinsicht ist die Rheumatologie deutlich weiter zurück als z. B. die Psychiatrie und die Onkologie. Es gibt in der Bundesrepublik Deutschland bisher nur 3 rheumatologische Lehrstühle und keine einzige außeruniversitäre Forschungseinrichtung im Sinne eines Max-Planck-Instituts für Psychiatrie, eines Zentralinstituts für seelische Gesundheit oder eines Deutschen Krebsforschungszentrums.

Auch der Autor kann es als internistisch-rheumatologisch und medizinsoziologisch Ausgebildeter höchstens noch zu einem epidemiologischen *Rheumatologen*, aber nicht mehr zu einem rheumatologischen *Epidemiologen* bringen (Shephard 1985). Gerade dessen methodisch-statistische Kompetenzen dürfen in einem interdisziplinären Forschungsteam aber nicht fehlen. In diesem Sinne ist es zu begrüßen, daß die Bundesregierung über den Deutschen akademischen Austauschdienst (DAAD) entsprechende Ausbildungsstipendien zur Verfügung stellt. Wir hoffen, daß viele jüngere Kollegen sie für längere Auslandsaufenthalte in Anspruch nehmen werden.

So haben meine Überlegungen zur Epidemiologie rheumatischer Erkrankungen eine sozusagen unepidemiologische, klinische Färbung. Dies wird sich besonders bei der Erörterung der Präventionsmöglichkeiten für rheumatische Erkrankungen zeigen (Leistner u. Wessel 1981; Allander 1982).

In erster Linie will ich sie für die chronische Polyarthritis behandeln; ein Seitenblick soll der primären Fibromyalgie gelten. Für diese Diskussion gibt es einen Anlaß: Aus der neueren epidemiologischen Literatur, besonders zu den onkologischen und kardiovaskulären Erkrankungen, ergibt sich für mich der Eindruck nahezu einer Identifizierung von Epidemiologie und Primärprävention (Gordis 1976; Keil 1981):

Epidemiologie sei ätiologisch zu orientieren, die Erkenntnisse der Ursachenforschung seien dann in Strategien der Primärprävention umzusetzen, deren Erfolge schließlich wieder mit epidemiologischen Methoden evaluiert werden könnten (so auch Frentzel-Beyme 1985). Emotional hochgestimmt spricht Wynder (1985) in einem Kommentar über „angewandte Epidemiologie" vom „schließlichen Triumph" („final triumph") der „Epidemiologie", der darin bestünde, „den Rückgang von Risikofaktoren und schließlich den Rückgang von Krankheit zu berichten und zu erklären".

Wir wollen sehen, wie weit diese Orientierung für die Rheumaepidemiologie trägt und ob wir unsere emotionale Befriedigung nicht aus anderen Quellen schöpfen müssen.

4 Nosologische Überlegungen

Bevor ich darauf näher eingehe, ist ein knapper Exkurs in die Nosologie der beiden genannten Krankheiten (chronische Polyarthritis und Fibromyalgie) notwendig: Ohne nosologische Abgrenzungen und operationale Definitionen der zu untersuchenden Krankheitsbilder sind epidemiologische Untersuchungen – gleich welchen Anspruchs – überhaupt nicht möglich.

Die *chronische Polyarthritis* (cP) ist mit einer Prävalenz von 1–2% der klassischen, sicheren und wahrscheinlichen Fälle die häufigste entzündlich-rheumatische Erkrankung (Allander u. Bjelle 1981; Hochberg 1981).

In jüngster Zeit sind Spekulationen über einen Rückgang ihrer Inzidenz (Linos et al. 1980) und ihrer Schwere (Silman et al. 1983) angestellt worden.

In ihrer seltenen klassischen Form (Prävalenz 0,2–0,5%) gestattet die cP eine Blickdiagnose. Mit zunehmender Entfernung vom klassischen Typus und mit abnehmender Diagnosesicherheit wachsen die Ansprüche an die Beachtung der Ausschlußdiagnosen und an das klinische Urteilsvermögen des epidemiologischen Untersuchers. Es ergeben sich gerade in einer Punktprävalenzstudie fließende Übergänge zu anderen Erkrankungen (v. a. der Arthrose peripherer Gelenke) und zum Normalen, bei deren Beurteilung die klinische Einschätzung wichtiger wird als die Addition von Formalkriterien (Wood 1971).

Dennoch: Das Krankheitsbild der cP besitzt einen festen und zuverlässigen Kern. Er ist umgeben von einem weiten Hof weniger prägnanter bis atypischer Manifestationsformen. Deren Zugehörigkeit zum Zentrum kann und sollte im einzelnen diskutiert werden.

Ein viel ungesicherterer nosologischer Status kennzeichnet das sog. primäre Fibromyalgiesyndrom (FMA), über das bisher *keine* epidemiologischen Daten vorliegen.

Ein in der Bundesrepublik Deutschland häufiger gebrauchter synonymer Begriff ist der der generalisierten Tendomyopathie (Müller u. Schilling 1982, S. 237 ff.). Die Bezeichnung „Fibrositis" ist obsolet und ganz unzutreffend (Reynolds 1982, 1983).

Während die cP-Kriterien der ARA auf das Jahr 1956 zurückgehen und mehrfach überarbeitet wurden, stammen Kriterienvorschläge für die FMA aus dem Jahre 1972 (Smythe u. Moldofsky 1977/78; Yunus et al. 1981).

Kriterienvorschlag für das primäre Fibromyalgiesyndrom
(Yunus et al. 1981): Seminars Arthritis Rheumatism 11 (1981), pp 151–171

1. Obligatorische Kriterien
   a) Generalisierte dumpfe/stechende Schmerzen oder besondere („prominent") Steifigkeits-
      gefühle an 3 oder mehr anatomischen Regionen, seit wenigstens 3 Monaten
   b) Abwesenheit einer organischen Ursache (v. a. Traumen, andere rheumatologische oder
      infektiöse, endokrinologische oder maligne Erkrankungen)
   c) Unauffällige Laboruntersuchungen (BB, BSG, RF, ANF, Muskelenzyme)
   d) Unauffällige Röntgenaufnahmen

2. Hauptkriterien
   a) $\geq$ 5 typische Schmerzpunkte („tender points")
   b) 3 oder 4 typische Schmerzpunkte

3. Nebenkriterien
   a) Beeinflussung der Symptome durch physische Aktivität
   b) Durch Witterungseinflüsse
   c) Verstärkung durch Angst oder Beanspruchung („Streß")
   d) Schlafstörung („nonrestorative sleep")
   e) Allgemeine Müdigkeit und Abgeschlagenheit
   f) Ängstlichkeit
   g) Anhaltende Kopfschmerzen, oft Migräne
   h) Colon irritabile
   i) Schwellungsgefühle
   j) Parästhesien („numbness")

Diagnose: 1 A – D × 2 A × 3 Nebenkriterien
           1 A – D × 2 B × 5 Nebenkriterien

Die Autoren unterscheiden obligatorische, Haupt- und Nebenkriterien, und sie geben an, wann die Diagnose zu stellen ist. Beides wird bei Rheumatologen und klinimetrisch Interessierten (Feinstein 1983) Bedenken hervorrufen. Die Liste enthält u. a. einige nicht klar definierte Kriterien; andererseits ist sie in ihrer Ausführlichkeit eine wertvolle Grundlage weiterer und v. a. auch epidemiologischer Forschung. Denn die operationale Bestimmung bisher vage definierter Items kann nachgeholt werden.

Mit einem präziseren Kriterienkatalog sollten dann untersucht werden:
1. die Häufigkeit, Beständigkeit und diagnostische Wertigkeit der klinischen Symptome,
2. die Konstanz und Konsistenz des Syndroms,
3. sein natürlicher Verlauf,
4. seine psychosozialen Voraussetzungen, Begleiterscheinungen und Folgen.

Parallel zur Klärung dieser Fragen können dann Risikosituationen und Risikopersonen identifiziert werden.

Ich möchte ausdrücklich davor warnen, die primäre FMA ätiologisch alternativ auf „Verschleiß" oder auf „psychische Störungen" zu reduzieren (Payne et al. 1982; Perini et al. 1982; Wolfe et al. 1984; vs. Ahles et al. 1984; Clark et al. 1985).

Die neuere „Nomenklatur und Klassifikation" der ARA aus dem Jahre 1983 (Decker 1983) ordnet sie wie ihr Vorgänger und ihre Konkurrenten (Mathies et al. 1978; Bundesminister für Jugend, Familie und Gesundheit 1979) den extraartikulären bzw. weichteilrheumatischen Störungen zu. Dort findet man sie – ganz unverbindlich – unter „verschiedene Schmerzsyndrome". Hier wird sie abgegrenzt einmal gegen den „psychogenen Rheumatismus" und zum anderen gegen „regionale Schmerzsyndrome".

Dies dürfte dem augenblicklichen Stand des Nichtwissens am besten entsprechen.

Generalisierte Fibromyalgie Tendomyopathie Fibrositis –
Nosologische Zuordnungen 1971–1983

1. Klassifikation der Erkrankungen des Bewegungsapparates 1971/77 (DRG)

3	Erkrankungen der Weichteile des Bewegungs- und Stützapparates
31	Erkrankungen der Muskulatur
313	Reaktive Myosen und Myalgien
3131	Bei tonischer und kinetischer Überbeanspruchung aus äußeren Gründen
(3134)	Psychogen (psychosomatisch) 829
324	Mechanisch und degenerativ bedingte Erkrankungen der Sehnen, Sehnenscheiden und Faszien
829	Psychisch bedingte Störungen mit somatischen Manifestationen am Bewegungsapparat

2. ICD 9. Revision 1979 (WHO)

729	Sonstige Affektionen der Weichteile
729.0	Rheumatismus ohne nähere Angaben und Fibrositis

3. Nomenclature and Classification or Arthritis and Rheumatism 1983 (ARA)

IX	Extraarticular Disorders
D	Miscellaneous Pain Disorders
1.	Generalized (i. e. Fibrositis, Fibromyalgia)
2.	Psychogenic Rheumatism
3.	Regional Pain Syndroms

---

5 Primäre Prävention

Damit komme ich zur Frage, ob an eine *primäre Prävention* für eine der beiden Erkrankungen nach unserem heutigen Wissen gedacht werden kann.

Ist es also möglich, die Entstehung dieser Erkrankungen bei Gesunden gezielt zu verhindern?

Für die *primäre FMA* lautet die Antwort: Wir wissen es nicht! Die Frage kann erst weiter bearbeitet werden, wenn die geforderten nosographischen Informationen vorliegen. Solange solche Daten nicht zur Hand sind, wären Vorschläge zu einer spezifisch-gezielten Primärprävention der FMA vorschnell und zu leichtgewichtig. Gibt es Anhaltspunkte für die Möglichkeit einer Primärprävention der *chronischen Polyarthritis*?

Hier liegt der begrenzende Faktor nicht so sehr in nosologischen Unsicherheiten, sondern in unserem Unwissen über die Ätiologie und Pathogenese dieser Erkrankung.

Dennoch sind zwei Spuren verfolgenswert:

1. Immer wieder wird eine virale oder mikrobielle Ätiologie der cP erwogen. Solche Vermutungen erhalten vielerlei Auftriebe, u. a. aus Arthritismodellen am Tier. Im letzten Jahr gelang es zudem, die mikrobielle Ätiologie der Lyme-Erkrankung aufzuklären. Sie ist bei uns in Europa als Erythema-migrans-Krankheit seit der Jahrhundertwende bekannt (Steigleder 1984; Steere u. Malawista 1985). Auch wenn die Lyme-Arthritis klinisch ziemlich sicher von der klassischen cP abgegrenzt werden kann – an ihr konnte erstmals die mikrobielle Genese einer in 10% chronisch-erosiv verlaufenden Oligoarthritis mehr als wahrscheinlich gemacht werden.

   In jüngster Zeit sind für Polyarthritiden Parvoviren in der Diskussion (Simpson et al. 1984; Luzzi et al. 1985; Reid et al. 1985; White et al. 1985). Um das Epstein-Barr- und das Rubella-Virus ist es dagegen ruhiger geworden. Immerhin konnte dieses letzte bei einzelnen, z. T. auch seropositiven Fällen einer chronisch (aber nicht erosiv) verlaufenden Polyarthritis aus der Synovia bzw. aus Synovialistlymphozyten isoliert werden (Grahame et al. 1981; Chantler et al. 1985). Zur Parvovirusarthropathie gibt es bisher fast nur klinisch-deskriptive Untersuchungen; Fallkontrollstudien sind mir bis auf eine Ausnahme (Lefrere et al. 1985) nicht bekannt. Ich erwähne diese Details nur, weil sie einen Ansatzpunkt klassischer infektionsepidemiologischer Forschung in der Rheumatologie bezeichnen.

2. Eine zweite Spur ergab sich überraschenderweise in einer prospektiven Kohortenstudie: der britischen „Royal College of General Practitioners Oral Contraception Study". Hier fand sich eine nicht erwartete Halbierung der cP-Inzidenz bei *den* Frauen, die orale Kontrazeptiva benutzten (Wingrave 1978). Inzwischen sind die Ergebnisse zweier bestätigender europäischer Fallkontrollstudien, einer aus Holland (Vandenbrouke et al. 1982) und einer aus Schweden (Allebeck 1984), veröffentlicht worden. Dagegen kam eine nordamerikanische Untersuchung bei negativem Resultat zu der Schlußfolgerung, „daß der mutßmaßliche protektive Effekt oraler Kontrazeptiva ... noch nicht gesichert werden konnte" (Linos et al. 1983).

So spannend beide Spuren für *Forscher* sein mögen – praktisch präventive Bedeutung haben sie (bisher) nicht. Selbst wenn sich ein protektiver Einfluß von Östrogenen (oder weniger wahrscheinlich von Gestagenen) bestätigen sollte, würde durch „die Pille" nur etwa eine von 3 000 Frauen pro Jahr vor einer cP bewahrt werden können (Wingrave 1978, S. 571).

In jedem Falle sollten diese Studien Anlaß geben, die Rolle hormoneller Einflüsse auf das Auftreten und den Verlauf der cP klinisch und grundlagenwissenschaftlich näher zu untersuchen. Es ist seit langem bekannt,

– daß die cP 2- bis 3mal häufiger bei Frauen als bei Männern auftritt,
– daß sie bei den meisten Schwangeren während der Schwangerschaft spontan remittiert und
– daß sie sich nicht ganz selten im Umfeld der Menopause manifestiert (Lahita 1985).

6 Sekundäre Prävention

Aus Platzgründen kann ich die (Un-)Möglichkeiten einer *sekundären Prävention* nur streifen. Solche Möglichkeiten wären dann gegeben, wenn wir Personen mit ausgeprägten Risikofaktoren oder mit präklinischen Frühformen der cP bzw. der FMA aufspüren und so effektiv beeinflussen könnten, daß sich das Vollbild der Krankheit nicht ausbildet.

Bei beiden Krankheitsbildern gibt es für ein effektives Screening von Risikofaktoren oder subklinischen Stadien bisher *keine* Ansatzpunkte.

Vielleicht kann für die Fibromyalgie in der Zukunft das Phänomen der „latenten" Schmerz- und „Trigger"-Punkte (Travell u. Simons 1983) bedeutsam werden; vielleicht schafft die von Engel tiefenpsychologisch herausgearbeitete „pain-proneness", die Schmerzgeneigtheit (Blumer u. Heilbronn 1982), einen Zugang. Aber dies ist ganz spekulativ. Eine gerade veröffentlichte Studie hat es im Gegenteil wahrscheinlich gemacht, daß bei der primären Fibromyalgie gerade keine allgemein erniedrigte Schmerzschwelle vorliegt (Clark et al. 1985).

Für die sekundäre Prävention der cP hätten genetische, d. h. konstitutionelle Risikoindikatoren wie das HLA-Allel DR 4 oder erworbene dispositionelle Risikoindikatoren wie der Rheumafaktor im Serum wichtig sein können.

Jüngste epidemiologische Studien haben die an die Immungenetik geknüpften Hoffnungen wieder entkräftet. Besonders die EPOZ-Studie (de Jongh et al. 1984) legt die Vermutung nahe, daß diese genetischen Merkmale eher die Schwere der cP kodieren als die Empfänglichkeit für sie (van Rood 1984).

In die gleiche Richtung weisen im übrigen HLA-Analysen in Familien mit mehreren cP-kranken Mitgliedern (Walker et al. 1985). Zum Rheumafaktor: In der erwähnten EPOZ-Studie ließ sich bei 1,3% der untersuchten Population (n = 6 584) ein positiver Rheumafaktor im Serum ohne aktuelle Zeichen einer Polyarthritis nachweisen.

Vielleicht 5% dieser Personen werden nach finnischen Schätzungen eine cP entwickeln (Aho et al. 1985).

Auch darauf läßt sich also keine sekundärpräventive Strategie gründen.

7 Tertiäre Prävention

Damit komme ich zur *tertiären Prävention*. Hier werde ich mich ganz auf die cP konzentrieren müssen. Daten zum natürlichen oder behandelten Verlauf der FMA liegen bisher nicht vor.

Tertiäre Prävention zielt, global gesagt, auf die rechtzeitige Verhinderung ungünstiger Verläufe bei bereits manifest Erkrankten. Sie wäre am erfolgreichsten, wenn es zuverlässig gelänge, eine klinisch aktive cP in die Remission zu zwingen. Wir wissen, daß dies nur in etwa 10–20% der Fälle möglich ist (Wolfe u. Hawley 1985). Ein Teil dieser Remissionen ereignet sich dabei sicher spontan – nicht wegen, sondern unter unserer Therapie. Auf der anderen Seite beobachten wir bei 10–15% der Patienten unbeeinflußbar schwere, selten letale Verläufe (Raspe 1982).

Bei diesem Spektrum von Endpunkten und Verlaufstypen würde die tertiäre Prävention sehr von einer sicheren Prognostik profitieren. Diese könnte uns Risikogruppen zu identifizieren helfen, die z. B. von einer aggressiven Frühtherapie mehr Nutzen als Schaden hätten.

Leider haben wir bisher keine frühzeitig trennscharfen Prädiktoren eines (un)günstigen Verlaufs gewinnen können. Auch das HLA DR 4 und/oder der IgM-Rheumafaktor im Serum trennen nicht hinreichend.

Das bedeutet praktisch: Wir versuchen, Behandlungen und Betreuung den uns noch „schicksalhaft" erscheinenden Wendungen des Krankheitsverlaufs anzupassen. Oft laufen wir diesem dann hinterher; und unsere Behandlungsziele werden bescheidener: Wir hoffen dann auf Besserung und Linderung oder wenigstens auf eine Stabilisierung oder schließlich auf eine Verlangsamung der Progredienz.

In jeder dieser Lagen erleben wir, daß der nicht zur Ruhe zu bringende somatische Prozeß den Kranken zunehmend soziale Lasten und seelische Leiden aufbürdet (Raspe 1985). Diese knüpfen sich an die 4 bedrängendsten Primärsymptome der cP: den Schmerz, die Schwäche, die Gestaltveränderung und besonders an die Behinderung. Sie interferieren mit *den* seelischen und sozialen Gleichgewichten, die der Kranke bisher gefunden hat und die er im weiteren Lebenszyklus wird finden müssen. Eine cP begleitet die Kranken im Mittel 20–35 Jahre.

Unsere prognostischen Möglichkeiten sind auch auf diesem Feld der psychosozialen Probleme im Verlauf einer cP eng begrenzt. Wir wissen zwar, daß es sich um eine *multifokale Krankheit* handelt, daß es also zugleich oder nacheinander an verschiedenen Stellen brennen kann; aber wir können bisher kaum voraussehen, wie diese Brände sich ausbreiten und was sie als nächstes erfassen werden.

Gewiß ist nur, daß keine gesetzmäßigen Zusammenhänge zwischen dem bestehen, was die WHO „Disease – Impairment – Disability – Handicap" genannt hat (1980).

Ein besonders anschauliches, schon fast triviales Beispiel gibt dafür die Untersuchung von Yelin et al. (1980) (Meenan et al. 1981). Die Autoren zeigen, daß über das Verbleiben von cP-Kranken im Arbeitsleben ebensosehr die Arbeitsbedingungen bei Ausbruch der Erkrankung wie Merkmale der Erkrankung selbst entscheiden. Eine unselbständige berufliche Stellung und eine geringe Autonomie am Arbeitsplatz waren eng mit einem Ausscheiden aus dem Arbeitsleben verbunden.

Auf die im Detail aus dieser uns noch unübersichtlichen Multifokalität abzuleitenden Forderungen nach einer wohnortnahen, krankheitsbegleitenden und komprehensiven Betreuung von chronischen Polyarthritikern will ich nicht weiter eingehen (Raspe 1985).

Sicher ist, daß tertiäre Prävention ihre Ziele nicht nur im somatischen Bereich, sondern v. a. auch auf dem Feld der psychosozialen Probleme suchen muß. Ihre Übergänge zur rheumatologischen Behandlung, zur komprehensiven Betreuung, zur Rehabilitation und zur Laien- und Selbsthilfe (Lorig et al. 1985; Shearn u. Fireman 1985) werden dabei fließend.

Was hat das noch mit Epidemiologie zu tun? *Wenig*, wenn wir sie für eine ätiologische Wissenschaft halten; *sehr viel*, wenn wir ihre Beiträge zur Versorgungsforschung (Densen 1976), zum „health service research in rheumatology" bedenken (Epstein 1981). Ich will nur einige der drängendsten Fragen andeuten:

Welches sind die Brennpunkte der körperlichen, sozialen und seelischen Probleme von Polyarthritikern und FMA-Kranken in der Gemeinde? Zunehmend wichtig dürfte der Zusammenhang von Behinderung und Pflegebedürftigkeit werden.

Wem werden diese Probleme zuerst präsentiert? Wie viele Kranke erreichen *nicht* das medizinische System (unbehandelte Prävalenz)?

Wie viele erreichen es und erfahren dann eine adäquate Betreuung? Welche körperlichen, sozialen oder seelischen Probleme finden eine überschießende oder eine ungenügende therapeutische Aufmerksamkeit?

Welche Wege gehen oder finden Inzidenzfälle, Menschen, die gerade krank geworden sind?

Wen und mit welchem Zusatznutzen erreichen komprehensiv orientierte Modelleinrichtungen, wie sie der BMFT heute an 5 Stellen in der Bundesrepublik Deutschland und auch als „Mobile Rheumahilfe" bei uns in Hannover fördert?

Wie ist ihre Kosten-Wirksamkeits-Relation zu beurteilen?

Diese Liste ließe sich fortsetzen. Die genannten Punkte reichen aus, um ie Bedeutung der Epidemiologie für die Zielsetzungen, die Organisierung und die Beurteilung tertiärpräventiver Anstrengungen zu verdeutlichen.

8 Zusammenfassung

Anders als im Bereich z. B. der lebensbedrohlichen kardiovaskulären Erkrankungen bieten sich für 2 chronisch schmerzhafte, behindernde und (im Falle der cP) auch gestaltsverändernde rheumatische Erkrankungen bisher *keine* primär- und sekundärpräventiven Möglichkeiten an.

Wir können uns daher auf die Aufgaben der tertiären Prävention mit ihren Übergängen zur Therapie, komprehensiven Betreuung, Rehabilitation und Selbst/ Laienhilfe konzentrieren.

Unser „Triumph" soll es sein, die z. T. noch skandalöse Unterversorgung chronisch Rheumakranker aufzuheben und neue Behandlungs- und Betreuungskonzepte zu entwickeln, zu erproben, zu evaluieren und flächendeckend wirksam werden zu lassen.

Diese Konzepte werden *exemplarische Bedeutung* gewinnen. Wenn es den z. B. kardiologisch in Labor, Klinik oder Gemeinde forschenden Kollegen gelingen sollte, die Entstehung der sie beschäftigenden Krankheiten zu verhüten, so werden wir uns alle noch intensiver und sorgfältiger um die weiter steigende Zahl alter, belasteter und leidender Menschen sorgen müssen. Hierfür zu arbeiten scheint mir eine gesundheits- und gesellschaftspolitische wichtige und auch subjektiv befriedigende Arbeit. Sie erfordert in gleicher Weise klinische, epidemiologische und praktisch-sozialmedizinische Anstrengungen.

Wir tun sie in der Gewißheit, daß wir Krankheit und Leiden nicht werden abschaffen, aber immer werden lindern können.

Literatur

Ahles TA, Yunus MB, Riley SD, Bradley JM, Masi AT (1984) Psychological factors associated with primary fibromyalgia syndrome. Arthritis Rheum 27:1101–1106

Aho K, Palosuo T, Raunio V, Puska P, Aromaa A, Salonen JT (1985) When does rheumatoid disease start? Arthritis Rheum 28:485–489

Allander E (ed) (1982) Rheumatology in perspective. Scand J Rheumatol [Suppl] 46:1–49

Allander E, Bjelle A (1981) Developments in epidemiological studies on rheumatoid arthritis. Scand J Rheumatol 10:257–261

Allebeck P, Ljungström K, Allander E (1983) Rheumatoid arthritis in a medical information system: How valid is the diagnosis? Scand J Soc Med 11:27–32

Allebeck P: (1984) Epidemiological investigations on rheumatoid arthritis in Stockholm. Scand J Rheumatol [Suppl] 55:1–30

AOK (1985) Krankheitsartenstatistik 1983. AOK Bundesverband, Bonn

Behrend T, Lawrence JS (1977) Epidemiologie der rheumatischen Erkrankungen. In: Blohmke M, Ferber CF, Kisker KP, Schäfer H (Hrsg) Handbuch der Sozialmedizin. Enke, Stuttgart, S. 103–129

Bjelle A, Allander E (1981) Regional distribution of rheumatic complaints in Sweden. Scand J Rheumatol 10:9–15

Bjelle A, Mägi M (1981) Rheumatic disorders in primary care. Scand J Rheumatol 10:331–341

Bjelle A, Mägi M (1983) Total care for rheumatic disorders in an integrated health care system. Clin Rheumatol 2:207–216

Blohmke M, Neipp J (1981) Chronisch entzündlicher Gelenkrheumatismus und Krankheiten der Knochen und Gelenke aus epidemiologischer und sozio-ökonomischer Sicht. Arbeitsmed Sozialmed Präventivmed 16:1–6

Blumer D, Heilbronn M (1982) Chronic pain as a variant of depressive disease. The painprone disorder. Nerv Ment Dis 170:381–406

Bombardier C, Eisenberg J (1985) Looking into the crystal ball: Can we estimate the lifetime cost of rheumatoid arthritis? J Rheumatol 12:201–204

Bundesminister für Forschung und Technologie (1984) Rheumaforschung. Stand und Perspektiven. Bonn

Bundesminister für Jugend, Familie und Gesundheit (1979) Handbuch der internationalen Klassifikation der Krankheiten, Verletzungen und Todesursachen (ICD) 9. Revision 1979. Girardet, Wuppertal

Chantler JK, Da Roza DM, Bonnie ME, Reid GD, Ford DK (1985) Sequential studies on synovial lymphocyte stimulation by rubella antigen, and rubella virus isolation in an adult with persistent arthritis. Ann Rheum Dis 44:564–568

Clark S, Campbell SM, Forehand ME, Tindall EA, Bennet RM (1985) Clinical characteristics of fibrositis. Arthritis Rheum 28:132–137

Decker JL (1983) American rheumatism association nomenclature and classification of arthritis and rheumatism (1983). Arthritis Rheum 26:1029–1032

Densen PM (1976) Epidemiologic contributions to health services research. Am J Epidemiol 104:478–488

Deutscher Bundestag (1980) Bericht über Maßnahmen zur Rheumabekämpfung. Drucksache 8/3625 vom 30.01.1980

Epstein WV (1981) Health services research in rheumatology. Bull Rheum Dis 31:15–19

Feinstein AR (1983) An additional basic science for clinical medicine: IV. the development of clinimetrics. Ann Intern Med 99:843–848

Frentzel-Beyme R (1985) Einführung in die Epidemiologie. Wissenschaftliche Buchgesellschaft, Darmstadt

Gordis L (1976) Discussion of: "Epidemiologic contribution to health services research". Am J Epidemiol 104:489–492

Grahame R, Simmons NA, Wilton JMA, Armstrong R, Mims CA, Laurent R (1981) Isolation of rubella virus form synovial fluid in five cases of seronegative arthritis. Lancet II:649–651

Hochberg MC (1981) Adult and juvenile rheumatoid arthritis: Current epidemiologic concepts. Epidemiol Rev 3:27–45

Hoppe R (1970) Die rheumatischen Erkrankungen in der deutschen Sozialversicherung. Verh Dtsch Ges Rheumatol 2:295–304

Jongh BM de, Romunde LKJ van, Valkenburg HA, Lange GG de, Rood JJ van (1984) Epidemiological study of HLA and GM in rheumatoid arthritis and related symptoms in an open Dutch population. Ann Rheum Dis 43:613–619

Kaufmann FW (1985) Zur ökonomischen Bedeutung rheumatischer Erkrankungen für die Rentenversicherung. Vortrag auf der wissenschaftlichen Jahrestagung der Deutschen Gesellschaft für Sozialmedizin, Bad Bramstedt

Keil U (1981) Was ist – was will Epidemiologie? Med Klin 76:408–415

Kellgren JH, Lawrence JS, Aitken-Swan J (1953) Rheumatic complaints in an urban population. Ann Rheum Dis 12:5–15

Kramer JS, Yelin EH, Epstein WV (1983) Social and economic impacts of four musculoskeletal conditions. Arthritis Rheum 26:901–907

Lahita RG (1985) Sex steroids and the rheumatic disease. Arthritis Rheum 28:121–126

Lefrère JJ, Meyer O, Menkes CJ, Beaulieu MJ, Couroucé AM (1985) Human parvovirus and rheumatoid arthritis. Lancet I:982

Leistner K, Wessel G (1981) Prävention und zukünftige epidemiologische Forschungsstrategie in der Rheumatologie. EULAR Bull 10:10–11

Linos A, Worthington JW, O'Fallon WM, Kurland LT (1980) The epidemiology of rheumatoid arthritis in Rochester, Minnesota: A study of incidence, prevalence, and mortality. Am J Epidemiol 111:87–98

Linos A, O'Fallon WM, Worthington JW, Kurland LT (1983) Case-control study of rheumatoid arthritis and prior use of oral contraceptives. Lancet I:1299–1300

Lorig E, Lubeck D, Krainess RG, Seleznick M, Holman HR (1985) Outcomes of self-help education for patients with arthritis. Arthritis Rheum 28:680–685

Luzzi GA, Kurtz JG, Chapel H (1985) Human parvovirus and rheumatoid factor. Lancet I:1218

Mägi M, Allander E, Bjelle A, Ragnarsson A (1984) Rheumatic disorders in a health survey: How valid and reliable are the reports? Scand J Soc Med 12:141–146

Mathies H, Otte P, Villiaumey J, Dixon AS (1979) Klassifikation der Erkrankungen des Bewegungsapparates. EULAR, Basel

Meenan RF, Yelin EH, Nevitt M, Epstein WV (1981) The impact of chronic disease. Arthritis Rheum 24:544–549

Müller W, Schilling F (2.1982) Differentialdiagnose rheumatischer Erkrankungen. Aesopus, Basel

Payne TC, Leavitt F, Garron DC, Katz RS, Goldens HE, Glickman PB, Vanderplate C (1982) Fibrositis and psychologic disturbance. Arthritis Rheum 25:213–217

Perini C, Müller BW, Labhardt F, Bühler FR (1982) Vergleichende testpsychologische Untersuchungen bei verschiedenen rheumatischen Erkrankungen und der Hypertonie. Z Rheumatol 41:80–88

Raspe HH (1982) Psychosoziale Probleme im Verlauf einer chronischen Polyarthritis. Intern Welt 5:193–203

Raspe HH (1985 a) Chronische Polyarthritis: Komprehensive Versorgung. Therapie Woche 35: 2232–2236

Raspe HH (3.1985b) Chronische Polyarthritis. In: Uexküll T van (Hrsg) Lehrbuch der Psychosomatischen Medizin. Urban & Schwarzenberg, München (in Druck)

Reid DM, Brown T, Reid TMS, Rennie JAN, Eastmond CJ (1985) Human parvovirus-associated arthritis: A clinical and laboratory description. Lancet I:422–425

Reynolds MD (1982) The definition of fibrositis. Arthritis Rheum 25:1506–1507

Reynolds MD (1983) The development of the concept of fibrositis. J Hist Med Allied Sci 38:5–35

Roberts J (1984) Information on arthritis and other musculoskeletal disorders from the interview and examination survey programs of the national center for health statistics. In: Lawrence RC, Shulman LE (eds) Epidemiology of the rheumatic disease. Gower Medical Publishing, New York. pp 341–348

Rood JJ van (1984) HLA as regulator. Ann Rheum Dis 43:665–672

Sauer H-D, Münstermann J, Röhrl T (1985) REHA-Management bei rheumatischen Erkrankungen. Standortbestimmung für den Vertrauensärztlichen Dienst. Vortrag auf der wissenschaftlichen Jahrestagung der Deutschen Gesellschaft für Sozialmedizin, Bad Bramstedt

Schwarz FW (1985) Vorkommen und Kosten rheumatischer Erkrankungen in der ambulanten Versorgung. Vortrag auf der wissenschaftlichen Jahrestagung der Deutschen Gesellschaft für Sozialmedizin, Bad Bramstedt

Shearn MA, Fireman BH (1985) Stress management and mutual support groups in rheumatoid arthritis. Am J Med 78:771–775

Shepard M (1985) Psychiatric epidemiology and epidemiological psychiatry. Am J Public Health 75: 275–276

Silman A, Davies P, Currey HLF, Evans SJW (1983) Is rheumatoid arthritis becoming less severe? J Chron Dis 36:891–987

Simpson RW, McGinty L, Simon L, Smith CA, Godzeski CW, Boyd R (1984) Association of parvovirus with rheumatoid arthtiris of humans. Science 223:1425–1428

Smythe HA, Moldofsky H (1977/78) Two contributions to understanding of the „fibrositis"-syndrome. Bull Rheum Dis 28:928–931

Steere AC, Malawista SE (1985) Lyme disease. In: Kelley WN, Harris ED, Ruddy S, Sledge CB (eds) Textbook of rheumatology. Saunders, Philadelphia

Steigleder GK (1984) Ixodes-ricinus-Spirochäten: wahrscheinliche Ursache der Acrodermatitis chronica atrophicans Herxheimer. Dtsch Med Wochenschr 109:3–5

Statistisches Bundesamt (Hrsg) (1984) Fragen zur Gesundheit 1982. Kohlhammer, Mainz

Stone CE (1984) The lifetime economic costs of rheumatoid arthritis. J Rheumatol 11:819–827

Travell JG, Simons DG (1983) Myofascial pain and dysfunktion: The Trigger point manual. Williams & Wilkens, Baltimore

Vandenbrouke JP, Boersma JW, Festen JJM, Valkenburg HA, Cats A, Huber-Bruning O, Rasker JJ (1982) Oral contraceptives and rheumatoid arthritis: Further evidence for a preventive effect. Lancet II:839–842

Walker DJ, Griffiths M, Dewar P, Coates E, Dick WC, Thomspson M, Griffits ID (1985) Association of MCH antigens with susceptibility to and severity of rheumatoid arthritis in multicase families. Ann Rheum Dis 44:519–525

Wasmus A (1985) Epidemiologie und Versorgung der rheumatoiden Arthritis (rA) im Stadtgebiet von Hannover: Erste Ergebnisse. Wissenschaftliche Jahrestagung der Deutschen Gesellschaft für Sozialmedizin, Bad Bramstedt (in Druck)

White DG, Mortimer PP, Blake DR, Woolf AD, Cohen BJ, Vacon PA (1985) Human parvovirus arthropathy. Lancet I:419–421

Wingrave SJ (1978) Reduction in incidence of rheumatoid arthritis associated with oral contraceptives. Lancet I:569–571

Wolfe F, Hawley DJ (1985) Remission in rheumatoid arthritis. J Rheumatol 12/2:245–252

Wolfe F, Cathey MA, Kleinheksel SM, Amos SP, Hoffman RG, Young DY, Hawley DJ (1984) Psychological status in primary fibrositis and fibrositis associated with rheumatoid arthritis. J Rheumatol 11/4:500–506

Wood PHN (1971) Rheumatic complaints. Br Med Bull 27/1:82–88

WHO (ed) (1980) International classification of impairments, disabilities, and handicaps. WHO, Genf

Wynder EL (1985) Review and commentary: Applied epidemiology. Am J Epidemiol 121:781–782

Yelin E, Meenan R, Nevitt M, Epstein W (1980) Work disability in rheumatoid arthritis: Effects of disease, social and work factors. Ann Intern Med 93:551–556

Yunus M, Masi AT, Calabro JJ, Miller KA, Feigenbaum SL (1981) Primary fibromyalgia (fibrositis): Clinical study of 50 patients with matched normal controls. Semin Arthritis Rheum 11: 151–171

Forschung auf dem Gebiet der Psychiatrie, Psychotherapie und psychosomatischen Medizin*

H. HÄFNER

1 Ziele psychiatrischer Forschung

Ziele psychiatrischer Forschung sind
1. die Untersuchung der Verteilung psychischer Störungen in der Bevölkerung und der unterschiedlichen Häufigkeiten ihres Auftretens im Zusammenhang mit Alter, Geschlecht, genetischen, Verhaltens- und Umweltfaktoren (deskriptive Epidemiologie);
2. die Untersuchung der Bedingungen des Auftretens und des Verlaufs psychischer Störungen mit dem Ziel, das Wissen über Ursachen, Risiko- und Auslösefaktoren von Krankheitsepisoden und Krankheitsfolgen zu vertiefen (analytische Epidemiologie und klinische Forschung);
3. aufbauend auf den Ergebnissen der Epidemiologie und der klinischen Forschung: Entwicklung von Methoden der Vorbeugung, Behandlung und Rehabilitation und Prüfung ihrer Wirksamkeit und ihrer Risiken (Therapieforschung);
4. Evaluation von Einrichtungen und Systemen der Versorgung psychisch Kranker, die der organisatorischen Umsetzung bewährter Therapie- und Rehabilitationsverfahren dienen, besonders im Hinblick auf ihre Wirksamkeit und auf ihre Kosten (Versorgungsforschung).

Psychiatrische Forschung ist mehr als die Forschung in jedem anderen klinischen Fach der Medizin Mehrebenenforschung. Die überwiegende Zahl der Forschungsprobleme in der Psychiatrie ist nicht mit einfachen und einfach reproduzierbaren experimentellen Designs angehbar oder mit Untersuchungen zu lösen, die sich nur einer Zugangsebene, etwa der morphologischen oder der psychologischen, bedienen. Psychiatrische Forschung steht am Schnittpunkt von psychologischen, medizinisch-klinischen und biologischen Disziplinen. Sie erfordert deshalb vom einzelnen Wissenschaftler, außer der klinischen Erfahrung mit den zu untersuchenden Krankheitsbildern, in der Regel auch einige Kompetenz in einem der Grundlagen- oder Partnerfächer, etwa der Psychologie, der Epidemiologie, der Neurophysiologie oder Neurobiochemie. Sie verlangt von den Forschungseinrichtungen die für die erforderlichen Zugangswege der psychiatrischen Forschung notwendige Infrastruktur an diagnostischen Einrichtungen, an Laboratorien und sonstigen Hilfsmitteln. Weil weder die Kompetenz noch die apparative Ausstattung in allen für die psychiatrische Forschung erforderlichen Partnerdisziplinen innerhalb einer psychiatrischen

---

* Prof. Dr. Hanns Hippius zum 60. Geburtstag gewidmet

Wege der Gesundheitsforschung
R. Gross (Hrsg.)
© Springer-Verlag Berlin Heidelberg 1986

Forschungseinrichtung vorgehalten werden kann, ist psychiatrische und psychosomatische Forschung in der Regel multidisziplinäre Forschung. Anspruchsvolle psychiatrische Forschung setzt eine hinreichende Qualität wissenschaftlicher Arbeit sowohl im Kernfach Psychiatrie oder psychosomatische Medizin als auch in den beteiligten Partnerdisziplinen voraus.

2 Die Entwicklung der psychiatrischen Forschung in Deutschland

Die Entwicklung der Psychiatrie zu einer selbständigen akademischen Disziplin geht in Deutschland auf das 19. Jahrhundert zurück. 1811 wurde Heinroth auf den ersten deutschen Lehrstuhl für „Psychische Therapie" an der Leipziger medizinischen Fakultät berufen. 1828 benannte er sein Amt selbst in einen „Lehrstuhl für Psychiatrie" um. Bis zur Jahrhundertwende folgte die Einrichtung psychiatrischer Lehrstühle, die das später verselbständigte Fach Neurologie mitumschlossen, an den meisten medizinischen Fakultäten. Die psychiatrische Forschung hat damals v. a. auf dem Gebiet der Neuropsychiatrie und der Hirnforschung großartige Erfolge erzielt. Es war gelungen, die Störungen der wichtigsten körperlichen und psychischen „Werkzeugfunktionen", Motorik, Sensibilität, Sinneswahrnehmung, Sprache usw., im Gehirn zu lokalisieren und damit teilweise der Diagnostik und der neurochirurgischen Behandlung zugänglich zu machen.

Zu den Erfolgen naturwissenschaftlicher Forschungsmethoden in der Psychiatrie kamen seit der Jahrhundertwende maßgebliche Beiträge auf einer im engeren Sinne psychiatrisch-psychopathologischen Ebene hinzu. Der deutsche Psychiater Kraepelin (1904) schuf eine Krankheitslehre und ein Klassifikationssystem, das bis in die Gegenwart hinein Grundlage der psychiatrischen Diagnostik auf der ganzen Welt geblieben ist. Der Heidelberger Psychiater und spätere Philosoph Karl Jaspers schuf mit seiner *Allgemeinen Psychopathologie* (1913) das Instrumentarium für symptomatologische Beschreibung und Differenzierung psychischer Störungen, das v. a. in der vereinfachenden und präzisierenden Weiterentwicklung durch Kurt Schneider (1950) immer noch die Grundlage für die begriffliche Einordnung vieler psychischer Krankheiten und für die Operationalisierung und Messung des psychischen Befundes ist.

Sigmund Freud schuf schließlich in Wien eine umfassende Theorie psychologischen Geschehens als Grundlage für das Verständnis des Zustandekommens der nicht körperlich begründbaren psychischen Störungen, der sog. Neurosen. Sie war aus seinen psychotherapeutischen Erfahrungen hervorgegangen und lieferte zugleich die Grundlage für die Behandlung von Neurosen unter dem Paradigma der Heilung durch Selbsterkenntnis über die Befreiung von wirklichen oder angenommenen Folgen der erfahrenen Erziehung und des frühkindlichen Erlebens. Mit diesen herausragenden Leistungen und mit dem allgemeinen Stand psychiatrischer Forschung in den deutschsprachigen Ländern hatte die Psychiatrie deutscher Sprache Weltgeltung erlangt und sie auch behalten. Dies hatte seinen Niederschlag auch darin gefunden, daß Deutsch damals die wichtigste Publikationssprache der psychiatrischen Forschung war.

Als Grund für diese Erfolge ist einmal das Humboldtsche Universitätsmodell genannt worden. Es hat früher als in anderen Ländern den medizinischen Fakultäten in Deutschland eine enge Verbindung von Krankenversorgung, Forschung und Lehre gebracht und die neu entstehenden psychiatrischen Kliniken in den interdisziplinären Verbund integriert. Der zweite Grund liegt vermutlich in der Fruchtbarkeit naturwissenschaftlicher und später auch psychologischer Ansätze, die der auf mehrere Zugangsebenen angewiesenen Universitätspsychiatrie gerade aus der Integration in die multidisziplinäre Zusammenarbeit an der Universität vermittelt wurde.

Die USA haben das deutsche Modell der Einheit von Krankenversorgung, Forschung und Lehre übernommen, nachdem der Amerikaner Abraham Flexner 1910 in einer Denkschrift die Erfolge der deutschen Medizin gerade darauf zurückführte und eine radikale Neuordnung der medizinischen Ausbildung in den USA und in Kanada empfahl. Zweifellos hat auch die universitäre Forschung auf dem Gebiet der Psychiatrie und der psychosomatischen Medizin in den USA gerade danach einen deutlichen Aufschwung erfahren.

Mehr als die Forschung anderer Fachgebiete der klinischen Medizin wurde die psychiatrische Forschung in Deutschland vom Nationalsozialismus und vom Zweiten Weltkrieg getroffen. Da ein großer Teil der Psychiater, auch der Hochschullehrer, jüdische Vorfahren hatte oder Gegner des Nationalsozialismus war, erlitt das Fach ungewöhnlich hohe Verluste durch Verfolgung und Emigration. Dazu kam mit den Erbgesundheitsgesetzen und der Euthanasie der Einbruch in die ethischen und humanitären Grundlagen des Fachs. Ein Teil der psychiatrischen Hochschullehrer hatte sich zudem am Euthanasieprogramm beteiligt.

Nach dem Kriege waren nur wenige psychiatrische Hochschullehrer übriggeblieben, die mit den Nationalsozialisten nicht zusammengearbeitet hatten und in der Lage waren, Forschungsmotivation und Forschungsausbildung weiterzugeben. Der wissenschaftliche Nachwuchs des Fachs war ausgedünnt, weil während der nationalsozialistischen Ära immer weniger befähigte, junge Wissenschaftler in der Psychiatrie arbeiten wollten. Dazu kam, daß viele Verbindungen mit dem Ausland und der Zugang zur internationalen Literatur während des Krieges abgeschnitten waren. Sie kamen nach dem Kriege erst wieder langsam in Gang.

Mit Unterstützung deutscher Emigranten und durch die erfolgreichen Bemühungen einiger Professoren in der Bundesrepublik Deutschland um die Wiederherstellung der Verbindungen zum Ausland gelang von den 50er Jahren an allmählich der Wiederaufbau psychiatrischer Forschung. Einzelne Subdisziplinen wie die psychiatrische Genetik sind jedoch in ihrer Entwicklung durch die Folgen des Nationalsozialismus noch nachhaltiger beeinflußt worden als die Psychiatrie als Ganzes. Der Mißbrauch genetischer Forschungsergebnisse im Nationalsozialismus hatte zur Folge, daß sich ein tiefeingewurzeltes Mißtrauen gegen psychiatrisch-genetische Forschung überhaupt entwickelte, das diesen Forschungszweig bis etwa 1980 völlig lahmlegte (Propping 1985) und sein Potential bis in die Gegenwart hinein zur Unterentwicklung verdammte (Vogel 1983).

Die Psychoanalyse war durch Emigration und Verfolgung zunächst schwer getroffen worden. Durch die Unterstützung prominenter Emigranten gelang es einigen außeruniversitären Instituten nach dem Kriege, die Anzahl ausgebildeter Psychoanalytiker relativ rasch zu vermehren. Mit der neuen Approbationsordnung faßte die Psychoanalyse an den meisten medizinischen Fakultäten der Bundesrepublik Deutschland Fuß. Sie erfuhr dadurch ein erhebliches quantitatives Wachstum an den Universitäten, das teilweise als Wiedergutmachung des erfahrenen Unrechts während der nationalsozialistischen Ära interpretiert wurde.

Mittlerweile hat die psychiatrische Forschung in der Bundesrepublik Deutschland wieder beachtlich an Terrain gewonnen. Gerade in den letzten Jahren haben einige herausragende Leistungen auf den Gebieten der biologischen Psychiatrie und der psychiatrischen Epidemiologie internationale Anerkennung gefunden. Auch die psychophysiologische und die Psychotherapieforschung, großenteils an psychologischen Instituten durchgeführt, haben wieder Tritt gefaßt. Einzelne auf dem Gebiet der Hirnforschung tätige neurobiochemische Arbeitsgruppen aus Instituten der Grundlagenforschung haben wieder Anschluß an die Spitzengruppe gefunden. Dennoch hat sich die Situation der psychiatrischen Forschung seit der Zeit vor dem Zweiten Weltkrieg grundlegend geändert. Die Beiträge deutscher Wissenschaftler können nur noch als Stimmen in einem Konzert verstanden werden, die nur im intensiven Zusammenspiel vollen Klang gewinnen können. Zudem erfordern die hohen Investitions- und Personalkosten bestimmter technologisch hoch entwickelter Forschungsgebiete – etwa der neuen spektralanalytisch arbeitenden hirnabbildenden Verfahren (z. B. Positronenemissionstomographie) – zunehmend eine nationale Schwerpunktsetzung und darüber hinaus auch eine internationale Arbeitsteilung. Es wird auch einem Land wie der Bundesrepublik Deutschland in wachsendem Maße unmöglich werden, alle Gebiete psychiatrischer Forschung mit gleichem Aufwand und gleicher Intensität erfolgreich zu betreiben.

Im Gegensatz zu den Universitätskliniken haben die psychiatrischen Krankenhäuser eine in vieler Hinsicht ungünstigere Entwicklung genommen. Ihre Ausgliederung aus dem allgemeinen Krankenhauswesen, die bereits im 19. Jahrhundert gegen die Auffassung führender Psychiater an der Universität konsequent durchgeführt wurde (Häfner 1979), führte dazu, daß sie in Diagnostik und Therapie in weitem Abstand hinter der Entwicklung der naturwissenschaftlichen Medizin zurückblieben und schließlich auch in ihrem Ausstattungsstandard vernachlässigt wurden. Dadurch konnten psychische Krankheiten, die auf behandlungsbedürftigen körperlichen Erkrankungen beruhten oder von solchen begleitet waren, zunehmend nicht mehr auf dem schnell ansteigenden Standard der modernen Medizin versorgt werden. Viele der in diesen Krankenhäusern ausgebildeten Psychiater fielen immer mehr aus der diagnostischen und therapeutischen Kompetenz und aus der Herausforderung heraus, die von der täglichen Zusammenarbeit in den Allgemeinkrankenhäusern und vom Fortschritt der naturwissenschaftlichen Medizin ausgeht.

3 Der Zugang psychiatrischer Forschung zu wichtigen Forschungsproblemen

Die in den großen psychiatrischen Fachkrankenhäusern versorgten Kranken sind den Universitätskliniken und Forschungsinstituten als wichtigen Trägern der psychiatrischen Forschung weitgehend entzogen worden. Der Prozeß fortschreitender Einengung des von den Universitätskliniken versorgten Krankheitsspektrums hat mittlerweile seine Fortsetzung auch in anderen Bereichen gefunden. Ein wachsender Teil vorwiegend an Schizophrenie leidender chronisch psychisch Kranker wird mittlerweile in komplementären Einrichtungen kommunaler oder freigemeinnütziger Träger versorgt. Der größte Teil der an leichteren psychischen Störungen Leidenden, v. a. der überwiegende Teil depressiver Kranker, wird, in Zusammenhang mit der Verfügbarkeit antidepressiver und anxiolytischer Medikamente und ökonomischer, leicht erlernbarer Methoden der Psychotherapie, in der freien ärztlichen Praxis behandelt. Nur noch ein sehr kleiner und einseitig zusammengesetzter Anteil dieser Kranken – vorwiegend therapieresistente, besonders schwere oder mit zusätzlichen Risiken belastete Fälle – kommt zur ambulanten oder stationären Behandlung in die Universitätskliniken. Für die Versorgung geistig Behinderter und eines großen Teils der Drogen- oder Alkoholabhängigen sind eigene Versorgungseinrichtungen oder -systeme geschaffen worden, die häufig der Forschung uninteressiert oder gar ablehnend gegenüberstehen.

Die Erforschung von Ursachen der Entwicklung psychischer Behinderungen und der Chronifizierung von Krankheiten, die Erforschung von Möglichkeiten ihrer Prävention und Rehabilitation ist eher wichtiger geworden als früher. Sie darf nicht der Verlagerung der Verantwortung in andere Hände und der damit verbundenen Interessenverschiebung geopfert werden.

Die Konzentration anspruchsvoller psychiatrischer Forschung auf Universitätskliniken und auf wenige Forschungsinstitute in der Bundesrepublik Deutschland ist grundsätzlich sinnvoll. Das Schrumpfen des Krankheitsspektrums an den Universitätskliniken und die Bildung zu vieler Spezialfächer mit der Abspaltung ganzer Disziplinen haben jedoch gerade an den Universitäten eine Reihe von Hindernissen und Nachteilen für die psychiatrische Forschung mit sich gebracht, die ausgeglichen werden müssen. Etwa seit 1965 ist die Herauslösung der Neurologie aus dem ehemaligen Verbund mit der Psychiatrie konsequent betrieben und in den letzten Jahren mit der Trennung der Lehrstühle in Köln, Bonn und Erlangen erfolgreich abgeschlossen worden. Damit hat die Psychiatrie sowohl die diagnostische Ausstattung als auch die naturwissenschaftliche Kompetenz für einen unerläßlichen Teilbereich psychiatrischer Forschung, für die gesamte Hirnforschung, weitgehend eingebüßt, während ihr die Aufgabe der Versorgung eines großen Teils dieser Kranken, etwa der an exogenen Psychosen oder an Demenz Leidenden, verblieb. Mittlerweile sind auch die personellen Kapazitäten und das Interesse an der Hirnforschung in der Psychiatrie in erheblichem Umfang geschrumpft. Man wird sich deshalb sehr bald ernsthaft über 2 Fragenkomplexe Gedanken machen und nach Lösungsmöglichkeiten suchen müssen:

1. über den Zugang von psychiatrischen Forschungseinrichtungen oder Arbeitsgruppen zu jenen Kranken, die außerhalb psychiatrischer Kliniken, teilweise auch außerhalb des Gesundheitswesens, versorgt werden, aber weiter mit ungelösten und schwerwiegenden Aufgaben für die psychiatrische Forschung behaftet sind. Dazu zählen die an psychischer Behinderung nach Schizophrenie Leidenden ebenso wie die große Zahl der leichten Depressionen.

2. über die Ausstattung psychiatrischer Forschungseinrichtungen, ihre multidisziplinäre Orientierung und über die Forschungsausbildung des wissenschaftlichen Nachwuchses als Voraussetzung einer erfolgreichen Bearbeitung offener Forschungsprobleme an allen Kranken, deren Versorgung in die Zuständigkeit der Psychiatrie fällt. Hierzu zählen in erster Linie die durch Hirnfunktionsstörungen verursachten psychischen Störungen wie exogene Psychosen und Demenz.

4 Psychiatrische Forschung im Kontext veränderter Gesundheitsprobleme der Bevölkerung

Seit der Entstehung der Psychiatrie als Wissenschaft im vergangenen Jahrhundert haben sich die Aufgaben und Möglichkeiten psychiatrischer Forschung grundlegend geändert. Im 19. Jahrhundert standen Infektionskrankheiten an der Spitze der Todesursachen- und Krankheitsstatistiken. Die medizinische Forschung hatte ihren Schwerpunkt in der Aufklärung, Behandlung und Vorbeugung der Infektionskrankheiten, und sie errang auf diesem Gebiet auch ihre größten Erfolge: Die akuten tödlichen Erkrankungen sind zu einem großen Teil beherrschbar geworden, die hohe Säuglings- und Kindersterblichkeit ist zurückgegangen. In Zusammenhang mit dem besseren Lebensstandard, der verbesserten Hygiene und mit den Erfolgen der präventiven und kurativen Medizin ist die Lebenserwartung seither erheblich angestiegen: für Männer in Deutschland von 36 Jahren 1880 auf 70 Jahre 1980, für Frauen von 38 Jahren 1880 auf 76 Jahre 1980. Der Anteil der Alten (über 65 Jahre) in der Bevölkerung ist im Zusammenhang damit und wegen der sinkenden Geburtenrate erheblich gewachsen: von 1950 bis 1980 alleine von 9,4% (4,8 Millionen) auf 15,5% (9,5 Millionen). Das bedeutet, daß ein großer Teil der Gesundheitsleistungen gegenüber alten Menschen zu erbringen ist, die einmal häufiger an chronischen Krankheiten und zum anderen häufiger an Multimorbidität, d. h. an mehr als einer Erkrankung, leiden. Darüber hinaus hat die Lebenserwartung chronisch Kranker und Behinderter durch die erfolgreiche Behandlung lebensbedrohlicher Komplikationen und durch den allgemeinen Anstieg der Lebenserwartung zugenommen. Die Krankheits- und Überlebensdauern chronisch psychisch Kranker und deshalb auch die Anzahl psychisch Behinderter und erwachsener geistig Behinderter sind stark im Steigen begriffen. Das gleiche gilt für langfristige körperliche Leiden. Für die Psychiatrie sind sie v. a. dann von Interesse, wenn sie mit dem Risiko psychischer Begleiterkrankungen belastet sind, wie Diabetes, Arteriosklerose und Infarkte des Herzens oder des Gehirns. Die Todesursachenstatistik wird inzwischen von Diagnosen angeführt, die mit chronischen Erkrankungen in Zusammenhang stehen, Herzgefäßleiden und malignen Neubildungen. Probleme der seelischen Gesundheit treten jedoch nicht nur mit den psychischen Krankheiten im engeren Sinne auf, sie begleiten häufig auch chronische körperliche Leiden wie Krebs oder kardiovaskuläre Erkrankungen.

Für den größten Teil der chronischen psychischen Krankheiten stand lange Zeit keine Therapie in Aussicht. Ihre Behandlung beschränkte sich auf humane Unterbringung und sinnvolle Beschäftigung in psychiatrischen Großkrankenhäusern und auf medikamentöse Erleichterung von Erregung oder Verzweiflung. Die großen Erfolge der naturwissenschaftlichen Epoche der Medizin kamen der Psychiatrie nur teilweise zugute. Die Entdeckung der Lues als Ursache der progressiven Paralyse und später ihre Ausrottung durch die Frühbehandlung mit Penicillin hatten zur Folge, daß die Behandlungs- und Forschungsverantwortung aus den Händen der Psychiatrie in die eines anderen Fachs, der Dermatologie, übergingen. So erging es der Psychiatrie mit mehreren Krankheitsgruppen, deren Ursachen aufgeklärt oder für die eine wirksame Behandlung gefunden werden konnte. Das neu entstandene Fach Neurochirurgie übernahm die Verantwortung für alle einer operativen Behandlung zugänglichen Prozesse im Schädelinneren: Tumoren, Blutungen,

Gefäßmißbildungen und -stenosen und dgl. Das spät verselbständigte Fach Neurologie erhob den Anspruch der Zuständigkeit für alle Hirnkrankheiten (vgl. S. 113) und zog die neuroradiologischen und neurophysiologischen Arbeitsgruppen und Abteilungen größtenteils an sich. Die Verselbständigung des Fachs Psychotherapie und psychosomatische Medizin, die mit der neuen Approbationsordnung in Gang gesetzt wurde, droht schließlich auch die Praxis und Forschung in der Psychotherapie, einen für die Psychiatrie ebenso zentralen Aufgabenbereich wie die Hirnforschung, aus dem Fach herauszubrechen.

Von 1952 an sind der Psychiatrie durch Ergebnisse der pharmakologischen und der klinischen Forschung neue therapeutische Möglichkeiten zugewachsen, die dieses Fach in seiner weiteren Entwicklung wesentlich verändert haben. Die Entdeckung und Weiterentwicklung der Neuroleptika, der Antidepressiva, der vorbeugenden Wirkung von Lithiumsalzen, der Antiepileptika und der Anxiolytika haben die Kerngruppen der in der Verantwortung der Psychiatrie stehenden Erkrankungen einer wirksamen Behandlung zugänglich gemacht. Diese Entwicklung hatte einschneidende Veränderungen in der Krankenversorgung zur Folge, deren Auswirkungen auf den Zugang der Forschungseinrichtungen zu den untersuchungsbedürftigen Kranken bzw. ihren Gesundheitsproblemen schon angesprochen wurde (vgl. S. 112 f.). Ein zunehmender Teil der Schizophrenen, jener Kranken, die vordem den größten Teil der langfristigen Insassen psychiatrischer Krankenhäuser gestellt hatten, kann entlassen und entweder ambulant oder in komplementären Einrichtungen behandelt werden. Der größte Teil der affektiven Psychosen und der nichtpsychotischen Depressionen wird vom Nervenarzt oder vom praktischen Arzt versorgt. Neurotische Erkrankungen und seelische Krisen, die mit Angst oder vegetativen Körperstörungen einhergehen, sind gleichermaßen gut behandelbar geworden. Das psychotherapeutische Instrumentarium ist in den letzten 2 Jahrzehnten durch verhaltenstherapeutische und kognitive Methoden entscheidend verbessert worden und findet deshalb auch zunehmend Eingang in die Praxis.

5 Prioritäten psychiatrischer Forschung in der Gegenwart

Die Aufgaben psychiatrischer Forschung haben, wenn man sie inhaltlich unabhängig von den Methoden definiert, eine gewisse Akzentuierung erfahren. Die wichtigsten Probleme der psychischen Gesundheit sind derzeit chronische Krankheiten und Behinderungen und die Fragen ihrer Vorbeugung und ihrer Rehabilitation. Dazu zählen auch psychiatrische Aspekte chronischer körperlicher Erkrankungen und der lebenserhaltenden medizinischen Verfahren wie langfristige Dialyse- und Herzschrittmacherbehandlung. Die große Zahl alter, v. a. auch sehr alter Menschen verleiht außerdem der Erforschung der häufigsten psychischen Krankheiten im Alter, Demenz und Depression, Priorität. Für die psychogeriatrische Forschung und für die Behandlung psychischer Erkrankungen im Alter erweist sich die Herauslösung psychiatrischer Krankenhäuser aus dem allgemeinen Krankenhauswesen als besonders fatal. Gleiches gilt für die psychischen Störungen des Kindes- und Jugendalters, die zu einem großen Teil ebenfalls auf das Zusammenwirken mehrerer Faktoren, Umwelt, Persönlichkeit und Hirnfunktionen, zurückzuführen sind.

Auch dieses Forschungsgebiet sollte im Hinblick auf die Möglichkeiten, bessere Einsicht in die Entstehungsbedingungen und Präventionsmöglichkeiten einiger langwährender psychischer Störungen zu gewinnen, Priorität genießen.

Die große Bedeutung, die Umweltfaktoren und menschlichem Verhalten für körperliche und psychische Krankheitsrisiken zugemessen wird, verlangt ebenso wie die erheblichen Häufigkeitsveränderungen von Selbstmordversuchen und anderen Formen psychiatrisch relevanten Verhaltens (Häfner 1985) zwingend die Intensivierung der epidemiologischen Forschung auf diesem Gebiet. In den Bemühungen um die kausale Erklärung und die Prävention verhaltens- und umweltabhängiger Risiken psychischer Erkrankungen und psychischer Störungen, die auf chronische körperliche Krankheiten zurückzuführen sind, gewinnen verhaltens- und sozialwissenschaftliche Forschungsansätze in der Psychiatrie zunehmend an Bedeutung.

6 Methodenbezogene oder von der Fächerkombination her definierte Schwerpunkte psychiatrischer Forschung

6.1 Biologische Psychiatrie

Seit der Einführung der Neuroleptika durch Delay u. Deniker (1952) in die Behandlung der endogenen Psychosen haben Psychopharmakologie und biologische Psychiatrie beachtliche Schritte zur Aufklärung des Wirkungsmechanismus vieler psychoaktiver Substanzen – v. a. der Neuroleptika, der Antidepressiva und der Benzodiazepine – gemacht. Mit der wachsenden Erkenntnis über den Eingriff dieser Substanzen in den Transmitterstoffwechsel des Gehirns vertieften sich die Kenntnisse über neurohormonale und Transmitterprozesse im Gehirn, die mit dem Auftreten von Symptomen endogener Psychosen einhergehen. In jüngster Zeit schlossen sich einige wichtige Einsichten über die Funktionen der Neuropeptide, insbesondere der Endorphine, an. Auch wenn es noch nicht gelungen ist, diejenigen Stoffwechsel- oder Informationsvermittlungsprozesse im Gehirn zu identifizieren, die bestimmten psychotischen Erkrankungen zugrunde liegen, so läßt sich doch dieses Forschungsgebiet als besonders zukunftsträchtiges betrachten.

Neue Technologien haben in jüngster Zeit die Möglichkeit der biologisch-psychiatrischen Forschung erheblich erweitert. Vor allem die Einführung hirnabbildender Verfahren, wie der kranialen Computertomographie, der Kernspinresonanztomographie und der Positronenemissionstomographie, haben der Hirnforschung neue Aspekte eröffnet. Durch die Möglichkeit, den zeitlichen Ablauf lokalisierbarer Prozesse im Gehirn zu verfolgen, die sich beispielsweise mit der Positronenemissionstomographie eröffnet hat, gelingt eine topographische Darstellung von Durchblutungsgrößen, Stoffwechsel- und Transmitterprozessen oder der Rezeptorbindung von Pharmaka im Zeitablauf mit der Möglichkeit der Zuordnung zur Medikamentenwirkung, zu Wahrnehmungs- oder Bewegungsvorgängen oder zu Symptomen psychischer Krankheit. Es ist nicht unwahrscheinlich, daß es mit Hilfe dieser neuen technischen Möglichkeiten in den nächsten 10–20 Jahren gelingen wird, die Ursachen so schwerwiegender und häufiger Erkrankungen wie der Alzheimer-Demenz oder der Schizophrenie aufzuklären. Im Hinblick auf die genetische Verankerung mindestens eines Teils dieser Leiden und die Identifizierung des Genlocus für Chorea Huntington und für Phenylketonurie (1983) ist auch mit der Möglichkeit zu rechnen, daß ein Genlocus und die zugehörige genetische Steuerung der Transmittersynthese oder der unzureichenden Bildung eines für die Aufrechterhaltung normaler Hirnfunktionen notwendigen Enzyms bei diesen Erkrankungen entdeckt wird.

Als wesentlicher Bestandteil der biologisch-psychiatrischen Forschung hat auch die psychopharmakologische Forschung eine bedeutsame Zukunft. Nicht nur die Entwicklung „sauberer", mehr selektiv wirksamer und damit durch geringere Nebenwirkungen belasteter Psychopharmaka, sondern auch die zunehmende Aufklärung ihres Wirkmechanismus und damit mögliche Schritte zu besserer Wirkung und größerer Sicherheit sind aussichtsreiche Ziele psychopharmakologischer Forschung.

Biologisch-psychiatrische Forschung hat in der jüngsten Zeit in der Bundesrepublik Deutschland an einigen Universitätskliniken und Forschungsinstituten erhebliche Fortschritte erzielt und teilweise wieder hohes internationales Ansehen gewonnen. Voraussetzung fruchtbarer psychiatrisch-biologischer Forschung ist jedoch nicht nur der Zugang zu den einer Untersuchung bedürftigen Kranken, sondern auch eine „kritische Masse": Nur die Zusammenarbeit mehrerer auf diesem Gebiet tätiger Forschergruppen mit einem multidisziplinären Hintergrund, der auf jeder Zugangsebene einen anspruchsvollen Standard gewährleistet, und die Verfügbarkeit der erforderlichen Technologie lassen gute Forschung auf diesem Gebiet zustande kommen.

6.2 Psychiatrisch-epidemiologische Forschung

In der psychiatrischen Epidemiologie hatte die deutsche Forschung vor 1933 eine bedeutende internationale Position inne. Untersuchungen über die Häufigkeit psychischer Erkrankungen in der Bevölkerung und ihre Abhängigkeit von geographischen und genetischen Faktoren waren schon von Kraepelin begonnen und in seiner Nachfolge methodisch verbessert worden (Brugger 1933). Am damaligen Kaiser-Wilhelm-Institut für Psychiatrie wurden epidemiologische Methoden besonders in der genetischen Zwillingsforschung erfolgreich angewandt und weiterentwickelt. Von einigen Gastwissenschaftlern, die am Institut gearbeitet hatten und großenteils später selbst bedeutsame Beiträge zur Epidemiologie leisteten, wurden sie v. a. in Skandinavien, Japan und den USA, fortgesetzt.

Nach Nationalsozialismus und Krieg war die psychiatrisch-epidemiologische Forschung in der Bundesrepublik Deutschland nicht mehr vorhanden. Mitte der 60er Jahre begann, in Zusammenarbeit mit Skandinaviern und Briten, der Wiederaufbau einer begrenzten Forschungskapazität, die v. a. im Rahmen des Sonderforschungsbereichs 116 – Psychiatrische Epidemiologie – in Mannheim und München wieder internationales Ansehen erwarb (Häfner u. Riecher 1985). Darüber hinaus ist psychiatrische Epidemiologie in der Bundesrepublik Deutschland nach wie vor unterrepräsentiert (Dilling 1983).

Während die deskriptive Epidemiologie durch bundesweite Erhebungen (Häfner u. Böker 1982) und Felduntersuchungen v. a. in Oberbayern (Dilling et al. 1984) und Mannheim (Häfner 1978; Zintl-Wiegand 1983; Zintl-Wiegand et al. 1980; Cooper u. Sosna 1983; Liepmann 1979; Schmidt et al. 1985) unser Wissen um Häufigkeit und Verteilung psychischer Krankheiten erheblich erweiterte, bestehen auf dem Gebiet der analytischen Epidemiologie noch beträchtliche Defizite. Die wenigen epidemiologischen Longitudinalstudien, die beispielsweise auf dem Gebiet der Kinder- und Jugendpsychiatrie (Schmidt et al. 1985) und der Schizophrenieforschung (Schubart et al. 1985; Häfner et al. 1986) durchgeführt wurden, zeigen in ihren Ergebnissen die enorme Fruchtbarkeit dieses Forschungsansatzes. Durch die Erfassung von Risiken und Krankheitsphänomenen auf mehreren Zugangsebenen ließ sich beispielsweise das Zusammenwirken mehrerer Risikofaktoren und die risikomindernde Wirkung protektiver Faktoren in sog. kumulativen Risikomodellen deutlich machen (Voll et al. 1982). Ein ähnliches Ergebnis, das ein komplexes Zusammenwirken sozialer, psychischer und körperlicher Faktoren in der Genese psychischer Erkrankungen im Alter erkennen läßt, wird aus einer noch unabgeschlossenen Auswertung einer psychogeriatrischen Longitudinalstudie in Mannheim deutlich (Bickel u. Cooper 1986).

Epidemiologische Forschung ist wie die biologische Psychiatrie nur als multidisziplinäre Forschung möglich. Die wichtigsten Partnerdisziplinen der Psychiatrie auf diesem Gebiet sind Psychologie, Sozialwissenschaften, Biomathematik und, je nach den zu untersuchenden körpermedizinischen Aspekten, innere Medizin und Biochemie usw. Die enge Beziehung zu den klinischen Partnerfächern wird v. a. bei einem ebenso vernachlässigten wie wichtigen Thema deutlich, bei der Frage nach den Faktoren, die das Risiko übermäßigen Alkoholkonsums und – in Zusammenhang damit – das Risiko zur Aufrechterhaltung dieser Gewohnheit und zu ihrem Übergang in süchtiges Verhalten bzw. zur Entwicklung schwerer körperlicher Komplikationen des Alkoholismus, wie Leberzirrhose, Polyneuropathie oder Hirnatrophie, beeinflussen. Nicht weniger bedeutsam ist die Untersuchung von Risiken für den Einstieg in Drogenabhängigkeit, für das mit Alter, Geschlecht und mit subkulturellen Einflüssen stark variierende Suizidversuchsverhalten (Welz 1983; Schmidtke u. Häfner 1985) und schließlich für diejenigen Risikofaktoren, die direkt oder vermittelt durch kardio- und zerebrovaskuläre Erkrankungen zu schweren psychischen Störungen führen.

Die epidemiologische Forschung ist in jüngster Zeit durch einschränkende datenschutzrechtliche Regelungen entscheidend behindert worden. Eines der wichtigsten Instrumente der psychiatrisch-epidemiologischen Forschung, das kumulative psychiatrische Fallregister in Mannheim, mußte 1981 auf Intervention der Datenschutzbeauftragten des Landes Baden-Württemberg geschlossen werden. Epidemiologische Forschung ist aber auf eine zwischen dem Geheimhaltungsinteresse kranker Menschen und dem Bedürfnis medizinischer Forschung abwägende Regelung für die Ermittlung und Verarbeitung personenbezogener Daten angewiesen. Sie können in den meisten Fällen anonymisiert werden, aber der Fallbezug und damit die Möglichkeit der Zuordnung von Merkmalen über mehrere Zeitpunkte und mehrere Quellen hinweg muß erhalten bleiben. In den Empfehlungen des Wissenschaftsrats zu Forschung und Datenschutz (1982) werden diese Fragen sorgfältig analysiert und Vorschläge für die notwendige gesetzliche Neuregelung unterbreitet.

6.3 Psychotherapie und psychosomatische Medizin

Mit der Einführung der neuen Approbationsordnung 1970 ist das Fachgebiet der psychosomatischen Medizin und Psychotherapie an den medizinischen Fakultäten der Bundesrepublik Deutschland verselbständigt worden. Der rasche Ausbau des Fachs stieß auf ein unzureichendes Reservoir solcher Hochschullehrer, die sich bereits in der Forschung qualifiziert hatten. Als die Situation der Forschung auf diesem Gebiet auf einem Symposium 1982 analysiert wurde (Fahrenberg 1983; Lamprecht 1983), kam man zu der Auffassung, daß trotz eines beachtlichen Mittelaufwands nur relativ bescheidene Ergebnisse erarbeitet würden. Die Gründe dafür wurden einmal in der angesprochenen personellen Situation, zum anderen in einem Theorieüberschuß gesehen, der von einem Mangel an empirienahen, überprüfbaren Modellen begleitet ist. Es wurde deshalb generell gefordert, psychosomatische Forschung stärker an die Entwicklung und Überprüfung von Modellen zu binden, die menschliches Verhalten in Zusammenhang bringen mit Risikofaktoren, mit physiologischen Fehlsteuerungen und Erkrankungswahrscheinlichkeiten. Vor allem sollten psychophysiologische Mehrebenenmodelle der Grundlagenforschung verstärkt an klinischen Fragestellungen überprüft werden.

Psychosomatische Forschung in diesem Sinne ist einer nachdrücklichen Förderung würdig. Gesundheitsprobleme, die sich der psychosomatischen Forschung stellen, sind zahlreich und von großer grundsätzlicher und gesundheitspolitischer Bedeutung. In jüngster Zeit ist beispielsweise durch konsequente Mehrebenenforschung der Zusammenhang zwischen Veränderungen auf der Verhaltensebene – dem konsequenten Hungern bei bestimmten Pubertätsproblemen junger Mädchen – und den Folgeerscheinungen im Organismus – verminderte Kortisolausscheidung, verminderte Progesteronproduktion usw. – mit ihren Rückwirkungen auf den psychophysischen Zustand und auf Sekundärfolgen bei der Anorexia nervosa aufgeklärt worden (Fichter 1985).

Psychosomatische Forschung ist in wichtigen Themenbereichen der Streß- und der sog. Life-Event-Forschung, die sich mit dem Einfluß von Belastungen und lebensverändernden Ereignissen auf Risiko und Verlauf körperlicher und psychischer Krankheiten befassen, in der Bundesrepublik Deutschland nur in unzureichendem Umfang aufgenommen worden. In jüngerer Zeit ist durch die Entdeckung des risikoerhöhenden oder risikomindernden Einflusses von sozialen Netzwerken und von individuellem Bewältigungsverhalten auf Krankheitsrisiken eine vielversprechende Erweiterung dieser Ansätze erfolgt.

Ebenso unzureichend sind in den psychosomatischen Universitätskliniken und Abteilungen bisher die lerntheoretischen Ansätze aufgenommen worden, die auf psychophysiologischer Ebene nicht nur Änderungen von Verhalten, sondern auch einige physiologische und Organveränderungen erklären können. Beiträge zu diesem Arbeitsgebiet sind auch von der Biofeedbackforschung geleistet worden. Psychophysiologische Forschung dieser Art wird, allerdings vorwiegend an Gesunden, in psychologischen Instituten und nur zum geringen Teil an psychosomatisch Kranken in psychosomatischen Kliniken oder Abteilungen in der Bundesrepublik Deutschland durchgeführt.

Im Vordergrund der gegenwärtigen Forschungsarbeit an den Lehrstühlen und Abteilungen für psychosomatische Medizin und Psychotherapie an den medizinischen Fakultäten steht eine vorwiegend biographisch-hermeneutische, am Einzelfall orientierte Forschung, die vorwiegend aus der Psychoanalyse hervorgewachsen ist. Sie kann zweifellos hypothesengenerativ wirken. Ihre Fruchtbarkeit für die Prüfung von Hypothesen und für den Fortschritt psychosomatischen Wissens ist jedoch beschränkt.

Um die Forschung der psychosomatischen Medizin in der Bundesrepublik Deutschland wieder fruchtbarer zu machen, ist eine stärkere Anbindung der Lehrstühle und Abteilungen an die klinischen Partnerfächer erforderlich, in denen die wichtigsten Fragestellungen und die wissenschaftliche Kompetenz für die ergänzenden Zugangswege und Methoden zur Verfügung stehen.

6.4 Psychotherapieforschung

Der Begriff „Psychotherapie" bezeichnet nicht nur ein Repertoire von Verfahren zur Förderung von Persönlichkeitsentwicklung oder zur Behandlung leichterer psychischer Störungen. Inzwischen stehen psychotherapeutische und soziotherapeutische Methoden auch für die wirksame Beeinflussung schwerer psychischer Störungen, etwa der Verminderung von sozialen und kognitiven Beeinträchtigungen bei chronischer Schizophrenie (Brenner et al. 1980; Rey 1984), zur Behandlung chronischer Depressionen (Rötzer-Zimmer et al. 1985a; Rötzer-Zimmer et al. 1985b) und zur Beeinflussung von schweren Sekundärsymptomen, wie stereotypen Bewegungen oder Einnässen bei geistiger Behinderung oder Demenz, zur Verfügung. Das bedeutet, daß psychotherapeutische Verfahren neben medikamentöser Behandlung zum wichtigsten Behandlungsrepertoire der Psychiatrie zählen. Aus diesem Grunde sollte Psychotherapieforschung nach wie vor ihren Schwerpunkt in der Psychiatrie behalten.

Tatsächlich waren die Beiträge zur Psychotherapieforschung aus der deutschen Psychiatrie seit dem Zweiten Weltkrieg unzureichend. Erst in den letzten Jahren wurden aus einigen Kliniken und Forschungsinstituten namhafte Beiträge geleistet (de Jong u. Bühringer 1978; Helmchen et al. 1982; Linden u. Hautzinger 1981; Rötzer 1984; Rötzer-Zimmer et al. 1985a; Rötzer-Zimmer et al. 1985b; Brenner et al. 1980; Rey 1984). Ein großer Teil anspruchsvoller Psychotherapieforschung, allerdings fast ausschließlich an leicht psychisch Gestörten, wurde in der jüngsten Zeit an einigen Lehrstühlen und Abteilungen für klinische Psychologie an psychologischen Instituten durchgeführt. Der Beitrag der Abteilungen und Lehrstühle für psychosomatische Medizin zu Psychotherapieforschung blieb bislang unbefriedigend (Lamprecht 1983).

Um die Psychotherapieforschung in der Psychiatrie stärker zu fördern, ist es notwendig, die entsprechenden strukturellen Voraussetzungen zu bessern. Dazu zählt einmal, daß Abteilungen für klinische Psychologie in diejenigen psychiatrischen Kliniken oder Forschungsinstitute integriert werden sollten, die im wesentlichen Umfang klinisch-psychiatrische, epidemiologische oder Psychotherapieforschung betreiben. Die Fruchtbarkeit dieser Abteilungen hat sich an den Forschungsinstituten des Fachs und an einigen großen Kliniken bereits erwiesen. Dazu gehört weiter, daß die Abteilungen für psychosomatische Medizin und Psychotherapie an den medizinischen Fakultäten, soweit sie nicht wegen eines vorwiegend psychosomatischen Forschungsschwerpunkts an die innere Medizin angegliedert werden müssen, an psychiatrische Kliniken angebunden werden sollten, um ihr Forschungspotential zu stärken und einen hinreichend breiten Zugang zur klinischen Erfahrung zu gewinnen. Der Vorteil einer solchen Maßnahme wäre auch darin zu sehen, daß die Weiterbildung von Ärzten und die Forschungsausbildung im Fach Psychotherapie und psychosomatische Medizin auf eine breitere und damit auf eine vertretbare Grundlage gestellt werden könnte.

6.5 Versorgungsforschung

Während Therapieforschung der Entwicklung und der Prüfung der Wirksamkeit einzelner definierbarer Behandlungsmaßnahmen dient, hat Versorgungsforschung die Evaluation von Maßnahmenbündeln, von Einrichtungen, in denen Therapie organisiert angeboten wird, oder von ganzen Versorgungssystemen im Sinne. Auf diesem Gebiet, das wegen der Bedeutung eines verallgemeinerungsfähigen Nachweises der Wirksamkeit neuer Versorgungsmaßnahmen und -systeme in der Psychiatrie von großer gesundheitspolitischer Bedeutung ist, gibt es nur wenige bedeutsame Beiträge in der Bundesrepublik Deutschland (Häfner u. an der Heiden 1982, 1983; Häfner et al. 1986; an der Heiden u. Krumm 1985; Häfner u. Klug 1980, 1981, 1982; Häfner et al. 1983; Hess et al. 1986; Schmidt et al. 1978; Remschmidt u. Schmidt 1983).

Der zunehmende Übergang eines großen Teils von Kranken, die bislang im psychiatrischen Krankenhaus versorgt wurden, in Einrichtungen allgemeinnütziger oder kommunaler Träger und in die Verantwortung niedergelassener Ärzte und das zunehmende Angebot neuer Therapie- und Versorgungsmaßnahmen in diesem Bereich verlangen im Interesse der Kranken und im Interesse der Volkswirtschaft verstärkte Bemühungen um eine vergleichende Kosten-Nutzen-Analyse dieser neuen Versorgungs- und Behandlungsformen. Zugleich verlangt die wachsende Zahl chronisch psychisch Kranker, die außerhalb von Versorgungseinrichtungen in der Gemeinde leben, die Entwicklung und Untersuchung von sozialen Netzwerken, von Selbsthilfeorganisationen und sozialen Diensten, die diese Kranken stützen, ihnen zum Ausgleich ihrer Behinderung Hilfe anbieten und zugleich das Risiko von Resignation, Depressivität und psychischer Krankheit vermindern helfen. In keinem Fach ist die wissenschaftliche Begründung des therapeutischen Handelns so notwendig wie in der Psychiatrie, weil dort die natürlichen Evaluationsmethoden, über die die Körpermedizin verfügt, fehlen und persönliche Überzeugungen einen unvergleichlich höheren Einfluß auf die Wahl von Umgangsweisen und Behandlungsverfahren haben.

6.6 Kinder- und Jugendpsychiatrie

Die Kinder- und Jugendpsychiatrie, die teilweise aus der Kinderheilkunde, teilweise aus der Erwachsenenpsychiatrie hervorgewachsen ist, wurde 1968 erstmals als eigene Fachdisziplin anerkannt. Trotz ihrer kurzen Entwicklungszeit ist sie an einigen wenigen medizinischen Fakultäten der Bundesrepublik Deutschland bereits mit Forschungsleistungen hervorgetreten, die internationale Anerkennung gefunden haben. So liegen Untersuchungen zur Epidemiologie kinderpsychiatrischer Störungen und Verlaufsstudien an Kindern und Jugendlichen vor, die deutlich machen, daß genetische Faktoren, Hirnentwicklung oder Hirnschädigungen, familiäre und soziale Belastungsfaktoren kumulativ bei der Entstehung psychischer Störungen zusammenwirken. Die traditionelle Erklärung psychischer Abweichungen im Kindes- und Jugendalter durch neurologisch stumme Hirnschädigungen, die unter dem Begriff des „minimal brain disease" bekannt wurden, hat sich als unzulänglich erwiesen. Vielmehr gehen mit den sog. frühkindlichen Hirnschäden verschiedene neuropsychologische Teilleistungsschwächen einher, die abhängig von Persönlichkeitsfaktoren und von der Familiensituation besser oder schlechter kompensiert werden können und allenfalls das Risiko zur Entwicklung umfassenderer Störungen erhöhen (Schmidt et al. 1983, 1984).

Epidemiologische Untersuchungen über abweichendes Verhalten im Kindes- und Jugendalter haben Aufschluß über die Verteilung der sog. Kinder- und Jugendkriminalität in der Bevölkerung gebracht und eine Reihe von Annahmen für soziale Verteilungsmuster korrigiert (Remschmidt et al. 1983). Studien der frühen Mutter-Kind-Beziehung gaben wichtigen Aufschluß über die frühen Phasen kindlicher Psychomotorik und kindlichen Verhaltens in Abhängigkeit vom Verhalten der Mutter (Papoušek u. Papoušek 1982).

In einer Denkschrift zur Lage der Kinder- und Jugendpsychiatrie hat der Vorstand der Deutschen Gesellschaft für Kinder- und Jugendpsychiatrie 1984 die Situation des Fachs auch im Hinblick auf die Forschung analysiert. Er wies darauf hin, daß derzeit etwa 300 Kinder- und Jugendpsychiater in der Bundesrepublik Deutschland zur Verfügung stünden und etwa 800 zur Versorgung der Bevölkerung und zur Wahrnehmung der Aufgaben auch auf den Gebieten von Forschung und Lehre gebraucht würden. Nach wie vor, sollte man hinzufügen, besteht ein erheblicher Mangel an qualifizierten Hochschullehrern, die anspruchsvolle Forschung im Fach durchführen und in der Ausbildung des wissenschaftlichen Nachwuchses weitergeben könnten. Erfreulich sind die Bemühungen einiger forschungsaktiver kinder- und jugendpsychiatrischer Kliniken, mit regelmäßigen europäischen Seminaren zur Forschungsausbildung die Entwicklung der wissenschaftlichen Kompetenz im Fach zu fördern.

Einen besonderen Mangel sieht die Deutsche Gesellschaft für Kinder- und Jugendpsychiatrie v. a. in der Untersuchung des Verlaufs kinder- und jugendpsychiatrischer Erkrankungen. Sie entsprechen allerdings dem Spektrum psychischer Erkrankungen im Erwachsenenalter deshalb nicht voll, weil viele psychische Erkrankungen, etwa die funktionellen Psychosen, zum überwiegenden Teil erst später manifest werden. Andererseits ist die Untersuchung der Frage, welche kinderpsychiatrischen Störungen im späteren Verlauf in psychische Krankheiten übergehen oder das Risiko einer solchen Erkrankung erhöhen, insofern von großer Bedeutung, als damit wiederum Ansatzpunkte präventiver Intervention gefunden werden könnten. Darüber hinaus wird die Prüfung kausaler Modelle zur Entstehung psychischer Erkrankungen des Kindes- und Jugendalters und die Evaluation von Therapieverfahren ebenso wie die Förderung der Versorgungsforschung empfohlen. Damit werden ähnliche Schwerpunkte angesprochen wie in der Psychiatrie des Erwachsenenalters. Schließlich werden die Unterrepräsentation der biologischen

Psychiatrie, die wiederum mit der unzureichenden apparativen und personellen Ausstattung des Fachs zusammenhängt, und die besondere Bedeutung der Forschung der Familienstruktur und -interaktion für die psychische Gesundheit im Kindes- und Jugendalter erwähnt und die Evaluation vieler therapeutischer Methoden für notwendig gehalten.

6.7 Gerontopsychiatrie

Die demographische Entwicklung und das große Ausmaß ernster Probleme der psychischen Gesundheit alter Menschen lassen es notwendig erscheinen, die bisher in der Bundesrepublik Deutschland stark vernachlässigte psychogeriatrische Forschung bevorzugt zu fördern (Häfner 1984). Die wenigen epidemiologischen Untersuchungen, die bisher in der Bundesrepublik Deutschland durchgeführt wurden, zeigen, daß rund ¼ der über 65jährigen an psychischen Krankheiten leidet (Cooper u. Sosna 1983; Krauß et al. 1977; Weyerer 1983) und etwa 7% dieser Altersgruppe mindestens einer psychiatrischen Beratung mit hausärztlicher Behandlung bedürfen. Die Häufigkeit psychischer Erkrankungen nimmt, und zwar nur durch das Anwachsen der durch Hirnfunktionsstörungen bedingten Krankheiten, im hohen Alter steil zu. Demenz, eine Krankheit, die mit dem Absinken von Gedächtnisleistung und kognitiven Fähigkeiten beginnt und später in einen Abbau aller differenzierteren psychischen und motorischen Funktionen übergeht, weist zwischen 65 und 70 Jahren eine Häufung von etwa 3%, über 85 Jahren bereits eine Häufigkeit von rund 30% auf. Die zweithäufigste psychische Krankheit im Alter sind Depressionen verschiedener Ursache. Sie werden allerdings im hohen Alter etwas seltener.

Demenz ist zum kleineren Teil (ca. 20%) durch zerebrovaskuläre Erkrankungen bedingt: Analog zum Herzinfarktgeschehen entsteht durch kleinere Hirninfarkte ein zunehmender Verlust an funktionsfähiger Hirnsubstanz, der beim Schlaganfall mit Sprachstörungen, Lähmungen und dgl. einhergeht und beim fortschreitenden Hirnsubstanzverlust zur Demenz führt. Die häufigste Form von Demenz, sie umfaßt mehr als 60% dieser Erkrankung, ist die Alzheimer-Krankheit. Sie wurde, ähnlich wie die Arteriosklerose, die häufigste Ursache der Multi-Infarkt-Demenz, lange Zeit für ein schicksalsbedingtes, mit dem autonomen Alterungsprozeß identisches Leiden gehalten. In jüngster Zeit sind biochemische Prozesse, v. a. im Transmitterstoffwechsel des Gehirns, identifiziert worden, die offensichtlich den primären Schwund von Nervenzellen im Gehirn bei der Alzheimer-Krankheit begleiten, vielleicht auch dessen Ursache sind. Der Nachweis, daß sowohl bei der Demenz als auch bei akuten Bewußtseinsstörungen, etwa im Rahmen exogener Psychosen, ein Mangel an Acetylcholin im Gehirn besteht – bei beiden kann die Substitution dieses Transmitters zuweilen einen kurzzeitigen Besserungseffekt haben –, gab den Einstieg für weitere Untersuchungen. Mittlerweile konnte nicht nur gezeigt werden, daß dem Acetylcholinmangel ein Defizit des Enzyms Acetylcholintransferase in jenen Zellverbänden zugrunde liegt, in denen der Nervenzellenschwund bei Alzheimer-Krankheit konzentriert ist, sondern auch daß andere Transmitter, etwa die Katecholamine, deutlich verändert sind.

Die Alzheimer-Erkrankung, die wegen ihrer schweren Folgen und wegen ihrer Häufigkeit eines der größten gesundheitspolitischen Probleme der Industrieländer ist, kann mit einiger Wahrscheinlichkeit in den nächsten 10–20 Jahren hinsichtlich ihrer Ursachen aufgeklärt werden. Ob damit bereits eine wirksame Prävention oder Behandlung zur Verfügung stehen wird, muß offen bleiben. Der Beitrag, den Forschungsinstitute und Kliniken in der Bundesrepublik Deutschland zu diesem Problem leisten, ist derzeit absolut unzureichend. Der wichtigste Grund dafür ist der schon eingangs erwähnte Verlust der diagnostischen und der Einrichtungen für Hirnforschung und – damit verbunden – der Forschungskompetenz, den die Psychiatrie mit der Trennung von der Neurologie in den letzten 20 Jahren erfahren hat.

Für die Demenzforschung ist multidisziplinäres Vorgehen ebenso erforderlich wie der Zugang zu neuropathologischen und neurobiochemischen Laboratorien und zu modernen hirnabbildenden Verfahren. Computertomographie oder NMR sind die Voraussetzungen für die klinische und epidemiologische Untersuchung von Kranken mit Demenz, weil es nur mit diesen Verfahren gelingt, die Krankheitsprozesse zu identifizieren bzw. zu trennen, die dem weitgehend einheitlichen Krankheitsbild der Demenz zugrunde liegen. Die Untersuchung des zerebralen Blutflusses und der Stoffwechselprozesse, insbesondere des Glukose-, Transmitter- und Peptidstoffwechsels, die möglicherweise bei dieser Krankheit verändert sind, ist derzeit auf den Zugang zu einem Positronenemissionstomographen angewiesen.

Nicht weniger bedeutsam für die psychogeriatrische Forschung ist die klinische Pharmakologie. Sie hat nicht nur die Aufgabe, altersbedingte Probleme der medikamentösen Behandlung zu verfolgen, sondern auch nach Ansatzpunkten für die Pharmakotherapie altersspezifischer Erkrankungen, insbesondere der senilen Demenz, zu suchen. Der letztgenannte Schwerpunkt, Entwicklung und Evaluation pharmakotherapeutischer Ansätze bei der Demenz, ist innovationsträchtig und im Hinblick auf die Häufigkeit und die Folgen dieser Krankheit besonders wichtig.

Außer der Ursachen- und Therapieforschung an den psychischen Erkrankungen im Alter, die durch Hirnveränderungen bedingt sind, ist die Forschung an funktionellen psychischen Störungen von großer Bedeutung. Hier ist v. a. an die Untersuchung der sozialen, körperlichen und psychischen Faktoren zu denken, die das Depressionsrisiko im Alter erhöhen. Daran knüpft sich die Entwicklung und Untersuchung von Maßnahmen, etwa der Unterstützung durch soziale Netzwerke, der präventiven Beeinflussung körperlicher Risikofaktoren und der Verbesserung individueller Bewältigungsstrategien für langfristige psychische Belastungen.

Weitgehend vernachlässigt wurde bisher die Psychotherapieforschung im Alter. Die Gründe dafür sind einmal die weitverbreitete Resignation gegenüber psychischen Störungen alter Menschen, zum anderen das psychoanalytische Paradigma, das von der Annahme ausgeht, psychische Störungen seien durch die Aufarbeitung von Konflikten der frühen Kindheit zu bewältigen. Zweifellos sind verhaltenstherapeutische und kognitive Therapieansätze, die von solchen Annahmen unbelastet und für Forschungszwecke besser standardisierbar sind, für die Entwicklung wirksamer Therapieverfahren für psychische Krankheiten im Alter besser geeignet. Forschung auf diesem Gebiet, die aus der Zusammenarbeit zwischen psychiatrischen Forschungsinstituten und Kliniken einerseits und klinisch-psychologischen Instituten andererseits wesentlich profitieren könnte, bedarf dringend der Förderung.

In Verbindung mit der epidemiologischen Forschung an psychischen Erkrankungen im Alter ist die Wirksamkeit und die vergleichende Kostenanalyse von Einrichtungen zur Versorgung psychisch kranker alter Menschen – der psychogeriatrischen

Versorgung, der geschlossenen und der offenen Altenhilfe und der Selbsthilfebewegung – ein wichtiges Aufgabengebiet. Vor allem die Evaluation neuer Formen der Versorgung psychisch kranker und behinderter alter Menschen und die Untersuchung unterstützender Systeme, etwa der verschiedenen Formen der Selbsthilfe, die den psychisch kranken alten Menschen erlauben, so lange wie möglich im eigenen Haushalt zu leben, ist ein wichtiges Forschungsthema. Wichtig ist auch die Untersuchung der Einflüsse des Heimmilieus auf die psychische Gesundheit und das Wohlbefinden alter Menschen in Heimen und die Prüfung der Wirksamkeit bestimmter Pflegeformen. Zu einigen dieser Fragen, etwa zum Thema Selbsthilfe, liegt bereits eine größere Zahl von Studien vor, die jedoch wegen der unzureichenden methodischen Voraussetzungen keine verallgemeinerungsfähigen Ergebnisse erbrachten (Lohfert et al. 1983). Die Versorgungsforschung muß zunächst auf vorhandener Kompetenz aufbauen. Geeignet erscheint hierzu die Kooperation psychiatrischer Forschungseinrichtungen mit kompetenten sozialwissenschaftlichen Instituten und ggf. auch mit Wirtschaftswissenschaftlern.

7 Schlußbemerkungen

Psychiatrische Forschung in der Bundesrepublik Deutschland hat sich nach einem schon katastrophal zu nennenden Niedergang zwischen 1933 und 1945 langsam wieder erholt. Sie hat in jüngster Zeit auf einigen Teilgebieten durch herausragende Leistungen wieder internationale Anerkennung erfahren. Insgesamt gesehen bestehen jedoch noch erhebliche Defizite, die auch unter dem Gesichtspunkt internationaler Arbeitsteilung in der Bundesrepublik Deutschland nicht weiter vernachlässigt werden dürfen.

Psychiatrische Forschung steht vor konstitutionellen Schwierigkeiten. Das Tiermodell ist für viele Bereiche des menschlichen Verhaltens nur beschränkt brauchbar, für die Untersuchung von psychischen Krankheiten, die nur bei Menschen auftreten, im wesentlichen unbrauchbar. Experimentelle, leicht replizierbare Designs sind in weiten Bereichen psychiatrischer Forschung kaum anwendbar. Die Forschung am Menschen, die in der Psychiatrie notwendigerweise vorherrscht, muß auf Einwilligungsbereitschaft und Einwilligungsfähigkeit, auf die aus ethischen Gründen begrenzte Manipulierbarkeit des Menschen und schließlich auf Regelungen des Geheimnisschutzes Rücksicht nehmen. Dadurch sind psychiatrische Forschungsprojekte besonders störanfällig.

Die psychiatrische Forschung ist zwangsläufig Mehrebenenforschung. Die Psychiatrie steht am Schnittpunkt von biologischen, Verhaltens- und Sozialwissenschaften. Sie muß bei vielen Fragestellungen sowohl den Aspekten menschlichen Verhaltens und Erlebens, seiner Umweltabhängigkeit als auch seinen biologischen Grundlagen Rechnung tragen. Das bedeutet, daß psychiatrische Forschung häufig nicht nur auf einem Zugangsweg und in der Regel nicht nur mit Kompetenz in einem einzigen Wissenschaftsbereich, etwa in der Medizin, erfolgreich betrieben werden kann. Es ist leider für den einzelnen Wissenschaftler zunehmend schwierig geworden, etwa durch ein Doppelstudium, hinreichende Kenntnisse in mehr als einem Fach zu erwerben.

Psychiatrische Forschung ist zwangsläufig multidisziplinäre Forschung. Psychiatrische Forschungseinrichtungen sollten wenigstens einen Kern eines multidisziplinären Aufbaus, etwa durch eine integrierte Abteilung für klinische Psychologie, Psychopharmakologie, Psychophysiologie und/oder Neurobiochemie aufweisen. Um einen hinreichenden Qualitätsstandard und die Originalität in der Forschung beim jeweiligen Partnerfach sicherzustellen, ist dennoch die Kooperation mit den fachgleichen Instituten der eigenen oder einer anderen Universität oder einem Forschungsinstitut zu empfehlen. Hirnforschung, die der Psychiatrie in den letzten Jahrzehnten langsam entglitten ist, ist ein unersetzlicher Bestandteil psychiatrischer Forschung und muß apparativ und personell wieder in die psychiatrische Forschung integriert werden, ohne daß daraus Monopolansprüche abgeleitet werden dürften.

Literatur

Bickel H, Cooper B (1986) Psychische Erkrankung und Mortalität in der Altenbevölkerung. Vorläufige Ergebnisse einer Längsschnittuntersuchung. 12. Tagung der europäischen Arbeitsgemeinschaft für Gerontopsychiatrie. 7.-8. Sept. 1984 in Kassel. In: Radebold H (Hrsg) Gerontopsychiatrie 12. Janssen Symposion. Janssen, Düsseldorf (im Druck)

Brenner H-D, Seeger G, Stramke WG (1980) Evaluation eines spezifischen Therapieprogramms zum Training kognitiver und kommunikativer Fähigkeiten in der Rehabilitation chronisch schizophrener Patienten in einem nationalistischen Feldexperiment. In: Hautzinger M, Schulz W (Hrsg) Klinische Psychologie und Psychotherapie, Bd 4. Steinbauer & Rau, München

Brugger C (1933) Psychiatrische Ergebnisse einer medizinischen, anthropologischen und soziologischen Bevölkerungsuntersuchung. Z Gesamte Neurol Psychiat 146:489–524

Cooper B, Sosna U (1983) Psychische Erkrankung in der Altenbevölkerung. Eine epidemiologische Feldstudie in Mannheim. Nervenarzt 54:239–249

Denkschrift zur Lage der Kinder- und Jugendpsychiatrie in der Bundesrepublik Deutschland (1984) Vorstand der Deutschen Gesellschaft für Kinder- und Jugendpsychiatrie, Berlin

Dilling H (1983) Epidemiologie. In: Häfner H (Hrsg) Forschung für die seelische Gesundheit. Eine Bestandsaufnahme der psychischen, psychotherapeutischen und psychosomatischen Forschung und ihre Probleme in der Bundesrepublik Deutschland. Springer, Berlin Heidelberg New York Tokyo

Dilling H, Weyerer S, Castell R (1984) Psychische Erkrankungen in der Bevölkerung. Eine Felduntersuchung zur psychiatrischen Morbidität und zur Inanspruchnahme ärztlicher Institutionen in 3 kleinstädtischen ländlichen Gemeinden des Landkreises Traunstein/Oberbayern. Enke, Stuttgart

Fahrenberg J (1983) Psychophysiologische Forschung. In: Häfner H (Hrsg) Forschung für die seelische Gesundheit. Eine Bestandsaufnahme der psychischen, psychotherapeutischen und psychosomatischen Forschung und ihre Probleme in der Bundesrepublik Deutschland. Springer, Berlin Heidelberg New York Tokyo

Fichter MM (1985) Magersucht und Bulimia. Empirische Untersuchung zur Epidemiologie, Symptomatologie, Nosologie und zum Verlauf. Springer, Berlin Heidelberg New York Tokyo

Häfner H (Hrsg) (1978) Psychiatrische Epidemiologie. Geschichte, Einführung und ausgewählte Forschungsergebnisse. Springer, Berlin Heidelberg New York

Häfner H (1979) Die Geschichte der Sozialpsychiatrie in Heidelberg. In: Janzarik W (Hrsg) Klinische Psychologie und Psychopathologie, Bd 8: Psychologie als Grundlagenwissenschaft. Enke, Stuttgart

Häfner H (1984) Psychische Gesundheit im Alter. Epidemiologische und praktische Aspekte. MMW 126:752–757

Häfner H (1985) Sind psychische Krankheiten häufiger geworden? Nervenarzt 56:120–133

Häfner H, Böker W (1982) Crimes of violence by mentally abnormal offenders. Cambridge University Press, Cambridge

Häfner H, an der Heiden W (1982) Evaluation gemeindenaher Versorgung psychisch Kranker. Arch Psychiatr Nervenkr 232:71–95

Häfner H, an der Heiden W (1983) The impact of a changing system of care on patterns of utilization by schizophrenics. Soc Psychiatry 18:153–160

Häfner H, Klug J (1980) First evaluation of the Mannheim community mental health service. Acta Psychiatr Scand [Suppl] 285:67–78

Häfner H, Klug J (1981) Wissenschaftliche Begleitung der Entwicklung einer gemeindenahen psychiatrischen Versorgung in Mannheim. In: Haase H-J (Hrsg) Bürgernahe Psychiatrie im Wirkungskreis des psychiatrischen Krankenhauses. Perimed, Erlangen

Häfner H, Klug J (1982) The impact of an expanding community mental health service on patterns of bed usage: evaluation of a four-year period of implementation. Psychol Med 12:177–190

Häfner H, Riecher A (1985) Research Report: Central Institute of Mental Health, Mannheim, West Germany, Psychol Med 15:417–431

Häfner H, Klug J, Gebhardt H (1983) Brauchen wir noch Betten für psychisch Kranke bei hinreichender Vor- und Nachsorge? In: Siedow E (Hrsg) Standorte der Psychiatrie, Bd 3: Auflösung der psychiatrischen Großkrankenhäuser? Urban & Schwarzenberg, Wien

Häfner H, an der Heiden W, Buchholz W, Bardens R, Klug J, Krumm B (1986) Organisation, Wirksamkeit und Wirtschaftlichkeit komplementärer Versorgung Schizophrener. Nervenarzt 57:214–226

Heiden W an der, Krumm B (1985) Does outpatient treatment reduce hospital stay in schizophrenics? Eur Arch Psychiat Neurol Sci 235:26–31

Helmchen H, Linden M, Rüger U (Hrsg) (1982) Psychotherapie in der Psychiatrie. Springer, Berlin Heidelberg New York

Hess D, Ciompi L, Dauwalder H (1986) Nutzen- und Kostenevaluation eines sozialpsychiatrischen Dienstes. Nervenarzt 57:204–213

Jaspers K (1913) Allgemeine Psychopathologie. Springer, Berlin (8. Aufl. 1965: Springer, Berlin Heidelberg New York)

Jong R de, Bühringer G (1978) Ein verhaltenstherapeutisches Stufenprogramm zur stationären Behandlung von Drogenabhängigen: Programmbeschreibung, Ergebnisse und Entwicklungen von 1971–1977. Röttger, München

Kraepelin E (1904) Lehrbuch der Psychiatrie. 7. vielfältig umgearb Aufl, Bd II. Barth, Leipzig

Krauß B, Cornelsen J, Lauter H, Schlegel M (1977) Vorläufiger Bericht über eine epidemiologische Studie der 70jährigen und Älteren in Göttingen. In: Degkwitz R, Radebold H, Schulte PW (Hrsg) Gerontopsychiatrie 4, Janssen Symposion. Janssen, Düsseldorf

Lamprecht F (1983) Psychosomatische Forschung. In: Häfner H (Hrsg) Forschung für die seelische Gesundheit. Eine Bestandsaufnahme der psychischen, psychotherapeutischen und psychosomatischen Forschung und ihre Probleme in der Bundesrepublik Deutschland. Springer, Berlin Heidelberg New York Tokyo

Liepmann MC (1979) Geistig behinderte Kinder und Jugendliche – Eine epidemiologische, klinische und sozialpsychologische Studie in Mannheim. Huber, Bern

Linden M, Hautzinger M (Hrsg) (1981) Psychotherapie-Manual: Sammlung psychotherapeutischer Techniken und Einzelverfahren. Springer, Berlin Heidelberg New York

Lohfert C, Lohfert P, Muschter W (1983) Laien- und Selbsthilfe bei psychisch kranken alten Menschen. Deutsche Forschungs- und Versuchsanstalt für Luft- und Raumfahrt, Köln

Papoušek H, Papoušek M (1982) Die Rolle der sozialen Interaktionen in der psychischen Entwicklung und Pathogenese von Entwicklungsstörungen im Säuglingsalter. In: Nissen G (Hrsg) Psychiatrie des Säuglings- und des frühen Kleinkindalters. Huber, Bern

Propping P (1985) Perspektiven zur psychiatrischen Genetik. Nervenarzt 56:658–665

Remschmidt H, Schmidt M (1983) Multiaxiale Diagnostik in der Kinder- und Jugendpsychiatrie. Ergebnisse empirischer Untersuchungen. Huber, Bern

Remschmidt H, Höhner G, Walter R (1983) The later development of delinquent children. In: Schmidt M, Remschmidt H (eds) Epidemiological approaches in child psychiatry I. International Symposium Mannheim 1981. Thieme, Stuttgart

Rey E-R (1984) Neue verhaltenstherapeutische Methoden zur Behandlung kognitiver Störungen Schizophrener. In: Lopes RG (Hrsg) Progressos em Terapeutica Psyquiatrica. Biblioteca do Hospital do Conde de Ferreira, Porto

Rötzer FT (1984) Kognitive Verhaltenstherapie bei Depressionen. In: Heimann H, Foerster K (Hrsg) Psychogene Reaktionen und Entwicklungen – Diagnose, Therapie, Verlauf. Fischer, Stuttgart (Aktuelle Psychiatrie)

Rötzer-Zimmer FT, Berg W von, Flückiger H, Kopittke W, Lutz B, Seizer H-U (1985a) Entwicklung eines Therapiekonzepts für chronische Depression. Vortrag gehalten an der Universitäts-Nervenklinik Tübingen, 3. 6. 1985

Rötzer-Zimmer FT, Serra E, Pflug B, Heimann H (1985b) Änderungsprozesse in der Depressionsbehandlung – kognitive Verhaltenstherapie allein und in Kombination mit Pharmakotherapie. In: Miltner W, Gerber WD, Mayer K (Hrsg) Verhaltensmedizin. Ergebnisse und Perspektiven interdisziplinärer Forschung. Springer, Berlin Heidelberg New York Tokyo

Schmidt M, Armbruster F, Guenzler G, Stober B (1978) Veränderungen in einer kinderpsychiatrischen Inanspruchnahmepopulation durch die Eröffnung stationärer Behandlungsmöglichkeiten. Kinder-Jugendpsychiat 6:76–86

Schmidt M, Esser G, Allehoff W, Eisert H-G, Geisel B, Laucht M, Poustka F, Voll R (1983) Prevalence and meaning of cerebral dysfunction in eight-year-old children in Mannheim. In: Schmidt M, Remschmidt H (eds) Epidemiological approaches in child psychiatry II. Thieme, Stuttgart

Schmidt M, Esser G, Allehoff W, Geisel B, Laucht M, Reichert WJ, Woerner W, Voll R (1984) Syndromcharakter cerebraler Dysfunktion in Abhängigkeit von Falldefinition und Bezugspopulation. Ergebnisse einer epidemiologischen Studie. Saarländ Ärztebl 37:225–241

Schmidt M, Woerner W, Esser G (1985) Psychiatrische Auffälligkeit Dreizehnjähriger im Spiegel ihres Verhaltens als Achtjährige. In: Nissen G (Hrsg) Psychiatrie des Pubertätsalters. Huber, Bern

Schmidtke A, Häfner H (1985) Are there differential effects in the imitation of suicide? Paper presented at the 13th International Congress for Suicide Prevention and Crisis Intervention, Vienna, July 1–4, 1985

Schneider K (1950) Klinische Psychopathologie, 3. Aufl. Thieme, Stuttgart

Schubart C, Schwarz R, Krumm B, Biehl H (1985) Schizophrenie und soziale Anpassung. Eine prospektive Längsschnittuntersuchung, Bd 40. Springer, Berlin Heidelberg New York Tokyo

Vogel F (1983) Psychiatrische Genetik. In: Häfner H (Hrsg) Forschung für die seelische Gesundheit. Eine Bestandsaufnahme der psychischen, psychotherapeutischen und psychosomatischen Forschung und ihre Probleme in der Bundesrepublik Deutschland. Springer, Berlin Heidelberg New York Tokyo

Voll R, Allehoff W, Esser G, Poustka F, Schmidt M (1982) Widrige familiäre und soziale Bedingungen und psychiatrische Auffälligkeit bei Achtjährigen. Z Kinder Jugendpsychiat 10:100–109

Welz R (1983) Drogen, Alkohol und Suizid. Strukturelle und individuelle Aspekte abweichenden Verhaltens. Enke, Stuttgart

Weyerer S (1983) Mental disorders among the elderly. True prevalence and use of medical services. Arch Gerontol Geriatr 2:11–22

Wissenschaftsrat (1982) Stellungnahme zu Forschung und Datenschutz. Drs. 5 900/82

Zintl-Wiegand A (1983) Psychisch Kranke in ärztlichen Allgemeinpraxen: Eine epidemiologische Untersuchung in der Stadt Mannheim. In: Kommer D, Röhrle B (Hrsg) Gemeindepsychologische Perspektiven: 3. Ökologie und Lebenslagen. Gesellschaft für Wiss. Gesprächstherapie, Köln

Zintl-Wiegand A, Cooper B, Krumm B (1980) Psychisch Kranke in der ärztlichen Allgemeinpraxis. Eine Untersuchung in der Stadt Mannheim. Beltz, Weinheim Basel

Psychiatrische Grundlagenforschung im Dienste der Gesundheit

H. M. Emrich und D. Ploog

1 Einleitung

Psychiatrie ist sicherlich das komplexeste Forschungs- und Therapiegebiet der gesamten Medizin. Bezüglich der wissenschaftlichen Orientierung erstrecken sich die Fragestellungen von der Molekularbiologie (genetische, immunologische, pharmakologische und neurochemische Ansätze zur Erforschung der endogenen Psychosen) über die Neurobiologie, Hirnforschung und experimentelle Verhaltensforschung bis zur Psychologie und den Sozialwissenschaften. Anthropologische und philosophische Theorien spielen, wie sonst kaum in der Medizin, für viele Forscher (und Laien) eine richtungsgebende Rolle. Es gibt in keinem medizinischen Fach so viele kontroverse Ansichten und so wenig valide Methoden zur Nachprüfung von Ergebnissen und damit letztlich zur „Wahrheitsfindung". Andererseits hat die Psychiatrie der letzten 40 Jahre im praktischen Bereich außerordentliche therapeutische Erfolge aufzuweisen, die ganz überwiegend somatischen Behandlungsmethoden zuzuschreiben sind.

Die somatischen Therapieformen beruhen im wesentlichen auf einer konsequenten Anwendung naturwissenschaftlicher Denkansätze und Methoden auf das Gebiet der Psychosen. Dieses Vorgehen führt einerseits zu z. T. erheblichen Kontroversen in der öffentlichen Diskussion. Andererseits ist aber nicht zu bestreiten, daß eine große Zahl von Patienten, die an Psychosen (Schizophrenie, manisch-depressive Psychose) erkrankt sind und früher als chronisch Kranke in psychiatrischen Anstalten untergebracht worden waren, durch die Pharmakotherapie ein relativ „normales" Privat- und Berufsleben führen kann. Auch das letztlich wohl gescheiterte „italienische Experiment", die völlige Schließung der großen psychiatrischen Anstalten, wäre ohne die pharmakotherapeutische Weiterbehandlung der Patienten bereits im Ansatz zum Scheitern verurteilt gewesen. Insofern erscheint es sinnvoll, immer wieder die Frage aufzuwerfen, welchen Beitrag die naturwissenschaftlich orientierte psychiatrische Grundlagenforschung für die psychiatrische Versorgung leistet, d. h. welchen Stellenwert sie im Dienste der Gesundheit hat, um auch die Grenzen, die dieses Vorgehen zweifellos hat, richtig beurteilen und diskutieren zu können.

Seit Kraepelin den Weg für eine wissenschaftliche Psychoseforschung freimachte und die Notwendigkeit erkannte, sowohl biologisch fundierte Grundlagenforschung als auch psychologisch orientierte klinische Forschung zu betreiben und diese beiden Teilgebiete miteinander zu verbinden, ist es ein zentrales Anliegen der psychiatrischen Grundlagenforschung, einerseits das Verständnis des pathogenetischen Substrats bei der Entstehung von Psychosen im Sinne des „kausalen Erklärens" (Jaspers) zu vertiefen, andererseits aber therapeutische Zugänge zur Bewältigung dieser schweren psychischen Erkrankungen zu entwickeln. Dieser Doppelaspekt der psychiatrischen Grundlagenforschung, einerseits Ursachenforschung und andererseits Therapieforschung zu sein, ist für die Arbeitsweise dieser Forschungsrichtung charakteristisch. Dies soll im folgenden an einigen Forschungsschwerpunkten am Max-Planck-Institut für Psychiatrie dokumentiert werden.

2 Affektive Psychosen

Die affektiven Psychosen äußern sich gewöhnlich in deutlich voneinander und vom Zustand psychischer Normalität abweichenden Verstimmungsphasen depressiver oder manischer Prägung. Manische Krankheitserscheinungen sind relativ selten und kommen außer bei der manisch-depressiven Erkrankung nur bei den schizoaffektiven und bei den organischen (körperlich begründbaren) Psychosen vor. Das depressive Syndrom hingegen kommt bei den meisten psychischen Erkrankungen in mehr oder weniger starker Ausprägung vor, so neben den oben genannten Psychosen bei vielen psychoreaktiven Störungen, die dementsprechend als reaktive oder neurotische Depressionen bezeichnet werden. Überwiegend drepessiv geprägte Störungen machen fast die Hälfte der behandlungsbedürftigen psychischen Erkrankungen der erwachsenen Bevölkerung der Bundesrepublik Deutschland aus, wobei das weibliche Geschlecht deutlich überwiegt. Dies bedeutet, daß von 10–20 Frauen eine bzw. von 20–30 Männern einer jenseits des 15. Lebensjahres wegen einer depressiven Erkrankung therapiebedürftig ist. Die Notwendigkeit solcher Behandlungen ergibt sich nicht nur aus der Schwere der Symptomatik für die Betroffenen und ihre Angehörigen, sondern auch aus der häufig daraus resultierenden Selbstmordtendenz. In der psychiatrischen Poliklinik des Max-Planck-Instituts für Psychiatrie in München wurde festgestellt, daß von insgesamt 1542 während eines Jahres untersuchten Patienten bei 461 Fällen ein Selbstmordversuch Anlaß für die psychiatrische Untersuchung gewesen war. Aus Abb. 1 ergibt sich, daß sich diese Suizidversuche zwar auf die beiden diagnostischen Gruppen depressiver und nichtdepressiver psychischer Erkrankungen verteilten, daß aber Selbstmordversuche 4½ mal häufiger bei depressiven Störungen vorkamen als bei nichtdepressiven Erkrankungen. Es fällt auch auf, daß der Anteil depressiver Störungen bei den Frauen etwa doppelt so groß ist wie bei den Männern, wobei der relative Anteil an Suizidversuchen mit ca. 60% konstant bleibt. Aufgrund dieses Zahlenmaterials, das in Übereinstimmung mit der einschlägigen Literatur ist, kann man bei Vorliegen eines depressiven Syndroms von einer ihrer Natur nach lebensgefährlichen Erkrankung sprechen. Aufgrund dieser Tatsachen ist es verständlich, daß die psychiatrische Grundlagenforschung der letzten Jahre sich insbesondere der Untersuchung der pathogenetischen Mechanismen für die Entstehung depressiver Krankheitsbilder gewidmet hat. Trotz erheblicher Fortschritte in der Erforschung affektiver, insbesondere depressiver Störungen und der dadurch ermöglichten praktischen Hilfen ist aber der Kenntnisstand und somit auch das Therapieangebot für die Betroffenen immer noch unbefriedigend.

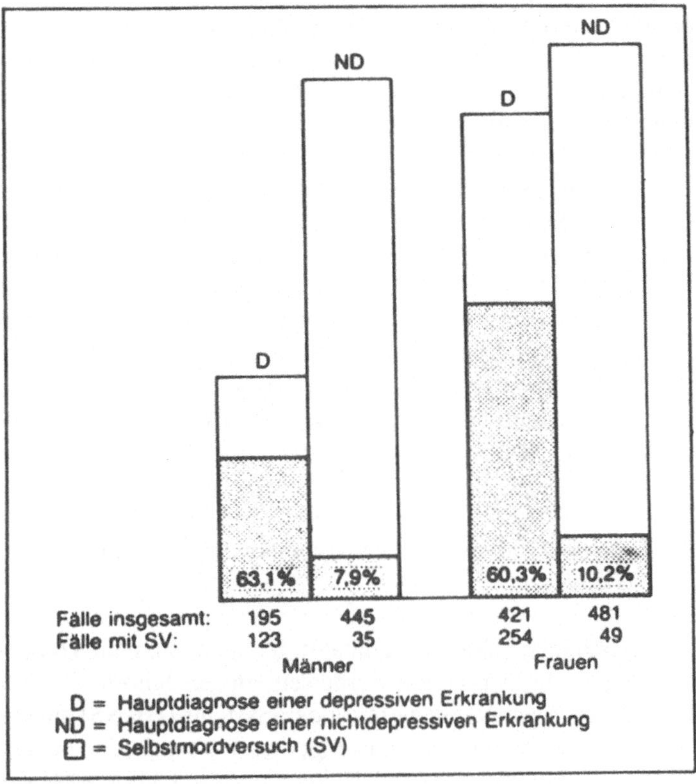

Abb. 1. Diagnostische Aufschlüsselung von Patienten der psychiatrischen Poliklinik im Zeitraum eines Jahres. Insgesamt wurden behandelt: 616 depressiv Erkrankte, davon 377 (61,2%) mit Selbstmordversuch, und 926 nichtdepressiv Erkrankte, davon 84 (9,1%) mit Selbstmordversuch. [Aus: Max-Planck-Gesellschaft: Berichte und Mitteilungen (2/1983)]

2.1 Depressionsforschung

Unter dem Blickwinkel einer biochemisch orientierten Theoriebildung und der damit verbundenen Forschungsstrategien ist die „endogene Depression" diejenige Depressionsform, die am ehesten Chancen bietet, zu einer befriedigenden Aufklärung des ursächlichen Zusammenhangs zwischen Störung der Hirnfunktion und psychischer Krankheitssymptomatik zu gelangen. Diese Depressionsform, die offensichtlich konstitutionell präformiert ist und in der Regel charakteristische psychiatrische Symptome (morgendliches Stimmungstief, häufig unterbrochener Schlaf, Appetit- und Antriebsverlust usw.) aufweist und einen regelhaften zeitlichen Verlauf zeigt, zeichnet sich durch eine starke familiäre Häufung aus. Die genetische Belastung ergibt sich u. a. aus einer Übereinstimmungsquote eineiiger Zwillinge hinsichtlich der Erkrankung von 60–80%. Somit wurde von der biochemischen Forschung der letzten Jahre angenommen, daß der endogenen Depression eine Störung im Haushalt der chemischen Botenstoffe im Gehirn (Transmittersubstanzen wie z. B. Noradrenalin, Serotonin, Dopamin, Acetylcholin, γ-Amino-Buttersäure:

GABA) zugrunde liege. Obwohl eine Reihe von Arbeiten charakteristische Veränderungen in den Gehirnen verstorbener Depressiver nachweisen konnte, ist man
heute von einer schlüssigen biochemischen Theorie der endogenen Depression noch
weit entfernt, da einerseits die Vorbehandlung mit Medikamenten den Biochemis-
mus des Zentralnervensystems verändert, andererseits nach dem Tode schnelle
Abbauvorgänge eintreten, die die Interpretation der Befunde erheblich einschrän-
ken. Wegen dieser technischen Probleme ist es das heutige Forschungsziel, mit Hilfe
„bildgebender Verfahren" die Stoffwechselveränderungen im Zentralnervensystem
der Erkrankten unmittelbar vor der medikamentösen Therapie in vivo zu erfassen
(s. unten). Da diese Methoden sich noch in der Entwicklung befinden, hat die
bisherige psychiatrische Grundlagenforschung sich darauf beschränken müssen,
biochemische und physiologische Indikatoren für die Symptomatik von endogenen
Psychosen, wie der endogenen Depression, zu charakterisieren und die molekularen
und neurobiologischen Mechanismen zu erforschen, die sich bei einer erfolgreichen
Therapie mit Psychopharmaka abspielen.

2.1.1 Neuroendokrinologie des Hypothalamus-Hypophysen-Nebennierenrinden-Systems

Als besonders spezifischer Indikator der angenommenen biochemischen Störung bei
der endogenen Depression wurde seit einigen Jahren die Aktivität des Hypothala-
mus-Hypophysen-Nebennierenrinden-Systems (HHNS) angesehen. In einer großen
Anzahl von Arbeiten konnte nachgewiesen werden, daß bei Depressiven häufig eine
vermehrte Ausschüttung des Nebennierenrindenhormons Kortisol vorhanden ist.
Eine gesteigerte HHNS-Aktivität sei für Patienten mit endogener Depression
charakteristisch, und diese beruhe auf einer Störung der Transmitterbalance im
limbisch-hypothalamischen System. Aufgrund tierexperimenteller Untersuchungen
wurde dieser Störung auch eine regulative Veränderung der Transmittersubstanz
Noradrenalin zugeordnet und vermutet, daß die Messung der HHNS-Aktivität ein
„Fenster zur hypothalamischen Funktionsstörung" darstelle. Zur Messung dieser
Funktionsstörung wurde der Dexamethasonsupressionstest (DST) als laborchemi-
scher Indikator der endogenen Depression eingeführt. Untersuchungen im Max-
Planck-Institut für Psychiatrie (Berger et al. 1984) an insgesamt 225 psychiatrischen
Patienten zeigten nicht die erwartete Spezifität des DST für endogene Depression,
sondern vielmehr fast gleich hohe Prozentsätze abnormer Testergebnisse bei neuro-
tisch Depressiven und bei nichtdepressiv psychiatrisch Kranken (Abb. 2). Durch
eingehende Analyse des umfangreichen Datenmaterials konnte darüber hinaus
gezeigt werden, daß der Streß der Krankenhausaufnahme (unabhängig von der
diagnostischen Zuordnung), der bei Depressiven häufig auftretende Gewichtsverlust, das Absetzen von Psychopharmaka und insbesondere der Streß eines vorherge-
gangenen Suizidversuchs entscheidend für das Ergebnis des DST sind. Diese
Ergebnisse mögen auf den ersten Blick enttäuschend scheinen, zeigen sie doch, daß
die Erwartung, hier in der Psychiatrie, so wie in der inneren Medizin üblich, einen
validen Laborindikator für eine einschlägige Diagnose in der Hand zu haben, sich
nicht erfüllt hat. Andererseits zeigt das Ergebnis, daß es mit Hilfe subtiler Analytik
möglich ist, die psychosomatischen Streßkomponenten schwerer psychiatrischer

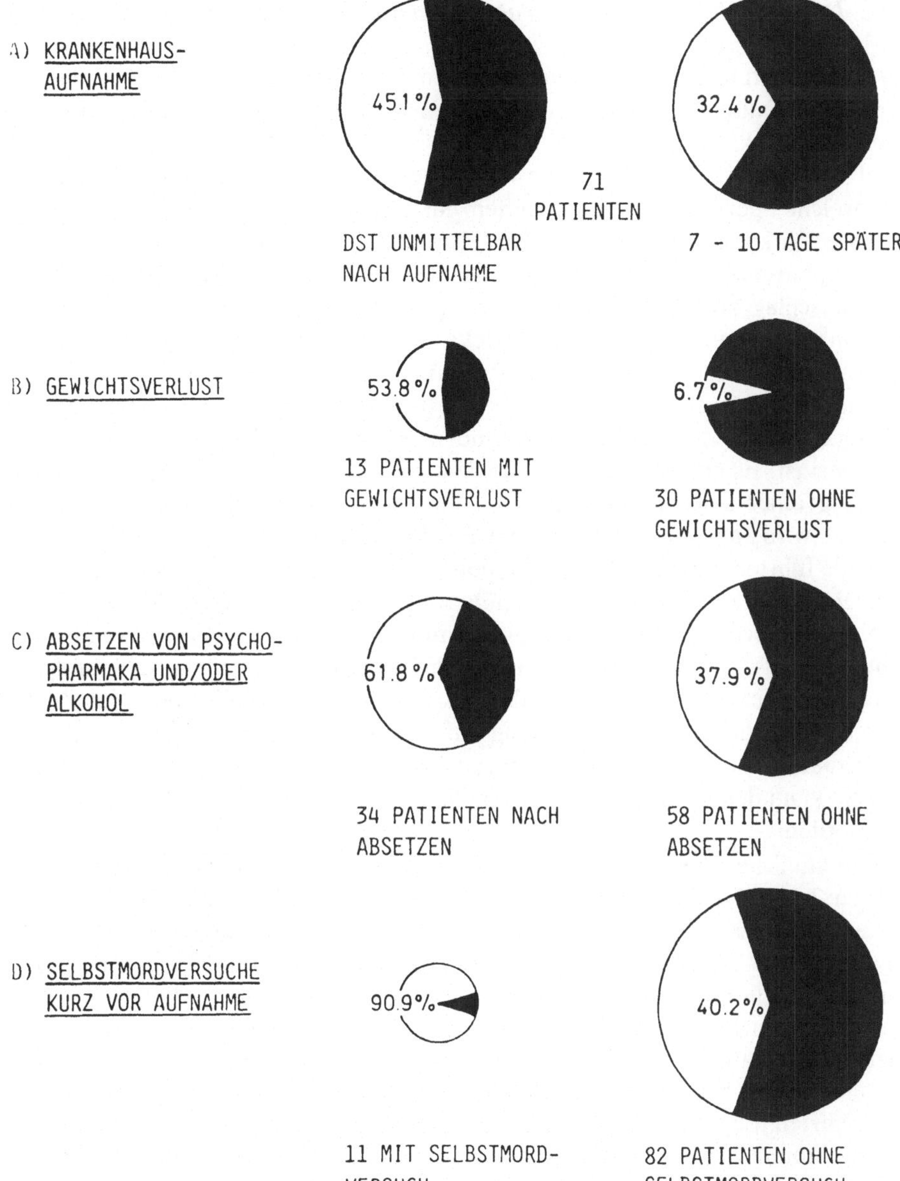

Abb. 2a-d. Abnorme Ergebnisse des Dexamethasonsuppressionstests *(DST)* bei psychiatrischen Patienten mit unterschiedlichen Diagnosen bei **a** Krankenhausaufnahme, **b** Gewichtsverlust, **c** Absetzen von Psychopharmaka und/oder Alkohol, **d** Selbstmordversuch kurz vor der Aufnahme. [Aus: Max-Planck-Gesellschaft (1985)]

Erkrankungen zu charakterisieren und auf diesem Wege ein funktionelles Korrelat wichtiger, therapierelevanter Faktoren zu erhalten. Hierbei spielt offensichtlich auch gerade die Wirkung von Psychopharmaka im Rahmen dieses Wirkungsgefüges eine entscheidende Rolle.

2.1.2 Differentialtherapie als Mittel der psychiatrischen Grundlagenforschung

Da, wie ausgeführt, das Zentralnervensystem der psychisch Kranken einer unmittelbaren biochemischen Untersuchung nicht zugänglich ist, wurde seit Einführung der Psychopharmakatherapie die Wirkung psychotroper Substanzen immer auch als „tool" verwendet, d. h. als „wissenschaftliches Werkzeug" mit dem Ziel, festzustellen, welche spezifischen Eigenschaften ein Therapeutikum haben muß, um eine günstige Wirkung bei einer speziellen Form einer Psychose auszuüben. Diese sog. „psychopharmakologische Brücke", bei der der Versuch gemacht wird, einen Brückenschlag zwischen der bekannten psychopharmakologischen Wirkung und dem unbekannten biochemischen Defekt im Zentralnervensystem durchzuführen, hat zu einigen bemerkenswerten Ergebnissen geführt. So konnte z. B. gezeigt werden, daß die neuroleptische Eigenschaft von antipsychotischen Medikamenten offenbar mit der spezifischen hemmenden Wirkung auf Dopaminrezeptoren eng korreliert ist. Es konnte nachgewiesen werden, daß, je stärker die antidopaminerge Wirkung einer solchen Substanz ist, eine um so geringere Medikamentendosis benötigt wird, um eine schizophrene Psychose zu behandeln. Diese eindeutigen Befunde führten dann auch zu der Hypothesenbildung, der schizophrenen Psychose liege eine Überaktivität von dopaminübertragenden Nervenzellen zugrunde. Diese scheinbar berechtigte Schlußfolgerung kann aber aus verschiedenen Gründen noch keineswegs als erwiesen gelten. Es ist nämlich durchaus vorstellbar, daß infolge der komplexen Verschaltung miteinander gekoppelter Nervenzellsysteme im Zentralnervensystem die Dopaminhemmung zur Kompensation eines Defekts in einem benachbarten Nervenzellsystem notwendig ist. Die Dopaminhypothese der Schizophrenie kann demnach zwar als gut fundiert, aber keineswegs als bewiesen angesehen werden.

Eine ähnliche Situation ergibt sich im Bereich der endogenen Depression. Hier werden 2 verschiedene Nervenzelltransmittersysteme als für die Erkrankung ausschlaggebend diskutiert. Einerseits wird ein Mangel an zentralnervösem Noradrenalin als Ursache der endogenen Depression angenommen, andererseits eine Störung der Übertragungsfunktion des Neurotransmitters Serotonin diskutiert. Entsprechend haben sich hinsichtlich des Wirkungsmechanismus von Antidepressiva in den letzten Jahren alternative Konzepte entwickelt, bei denen einerseits das Noradrenalin, andererseits Serotonin im Mittelpunkt des Interesses steht. Die meisten klinisch eingeführten trizyklischen Antidepressiva weisen eine Re-uptake-Hemmung sowohl des Serotonins als auch eine solche des Noradrenalins auf, wobei die relative Intensität dieser beiden Wirkungskomponenten jeweils unterschiedlich ist. In den letzten Jahren hat die psychopharmakologische Forschung zur Entwicklung sehr spezifisch wirkender Substanzen geführt (selektive Noradrenalin- bzw. Serotoninwiederaufnahmehemmstoffe), einerseits mit dem Ziel, die therapeutischen Möglichkeiten in der Depressionsbehandlung zu erweitern, andererseits für die klinische Forschung spezielle Prüfsubstanzen für differentialtherapeutische Untersuchungen zur Verfügung zu stellen. Die Grundüberlegung der Differentialtherapie besteht dabei darin, ein Krankheitsbild, das mit einer spezifischen Substanz nicht wirksam behandelt werden kann, durch eine Alternativsubstanz erfolgreich therapieren zu können, und vice versa. Aufgrund neuerer Untersuchungen war anzunehmen, daß bei der endogenen Depression 2 Unterformen von biochemischen Subtypen vorhanden sind: eine, die mit einem Defizit des zentralen serotonergen Systems einhergeht, und eine, bei der eine Störung im Bereich der noradrenergen Transmission vorliegt. Am Max-Planck-Institut für Psychiatrie wurden nun, diesem differentialtherapeutischen Ansatz folgend, 2 derartige hochspezifische Medikamente in ihrer Wirkung miteinander verglichen: einerseits Fluvoxamin, eine spezifisch die Serotoninwiederaufnahme hemmende Substanz, andererseits Oxaprotilin, ein Medikament, das selektiv nur die Wiederaufnahme von Noradrenalin in Nervenzellen blockiert. Bei 24 Patienten mit einer schweren Depression wurden diese beiden Substanzen therapeutisch eingesetzt, wobei nach der oben beschriebenen Hypothese zu erwarten war, daß diejenigen Patienten, die auf das eine Präparat nicht ansprachen, auf die Alternativsubstanz positiv reagieren würden, und umgekehrt. Tatsächlich wurde aber gefunden, daß etwa die Hälfte der Patienten auf das Medikament der ersten Wahl (Oxaprotilin bzw. Fluvoxamin) positiv ansprach. Die Patienten dagegen, die durch das eine Präparat keine wirksame Besserung erfuhren, wurden auch nur zu einem geringen Teil durch das Alternativpräparat in ihrem Zustand gebessert. Aus diesem Ergebnis ist zu folgern, daß die Hypothese der Existenz zweier biochemisch definierter Untergruppen von endogener Depression nicht haltbar ist. Vielmehr muß man annehmen, daß sowohl die Aktivation serotonerger als auch noradrenerger Neurone bei der endogenen Depression therapeutisch eingesetzt werden kann und daß die Frage nach einer biochemischen Grundstörung dieser Depressionsform als noch offen angesehen werden muß.

Der Wert solcher Untersuchungen liegt darin, daß man zu bestimmten spezifischen Hypothesen der psychiatrischen Grundlagenforschung Stellung nehmen kann, ohne einen ethisch bedenklichen Eingriff beim Patienten vornehmen zu müssen, denn beide verwendeten Antidepressiva können als eindeutig klinisch wirksam eingestuft werden.

2.1.3 Zum Wirkungsmechanismus der Heilkrampftherapie – therapeutische Alternativen

Die Heilkrampftherapie, so umstritten sie auch sein mag, stellt einen wesentlichen Beitrag zum therapeutischen Arsenal der wirksamen Therapiemethoden in der Geschichte der somatischen Therapieformen in der Psychiatrie dar. Es ist zweifellos der Entwicklung der modernen Psychopharmaka zu verdanken, daß diese Methode nur noch relativ selten eingesetzt werden muß. Andererseits besteht an dem hohen therapeutischen Potential, insbesondere bei schwersten Formen der endogenen Depression, kein Zweifel, und es gibt inzwischen in Skandinavien und in den USA eine deutlich erkennbare „Renaissance" in der Anwendung dieser Methode. Auch der in der Bundesrepublik Deutschland tätige Psychiater wird gelegentlich mit Patienten konfrontiert, die auf eine Heilkrampftherapie drängen, weil sie in früheren Behandlungsphasen ihrer endogenen Depression durch diese Behandlung relativ schnell aus der depressiven Phase herauskamen, während – in diesen besonderen Fällen – die Psychopharmakatherapie eine sehr viel langsamere und schwächere Wirkung hat. Natürlich hat sich die psychiatrische Grundlagenforschung mit der Frage beschäftigt, welche Wirkprinzipien für die therapeutischen Wirkungen des Heilkrampfgeschehens ausschlaggebend sind. Da bei dieser Therapieform ein elektrisch induzierter epileptischer Anfall ausgelöst wird, von dem der Patient allerdings infolge der gleichzeitig durchgeführten Narkose nichts verspürt, kann man davon ausgehen, daß bei diesem komplexen Geschehen sich eine Fülle von verschiedenartigen biophysikalischen und biochemischen Prozessen in den unterschiedlichen Nervenzellsystemen des Zentralnervensystems abspielt. Neben Veränderungen im Bereich der Neurotransmission von Noradrenalin und anderen Neurotransmittersystemen sind in der letzten Zeit insbesondere 2 Mechanismen in das Zentrum des Interesses gerückt, die im folgenden kurz dargestellt werden sollen.

Ein besonders herausragendes Ergebnis der neurochemischen Grundlagenforschung der letzten 8 Jahre stellt die Entdeckung der Opiatrezeptoren im Zentralnervensystem und der damit korrespondierenden körpereigenen opiatähnlichen Substanzen dar. Die Opiate sind bekanntlich seit den Zeiten des Hippokrates sicherlich die in der Geschichte der Medizin wirksamsten Heilstoffe in der Hand des Arztes, da sie einerseits eine hochwirksame, schnell einsetzende Schmerzlinderung ermöglichen, andererseits aber durch ihre beruhigenden und stimmungsaufhellenden Wirkungen die subjektive Befindlichkeit des Patienten wesentlich verbessern. Nach der Entdeckung der Opiatrezeptoren, die als spezifische Haftstellen für die Opiate an den Oberflächen von Nervenzellen charakterisiert werden können, stellte sich die Frage, aus welchem Grund diese Moleküle sich im Laufe der Evolution entwickelt haben. So wurde die Hypothese aufgestellt, daß es körpereigene „Opioide" geben müsse, die mit den Opiatrezeptoren korrespondieren. In der Tat wurde dann eine größere Anzahl von körpereigenen Peptidhormonen entdeckt, „Endorphine" genannt, die sich als eine Art körpereigenes Regulationssystem bei Streß, Schmerz und körperlichen Verwundungen herausgestellt haben. Interessanterweise konnte nun durch tierexperimentelle Studien nachgewiesen werden, daß die Heilkrampfanwendung zu einer starken Aktivierung dieser körpereigenen opiatähnlichen Stoffe führt. Bei der klinischen Anwendung des Heilkrampfs bei schwersten, sonst therapieresistenten Formen endogener Depression wurde im Max-Planck-Institut für Psychiatrie nachgewiesen, daß die Heilkrampfanwendung zu einer Erhöhung der im Blut zirkulierenden Immunoreaktivität von ß-Endorphin führt (Abb. 3). Diese Befunde wurden in den USA inzwischen quantitativ bestätigt und zeigen, daß die psychiatrische Grundlagenforschung heute in der Lage ist, vom molekularen Ansatz (Rezeptorforschung), über den Tierversuch (Heilkrampfanwendung beim Tier und Nachweis der Opioidaktivation) bis hin zum therapeutischen Geschehen einen direkten Brückenschlag durchzuführen. Aus den beschriebenen Tatsachen ergibt sich aber auch die Frage, inwieweit eine Aktivation der Opiatrezeptoren von depressiven Patienten auch ohne die Anwendung von Heilkrampf erreicht werden kann. In einzelnen Fällen besonders schwerer endogener Depression, die mit den üblichen antidepressiven Psychopharmaka nicht erfolgreich behandelt werden konnten und die somit einer Heilkrampftherapie hätten zugeführt werden müssen, wurde unter diesem Aspekt mit dem Opiatanalgetikum Buprenorphin behandelt. Es konnte gezeigt werden, daß in ca. 50% dieser Fälle eine wirksame antidepressive Behandlung mit dieser Substanz möglich war. Wegen der möglichen Suchtgefahr durch unsachgemäßen Gebrauch und längerfristige Behandlung kann eine solche Versuchstherapie mit opiatähnlichen Substanzen aber nur unter strenger klinischer Kontrolle in Einzelfällen durchgeführt werden. Die Ergebnisse, die übrigens mit neuesten Befunden aus den USA übereinstimmen, nach denen die Anwendung von

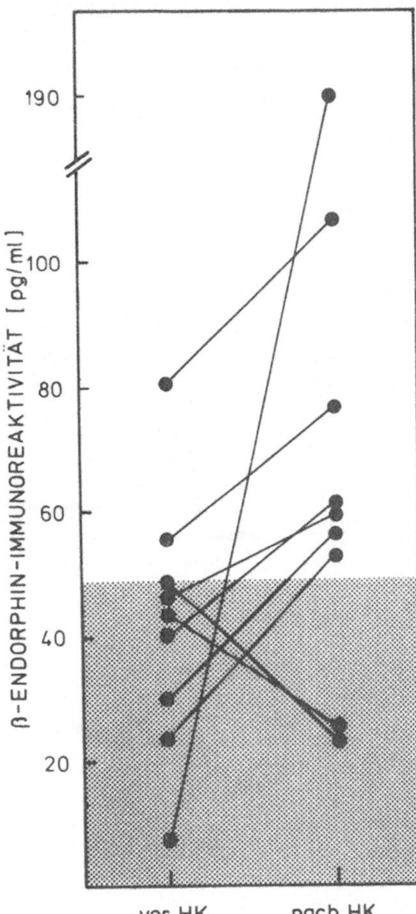

Abb. 3. Plasmawerte der β-Endorphin-Immunoreaktivität vor und nach Elektroheilkampf *(HK)* bei Patienten mit endogener Depression

ß-Endorphin antidepressive Wirkungen zeigt, zeigen aber, daß neue therapeutische Ansätze denkbar sind, bei denen in ähnlicher Weise wie beim Heilkrampf körpereigene opiatähnliche Stoffe freigesetzt und therapeutisch wirksam sein können. So wäre es z. B. denkbar, den Abbau von Endorphinen zu hemmen und auf diese Weise die Aktivität dieser Substanzen im Zentralnervensystem zu erhöhen. Forschungsansätze in dieser Richtung werden derzeit tierexperimentell überprüft.

Ein anderer Wirkungsmechanismus, der bei der Theoriebildung hinsichtlich der therapeutischen Wirkung von Heilkrampf eine zentrale Rolle spielt, ist durch neueste Befunde der experimentellen Epilepsieforschung gegeben. Vergleichende Untersuchungen, die im neurobiologischen Institut des Max-Planck-Instituts für Psychiatrie durchgeführt wurden, zeigten sowohl in Tierversuchen als auch in Zellkulturen, daß sämtliche Formen der Epilepsie mit einem verstärkten Einstrom von Kalziumionen in Nervenzellen einhergehen. Hieraus ergeben sich wichtige neue Ansatzpunkte für eine gezielte Therapie; es konnte gezeigt werden, daß spezifische Kalziumantagonisten bei Epilepsie einsetzbar sind. Wie noch gezeigt werden wird, spielt die Veränderung des intrazellulären Kalziums in Nervenzellen auch für

Psychopharmakawirkungen (Lithium, Carbamazepin usw.) bei Patienten mit Manie und Depression anscheinend eine wichtige Rolle. Der Zusammenhang dieser Wirkungen mit dem Effekt von Heilkrampf auf die Kalziumverschiebungen in Nervenzellen dürfte einen wichtigen Gegenstand zukünftiger psychiatrischer Grundlagenforschung darstellen.

2.1.4 Lithiumforschung

In der neurophysiologischen Abteilung des Max-Planck-Instituts für Psychiatrie konnte nachgewiesen werden, daß Lithium, das ein äußerst wichtiges Therapeutikum für die Prophylaxe manisch-depressiver Krankheitsbilder darstellt, bei Schnekkenneuronen zu einer Anreicherung von Kalzium im Zytoplasma dieser Nervenzel-

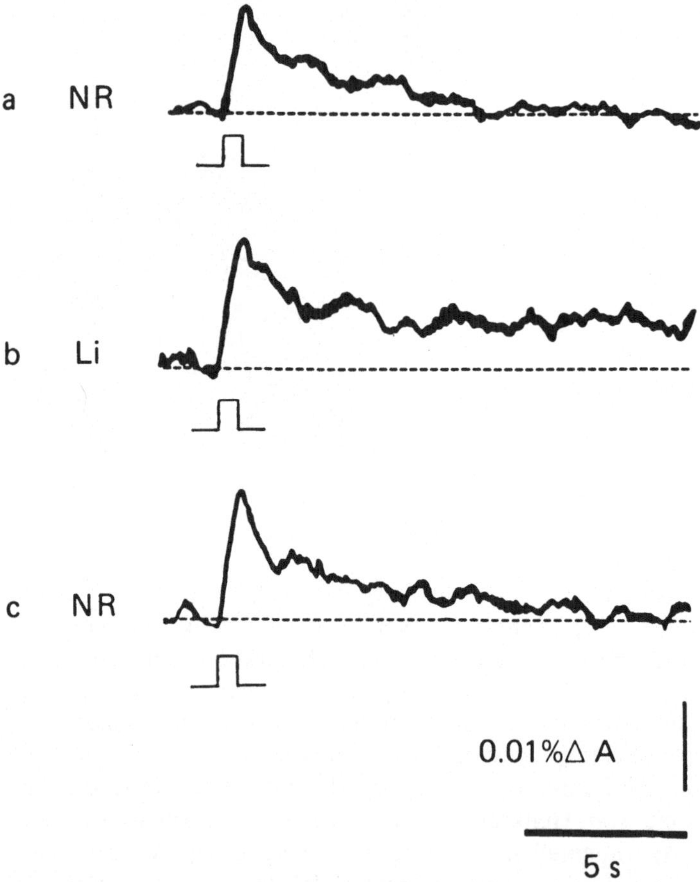

Abb. 4a-c. Die Wirkung von 1 mM LiCl auf die Regulation der intrazellulären Kalziumkonzentration nach Kalziumeinstrom: Durch einen Depolarisationspuls wird im Voltage clamp ein Membranstrom aktiviert, der über einen Kalziumeinstrom eine schnelle Erhöhung der Kalziumkonzentration verursacht. **a** In normaler Ringerlösung (*NR*) wird die Kalziumkonzentration innerhalb von 15 s auf den Normalwert zurückreguliert. **b** In Gegenwart von 1 mM LiCl ist diese Rückbildung deutlich verlangsamt. **c** Nach Entfernung des LiCl ist diese Wirkung gut reversibel. [Aus: Aldenhoff u. Lux (1984)]

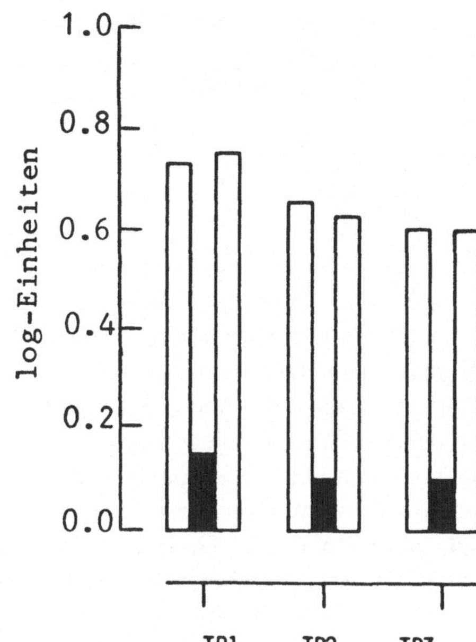

Abb. 5. Änderung der Dunkeladaptationsleistung bei 3 Testpersonen (*TP1–TP3*) unter Lithiumbehandlung *(schwarze Säulen)*. [Aus: Ullrich et al. (1985)]

len führt (Abb. 4). Aufgrund dieser Befunde stellt sich die Frage, inwieweit auch beim Menschen lithiuminduzierte Effekte auf das intrazelluläre Kalzium in Nervenzellen nachweisbar sind und für die Kontrolle der Lithiumtherapie eingesetzt werden können. Da das intrazelluläre Kalzium bei der Entstehung des Nervenimpulses nach der Belichtung der Photorezeptoren in der Retina des Auges eine zentrale Rolle spielt, läßt sich vermuten, daß die Funktion der Retina des Menschen durch die Lithiumeinwirkung verändert werden kann. Durch eine 1wöchige Einnahme von Lithium in therapeutischen Konzentrationen bei Gesunden konnte gezeigt werden, daß in der Tat die Dunkeladaptationskurve der gesunden Probanden, die sich durch diese Medikation in keiner Weise beeinträchtigt fühlten, in spezifischer Weise verändert worden war (Abb. 5). Die in Abb. 5 dargestellte Veränderung der Dunkeladaptationskurve wird derzeit bei psychiatrischen Patienten nachgeprüft, um so Hinweise darauf zu erhalten, ob eine effiziente Kontrolle der Lithiumtherapie durch einen solchen zentralnervösen Parameter möglich ist. Diese Untersuchungen sind wiederum ein Beleg dafür, daß es in der psychiatrischen Grundlagenforschung möglich ist, vom elementaren Ansatz an der Einzelzelle im Tierversuch zu spezifischen Beobachtungen am Menschen und zum therapeutischen Geschehen vorzudringen.

2.2 Manieforschung

Im Gegensatz zum depressiven Syndrom kommt es bei manischen Patienten zu Erregungszuständen und zur psychomotorischen Enthemmung, die vom Patienten teils als angenehm, teils auch als äußerst unangenehm und quälend empfunden werden, in aller Regel aber für die Familie und den Patienten in sozialer Hinsicht zu schweren Belastungen bis hin zum Verlust des Arbeitsplatzes führen. Aus diesem

Grunde stellt die Manieforschung einen wesentlichen Teil der derzeitigen Grundlagenforschung im Dienste der Gesundheit dar, führt sie doch zu direkten Umsetzungen in neuere und wirksamere Therapieformen.

2.2.1 Die Wirkung von Antikonvulsiva bei Manie

Ähnlich wie bei der Depression ist auch bei der Manie die biochemisch präformierte erbliche Grundlage der Erkrankung nicht aufgeklärt. Zwar gibt es eine Reihe von Hypothesen hinsichtlich der pathogenetischen Rolle von Transmittersystemen wie Noradrenalin, Dopamin und GABA; von einer wirklichen Aufklärung der Grundstörung ist man aber noch weit entfernt. Aus diesem Grund ist die „psychopharmakologische Brücke" wiederum als ein wesentliches Instrument für die Therapieforschung anzusehen. Ausgehend von Untersuchungen über die spezifische Wirkung von ß-Rezeptoren-Blockern bei Manie wurde die Hypothese aufgestellt, daß Substanzen mit einer die GABA-Transmission im Zentralnervensystem aktivierenden Wirkung bei manischen Zustandsbildern therapeutisch wirksam sein sollten. Da besondere Gruppen von gegen die Epilepsie wirksamen Medikamenten (Antiepileptika) einen solchen Wirkungsmechanismus aufweisen, wurde in klinischen Studien geprüft, welche therapeutischen Effekte Antikonvulsiva bei manischen Zustandsbildern aufweisen. Verschiedene derartige Substanzen (Valproat, Dipropylacetamid, Carbamazepin, Oxcarbazepin) wurden hinsichtlich ihrer akut antimanischen und auch hinsichtlich ihrer möglichen vorbeugenden Wirkungen gegen die manisch-depressive Erkrankung untersucht. Alle diese Substanzen können in sehr spezifischer Weise sowohl akut als auch prophylaktisch eingesetzt werden und ein sehr hohes therapeutisches Potential auch bei solchen Patienten haben, die auf eine Lithiumtherapie nur unzureichend ansprechen. In Abb. 6 ist der „Phasenkalender" eines Patienten wiedergegeben, bei dem die Lithiumprophylaxe nicht den gewünschten Erfolg hatte, eine Zusatztherapie mit dem Antikonvulsivum Valproat aber eine vollständige Aufhebung der manischen Phasen zur Folge hatte. Aus den genannten Gründen stellen Antikonvulsiva heute eine wesentliche Erweiterung des therapeutischen Arsenals bei der Therapie und Prophyiaxe manischer Krankheitsbilder dar. Die psychiatrische Grundlagenforschung in diesem Bereich bemüht sich nun, die zugrundeliegenden Wirkungsmechanismen dieser Therapie aufzuklären und dadurch einerseits zu einem tieferen Verständnis der pathogenetischen Mechanismen bei der Entstehung der Erkrankung zu gelangen, andererseits aber neue Medikamente zu entwickeln, die in noch ausgeprägterer Form diesen Wirkungsmechanismus aufweisen. Solche Untersuchungen werden tierexperimentell z. T. an Hirnschnitten, z. T. an Schneckenneuronen derzeit am Max-Planck-Institut für Psychiatrie durchgeführt.

2.2.2 Die Wirkung von Kalziumantagonisten bei Manie

Aufgrund der oben beschriebenen Zusammenhänge zwischen dem neurobiologischen Geschehen bei epileptischen Krampfanfällen und dem Einstrom von Kalzium in Nervenzellen sowie aufgrund klinischer Beobachtungen in den USA wurden

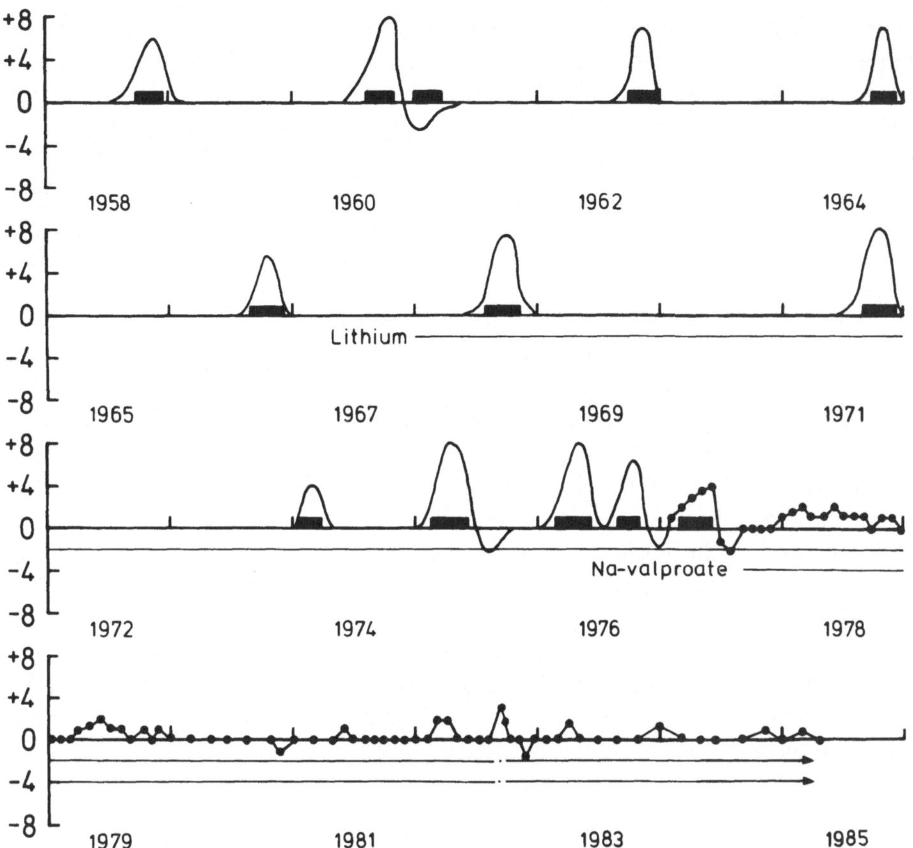

Abb. 6. Phasenkalender eines 51jährigen Patienten mit unzureichender Therapiewirkung der Lithiumprophylaxe. Verlaufsdokumentation durch Verwendung der Verlaufsbeurteilungsskala (*positive Werte:* Schweregrad des manischen Syndroms; *negative Werte:* Schweregrad der Depression; *Blöcke:* stationäre Therapie). Durch Valproat-Zusatzmedikation weitgehendes Verschwinden der affektiven Schwankungen. Nach kurzzeitigem Absetzen der Medikation aus internistischen Gründen (1982) hypomanische Phase

Medikamente, die den Einstrom von Kalzium in Nervenzellen hemmen, bei Patienten mit Manie therapeutisch eingesetzt. Es konnte gezeigt werden, daß solche „Kalziumantagonisten" wie Verapamil durchaus geeignet sind, manische Krankheitsbilder wirksam zu therapieren. Aufgrund dieser Beobachtungen ergeben sich wichtige theoretische und weiterführende therapeutische Ansätze.

3 Pathobiochemie der Angst

Angst ist ein zentrales und führendes Symptom bei einer großen Anzahl psychiatrischer Krankheitsbilder; dabei gibt es ein breites Spektrum der Überlappung vom Normalzustand bis hin zu schwersten psychotischen Angstzuständen. Die biochemische Grundlagenforschung der letzten Jahre hat nun zu einem aufsehenerregenden

Befund geführt, der für die Angstforschung von zentraler Rolle sein kann: Es konnte gezeigt werden, daß so wie den Opiaten körpereigene Nervenzellrezeptoren korrespondieren, den angstlösenden Benzodiazepinen spezifische Erkennungshaftstellen (Benzodiazepinrezeptoren) auf den Nervenzellmembranen gegenüberstehen. Daraufhin setzte eine intensive Suche nach körpereigenen anxiolytischen benzodiazepinähnlichen Substanzen ein, die aber bisher noch nicht zu eindeutigen Ergebnissen geführt hat. Allerdings konnte gezeigt werden, daß die Benzodiazepinrezeptoren im Gegensatz zu anderen Transmitterrezeptormolekülen bidirektional funktionieren, d. h. sie können nicht nur im Sinne der Benzodiazepinwirkungen angstlösende Wirkungen vermitteln, sondern sie können auch in umgekehrter Weise angesteuert werden (umgekehrte Aktivation, z. B. durch bestimmte ß-Carboline) und angstverstärkende Wirkungen vermitteln. Bei der experimentellen Suche nach möglichen körpereigenen benzodiazepinähnlichen Reaktionspartnern für diese Rezeptoren wurden bisher keine Hinweise auf die Existenz solcher Stoffe gefunden; dagegen wurde in den USA eine eiweißähnliche Substanz isoliert, die offenbar angstverstärkende Effekte auszulösen vermag. Die mögliche pathophysiologische Rolle eines solchen Stoffes in der Psychiatrie stellt eine aufsehenerregende Perspektive dar, insbesondere deshalb, weil eine solche Substanz nicht nur durch Benzodiazepine (die ein gewisses Abhängigkeitspotential beinhalten), sondern auch durch Benzodiazepinantagonisten (von denen ein solches Abhängigkeitspotential nicht anzunehmen ist) gehemmt werden kann. Derzeit werden im Max-Planck-Institut für Psychiatrie Untersuchungen durchgeführt, die die Prüfung der angstauslösenden Wirkungen dieser Substanz zum Gegenstand haben.

4 Bedeutung von bildgebenden Verfahren für die Psychiatrie

Wie bereits dargestellt wurde, ist eine direkte Untersuchung des Zentralnervensystems von psychisch Kranken mit den bisherigen Methoden nicht möglich. Untersuchungen der chemischen Zusammensetzung der Hirnflüssigkeit (Liquor) ergeben nur sehr indirekte Aufschlüsse; dasselbe gilt für Indikatoren wie Elektroenzephalographie und evozierte Potentiale. Andererseits konnte die psychiatrische Grundlagenforschung der letzten Jahre den Nachweis erbringen, daß zwischen molekularen, tierexperimentellen und klinischen Ansätzen durchaus Brückenschläge möglich sind und daß sich bereits recht spezifische Theorien über den Zusammenhang zwischen psychischen Störungen und Störungen der Funktion des Zentralnervensystems ergeben haben. Eine direkte Überprüfung dieser Hypothesen ist aber nur dann möglich, wenn modernere, technologisch hochentwickelte Verfahren etabliert werden, die in der Lage sind, pathogenetisch relevante Prozesse im Zentralnervensystem des Menschen ohne schädigenden Eingriff unmittelbar sichtbar zu machen. Die Entwicklung solcher Verfahren schreitet derzeit rasch voran und soll im folgenden kurz diskutiert werden. Ausgehend von der Röntgencomputertomographie, die eine Messung der Röntgendichteverteilung des Zentralnervensystems darstellt (Abb. 7a), haben sich in den letzten Jahren zusätzliche bildgebende Verfahren der Darstellung des Zentralnervensystems entwickelt. Auf der einen Seite steht die Positronenemissionscomputertomographie (PET), auf der anderen

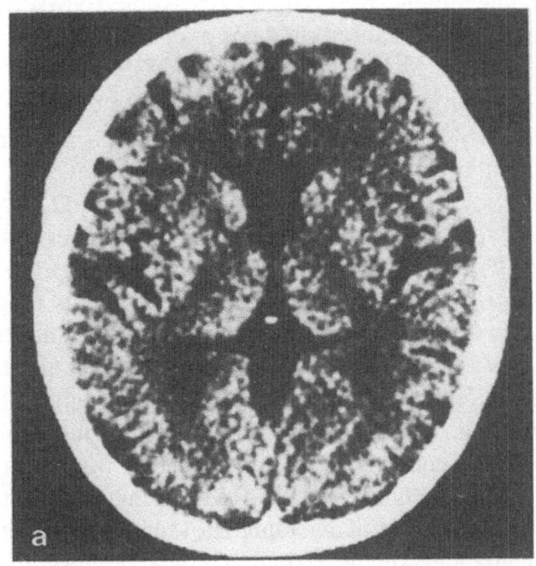

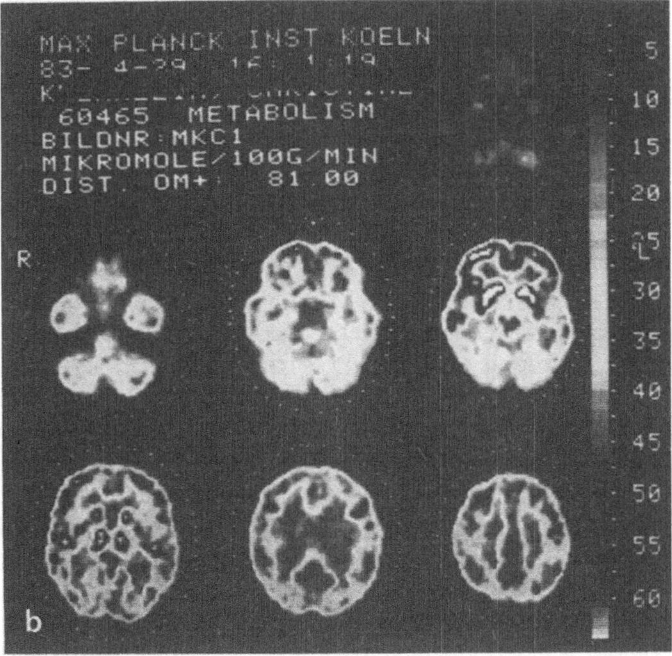

Abb. 7a u. b. a Transmissionsröntgencomputertomogramm einer Patientin mit Anorexia nervosa mit deutlicher Pseudoatrophie des Gehirns (Erweiterung der Hirnventrikel und der Windungsfurchen). **b** Verteilungsmuster des Glukosestoffwechsels im Gehirn („metabolic map") bei derselben Patientin (Fluordeoxyglukosemethode, Positronenemissionstomogramm, aufgenommen im Max-Planck-Institut für neurologische Forschung, Köln, Direktor: Prof. Dr. W.D. Heiss). [Aus: Emrich et al. (1984) PET investigation in anorexia nervosa: normal glucose metabolism during pseudoatrophy of the brain. In: Pirke KM, Ploog D (eds) The psychobiology of anorexia nervosa. Springer, Berlin Heidelberg New York Tokyo, pp 172–178]

Seite die kernmagnetische Resonanzspektroskopie (NMR: nuclear magnetic resonance). Keines dieser Verfahren steht der psychiatrischen Forschung in der Bundesrepublik Deutschland zur Verfügung, während es auf dem übrigen europäischen Kontinent, v. a. aber in den USA, bereits mehrere derartige Zentren gibt.

Bei der PET handelt es sich um eine Methode, mit der es möglich ist, ohne invasiven Eingriff am lebenden Menschen den lokalen Stoffwechsel des Gehirns in verschiedenen Hirnarealen quantitativ zu bestimmen. Darüber hinaus ist es bereits jetzt mit dieser Methode möglich, die Verteilung von bestimmten Rezeptorenmolekülen (z. B. Opiatrezeptoren, Benzodiazepinrezeptoren) im lebenden Gehirn zu untersuchen. In naher Zukunft wird es darüber hinaus möglich sein, den lokalen Transmitterstoffwechsel in verschiedenen Hirngebieten auf diese Weise quantitativ zu erfassen. Das Grundprinzip der Methode besteht darin, daß es möglich ist, positronenaussendende Atome (z. B. Fluor 18) in bestimmte stoffwechselspezifische Markierungssubstanzen einzubauen, z. B. in Deoxyglukose, die je nach Stoffwechselaktivität der Nervenzellen in unterschiedlicher Menge in diesen Zellen gespeichert wird. Die Aussendung des Positrons führt nun nach Zusammenstoß mit einem Elektron der unmittelbaren Umgebung zur Aussendung von 2 sich im Winkel von exakt 180° voneinander weg bewegenden γ-Quanten (Annihilierungsstrahlung), die von entsprechenden Detektoren nachgewiesen werden können. Ein Computer setzt die aufgefangenen Signale zu einem zweidimensionalen Abbild der Stoffwechselaktivität in den untersuchten Hirngebieten zusammen („metabolic map") (Abb. 7b). Will man nicht die Stoffwechselaktivität, sondern die Verteilung von spezifischen Rezeptoren im Gehirn erforschen, so markiert man die Substanz, die sich an diesen Rezeptor bindet (z. B. ein Opiat), mit der positronenemittierenden Substanz und führt das Experiment in analoger Weise durch. Bereits jetzt konnten außerordentlich eindrucksvolle Ergebnisse über die Veränderung des lokalen Hirnstoffwechsels unter unterschiedlichen neuropsychologischen Versuchsbedingungen (bei bestimmten Wahrnehmungsleistungen, beim Sprechen oder Denken) gefunden werden. Es gibt auch erste Ergebnisse bei endogenen Psychosen. Aber von einer möglichen Ausschöpfung dieser Methode ist man noch weit entfernt.

Bei der kernmagnetischen Resonanzspektroskopie (NMR), auch Kernspintomographie genannt, handelt es sich ebenfalls um eine nichtinvasive physikalische Meßmethode, mit der neue Aufschlüsse über das Gehirn möglich sind. Bisher handelt es sich allerdings mehr um eine Alternative zur strukturellen Untersuchung des Zentralnervensystems durch Röntgencomputertomographie. Jedoch ist in Zukunft zu erwarten, daß man bei Fortentwicklung der Methode, z. B. über die räumliche Darstellung der Verteilung von Phosphor und dessen organischen Verbindungen, auch Informationen über lokale Stoffwechselprozesse im Gehirn erhält. Die Methode arbeitet ohne Röntgenstrahlen und unterwirft das Untersuchungsobjekt (Schädel) einem starken magnetischen Feld (0,2–1,5 Tesla). Infolge dieses Magnetfeldes kommt es zu einer geringfügigen Orientierung der magnetischen Dipole derjenigen Atomkerne, die eine ungerade Kernteilchenzahl haben (z. B. Wasserstoff). Durch Überlagerung eines Hochfrequenzsignals entsteht eine Störung dieser Orientierung, die bei einer bestimmten Frequenz (Larmor-Frequenz) ihr Maximum hat (Resonanz). Dieses Resonanzsignal und seine Abklinggeschwindigkeit sind physikalische Größen, die wiederum von einem Computer ausgewertet werden und zu einem räumlichen Abbild der Verteilung von z. B. Wasserstoff im

Zentralnervensystem verwendet werden können. Die bereits heute mit dieser Methode gewonnenen Abbildungen von Hirnstrukturen und ihrer Veränderungen bei verschiedenen Krankheiten (multiple Sklerose, Syringomyelie, Alkoholentzugsdelir usw.) sind bedeutend. Es ist zu erwarten, daß die Verfeinerung der Methode (kombinierte Auswertung der beiden Relaxationszeiten T_1 und T_2; Verwendung von Kontrastverfahren, z. B. Gadolinium; Messung der Verteilung von organischen Phosphorverbindungen usw.) ganz erhebliche weitere Fortschritte in der psychiatrischen und neuropsychologischen Grundlagenforschung ermöglichen wird.

Bildgebende Verfahren, isoliert betrachtet, reichen nicht aus, die Probleme der gegenwärtigen psychiatrischen Grundlagenforschung zu lösen. Sie müssen im Verbund gesehen werden mit den Ergebnissen und Anforderungen der Verhaltensneurobiologie einschließlich der neuropsychologischen Untersuchungsverfahren. So konnte z. B. im Zentrum für bildgebende Verfahren in Los Angeles gezeigt werden, daß der funktionelle Zustand des Probanden (visuelle Eindrücke, Hörgeschehen, Konzentration auf Musik, Sprache, Rechnen usw.) für die Verteilung der Stoffwechselvorgänge im Zentralnervensystem von ausschlaggebender Bedeutung sind. Da gerade die funktionellen Psychosen in dieser Hinsicht zu ganz spezifischen Veränderungen führen (z. B. Halluzinationen, Wahnwahrnehmungen usw.), sind exakte neuropsychologische und psychopathologische Fundamente für die Anwendung solcher Meßverfahren unerläßlich.

5 Der Zusammenhang von Verhalten, psychischer Leistung und Hirnfunktion

Die psychiatrische Forschung der Zukunft wird sich mit den zentralen Phänomenen menschlichen Daseins, die zugleich auch die Störfelder in der klinischen Psychiatrie sind, nämlich mit der Wahrnehmung, dem Gedächtnis, dem Bewußtsein, den Trieben und Emotionen, der Kommunikation, dem Denken und der Sprache, beschäftigen. Alle diese Phänomene können am psychisch Kranken und am hirnkranken Menschen gestört sein und untersucht werden. Die Forschung ist auf die Untersuchung von Strukturen, Funktionen und Leistungen des Gehirns abgestellt und hat die Wiederherstellung (Rehabilitation) gestörter Leistung und gestörten Verhaltens zum Ziel. Dieses Ziel kann, wie im vorigen Abschnitt ausgeführt, nur mit dem Einsatz hochentwickelter Technologie in engstem Zusammenhang mit hochentwickelter klinischer Diagnostik der höheren Hirnfunktionen erreicht werden. Mit diesem Rüstzeug wird es möglich sein, neue Therapien zu entwickeln, die die Plastizität und Kompensationsfähigkeit des Gehirns besser ausnützen können als dies bisher der Fall ist.

6 Zusammenfassung

Die psychiatrische Grundlagenforschung hat in den letzten Jahren durch konsequente Anwendung naturwissenschaftlichen Denkens auf die Fragestellungen der

Psychoseforschung eine Reihe von bemerkenswerten Fortschritten, insbesondere im Bereich der Therapie (Einführung neuerer, spezifischerer Psychopharmaka) und beim Verständnis funktioneller Zusammenhänge (Aufklärung von Wirkungsmechanismen von Psychopharmaka; Zusammenhänge zwischen Neurobiologie und Neuropsychologie, z. B. molekulare Pathogenese von Angstzuständen usw.) gemacht. Von einer kausalen Erklärung der Entstehungsweise von Psychosen ist man aber noch weit entfernt. Durch Anwendung von High-technology-Methoden auf dieses Forschungsgebiet (bildgebende Verfahren wie Positronenemissionstomographie und Kernspintomographie) sind weitere entscheidende Fortschritte zu erwarten. Hierzu sind allerdings erhebliche finanzielle Aufwendungen der öffentlichen Hand erforderlich, da der psychiatrischen Grundlagenforschung in der Bundesrepublik Deutschland bisher keine derartigen Einrichtungen zur Verfügung stehen.

Literatur

Aldenhoff JB, Lux HD (1984) Lithium und kalziumabhängige Zellfunktionen. Fortschr Neurol Psychiat 52:152–163

Berger M, Pirke K-M, Doerr P, Krieg J-C, Zerssen D von (1984) The limited utility of the dexamethasone suppression test for the diagnostic process in psychiatry. Br J Psychiatry 145:372–382.

Emrich HM, Pahl JJ, Herholz K, Pawlik G, Pirke KM, Gerlinghoff M, Wienhard W, Heiss WD (1984) PET investigation in anorexia nervosa: normal glucose metabolism during pseudoatrophy of the brain. In: Pirke KM, Ploog D (eds) The Psychobiology of anorexia nervosa. Springer, Berlin Heidelberg New York Tokyo, pp 172–178

Max-Planck-Gesellschaft (1983) Berichte und Mitteilungen. Heft 2/83: Max-Planck-Institut für Psychiatrie, München

Max-Planck-Gesellschaft (1985) Berichte und Mitteilungen. Max-Planck-Institut für Psychiatrie, München (im Druck)

Ullrich A, Adamczyk J, Zihl J, Emrich HM (1985) Lithium effects on ophthalmological-electrophysiological parameters in young healthy volunteers. Acta Psychiat Scand 72:113–119

Probleme der Forschung in der Pädiatrie

K. RIEGEL

1 Einleitung

Die Kinderheilkunde ist ein Fachgebiet, das – wie in einem Brennpunkt – praktisch die gesamte Medizin umfaßt. Eine Analyse der aktuellen Situation der Pädiatrie muß deshalb notwendigerweise ein unvollkommener Versuch bleiben: Es ist für den einzelnen unmöglich, den jeweiligen Stand der Entwicklung des eigenen Fachgebiets im Detail zu verfolgen, und selbst der Spezialist hat Mühe, in den Subspezialitäten seines Spezialgebiets auf dem laufenden zu bleiben. Eine eingehendere Erörterung des eigenen Spezialgebiets wäre zwar verlockend, könnte aber leicht das Thema dieses Beitrags verfehlen: Gefragt sind Hinweise auf mögliche Förderungsschwerpunkte und -programme im gesamten Bereich der Pädiatrie, und nicht primär eine Diskussion der Fragen, die mich in der eigenen Forschungsarbeit beschäftigen. Allerdings will ich eine gewisse Reserve gegenüber der Fixierung von Forschungsprogrammen nicht verhehlen: Forschung lebt von der Neugier der einzelnen, die man nur in Grenzen steuern kann, und die individuellen fixen Ideen der Programmplaner (und ihrer Berater!) müssen schließlich nicht unbedingt richtig sein oder die Interessen guter Leute treffen.

Angesichts dieser Sachlage gibt es zwei grundsätzliche Möglichkeiten zur Gestaltung dieses Beitrags: die erste bestünde darin, nach ausführlichen Konsultationen mit Fachkollegen eine detaillierte, umfassende Stellungnahme zu verfassen. Die Alternative dazu wäre ein kurzer Beitrag, der lediglich einige zentrale Punkte, die dem Autor in den vergangenen Jahren immer wieder aufgefallen sind, anspricht und zur Diskussion stellt.

Ich habe mich für die zweite Möglichkeit entschieden, da ich meine, daß eine systematische Situations- und Forschungsbedarfsanalyse in der Pädiatrie zum Aufgabengebiet einer „Ständigen Kommission" der pädiatrischen Fachgesellschaften gehören sollte; hierzu werde ich im folgenden noch einige Anregungen geben.

2 Bisherige Entwicklung

Betrachtet man die bisherige Entwicklung der Kinderheilkunde, so ist unverkennbar:

„Die Pädiatrie sieht heute völlig anders aus als vor 50 oder gar 125 Jahren; unter dem Zeichen, unter dem sie einst antrat, ist sie sozusagen arbeitslos geworden. Mit dem Rückgang der Mortalität an infektiösen Erkrankungen zeichneten sich jedoch zahllose Krankheitszustände stärker ab, die vorher klinisch nicht viel bedeutet hatten oder die deswegen kaum bemerkt wurden, weil die betroffenen Kinder eher als andere einer Infektion zum Opfer fielen: angeborene Organanomalien..., angeborene Stoffwechseldefekte – ein riesiges und sich noch ständig erweiterndes Gebiet –, angeborene Anomalien des Blutes, Entwicklungsstörungen verschiedenster Art mit und ohne Chromosomenaberrationen, zahllose ‚Syndrome‘, frühkindlich erworbene neurologische Behinderungen und Krampfkrankheiten. Wichtigste natürliche Todesursache im Kindesalter sind derzeit die Leukämien und die malignen Geschwülste; der Tod durch Unfall ist aber wesentlich häufiger.... Die so häufigen Verhaltensstörungen, früher eher als kindliche Unart abgetan, sind heute Gegenstand intensiver Diskussion und verschiedenartigster therapeutischer Bemühungen."[1]

Das Spektrum der Kinderkrankheiten und damit die Aufgaben der Pädiatrie haben sich grundlegend geändert und ändern sich noch weiter. Die Kinderkliniken sind dabei, auch infolge demographischer Veränderungen, in eine ernste Krise geraten.

3 Analyse der Strukturprobleme

Unter den künftig vorrangigen Forschungsthemen steht deshalb eine *Analyse der Strukturprobleme* in der Pädiatrie an erster Stelle. Hier besteht in der Bundesrepublik Deutschland eine ausgesprochene „Forschungslücke", die nur durch längerfristige Anstrengungen zu schließen ist. Eine solche Strukturanalyse müßte zunächst einmal epidemiologische Grunddaten ermitteln, die es bei uns praktisch nicht gibt (wie, ganz allgemein, epidemiologische Forschung bei uns unterentwickelt ist), und darüber hinaus für die Versorgungsangebote Kosten-Nutzen-Analysen durchführen, die hierzulande offensichtlich noch mit einem Tabu belegt sind.

Strukturelle Probleme dürften auch in erster Linie dafür verantwortlich sein, daß die pädiatrische Forschung in der Bundesrepublik Deutschland – von wenigen Ausnahmen abgesehen – nach der Leistungsskala vergleichbarer westlicher Staaten insgesamt eher als mittelmäßig einzustufen ist. Dabei fehlt es durchaus nicht an geeigneten und begabten Forschern. Die meisten forschungsinteressierten Pädiater sind jedoch mit Versorgungsaufgaben so weitgehend ausgelastet, daß für die Forschung einfach zuwenig Valenzen freibleiben. Also wird Forschung allenfalls „nebenbei" betrieben – mit dem zwangsläufigen Ergebnis, daß es auf diese Weise häufig nur zu einer „Schmalspurforschung" reicht. Grundlegendere und längerfristige Forschungsvorhaben können nur durchgeführt werden, wenn Forschungsstellen geschaffen werden, die eine Entlastung der Forscher von Versorgungsaufgaben ermöglichen.

Ein anderes strukturelles Problem geht z. T. auf das (richtige) Selbstverständnis der Pädiatrie zurück, das Fach zusammenzuhalten; d. h. Spezialisten und Spezialabteilungen aus den verschiedensten Gebieten der Medizin zu integrieren. Dieses Bemühen hat zweifellos mit dazu beigetragen, daß sich die einzelnen Spezialbereiche innerhalb der Pädiatrie mit vergleichsweise bescheidenen personellen und apparativen Grundausstattungen begnügen mußten und weiterhin werden begnügen müssen. Forschungsanträge enthalten deshalb in der Regel Mittelanforderungen

---

1 Betke K (1983) (Hrsg) 125 Jahre Pädiatrie. In: Bilanz – Wie weit es die Medizin gebracht hat. MMV, München, S 135

auch für Posten, die eigentlich zur Grundausstattung gehören. Hier sind dann Konflikte mit den Forschungsförderungsorganisationen beinahe schon vorprogrammiert.

An dieser Stelle seien einige kritische Bemerkungen zum Ansatz und zur Abwicklung der Förderungsmaßnahmen gestattet: Gefördert werden vornehmlich aussichtsreiche Projekte, d. h. solche mit „sicheren" Ergebnissen. Dies begünstigt „repetitive" Forschung, die gesundheitspolitisch für die Bundesrepublik Deutschland nützlich und sogar nötig sein mag, den Interessen engagierter Forscher an innovativen Fragestellungen und noch ungewissen Lösungsversuchen aber zuwiderläuft.

Hat man dann – meistens mit Abstrichen – einen Antrag durchgebracht und vielleicht sogar geeignetes Personal gefunden, gibt es um so unvermeidlicher Probleme mit der Verwaltung, je ausgefallener das Projekt und die gesuchten Qualifikationen der Mitarbeiter sind. Beste Eignung und fachliche Fähigkeiten nützen nichts, wenn beispielsweise die BAT-Voraussetzungen nicht erfüllt sind.

Die Lage mag überzeichnet dargestellt sein, jedoch könnte ich mir einige kurz- und langfristige Verbesserungen vorstellen. Dazu einige Anregungen.

4 Kurz- und langfristige Verbesserungsmöglichkeiten

Weniger Bürokratie im gesamten Förderungsverfahren, mehr delegierte Eigenverantwortung der Forscher, v. a. in fachlichen Fragen; dafür mehr Effizienzkontrolle, d. h. auch intensivere Abschlußbegutachtung. Forscher, die ein Projekt erfolg- und ertragreich abgeschlossen haben, sollten einen Bonus bei weiteren Projekten erhalten, insbesondere, wenn diese etwas Neues, Originelles verfolgen. Umgekehrt wären Neuanträge von Forschern, die Projekte unbefriedigend abgeschlossen haben, besonders kritisch zu prüfen. Es ist einzuräumen, daß es bisher meines Wissens kein Verfahren der Effizienzkontrolle von Forschungsprojekten gibt; hier müßten „Erfolgskriterien" definiert werden, die sowohl für die Förderer als auch für die Forscher akzeptabel und verbindlich sind. Dringend erwünscht ist eine bessere Grundausstattung zumindest (international) renommierter Abteilungen. 1964/1965 wurden in Harvard etwa 90 % der Forschung mit Hilfe von auswärtigen „research fellows" bestritten. Ich sehe bei uns kaum vergleichbare Forschungsvoraussetzungen, die einen erfahrenen ausländischen Wissenschaftler für ein „sabbatical" locken könnten. Schließlich müßten den Klinikern mehr Möglichkeiten zur Forschung eingeräumt werden: dann und wann ein „Forschungsjahr" – Freistellung von klinischen und akademischen Aufgaben – ohne Nachteil für das berufliche Fortkommen. (Das Heisenberg-Programm, das solche Forschungsmöglichkeiten schaffen soll, hat sich in der Klinik leider kaum etablieren können.)

Nach diesen „Streiflichtern" auf die strukturellen Rahmenbedingungen pädiatrischer Forschung möchte ich noch kurz zu den Forschungsinhalten Stellung nehmen: Welche Themen standen in den vergangenen Jahren im Vordergrund? Was ist erreicht worden? Welche Fragen sollten in Zukunft mit Vorrang bearbeitet werden?

Betrachtet man die Ursachen der Änderungen des Spektrums der Kinderkrankheiten bzw. der Aufgaben der Kinderheilkunde, so sind das wohl, vereinfacht und im guten wie bösen, Wohlstand und technischer Fortschritt. Die vergleichsweise teuren, aber qualitativ maximierten Produkte der Nahrungsmittelindustrie – das Ergebnis jahrzehntelanger Forschung und Entwicklung – haben Ernährungsstörungen im frühen Kindesalter praktisch bedeutungslos und die „Säuglingsaufzucht" unproblematisch gemacht (die dadurch begünstigte Abwendung vom Stillen ist eine andere Sache). Impfungen und Vorsorgeprogramme trugen zur allgemeinen Kindergesundheit wesentlich bei. Der kurative Bereich wurde mit zunehmender Differenzierung effektiver, und die Spezialisierung war einerseits das Ergebnis technischen Fortschritts, andererseits forcierte sie diesen. Für die Pädiatrie bedeutete dies meistens einigen Forschungs- und Entwicklungsaufwand, neue diagnostische und therapeutische Verfahren an kindliche Bedingungen anzupassen. Von einigen Bemühungen, wie z. B. von der Entwicklung von Mikro- und Ultramikromethoden, von Beatmungsverfahren und vom Monitoring, hat die Erwachsenenmedizin profitiert. In der Neonatologie ermöglichten sie den „Durchbruch". Differenzierung und Spezialisierung schlugen sich in der Gründung zahlreicher Spezialgesellschaften und -arbeitsgruppen nieder. Da sich in einem Land nur vergleichsweise wenige mit speziellen Fragen wissenschaftlich beschäftigen, haben die meisten Gesellschaften europäischen oder internationalen Zuschnitt. Im Verlauf der letzten 30 Jahre entstanden die Europäischen Gesellschaften für Pädiatrische Forschung (ESPR), für Pädiatrische Hämatologie und Immunologie (SPHI), für Pädiatrische Endokrinologie (ESPE) usw. Forschung lebt vom Erfahrungsaustausch, und grenz- und blocküberschreitende wissenschaftliche Kontakte haben die Forschungsentwicklung sehr begünstigt. Namhafte deutsche Beiträge wurden u. a. auf den Gebieten Stoffwechsel und angeborene Stoffwechselstörungen, pränatale Diagnostik, Endokrinologie, Hämatologie und Immunologie, Pharmakologie, Entwicklungsneurologie und Rehabilitation geliefert. Daß es sich bei uns mehr um klinisch angewandte als um Grundlagenforschung handelte und daß wir im großen und ganzen mehr Erkenntnisse in- als exportierten, hängt mit den bereits aufgezeigten Strukturproblemen zusammen. Im übrigen fällt es schwer, in dieser Periode Forschungsschwerpunkte auszumachen. Auf allen Spezialgebieten wurde intensiv gearbeitet und Fortschritt erzielt (vgl. Beitrag Schellong, S. 45).

Bei einer Bestimmung der künftig vorrangigen Forschungsthemen wird man sich an der primären Aufgabenstellung der Pädiatrie orientieren müssen:

Kinderheilkunde ist das Fach, das sich mit den Beziehungen zwischen Krankheit(en) und Wachstum und Entwicklung befaßt mit dem Ziel, Kinder in die Lage zu versetzen, ihre individuellen Eigenschaften bzw. ihr „genetisches Potential" als Erwachsene verwirklichen zu können. Man wird sich, im Interesse der Prävention, noch mehr mit dem Beginn von Krankheit beschäftigen müssen, d. h. mit deren Pathogenese in ihrer Beziehung zu Entwicklungs-, Anpassungs- und Abwehrprozessen. Forschungsschwerpunkte könnten sein: Umwelt und Ernährung, Genetik, Embryologie; Immunologie; Neurologie, Psychologie, Psychiatrie; Chronobiologie – und deren Wechselbeziehungen – unter Betonung der Grundlagenforschung.

Das beinhaltet verstärkte „Verbundforschung", z. B. zwischen Stoffwechselfachleuten, Endokrinologen, Neurophysiologen, Biotechnikern und/oder, bei der Erforschung epidemiologisch seltener Ereignisse (z. B. plötzlicher Säuglingstod), multizentrische Studien. Auf technischem Gebiet wird man sich um (Weiter-)Entwicklungen nichtinvasiver Verfahren bemühen bzw. vorhandene, wie die MR-Spektroskopie, mehr nützen. Außerdem sind die Möglichkeiten der Datenverarbeitung biologischer Signale (Monitoring) noch längst nicht voll ausgeschöpft.

Wenn ich könnte, würde ich eine „Standing Commission" pädiatrische Forschung einrichten. Ich würde dabei auf die deutschen Mitglieder der Europäischen Gesellschaft für Pädiatrische Forschung zurückgreifen (die meisten waren/sind DFG-Fachgutachter; die Gesellschaft befaßt sich seit Jahren mit einschlägigen Themen). Als erstes müßte ein Aufgabenkatalog aufgestellt werden, der z. B. beinhalten könnte: Bestandsaufnahme von Forschungsaktivitäten (davon hört „man" eher zufällig); Überlegungen und Beratung über Forschungsschwerpunkte: Was (und wo) sollte aus- bzw. aufgebaut werden? Die Kommission könnte darüber nachdenken, wie wer worüber „State-of-the-art"-Gutachten verfassen könnte. Das wären wertende Literaturübersichten, und der Tenor müßte v. a. auf Informations- bzw. Kenntnislücken liegen. Die Vorschläge zu solchen Gutachten wäre z. B. dem BMFT zu unterbreiten, das dann entsprechende Aufträge vergibt.

5 Zusammenfassung

Das Krankheitsspektrum im Kindesalter hat sich im Verlauf der letzten 2 Dekaden grundlegend geändert. Wie es aussieht und wohin es tendiert, muß durch systematische epidemiologische Erhebungen untersucht werden. Die Änderungen hatten Konsequenzen für Praxis und Klinik. Die neue Aufgabenverteilung bedarf struktureller Analysen und Lösungen. Die Forschungsbedingungen in der Bundesrepublik Deutschland können und müssen auf mehreren Sektoren verbessert werden, wenn wir international konkurrenzfähig sein wollen. Um die zukünftige Ausrichtung der pädiatrischen Forschung abzuschätzen, sollte ein Beratungsgremium anerkannter Fachvertreter gebildet werden.

Probleme der Früherkennung, Therapie und Rehabilitation bei chronischen Nierenerkrankungen

F. Scheler

Die innere Medizin sah sich in den frühen 60er Jahren mit einer Fülle neuer diagnostischer und therapeutischer Möglichkeiten konfrontiert. Im Zuge dieser Entwicklung mußte zwangsläufig der Aufgabenbereich erweitert werden, sogar so weit, daß die klassischen Grenzen – insbesondere zu den chirurgisch-operativen Fächern – überschritten wurden, wobei dieser Prozeß noch keineswegs beendet ist.

Die Entwicklung begann mit der Punktion von inneren Organen (Biopsien), eingeleitet 1950 von Bruns in Kopenhagen, der als erster Nierenbiopsien vornahm, um so durch Gewebeentnahme aus dem lebenden Organismus auch morphologische Einblicke in das Krankheitsgeschehen zu erhalten. Die Biopsien sind in der Folgezeit auf praktisch alle Organe ausgedehnt worden und gehören heute zu den diagnostischen Standardverfahren der inneren Medizin. Hinter diesen Aktivitäten steckte unausgesprochen das Konzept der Organpathologie, wie sie im wesentlichen v. a. von Morgagni schon 1761 in seinem Hauptwerk *De sedibus et causis morborum per anatomen indagatis* begründet wurde.

1 Entwicklung der Nephrologie

Die (jüngeren) Internisten konzentrierten sich also besonders auf das jeweils erkrankte Organ, sie sahen in ihm die Ursache des Krankheitsgeschehens, und die möglichst· intensive Beschäftigung mit dem erkrankten Organ ließ am ehesten hoffen, zu einer erfolgreichen Therapie zu gelangen. Unterstützung kam von Physiologen und Pharmakologen. So lernte man z. B. in Mikropunktionsuntersuchungen an der Niere die Funktionsabläufe in den verschiedenen Abschnitten der einzelnen Nephrone recht gut kennen. Das Nephron als kleinste Funktionseinheit, bestehend aus den Nierenkörperchen (Glomerula) mit ihrem komplizierten Aufbau für den Durchtritt von Wasser, Salzen und auch Eiweißkörpern, und dem Tubulusapparat, der wieder in verschiedene Abschnitte eingeteilt werden kann (proximaler Abschnitt, Henle-Schleife, aufsteigender Schenkel, distaler Abschnitt). Diese einzelnen Abschnitte haben unterschiedliche Aufgaben, v. a. bei der Rücknahme des größten Teils des durch die Nierenkörperchen filtrierten Primärharns (von 160 ml/min Primärharn bleiben etwa 1–2 ml/min Endurin übrig). Gleichzeitig wurden Stoffe (Diuretika) entwickelt, die hauptsächlich die Resorption des Primärharns herabsetzen. Damit konnten Überwässerungszustände, wie sie bei der Herzinsuffizienz, bei der Leberzirrhose, aber auch bei Nierenerkrankungen mit Ödemen (nephrotisches Syndrom) bestehen können, wirksam beseitigt werden. Es stellte sich bald heraus, daß diese die Kochsalzausscheidung fördernden Stoffe auch den erhöhten Blutdruck senken können. Erst in allerjüngster Zeit hat man beobachtet, daß Diuretika auch in Dosen, die kaum oder gar nicht auf die Kochsalzausscheidung wirken, noch effektiv den Blutdruck senken können (um etwa 10 mmHg des diastolischen Drucks), wahrscheinlich über eine Änderung der Ansprechbarkeit der Gefäße gegenüber gefäßverengenden und damit blutdrucksteigernden Hormonen (Katecholaminen). Die experimentelle und klinische Prüfung der zahlreichen Diuretika förderte das Verständnis über die Zusammenhänge zwischen Salz-Wasser- sowie Säure-Basen-Haushalt und Nierenfunktion und damit auch das Verständnis für andere Organerkrankungen, die sekundär zu „Nierenbeteiligungen" führen, wie Herzinsuffizienz, Leberzirrhose oder postoperative bzw. posttraumatische Elektrolytstörungen. So wurde die Schwerpunktbildung – Spezialisierung – gefördert. Am Beispiel der Nephrologie kann besonders gut gezeigt werden, wie diese Entwicklung innerhalb der inneren Medizin weitergegangen ist, und v. a. auch, wo diese Konzeption an Grenzen stößt.

Aus verschiedenen Gründen hatte die Nephrologie eine Vorreiterfunktion übernommen: Durch Routinebiopsien wurden die Kenntnisse über Nierenerkrankungen, v. a. die Krankheitsverläufe von den ersten Symptomen bis zur forgeschrittenen Niereninsuffizienz, rasch zum Allgemeinwissen. Innerhalb einzelner Krankheiten, wie z. B. der Glomerulonephritis, konnten zahlreiche Untergruppen gekennzeichnet werden; auch erlaubte die Stadieneinteilung Aussagen über Prognose und über den zu erwartenden Erfolg therapeutischer Maßnahmen. Die folgende Darstellung beschränkt sich auf Probleme der Früherkennung, Therapie und Rehabilitation bei *chronischen* Nierenerkrankungen; auf Fragen der Therapie bei akutem Nierenversagen konnte aus Platzgründen nicht näher eingegangen werden.

2 Chronische Dialysebehandlung

Serienmäßige morphologische Beobachtungen von Nierenerkrankungen und die Möglichkeiten, die ausgefallene Funktion der Niere mittels apparativer Einrichtungen (Dialyseverfahren) zu überbrücken, haben ganz wesentlich die wissenschaftliche Arbeit und die Fortentwicklung der Krankenbehandlung in der Nephrologie beflügelt.

Galt es bis 1963 in Deutschland fast als unethisch (s. Verh. Deutsche Gesellschaft für Innere Medizin), *chronisch* Nierenkranke an eine künstliche Niere anzuschließen, so bahnte sich in den folgenden Jahren allmählich eine neue Auffassung an.

Freilich mußten zahlreiche Schwierigkeiten überwunden werden, wobei der *wiederholbare Zugang zu den Blutgefäßen* besondere Probleme aufwarf, die letztlich bis heute noch nicht ganz zufriedenstellend gelöst sind.

Denn für die Langzeitdialyse muß immer wieder ein *extrakorporaler Blutfluß* (extrakorporaler Kreislauf) hergestellt werden. Die ersten Versuche teilte 1960 Scribner mit, der mittels Kunststoffschläuchen eine Verbindung zwischen einer Unterarmarterie und -vene herstellte, die zur Dialysebehandlung jeweils unterbrochen wurde. Thrombosen und Infektionen traten nicht selten auf, so daß dieser Scribner-Shunt oft nur wenige Wochen oder Monate verwendbar war. Eine Hauptursache der Schwierigkeiten liegt wohl darin, daß es bis heute nicht gelungen ist, wirklich gewebefreundliches bzw. -verträgliches Kunststoffmaterial zu finden, das sich für die Gefäßverbindung eignet. Man ist deshalb bald einen anderen Weg gegangen und hat eine *Fistel* zwischen einer Unterarmarterie und -vene hergestellt. Durch die Arterialisierung der Venen entsteht innerhalb weniger Wochen ein gut zugängliches Gefäßgeflecht, das relativ leicht punktierbar ist. Voraussetzung sind gute Gefäßverhältnisse, so daß die Fistelbildung sich ausreichend entwickeln kann. Der Nachteil besteht darin, daß bei jeder Dialysebehandlung (evtl. jeden 2. Tag) sowohl der arterielle als auch der venöse Schenkel mit ziemlich dicken Nadeln punktiert werden muß. Auch hier sind Infektionen und Thrombosen nicht völlig ausgeschlossen. Sie treten jedoch sehr viel seltener auf als bei Verwendung von Kunststoffschläuchen. Bei zahlreichen Patienten funktionieren Fisteln trotz jahrelanger ständiger Punktionen. Diese „Cimino-Fistel" stellt derzeit die Methode der Wahl zum Anschluß an den extrakorporalen Kreislauf dar.

Von Anfang an wurde versucht, über Spülungen der Bauchhöhle (Peritonealdialyse) einen Ausweg für die Probleme bei unzureichenden Gefäßzugängen zu finden. Auch hier sind die technischen Entwicklungen bis zum heutigen Tag nicht beendet.

Die Bauchspülung (Peritonealdialyse) hat eine Renaissance erfahren durch die Einführung der CAPD (*c*ontinuierliche *a*mbulante *P*eritoneal*d*ialyse). Hier wird ein Katheter in die Bauchhöhle eingeführt, der dort ständig verbleibt. An den Katheter wird jeweils ein Beutel mit einer glukosehaltigen Spüllösung (ca. 2 l) angeschlossen. Die Lösung läßt der Patient mittels Schwerkraft in die Bauchhöhle einfließen und beläßt sie dort für 4–6 h. Die Verbindung zum entleerten Beutel bleibt erhalten, nur wird das Abfließen durch Abklemmen verhindert, bis die Entleerung erfolgen soll, wobei wiederum die Schwerkraft benutzt wird. Der Vorgang wird je nach Anfall der harnpflichtigen Substanzen 4- bis 6mal in 24 h wiederholt. Viele Gruppen, besonders auch in USA und Kanada, arbeiten mit diesem Verfahren erfolgreich. Es wurde v. a. bei Diabetikern eingesetzt (um die Heparinzufuhr zu vermeiden, wenn eine Blutungsgefährdung am Augenhintergrund zu befürchten ist), gleichzeitig konnte die Insulinzufuhr über die (Glukose-)haltigen Spüllösungen erfolgen. Bei der Langzeitbeobachtung (über 5 Jahre) zeigte sich interessanterweise eine Abnahme der Ultrafiltrationskapazität, die auch durch eine Erhöhung es osmotischen Drucks der Spülflüssigkeit nicht verbessert werden konnte. Die Elimination von harnpflichtigen Substanzen wird dabei offensichtlich nicht beeinflußt. Möglicherweise kommt es auf Dauer zu einer Bindegewebevermehrung, wobei bestimmte Bindegewebefasern „aufquellen" und so Flüssigkeit „binden". Auch ließen sich nach jahrelanger Dialysedauer Fremdkörperreaktionen im Peritoneum feststellen.

Derzeit existieren zahlreiche Modifikationen der Dialysebehandlung sowohl in Hinblick auf Dialysatoren (Platten- bzw. Kapillardialysatoren) als auch auf „Dialysemaschinen", die Blutpumpen sowie Aufheizvorrichtung für die Erwärmung der Spüllösung (Dialysat) bei der Hämodialyse bzw. der Substitutionslösung bei der Hämofiltration enthalten. Zusätzlich sind Sicherungsvorrichtungen vorhanden, um frühzeitig ein „Blutleck" zu entdecken, also um einen Übertritt von Blut in die Spüllösung bzw. in das Ultrafiltrat zu verhindern. Außerdem sind Sicherungen eingebaut, die das Eindringen von Luft beim Blutrückfluß zum Patienten verhindern. Auch bei der Peritonealdialyse, speziell der CAPD, sind Modifikationen entwickelt worden, v. a. zur Prophylaxe von Infektionen der Bauchhöhle.

3 Ansätze zur Verbesserung apparativer Behandlungsverfahren

Bei *den erfreulicherweise zahlreichen Dialysegelegenheiten*, die nicht nur innerhalb der Bundesrepublik Deutschland, sondern auch in vielen Ferien- und Erholungsstätten in Europa und sogar in außereuropäischen Regionen zur Verfügung stehen, besteht die Gefahr, daß sich ein *Trend der allgemeinen Zufriedenheit*, in erster Linie bei den Ärzten, verbreitet. Auch technische Neuerungen lassen sich nicht immer leicht verwirklichen. So bereiten die Entwicklung und der Einsatz von Wasseraufbereitungsanlagen in Verbindung mit der Herstellung von sterilen Substitutionslösungen direkt im Dialysezentrum oft Schwierigkeiten. Man verläßt sich auf das Gewohnte, was nicht selten bedeutet, daß gepufferte Salzlösungen über Hunderte von Kilometern transportiert werden müssen. Größere Flexibilität in den einzelnen Dialysezentren könnte schon jetzt zu Vereinfachungen und auf Dauer, bei entsprechender organisatorischer Anpassung, auch zur Kostensenkung beitragen.

Als wir 1976 die Hämofiltrationsmethode der Fachwelt vorstellten – eine Methode, bei der die harnpflichtigen Substanzen durch „Abpressen" von Plasmawasser entfernt werden –, hatten wir damit die Idee verbunden, daß das Ultrafiltrat in einem zweiten Schritt „gereinigt" und ähnlich wie in der natürlichen Niere dem Kreislauf zurückgegeben werden könnte. Unsere Bemühungen scheiterten nicht zuletzt auch daran, weil kluge Kritiker die „Urämiegifte" charakterisiert haben wollten, die ja bei den anderen Dialyseverfahren auch nicht definiert sind, und weil es praktischer und für den Augenblick kostengünstiger erschien, das Ultrafiltrat einfach zu verwerfen und durch sterile Substitutionslösung (jeweils 20–25 l pro Behandlung) zu ersetzen.

Aber die Suche nach verbesserten Dialyseverfahren, die vielleicht vorübergehend Entwicklungskosten verschlingt, kann nicht aufgegeben werden, auch dann nicht, wenn die Transplantationsfrequenz wesentlich zu steigern ist. Denn einmal eingetretene Störungen lassen sich selbst durch die Transplantation nicht vollständig beseitigen.

Deshalb sollten die bisherigen Dialyseverfahren erneut vom Grundsätzlichen her zur Diskussion gestellt werden und Alternativen ernst überprüft werden.

Bei den Bemühungen um bessere Dialyseverfahren sollten stets die Vorgänge in der natürlichen Niere studiert werden. Einige interessante Entwicklungen der letzten Jahre könnten Anregungen auch für Verbesserungen der künstlichen Niere liefern. Zunächst einige Vorbemerkungen zu dem physiologischen Filtrationsvorgang.

Der Verlust von Plasmaproteinen in den Harn wird trotz einer täglichen Plasmafiltration von ca. 170 l auf etwa 120 mg/24 h begrenzt. Die physiologische glomeruläre Filtration von Plasmabestandteilen erfolgt in Abhängigkeit von

1. der Plasmakonzentration der Moleküle;
2. ihrem hydrodynamischen Radius und
3. der Druckdifferenz zwischen Kapillare und dem Bowman-Kapselraum, die u. a. vom Blutdruck beeinflußt wird.

Der morphologische Aufbau der glomerulären Filtrationseinheit besteht aus drei Komponenten (von innen nach außen):

1. der gefensterten Kapillarendothelmembran;
2. der dreischichtigen Basalmembran und
3. der Schlitzmembran, die zwischen den Fußfortsätzen der Epithelzellen aufgespannt ist.

Dieser Filtrationsapparat trägt entscheidend zur Auswahl der zu filtrierenden Makromoleküle (im wesentlichen hochmolekulare Proteine, MG 68 000 D) bei. Mikromoleküle mit einem Durchmesser von 4 nm können weitgehend ungehindert durchtreten. Eine dem Kapillarendothel zugewandte, dicht mit elektrisch negativen Ladungsträgern (Heparinsulfatproteoglykane) besetzte Schicht der Basalmembran (Lamina rara interna) erschwert den Durchtritt elektrisch negativ geladener Proteine (z. B. Albumin), während das Netzwerk der Lamina densa der Basalmembran die Größenselektion vornimmt. Die Lamina densa besteht aus einem palisadenartigen Gitter aus Typ-IV-Kollagen und Laminin, es handelt sich dabei um spezifische Bindegewebeproteine der Basalmembran. Im Primärharn erscheinen vorwiegend Proteine mit einem Molekulargewicht unter 68 000 D (Albumin). Diese kleinmolekularen Proteine werden entlang des anschließenden proximalen Tubulussystems nahezu quantitativ rückresorbiert und intrazellulär abgebaut. Somit stellt die gesamte Filtrationseinheit keine „einfache" semipermeable Membran mit einer definierten Porengröße dar, sondern setzt sich aus einem komplizierten, hintereinandergeschalteten Filtrations- und Rückresorptionssystem zusammen, das Steuerungsprozessen, wie Druck, Flußrate, elektrischer Ladung, Molekülgröße, hormonellen und nervalen Einflüssen, unterliegt.

Herkömmliche Dialyse- und Hämofiltrationsmembranen können die physiologischen Filtrationsvorgänge nur unzureichend ersetzen, da sie nur für Moleküle bis etwa 20 000 D mit abnehmender Konzentration durchlässig sind. Während die Entfernung von Kreatinin (MG 113 D), Harnstoff (60 D) und sog. „Mittelmolekülen" (ca. 500 D) gewährleistet ist, verbleibt der größte Teil der physiologischerweise filtrierten und katabolisierten kleinmolekularen *Proteine* (MG 10 000–68 000 D, z. B. β_2-Mikroglobulin, retinolbindendes Protein, Leichtketten von Immunglobulinen, Lysozym, α_1-Mikroglobulin u. a.) im Organismus des niereninsuffizienten Patienten. Über ihre Bedeutung als sog. „Urämietoxine" ist bisher wenig bekannt. Am Beispiel des α_1-Mikroglobulins (α_1-M), eines kleinmolekularen Glykoproteins (MG 33 000 D), konnte gezeigt werden, daß seine Konzentration im Plasma parallel mit der zunehmenden Niereninsuffizienz steigt. Trotz regelmäßiger Dialysebehandlung finden sich bei den Patienten stark erhöhte Plasmaspiegel, da der Filtrations- und Katabolisierungsmechanismus der Nieren zerstört ist. Nach Nierentransplantation fallen die Plasmawerte wieder auf Normalwerte ab. Hohe Konzentrationen von α_1-M hemmen In-vitro-Immunreaktionen. Da bekannt ist, daß bei Dialysepatienten u. a. auch Störungen des Immunsystems vorliegen (mangelndes Reaktionsvermögen auf Schutzimpfungen), könnte man annehmen, daß unphysiologisch hohe Konzentrationen von kleinmolekularen Proteinen zu diesem Immundefekt beitragen (die Immunhemmung durch α_1-M wurde zumindest experimentell bereits belegt).

Es ist also festzuhalten, daß es mit keinem der heute zur Verfügung stehenden Dialyseverfahren (einschließlich der Peritonealdialyse) gelingt, kleinmolekulare

Proteine, die bei Niereninsuffizienz kumulieren, wirkungsvoll zu eliminieren. Den bisher verwendeten semipermeablen Dialysemembranen fehlen wesentliche Eigenschaften des glomerulotubulären Filtrations- und Rückresorptionsapparats der natürlichen Niere.

Ein erster Schritt zur Verbesserung der Situation wäre die Aufklärung der physiologischen und pathophysiologischen Eigenschaften kleinmolekularer Proteine, von denen eine ganze Reihe (wahrscheinlich noch nicht alle) erst vor wenigen Jahren isoliert und charakterisiert wurde. Sie haben daher in der Diskussion als „Urämietoxine" noch keine wesentliche Bedeutung erlangt.

In einem zweiten Schritt sollte versucht werden, die überhöhten Konzentrationen kleinmolekularer Proteine (α_1-M könnte hierbei zunächst als Modell dienen) aus dem Blut chronischer Dialysepatienten zu entfernen. Entsprechende technische Weiterentwicklungen mit dem Ziel, die natürlichen Ausscheidungs- und Entgiftungsfunktionen nachzuahmen, wären jetzt in Angriff zu nehmen. Dabei wäre auch eine spezifische Adsorption kleinmolekularer Plasmaproteine an Rezeptoren (z. B. monoklonale Antikörper) auf der Blutseite von Dialysemembranen denkbar.

Interessant ist in diesem Zusammenhang die Normalisierung der pathologischen α_1- und β_2-Mikroglobulin-Plasma-Konzentrationen nach erfolgreicher Transplantation. Da nur ein Teil der chronisch Nierenkranken transplantiert werden kann, sollte alles unternommen werden, die Mechanismen der „natürlichen" Elimination auf die „künstliche" Niere zu übertragen.

4 Allgemeinbehandlung chronisch Nierenkranker

Trotz der vielseitigen technischen Fortschritte, die zur Handhabung der Dialysebehandlung, auch der Selbstbehandlung in der Heimdialyse, zur Verfügung stehen, und trotz der Möglichkeit einer kontinuierlichen Behandlung mittels CAPD bzw. der spontanen arteriovenösen Ultrafiltration und trotz des breiten Einsatzes der Hämofiltration konnten in den letzten 10 Jahren in Hinblick auf die Rehabilitation der Patienten keine entscheidenden Fortschritte erzielt werden. Zwischen den verschiedenen Behandlungsverfahren ließ sich überraschenderweise kein auf Dauer überzeugender Unterschied weder in Hinblick auf das Allgemeinbefinden noch in Hinblick auf die laborchemischen Daten feststellen.

Diese enttäuschenden Ergebnisse lassen nur den Schluß zu, daß bei den heute zur Verfügung stehenden Verfahren wichtige Elemente der natürlichen Niere bei der Konstruktion der bisher verfügbaren „künstlichen Niere" fehlen bzw. unberücksichtigt geblieben sind. Oder anders ausgedrückt, daß die „künstliche Niere" nicht alle Funktionen der natürlichen Niere übernimmt. Das ist zunächst nicht verwunderlich, wenn man bedenkt, daß die Niere *nicht nur Ausscheidungsorgan* für Abbauprodukte v. a. des Eiweißstoffwechsels ist, sondern darüber hinaus wichtige Aufgaben als *endokrines* bzw. *Stoffwechselorgan* wahrzunehmen hat. So hat man die bei den meisten Dialysepatienten vorhandene Anämie v. a. auf das Fehlen eines in der Niere gebildeten Faktors (Erythropoetin) für die Blutbildung zurückgeführt. Ein Ersatz dieses Faktors ist bis jetzt nicht gelungen, so daß die Anämie nach wie vor ein schweres Hindernis für die Rehabilitation darstellt.

Die oft schwer beherrschbare Hypertonie wurde auf das Fehlen von blutdrucksenkenden Potenzen in der erkrankten Niere (Prostaglandine, Kinine) und das Überhandnehmen von Reninangiotensin, das blutdrucksteigernd wirkt, zurückgeführt. Inzwischen sind die Probleme der Hochdruckbehandlung nicht mehr so bedeutsam, seit man allein durch z. T. massive Ultrafiltration eine wirksame Blutdrucksenkung erreichen kann; wahrscheinlich kommt es im Verlauf der Dialysebehandlung allmählich zu einem totalen Ausfall der endokrinen Funktionen der Niere, so daß die früher durchgeführte beidseitige Nephrektomie inzwischen überflüssig geworden ist.

Mit dem Ausfall der exkretorischen Funktion geht also recht bald auch der Ausfall aller Funktionen des Gesamtorgans einher. Besonders schwerwiegend ist dabei die mit dem Verlust des Nierengewebes einhergehende Unfähigkeit, das bereits in der Leber in ein Zwischenprodukt metabolisierte Vitamin D – das 25-Hydroxicholecalciferol (25-CH-D$_3$: Calcifediol) – in das biologisch wirksame Stoffwechselprodukt umzuwandeln, wovon das 1,25-Dihydroxicholecalciferol [1,25-(CH)$_2$D$_3$: Calcitriol] bedeutsam zu sein scheint. Die Wirkungen dieser stoffwechselaktiven „Endstufen" des Vitamin D sind üblicherweise dem Vitamin D als Ganzem zugeschrieben worden. Sie regulieren die Kalziumaufnahme aus dem Darm und sorgen für die Mineralisation des Knochens.

Aus der Erkenntnis, daß die Niere im Vitamin-D-Stoffwechsel die entscheidende Rolle spielt, hat sich ein wichtiger Forschungszweig der Nephrologie entwickelt, der sehr bald in die Bereiche der klassischen Endokrinologie eindrang, mit deren Methoden man weitere Zusammenhänge, insbesondere über den Knochenstoffwechsel, zu erhalten hoffte und hofft. Die Auseinandersetzung über die Interaktionen von Vitamin-D-Metaboliten, den D-Hormonen mit anderen, den Knochenstoffwechsel beeinflussenden Hormonen (Hormone der Nebenschilddrüse: Parathormon, der Schilddrüse: Kalzitonin – vielleicht in gewisser Weise auch der Bauchspeicheldrüse: Insulin) hat nicht nur großes theoretisches Interesse, sondern stellt ein wichtiges praktisches Problem der chronisch Nierenkranken dar: die renale Osteopathie, bei der, je nach vorherrschender Störung, eine Osteodystrophie infolge einer sekundären Überfunktion der Nebenschilddrüse (sekundärer Hyperparathyreoidismus) oder eine Osteomalazie infolge Mangel an D-Hormonen (renale Rachitis) vorherrscht.

Bei den Knochenerkrankungen kann daneben auch noch der Einstrom von Aluminium in Blut und Gewebe eine bedeutsame Rolle spielen. Aluminium-„Intoxikationen" entwickeln sich entweder durch unzureichend aufbereitetes Wasser für die Spül- bzw. Substitutionslösungen oder durch Resorption von Aluminium aus aluminiumhaltigen Phosphatbindern, wie z. B. Aluminiumhydroxid, die zwecks Resorptionshemmung von anorganischem Phosphat aus der Nahrung verabreicht werden (müssen).

Es spricht manches dafür, daß schon in einem sehr frühen Stadium der Niereninsuffizienz (ab Serumkreatinin von 2 mg%) ein Defizit an wirksamen D-Hormonen besteht, als deren Folge die Kalziumaufnahme aus dem Darm und auch der Einbau des Kalziums in den Knochen herabgesetzt ist. Gleichzeitig kommt es schon in diesem frühen Stadium der Niereninsuffizienz zu einem (wenn auch zunächst nur vorübergehenden) Anstieg von anorganischem Phosphat (wenn nicht frühzeitig entsprechende diätetische Maßnahmen beachtet werden bzw. „Phosphatbinder" verabreicht werden), so daß dadurch der Kalziumspiegel zusätzlich gesenkt wird, was zu einer Stimulierung der Nebenschilddrüse führt und was unkorrigiert und unbeachtet bei längere Zeit bestehender (oft nur mäßiger) Niereninsuffizienz zum „sekundären Hyperparathyreoidismus" führt, der ähnlich wie der primäre Hyperparathyreoidismus Osteoklasten und Osteoblasten des Knochens so aktiviert, daß es zu einer Entkalkung und zum Brüchigwerden des Knochens kommen kann. Die unzureichende D-Hormonbildung in der erkrankten Niere löst also eine Störung der normalerweise exakt aufeinander eingespielten Regulationsmechanismen aus, die bis heute in den Einzelheiten keineswegs vollständig aufgeklärt sind. So gibt es Hinweise dafür, daß Parathormon auf die Insulinfreisetzung wirken kann, was u. a. für die bekannte Störung des Kohlenhydrat- und damit auch des Fettstoffwechsels des niereninsuffizienten Patienten bedeutsam sein kann.

Obwohl heute die wichtigen D-Hormonmetabolite als Arzneistoffe zur Verfügung stehen, ist ihre zeit- und dosisgerechte Anwendung nach wie vor problematisch. So kann z. B. eine unausgewogene Anwendung der D-Hormonmetabolite zu irreversiblen renalen Gefäßschäden führen, die dann wiederum zum Fortschreiten der Niereninsuffizienz beitragen können.

Wenn inzwischen auch die Grunderkenntnisse allgemein akzeptiert werden, wie die Aufrechterhaltung eines ausgeglichenen Kalzium- und Phosphatspiegels im Blut durch Erhöhung der oralen Kalziumzufuhr und durch Restriktion der Phosphatzufuhr durch die Nahrung, so beginnen die Differenzen bei allen weiteren Maßnahmen. Der Grund der divergierenden Auffassungen liegt darin, daß exakte Meßmethoden für die verschiedenen D-Hormone, aber auch einheitliche Methoden für die Parathormonbestimmungen nicht allgemein zur Verfügung stehen und daß insbesondere Langzeitbeobachtungen fehlen. Klinische Beobachtungen sprechen dafür, daß in erster Linie die Dauer des Stadiums der „kompensierten", also noch nicht dialysepflichtigen Niereninsuffizienz, für die Stoffwechselentgleisungen von großer Bedeutung sind.

Den Problemen der renalen Osteopathie muß auch deswegen besondere Aufmerksamkeit geschenkt werden, weil bei erfolgreicher Transplantation das den Knochenstoffwechsel beeinflussende Nebennierenrindenhormon Kortison ständig verabreicht werden muß.

Es muß also zusammenfassend festgestellt werden, daß die bisherige Aufklärung der Stoffwechselstörungen und ihrer Korrekturen nicht die erwünschte Rehabilitation der Nierenkranken erbracht hat und daß die Defekte, die sich vielleicht schon in einem sehr frühen Stadium der Niereninsuffizienz entwickeln, selbst nach Transplantationen nicht immer ganz ausgeglichen werden können.

Ein weiterer wichtiger Gesichtspunkt muß in diesem Zusammenhang noch erwähnt werden: Schon im frühen Stadium der Niereninsuffizienz besteht bei einem hohen Prozentsatz der Patienten (zunächst nur etwa 50%, später bis zu 80%) ein *erhöhter Blutdruck*, dessen Behandlung deswegen nicht systematisch betrieben wird, weil er oft erhebliche spontane Schwankungen aufweist. Aber gerade Blutdruckschwankungen – zeitweise mit Hochdruckkrisen – fördern die Gefäßsklerose, damit auch die Nephrosklerose, und sie sind darüber hinaus ein genereller Risikofaktor z. B. für die Verkalkung der Herzkranzgefäße. Daneben ist das Hochdruckherz, das bei Nierenkranken relativ häufig auftritt, besonders empfindlich gegenüber zusätzlichen Schädigungen; bei der fortgeschrittenen Niereninsuffizienz kann sich leicht eine Herzbeutelentzündung (Perikarditis) entwickeln; bei den Dialysepatienten entsteht leicht eine Endokarditis.

Mehr als bisher müßte der frühzeitigen und adäquaten Normalisierung des Blutdrucks bei Nierenkranken Aufmerksamkeit geschenkt werden. Die wirksame und anhaltende Blutdrucknormalisierung von Beginn der Nierenerkrankung an würde wahrscheinlich einen ganz wesentlichen Beitrag leisten, um die endgültige, dialysebedürftige Niereninsuffizienz um viele Monate, möglicherweise um Jahre, hinauszuschieben. Hier wären besondere Konzepte zu entwickeln, die eine der Wichtigkeit der Sache angepaßte Zusammenarbeit zwischen Patient und Arzt gewährleisten. Ähnlich wie bei Diabetikern käme der intensiven Aufklärung und Schulung von Patienten mit Nierenerkrankungen, bei denen mit einer fortschreitenden Niereninsuffizienz zu rechnen ist, besondere Bedeutung zu, v. a. für die Patienten, bei denen eine Glomerulonephritis diagnostiziert wurde und bei denen bisher wirksame (medikamentöse) Behandlungsmöglichkeiten nicht verfügbar sind.

Wenn die Bedeutung der wirksamen Hochdruckbehandlung für die Prognose der Nierenerkrankungen und besonders für die Reduktion von Komplikationen des Herz-Gefäß-Systems nicht umstritten ist, so müssen Vorschläge zur frühzeitigen Eiweißreduktion noch auf ihre Bedeutung in Hinblick auf Prognose und Verlauf geprüft werden. Rigorose Eiweißbeschränkung in einem schon fortgeschrittenen Stadium der Niereninsuffizienz wie die „Kartoffel-Ei-Diät" oder die „Schwedendiät" wurden von den meisten Ärzten und Patienten wieder aufgegeben, v. a. auch deswegen, weil diese Restriktionen den Allgemeinzustand so beeinflußten, daß damit auch die Widerstandsfähigkeit gegenüber Infekten oder zunächst harmlos erscheinenden Komplikationen so herabgesetzt war, daß sich schnell bedrohliche Situationen entwickelten. Bei dieser stark eiweißbeschränkten Nahrung hoffte man, aufgrund des verminderten Anfalls von (giftigen) Stoffwechselendprodukten den Zeitpunkt der Dialysebehandlung hinausschieben zu können, was in der Regel um wenige Monate gelang, allerdings mit dem Nachteil einer verlängerten und oft unzureichenden Rehabilitation unter der Dialyse.

Schon seit Volnhards Zeiten ist bekannt, daß Eiweißaufnahme und glomeruläre Filtration positiv korreliert sind. Dies leuchtet ein, da ein erhöhter Anfall von Endprodukten des Eiweißstoffwechsels rasch durch die Niere eliminiert werden muß.

Die Frage wurde in letzter Zeit aufgeworfen, ob ein Überangebot an Eiweiß in der Nahrung, verbunden mit einer Zunahme des Glomerulumfiltrats der Niere – also eine Verbesserung der Nierenfunktion –, generell für die Niere schädlich ist. Vor allem der amerikanische Kliniker Brenner hat die „Hyperfiltrationstheorie" entwickelt, die besagt, daß eine ständige Eiweißbelastung zu einer „Überfunktion" der Niere führt und daß diese ständige „Belastung" der Niere zu Nierenschäden (Glomerulosklerose) führt. Brenner geht dabei von der Überlegung aus, und experimentelle Daten stützen dies –, daß normalerweise die Niere in einer Art Schongang arbeitet, d. h. nicht alle der 2 Millionen Nierenkörperchen, die in beiden Nieren vorhanden sind, arbeiten ständig. Ein Teil der Nephrenbevölkerung wird „abgeschaltet", sie kann sich schonen. Unter besonderen Belastungen und Anforderungen kann auf die Reserven zurückgegriffen werden.

Ein „physiologisches" Beispiel für die Ausschöpfung der Reserve ist die Schwangerschaft, wobei es aufgrund der Vergrößerung des Flüssigkeitsbestandes des Körpers zu einem erheblichen Anstieg des Glomerulumfiltrats kommt. Wahrscheinlich werden immer unterschiedliche Nephren in die „Etappe" geschickt, so daß nach Belastungsphasen auch wieder Ruhepausen folgen können. Wenn – aus welchen Gründen auch immer – ständig alle Reserven herangezogen werden müssen, dann besteht die Gefahr, daß insbesondere die Nierenkörperchen die Belastung nicht ausreichend kompensieren und sich bei ihnen früher als aufgrund des Alters zu erwartende „Abnutzungserscheinungen", die man als Glomerulosklerose bezeichnet, auftreten. Als ein Beispiel dafür wird die Hyperfiltration bei Diabetikern angeführt. Auch dabei werden hochnormale Werte für das Glomerulumfiltrat gemessen, bis nach Jahren die typische diabetische Glomerulosklerose als Beginn der diabetischen Nierenerkrankung folgt. In der Phase der Hyperfiltration lassen sich sozusagen als Hinweis für eine beginnende Schädigung mit bestimmten, sehr empfindlichen Methoden Albuminausscheidungen im Urin feststellen, die den üblichen Urinuntersuchungen entgehen. Dies muß natürlich besonders verhängnisvoll sein, wenn die Niere bereits erkrankt ist und ihre Reserve ohnehin gering ist. Wird die erkrankte Niere mit Eiweiß belastet, dann kann das Fortschreiten der Nierenerkrankung, die Niereninsuffizienz, beschleunigt werden. In USA ist eine multizentrische Studie angelaufen, die die Bedeutung der Eiweißzufuhr für die Progression von Nierenerkrankungen ermitteln möchte. Einigkeit herrscht schon lange darüber, daß in einer frühen Phase der Funktionseinschränkung der Niere übermäßige Eiweißzufuhr wegen des Anfalls von anorganischem Phosphat unerwünscht ist, wegen der Auswirkungen auf den Kalzium- und letztlich den Knochenstoffwechsel. Angemerkt werden muß allerdings auch, daß eine zu rigorose Phosphorverarmung auf Dauer für bestimmte Knochenerkrankungen (Osteomalazie) verantwortlich gemacht wird. Ein Kompromiß dürfte darin bestehen, sowohl bei Nierenerkrankungen im Frühstadium als auch bei der fortgeschrittenen Niereninsuffizienz eine Eiweißzufuhr von 60–100 g/Tag zu empfehlen.

Es sollte in diesem Zusammenhang auf die interessanten Beziehungen zwischen Steigerung des Glomerulumfiltrats durch Zufuhr von Eiweiß- bzw. Aminosäurelösungen und auf die Bedeutung der Leberfunktion bzw. des Prostaglandinsystems hingewiesen werden. Bei Erkrankungen der Leber ist offenbar die Steigerung des Glomerulumfiltrats weniger ausgeprägt. Durch Prostaglandinsynthesehemmer, wie nicht-steroidale Antiphlogistika, läßt sich die Filtratsteigerung nach Aminosäureinfusionen unterdrücken. Man könnte vorsichtigerweise daraus ableiten, daß zur Hyperfiltration eine normale Leber und ein intaktes Prostaglandinsystem Voraussetzung sind. Ob eine Hemmung bestimmter Prostaglandine generell der Niere zur „Schonung" verhilft, mag von theoretischem Interesse sein. Immerhin wurde in früheren Jahren von angesehenen Klinikern Indometacin zur Behandlung der Proteinurie empfohlen. Leider sind wohl die Ergebnisse dieser Behandlungsversuche nicht systematisch ausgewertet worden, insbesondere nicht in Hinblick auf den Krankheitsverlauf.

Systematische Normalisierung des Blutdrucks von Anfang der Nierenerkrankung an sowie eine *Begrenzung der Eiweißzufuhr* (zumindest *Phosphateinschränkung*) und *Aufrechterhaltung eines normalen Kalziumspiegels* sollten Grundlagen in der Prophylaxe der Niereninsuffizienz sein, unabhängig von dem Grundleiden, das zur Niereninsuffizienz führt. Je länger mit einem „kompensierten" Stadium der Niereninsuffizienz zu rechnen ist, um so stärker können sich Folgeerkrankungen der

Niereninsuffizienz entwickeln, die kaum völlig reversibel sind, wenn die zunächst harmlos erscheinenden Störungen unbeachtet bleiben. Warum werden diese einfachen Regeln nicht immer in der gewünschten Weise beachtet und in der Praxis verwirklicht? Die meisten und häufig zur terminalen Niereninsuffizienz führenden Nierenerkrankungen verlaufen symptomlos bzw. symptomarm.

5 Nierentransplantation

Während bereits 1930 der erfolglose Versuch einer Nierentransplantation beim Menschen vorgenommen wurde, gelang es 1954 einer Bostoner Arbeitsgruppe und dem Nephrologen Merrill erstmals, erfolgreich bei eineiigen Zwillingen eine Nierentransplantation vorzunehmen. Ab 1959 begannen in Boston und Paris Versuche, Organtransplantationen auch zwischen Nichtverwandten (allogene Organtransplantation) vorzunehmen. Inzwischen hat das Verfahren der allogenen Nierentransplantation in vielen Ländern, so auch in der Bundesrepublik Deutschland, zunehmend an Bedeutung gewonnen. Die Zahl der allogenen Nierentransplantationen in der Bundesrepublik Deutschland ist von 277 im Jahre 1977 auf 587 im Jahre 1979 und zuletzt über 1 500 im Jahre 1984 gestiegen.

Durch Aufklärung der Bevölkerung hat die Spenderbereitschaft erheblich zugenommen. So konnte auf gesetzgeberische Maßnahmen in der Bundesrepublik Deutschland verzichtet werden. Organisatorische Probleme verhindern derzeit noch eine optimale Ausnutzung der sich bietenden Möglichkeiten.

Gut arbeitende Organisationen (Kuratorium für Heimdialyse, Neu-Isenburg und Eurotransplant in Leiden) sind inzwischen entwickelt und ermöglichen die Entnahme des Organs, die Testung der Verträglichkeit des Spenders mit den möglichen Empfängern, den Transport und die Bereitstellung zur Transplantation.

Die Speicherung aller potentiellen Nierenempfänger in dem Großcomputer der Europäischen Transplantationszentrale in Leiden (Eurotransplant) ermöglicht es, eine Spenderniere in kürzester Zeit einem passenden Empfänger zuzuweisen.

Voraussetzung für eine optimale Ausnutzung der Möglichkeiten der Nierentransplantation ist zunächst die Auswahl derjenigen Patienten, die für ein solches Verfahren in Frage kommen. Da die Wartezeiten auf ein Transplantat noch durchschnittlich bei etwa 2 Jahren liegen, ist es erforderlich, die Patienten während dieser Zeit durch eine adäquate Dialysebehandlung in einem guten körperlichen Allgemeinzustand zu erhalten. Hierbei spielt nicht nur eine optimale Dialyse eine große Rolle. Auch medikamentöse Maßnahmen müssen so gestaltet werden, daß ein optimaler Effekt unter Vermeidung von Schäden erreicht wird, die durch einen geänderten Metabolismus vieler Medikamente bei der Niereninsuffizienz zustande kommen können. Die Betreuung dieser Patienten obliegt in der Regel einem Nephrologen, wobei in Kooperation mit dem Transplantationschirurgen Maßnahmen in Hinblick auf die Nierentransplantation (beispielsweise urologische Operationen) durchgeführt werden.

Auch nach der erfolgreichen Nierentransplantation ist der Organempfänger darauf angewiesen, ständig Medikamente einzunehmen, die nicht nur in erwünschter

Weise die Abstoßungsreaktion verhindern, sondern auch unerwünschte Nebenwirkungen haben.

Bereits im Jahre 1963 wurde das 6-Mercaptopurin-Derivat Azathioprin erstmals eingesetzt. Von Starzl et al. wurde 1963 bei 10 allogenen Nierentransplantationen über 8 Erfolge berichtet. Eine Kombination dieses Antimetaboliten mit Kortikosteroiden verhinderte bei zahlreichen Patienten eine Abstoßung des transplantierten Organs. Der Nachteil von Azathioprin bestand darin, daß die Resistenz der Patienten gegenüber banalen Infekten herabgesetzt wird. Durch die Entwicklung von Cyclosporin A, einer Substanz, die seit 1982 in zunehmendem Maße eingesetzt wird, können die Nachteile von Azathioprin z. T. umgangen werden. Dafür müssen andere Risiken dieser Therapie in Kauf genommen werden, v. a. eine direkte Nierenschädigung, und zwar des tubulären Apparats, so daß die Phase der Organerholung nach Transplantation länger wird. Dazu kommt, daß die Dosierung von Cyclosporin A wegen Schwierigkeiten bei der Blutspiegelbestimmung noch problematisch ist. Die notwendige gleichzeitige Verabreichung von Kortikosteroiden kann zu schweren Knochenstoffwechselstörungen, Diabetes mellitus oder zu Magengeschwüren führen. Aus den genannten Gründen ist eine engmaschige Betreuung des erfolgreichen Nierentransplantierten durch einen nephrologisch geschulten Internisten dringend zu fordern. Während die chirurgischerseits zu befürchtenden Probleme (z. B. Harnleiterstenose) mit zunehmender Zeit nach der Transplantation seltener werden, nehmen die Komplikationen auf internem Gebiet (z. B. Bluthochdruck, Arteriosklerose) im Laufe der Jahre nach der Transplantation zu.

6 Prophylaxe der Niereninsuffizienz

Unsere Beobachtungen bei terminal niereninsuffizienten Patienten haben uns auf ein erstaunliches Phänomen aufmerksam gemacht. Von den meisten unserer Dialysepatienten erfuhren wir, daß vor vielen Jahren – gelegentlich vor 10–20 Jahren – schon einmal ein pathologischer Urinbefund erhoben wurde oder ein erhöhter Blutdruck festgestellt wurde, daß aber diese Befunde „vergessen" wurden, offenbar auch deshalb, weil bei späteren Untersuchungen oft nur minimale oder gar keine krankhaften Veränderungen mehr festgestellt wurden, so daß oft auch der Arzt eine Ausheilung annahm. Erst als Symptome der beginnenden Urämie oder ein nicht beherrschbarer Hochdruck erneut nach den Ursachen forschen ließ, wurden die früheren Befunde oft erst auf Befragen und nebenbei erwähnt. Das gilt v. a. für die meisten Glomerulonephritisformen, für die interstitielle Nephritis, speziell die Analgetikanephropathie, bis zu einem gewissen Zeitpunkt auch für die angeborenen Zystennieren und die (sekundär) malignen Nephrosklerosen. Lediglich Nierensteinleiden und Infektionen (Pyelonephritiden) machen frühzeitig durch Schmerzattacken bzw. Fieberschübe auf sich aufmerksam.

Dieses „Vergessen" der Befunde ist keineswegs allein auf Nachlässigkeit zurückzuführen, es liegt auch daran, daß bis heute die meisten eingesetzten Untersuchungsverfahren wie Eiweißnachweis, Sedimentbeurteilung zu unempfindlich sind, um v. a. in den symptomarmen Zwischenphasen krankhafte Störungen festzustellen. Es wurde schon erwähnt, daß in der „Hyperfiltrationsphase" der Diabetiker und wahrscheinlich auch in der frühen Phase der Hypertonie nur mit besonders empfindlichen Nachweismethoden eine Albuminausscheidung als Vorläufer der Nierenschädigung entdeckt werden kann. Die modernen Verfahren der *Proteinuriediagnostik* haben sowohl beim Aufdecken (Screening) einer Nierenerkrankung als auch bei Verlaufsbeobachtungen praktische Bedeutung gewonnen, weil sie Informationen ohne Beeinträchtigung der Kranken in kürzester Zeit liefern können.

Dabei werden die Harnproteine auf Polyacrylamidgelen elektrophoretisch getrennt und nach Anfärbung aufgrund unterschiedlicher optischer Dichte dargestellt. Moderne Mikroelektrophoreseverfahren (Mikro-PAGE), die sowohl auf Kapillarrundgelen als auch auf Flachgelen durchgeführt werden können, haben sich gegenüber den herkömmlichen Makroverfahren hinsichtlich Schnelligkeit und Empfindlichkeit als überlegen herausgestellt. Anhand vergleichender Untersuchungen an nierenbiopsierten Patienten läßt sich feststellen, daß glomeruläre Permeabilitätsstörungen (Beispiel: Glomerulonephritisformen, Nephrosklerose) von rein tubulären Schädigungen (Beispiel: Transplantatabstoßung, medikamentöse Tubulusschäden) aufgrund unterschiedlicher Proteinmuster (hochmolekular/kleinmolekular) abgegrenzt werden können. Dabei läßt der Schweregrad der elektrophoretisch diagnostizierten Permeabilitätsstörung auf das Ausmaß der morphologischen Schädigung schließen. Tubulusatrophie und interstitielle Fibrose führen zu einer verstärkten Ausscheidung kleinmolekularer Proteine infolge tubulärer Reabsorptionsstörungen. Die morphologisch definierten Glomerulonephritisformen zeigen allerdings kein ausschließlich für eine einzelne Gruppe spezifisches Ausscheidungsmuster, wenngleich bestimmte Proteinurietypen in einzelnen Glomerulonephritisformen gehäuft auftreten. Beispielsweise wird eine selektive Proteinurie bei glomerulären Minimalveränderungen (Lipoidnephrose) besonders häufig gefunden und läßt Rückschlüsse auf die Therapierbarkeit der Erkrankung mit Steroiden zu.

Andererseits bietet das Proteinmuster einer einzelnen Harnprobe nur eine „Momentaufnahme" und kann sich im Verlauf einer Nierenerkrankung ändern. Für den Kliniker ist deshalb die Kenntnis des aktuellen Proteinmusters wichtiger Bestandteil der klinischen Verlaufskontrolle, da ein Wechsel des Musters im Krankheitsverlauf auf eine Änderung der entzündlichen Aktivität schließen läßt.

Neben dieser spezifischen Proteindiagnostik im Urin, die sicherlich in der nächsten Zeit durch empfindliche spezifische Teststäbchen für verschiedene Proteine weiter erleichtert werden kann, scheint sich auch *eine empfindliche Methode für die Abschätzung der Nierenfunktion* (des Glomerulumfiltrats) gerade in der Phase der beginnenden Niereninsuffizienz für den klinischen Gebrauch durchzusetzen. Es handelt sich um die Bestimmung der Konzentration von α_1-Mikroglobulin im Blut, das früher als das Serumkreatinin die beginnende Funktionseinschränkung anzeigen könnte. (Wahrscheinlich ist die fortschreitende Kumulation der Mikroglobuline für die Symptome der Urämie nicht bedeutungslos; da diese Proteine erst seit wenigen Jahren charakterisiert wurden, ist es nicht verwunderlich, daß sie bei der Suche nach Urämiegiften bisher unbeachtet blieben.)

Mit verbesserten Methoden läßt sich im Urin wohl recht bald auch routinemäßig das Enzym N-acetyl-β-D-Glukosaminidase (NAG) nachweisen. Es soll spezifisch eine proximale Tubulusschädigung erkennen lassen, also vielleicht eine Aussage über den glomerulär-tubulären Filtrationsvorgang zulassen, zumal die erhöhte Urinausscheidung von NAG auch bei der essentiellen Hypertonie beobachtet wurde. Erst größere, möglichst in multizentrischen Studien ermittelte Ergebnisse, werden den Stellenwert als ein empfindlicher Parameter der beginnenden Nieren-schädigung erkennen lassen.

Krankheitsspezifische *Serumparameter* werden kaum in der Routinediagnostik verwendet. Geläufig ist der Antistreptolysintiter bei der Poststreptokokkenglomerulonephritis, der Komplementstatus einschließlich des C3-nephritischen Faktors, der für die membranoproliferative Glomerulonephritis bedeutsam ist, sowie die Messung zirkulierender Antibasalmembranantikörper, die über Verlauf und therapeutische Beeinflußbarkeit der Antibasalmembrannephritis (auch beim Goodpasture-Syndrom) Auskunft geben kann, v. a. wenn es um die Indikation zur Plasmapherese geht. Weitere Faktoren wie die „albuminuria-inducing substance" oder der „vascular permeability factor" (VFP) wurden bei Patienten mit nephrotischem Syndrom isoliert. Mit der gentechnischen Herstellung monoklonaler Antikörper sind für die Zukunft neuartige immunologische Testsysteme denkbar. Sie hätten dann Bedeutung, wenn es gelänge, für die verschiedenen Glomerulonephritisformen charakteristische Antigene aufzuspüren. Diese Verfahren wären evtl. auch in der Lage, die zur Glomerulonephritis führenden Reaktionen zu erkennen, bevor die Niere befallen ist, und könnten gerade in der Prophylaxe der Glomerulonephritis eine große Bedeutung erlangen. Es soll an dieser Stelle nur auf die Unsicherheit der antibiotischen Behandlung bei Infekten der oberen Luftwege erinnert werden, die potentiell eine Nierenerkrankung auslösen bzw. aktivieren können.

Fortschritte in der Therapie und der Prognose der Nierenerkrankungen (und hier handelt es sich v. a. um die verschiedenen Formen der Glomerulonephritis) können erzielt werden, wenn die z. Z. nur in wenigen Labors und dort oft auch nur in Erprobung befindlichen *empfindlichen Methoden der Urin- und Serumdiagnostik,* nachdem sie in ihrer praktischen Handhabung verbessert und in ihrer Wertigkeit für Prognose und Therapie beurteilt wurden, auch tatsächlich für die Praxis zur Verfügung stehen.

Gleichzeitig mit dieser Hinwendung zur Frühdiagnostik der Nierenerkrankung sollten parallel dazu die Stoffwechselausfälle der Niere (als ein typisches Beispiel soll auf die frühzeitige nachlassende Metabolisierung der D-Hormone hingewiesen werden) erfaßt und ebenfalls gezielt korrigiert (nich überkorrigiert) werden. Hier gilt es, weitere Stoffwechselleistungen der Niere (wie die Beteiligung bei der Erythropoetinbildung) aufzudecken und ggf. zu komenpsieren. Der Einsatz *empfindlicher Untersuchungsverfahren in der Verlaufsbeobachtung* könnte vielleicht auch Fingerzeige liefern, warum bei den *morphologisch gleich definierten Glomerulonephritiden* in dem einen Fall es rasch zu einer dialysebedürftigen Niereninsuffizienz kommt, während in anderen Fällen die Krankheit jahrelang „ruht", um plötzlich explosionsartig aufzuflackern (wie z. B. bei der IgA-Nephritis). Bisher stehen die Kliniker diesen merkwürdigen und unberechenbaren Krankheitsverläufen recht hilflos gegenüber. Durch die Zusammenarbeit mehrerer Zentren könnten Ergebnisse schneller erzielt werden, wenn gemeinsam Verlaufsbeobachtungen bei definierten Nierenerkrankungen mit empfindlichen Laborparametern gesammelt werden. Im Unterschied zu anderen Erkrankungen liefert hier die klinische Beobachtung allein lange Zeit keine ausreichenden Kriterien für Frühdiagnose bzw. für die frühzeitige Erkennung eines sich anbahnenden Krankheitsschubes.

7 Zusammenfassung

Bei der Behandlung und Betreuung von Nierenkranken müssen derzeit *viele Wege gleichzeitig* und *mit möglichst gleicher Intensität* ausgebaut werden, weil es *eine* Patentlösung auch für die Behandlung im Endstadium nicht gibt. Früherkennung mit sensiblen Methoden, gleichmäßige Überwachung, frühzeitige Korrekturen von sich anbahnenden Störungen müssen stärker als bisher ins Bewußtsein von Ärzten und Patienten gerückt werden. Es sollte alles ausgeschöpft werden, um Nierenerkrankungen zu verhindern und zumindest ihren Krankheitsverlauf zu verzögern.

Die erfolgreiche Behandlung ist von vielen Faktoren abhängig, denn die Erkrankung des Organs ist mit vielschichtigen hin- und herlaufenden Verbindungen mit dem Gesamtorganismus und seinen einzelnen Organen gekoppelt. Bisher haben wir nur unzureichende Kenntnisse über solche „Allgemeinleistungen" eines Organs für den Gesamtorganismus. Es soll hier nur noch einmal an die verschlungenen Wege der Regulierung des Knochenstoffwechsels erinnert werden. Und vielleicht wurde bisher auch zu wenig beachtet, daß den bisher eingesetzten Membranen der künstlichen Niere viele Eigenschaften fehlen, die die „Membranen" der natürlichen Nieren auszeichnen. Die Transplantation liefert zwar die komplette „Filtrationseinheit", aber wir wissen noch nicht, bei welchem Anteil der Patienten mit terminaler Niereninsuffizienz sie erfolgreich sein wird.

Indem die Nephrologie sich zunächst auf die Erkrankung eines Organs konzentrierte, wurde bald offenbar, daß in allen Phasen von Nierenerkrankungen und Nierenstörungen praktisch *alle* Organe betroffen sind und daß ihre Behandlung Kenntnisse aus allen Bereichen der inneren Medizin sowie Erfahrungen in praktisch allen methodisch geprägten Disziplinen verlangt. Als eine Wissenschaft, die sich mit der Niere als Ausscheidungsorgan nicht nur von Stoffwechselprodukten, sondern auch vieler Arzneimittel beschäftigt, ist die Nephrologie ständig konfrontiert mit der veränderten Pharmakokinetik und mit unerwarteten Interaktionen von Pharmaka. Die unkontrollierte Kumulation und die veränderte Metabolisierung kann nicht nur die erwünschten Arzneiwirkungen verändern, sondern auch das Ausscheidungsorgan Niere selbst in Mitleidenschaft ziehen bis hin zum völligen Zusammenbruch (akutes Nierenversagen). 40% aller Nierenversagen der letzten Zeit sind bei uns durch Arzneimittel zumindest mitbedingt, wobei allerdings Überschreitungen von Dosierungsrichtlinien oder die Nichtbeachtung von Kontraindikationen den wesentlichen Anteil ausmachten. Die mit zunehmendem Alter einhergehende Abnahme der Nierenfunktion wird bei der Arzneitherapie zu oft nicht genügend berücksichtigt.

Die im letzten Jahrzehnt fast allgemein akzeptierte Schwerpunktbildung nach Organen hat in einer neuen und intensiven Weise die inneren Verbindungen der Medizin deutlich gemacht. Zwangsläufig und selbstverständlich finden Überschneidungen sowohl innerhalb des eigenen Faches der inneren Medizin statt, es werden aber auch die Grenzen zu den chirurgischen Fächern, zu den Grundlagendisziplinen und nicht zuletzt auch zur „Allgemeinmedizin" überschritten. Der „Organspezialist" weiß vielleicht mehr von der Einheit der Medizin und weiß eher, was „Ganzheitsmedizin" bedeutet, als mancher, der sich so nennt.

Literatur

Alvestrand A, Bergström J (1984) Glomerular hyperfiltration after protein ingestion during glucagon infusion and in insulin-dependent diabetes is induced by a liver hormone. Lancet 195–197

Brenner MB, Meyer TW, Hostetter TH (1982) Dietary protein intake and the progressive nature of kidney disease: the role of hemodynamically mediated glomerular injury in the pathogenesis of progressive glomerular sclerosis in aging, renal ablation and intrinsic renal disease. N Engl J Med 312/10:617–621

Brescia M, Cimino JE, Appel K, Hurwich BJ (1966) Chronic hemodialysis using venipuncture and surgically created arterio venous fistula. N Engl J Med 275:1089–1092

Iversen P, Brun C (1951) Aspiration biopsy of the kidney. Am J Med 11:324–330

Kress von (1963) Eröffnungsansprache. Verh Dtsch Ges Inn Med 69:1–11

Merrill JP, Harrison JH, Murray JE, Guild WR (1955) Successful homotransplantation of kidney in identical twin. Trans Am Clin Climatol Assoc 67:167–173

Oreopoulos DG, Robson M, Jzatt S, Clayton S, Veber GA de (1978) A simple and safe technique for continuous ambulatory peritoneal dialysis (CAPD). Trans Am Soc Artif Intern Org 24:484–487

Quellhorst E, Rieger J, Doht B, Beckmann H, Jakob J, Kraft B, Mietzsch G, Scheler F (1976) Treatment of chronical uremia by an ultrafiltration artificial kidney – first clinical experience. Proc Eur Dial Transplant Assoc 12:314

Quinton W, Dillard D, Scribner H (1966) Cannulation of blood vessels for prolonged hemodialysis. Trans Am Soc Artif Intern Org 6:104–113

Scheler F (1977) Symposium on Hemofiltration. J Dial 1/6

Starzl TE, Marchioro TL, Dichinson TC et al. (1964) Technique of renal homotransplantation experience with 42 cases. Arch Surg (Chicago) 89:87–104

Weber MH, Bitter T, Scheler F (1983) Quantitative Proteinbestimmung im Urin. Lab Med 7:155–163

Wiseman MJ, Saunders AJ, Keen H, Viberti GC (1985) Effect of blood glucose control on increased glomerular filtration rate and kidney size in insulin-dependent diabetes. N Engl J Med 312/10:617–621

Medizinische und technische Aspekte der Anästhesiologie

E. Konecny und J. Kilian

Jährlich werden in der Bundesrepublik Deutschland etwa 3 Mill. Anästhesien durchgeführt. Die Statistiken zeigen, daß nicht nur die Zahl der Eingriffe noch weiter steigt, sondern daß sich auch das Patientengut ändert. Aufgrund neuer Operationstechniken und differenzierterer Narkoseverfahren und Überwachungsmöglichkeiten werden heute Eingriffe in extremen Altersklassen (Neugeborene, Greisenalter) als Routine durchgeführt, die vor wenigen Jahren noch undenkbar waren. Damit verbunden ist allerdings auch, daß die Zahl der Patienten mit Risikofaktoren zunimmt. Der Anteil der Patienten steigt, bei denen eine Narkose nur mit großem apparativen Aufwand durchführbar ist. Eigene Untersuchungen haben gezeigt, daß bei einem durchschnittlichen Patientenkollektiv pulmonale Störungen in 19%, kardiale Probleme in 17% und metabolische Störungen in 6% nachzuweisen sind. Die entsprechenden Zahlen, bezogen auf ein Patientengut mit über 60 Jahren, liegen jedoch bei 45% mit pulmonalen Störungen, 55% mit kardialen Störungen und 20% mit metabolischen Entgleisungen. Unsere Bemühungen müssen selbstverständlich darauf ausgerichtet sein, die Sicherheit der Narkose auch für diese gefährdeten Patienten gewährleisten zu können.

1 Die perioperative Betreuung des Patienten

Die Erfahrung der letzten Jahre zeigt, daß eine Reihe dieser Risikofaktoren präoperativ nicht erkannt und nicht behandelt wird, da sie für den operativen Eingriff selbst irrelevant scheinen. Um so mehr beeinträchtigt aber z. B. eine respiratorische oder kardiale Leistungsbeschränkung die Narkosefähigkeit des Patienten. Prinzipiell ist festzuhalten, daß die Aufgabe der Anästhesie deshalb keinesfalls auf die Durchführung der Narkose beschränkt bleiben kann. Es verwundert daher nicht, daß eine entsprechende präoperative Abklärung und evtl. auch die Vorbehandlung anästhesierelevanter Funktionseinschränkungen zunehmend an Bedeutung gewinnen.

Unschwer einzusehen ist, daß die Narkoseauswirkungen nicht mit dem operativen Eingriff beendet sein können. Die Betreuung des Patienten im Aufwachraum gehört daher heute in großem Umfange schon zu den Routineaufgaben der Anästhesie. In Sonderfällen wird darüber hinaus die längerfristige, häufig aufwendige Intensivtherapie notwendig.

Erst die geschilderte perioperative Betreuung ermöglicht die heute übliche Durchführung einer differenzierten, auf den speziellen Bedarf zugeschnittenen Narkose. Oft wurde die Anästhesie mit der Fliegerei verglichen. Wie der Passagier dem Piloten, ist der Patient total dem Anästhesisten ausgeliefert. Folgen wir diesem Vergleich, muß jedoch auch klar sein, daß heute nicht mehr nur Kurz- und Sichtflüge durchgeführt werden, sondern Langstrecken- und Blindflüge, die eine entsprechende Ausstattung des Flugzeuges voraussetzen. Ähnliches gilt für den Narkoseplatz: Auch er muß in Abhängigkeit von den Anforderungen normalen bis maximalen Ansprüchen genügen. Eine weitere Parallele findet unserer Meinung nach im Moment noch zu wenig Beachtung: Das Flugzeug wird vor jedem Start und überdies in regelmäßigen Abständen anhand strenger Kriterien auf maximale Sicherheit überprüft. Hier sind in vielen Krankenhäusern noch Aktivitäten zu entwickeln (z. B. die Einrichtung von Gerätepflegezentren), die sicherlich durch die in Kürze in Kraft tretende Medizingeräteverordnung beschleunigt werden.

Zur Durchführung der Anästhesie stehen heute mehrere Methoden zur Verfügung. Oberstes Prinzip ist die sichere Schmerzausschaltung. Sie kann erreicht werden durch lokale Injektion von Anästhetika (Lokalanästhesie), durch Betäubung von Nerven (Regionalanästhesie), durch intravenöse Narkose oder durch Inhalationsanästhesie. Bei den beiden letztgenannten Verfahren ist eine Ausschaltung des Bewußtseins die Regel, häufig wird der Patient beatmet. Um für den operativen Eingriff optimale Verhältnisse zu schaffen, wird der Patient mit muskelerschlaffenden Medikamenten relaxiert. Die moderne Kombinationsanästhesie versucht die Einzelkomponenten der Narkose durch verschiedene Medikamente mit unterschiedlicher Wirkdauer und unterschiedlichem Angriffsort zu erreichen und sie dadurch steuerbar zu machen. Dazu sind die Komponenten Analgesie (Schmerzfreiheit), Anästhesie (Schlaf) und Relaxation (Muskelerschlaffung) abzudecken. Erforderlich ist hierfür eine Auswahl von Medikamenten, eine exakte Dosierbarkeit und eine genaue Überwachung der Wirkung.

Eine wesentliche Änderung der angewandten Anästhesieprinzipien ist heute nicht in Sicht. Die eingangs angesprochene stärkere Einbeziehung von Risikopatienten stellt aber eine Herausforderung nicht nur für den Mediziner, sondern auch für den Konstrukteur des erforderlichen medizintechnischen Gerätes dar. Erhöhtes Risiko erfordert als Gegenmaßnahme mehr Überwachung; die zunehmende Fülle an Meßwerten und Warnungen muß intern intelligent verknüpft und geordnet werden, um den Anästhesisten bei seiner Tätigkeit zu unterstützen und nicht zu verwirren. Da eine intelligente automatische Datenverknüpfung heute und in naher Zukunft nur auf digital-elektronischem Weg gangbar erscheint, müssen hierzu oftmals neuartige Komponenten entwickelt werden, die physikalisch-physiologische Meßwerte von Patient und Gerät in elektrische Signale umwandeln, und umgekehrt Applikationsgeräte, die durch elektrische Signale ansteuerbar sind. Als wichtigste Erfordernisse an die Gerätetechnik in den kommenden Jahren erwarten wir die ergonomische Gestaltung des Arbeitsplatzes des Anästhesisten, die Steuerung der Anästhesietiefe nach der Gehirnfunktion und schließlich einige Ansätze für Verbesserungen in einzelnen, aber wichtigen Details bezüglich Therapie und Monitoring.

2 Ergonomie des Arbeitsplatzes

Die meisten Anästhesiearbeitsplätze sind gekennzeichnet durch eine Vielzahl von Apparaten, wie Narkosemittelverdampfern, Beatmungsmaschinen, Infusionsgeräten und Monitoren. Die dabei anfallenden vielfältigen und notwendigen, aber ungeordneten Verbindungen von Kabeln und Schläuchen zwischen den Apparaten und dem Patienten, aber auch zwischen den Apparaten untereinander, haben bei den Ärzten die Bezeichnung „Spaghettisyndrom" provoziert. Da es sich meist um Einzelgeräte handelt und nicht um einen Teil eines Gesamtkonzeptes, ist sowohl die örtliche Positionierung als auch die funktionelle Zuordnung von Zufälligkeiten, aber nicht von Notwendigkeiten abhängig. Die Geräte sind meist unabhängig, manche überwachen sich gegenseitig, die Alarmierung bei kritischen Einstellungen und bei fehlerhaften Gerätefunktionen ruft ein Durcheinander von akustischen und optischen Warnsignalen hervor. Die Bedienungspanels der verschiedenen Geräte sind rund um den Patienten herum eher zufällig verteilt. Neben der Überwachung des Patienten und der Beobachtung und Einstellung der Gerätefunktionen ist der Anästhesist auch noch mit der Dokumentierung der erhobenen Befunde beschäftigt.

Bei der erwarteten weiteren Zunahme an gemessenen Daten muß dieser Arbeitsplatz nach optischen, aber noch mehr nach konzeptionell-logischen Gesichtspunkten überarbeitet werden. Die wichtigsten Überwachungsdaten des Patienten sollten zentral im unmittelbaren Blickfeld des Anästhesisten, d. h. neben dem Kopf des Patienten, weniger wichtige Parameter an anderer Stelle angezeigt werden. Alarme sollten hierarchisch geordnet an einer zentralen Stelle angezeigt und nach Wichtigkeit geordnet hintereinander, nicht parallel angezeigt werden, um den zu Warnenden bei der Abstellung des gefährlichen Zustandes zu unterstützen und nicht zu verwirren. Prinzipiell muß gelten, daß nicht der Alarm, sondern die Ursache des Alarms erkannt und beseitigt werden muß. Automatisch erfaßbare Daten sollten auch automatisch protokolliert werden, um den Arzt durch Routineaufgaben nicht von der Beobachtung des Patienten abzulenken. Bei der Fülle der Daten über Therapie und Behandlungserfolg sollten diese in einem größeren zentralen Datenspeicher abgelegt werden können, um für die medizinische Beurteilung von Behandlungsmethoden später zur Verfügung zu stehen.

Ein solcher umgestalteter Anästhesiearbeitsplatz wird gekennzeichnet sein durch modularen Aufbau, kompakte Form und übersichtliche Anordnung, durch Integration von Geräten, die die Atemgase kontrolliert und nach Menge und Zusammensetzung aufbereitet zur Verfügung stellen, durch Präsenz wichtiger Kontroll- und Alarmfunktionen für Geräte- und Patientenüberwachung, durch die Möglichkeit zur automatischen Dokumentation und durch den Anschluß an einen externen Datenspeicher.

Durch eine solche funktionelle Gestaltung des Arbeitsplatzes gewinnt der Arzt wieder Zeit, sich um den Patienten selbst zu kümmern, ohne auf die Vorteile der technischen Hilfsmittel bei der Durchführung der Narkose verzichten zu müssen. Wir erhoffen uns dadurch eine Reduktion der menschlichen Fehler, die in den Statistiken über Anästhesiezwischenfälle weiterhin an erster Stelle stehen.

3 Überwachung und Steuerung der Narkosetiefe

Ein schwieriges, aber wichtiges Thema für die Zukunft ist die Beurteilung der Narkosetiefe aus dem Elektroenzephalogramm. Das apparative klinische Monitoring während der Narkose und der Intensivpflege richtet sich heute auf das „bloße Überleben", d. h. auf die Vitalfunktionen Herz-Kreislauf-System und Lungenfunktion, und nicht auf ein „qualifiziertes Überleben" durch Beobachtung der Gehirnfunktion. Verschiedene Gruppen haben sich dieses Themas bereits experimentell angenommen, ohne daß sich ein für die klinische Praxis befriedigender Weg bereits abzeichnet. Die Schwierigkeit ist, die vielfältigen und verschiedenartigen Signale so zu ordnen und zu reduzieren, daß ein eindeutiger Befund entsteht. Verbesserte Sensorik, aber v. a. erweiterte Möglichkeiten einer On-line-Datenanalyse können hier künftig hilfreich sein.

In diesem Zusammenhang stellt sich die Frage, ob eine durch die Patienten selbst gesteuerte, weitgehend automatisch ablaufende Anästhesie und Intensivtherapie denkbar sei. Anfänge eines solchen geschlossenen Regelkreises sind aus der Diabetes-mellitus-Behandlung ja durchaus bekannt. Für den Bereich der Anästhesie scheint diese Vision in den nächsten 15 Jahren jedoch nicht realisierbar; zu komplex sind die anfallenden Regel- und Steuergrößen. Zwar scheint es denkbar und vernünftig, aus Patientendaten für den Routinefall abgeleitete Vorschläge, z. B. für die Einstellung von Beatmungsmaschinen oder für die Medikamentendosierung, zu geben, doch unterliegt z. B. die Regulation des Kreislaufs einer solchen Fülle von Einflüssen (Narkotika, Schmerz, Blutverlust usw.), daß die Zwischenschaltung eines intelligenten Filters in Form der Beurteilung durch den erfahrenen Anästhesiologen derzeit unverzichtbar ist.

Neben der Überwachung der Narkosetiefe zeichnen sich Entwicklungen bei Detailfragen sowohl in der Therapie als auch in der Überwachung ab, die möglicherweise größere Bedeutung für die klinische Praxis erhalten werden.

Eine wesentliche Änderung der Narkoseführung und -technik ist zu erwarten, wenn es gelingt, flüssige Anästhetika wie Halothan, Ethrane oder Isofluran in Mikrolitermengen präzise und sicher zu dosieren. Eine entsprechende Überwachung vorausgesetzt, die noch zu entwickeln ist, wäre damit eine wesentliche Senkung des Verbrauchs aller Anästhesiegase durch totale Rückatmung der Gase möglich. Dies bedeutet nicht nur ökonomische, sondern auch ökologische Vorteile, da die Umweltbelastung durch die überschüssigen, jetzt ins Freie abgeblasenen Narkosegase wegfiele.

4 Techniken der Beatmung

Aus dem beobachteten Trend, bei einer notwendigen Beatmung den Patienten möglichst frühzeitig vom Beatmungsgerät zu entwöhnen, ergibt sich die Notwendigkeit, technisch die Entwöhnungsmethoden weiter zu verbessern. In diesem Stadium soll die Maschine die mechanische Arbeit nur insofern unterstützend übernehmen, als dies zu einer ausreichenden Atmung notwendig ist. Die Steuerung der Atmung wird voll dem Patienten überlassen. Erste Ansätze in dieser Richtung stellt die Form einer assistierenden Spontanatmung dar, die z. Z. die optimale Adaptation des Beatmungsgerätes an die Spontanatmung des Patienten darstellt.

Beatmungsgeräte werden so ausgelegt sein, daß sie verzögerungsfrei unterschiedliche Druck- und Gasflußmuster realisieren können, um mit diesen differenzierteren Beatmungsmustern, als sie heute möglich sind, auch Lungenpartien mit unterschiedlicher Zeitkonstante gleichmäßig in den Gasaustausch miteinzubeziehen.

In den letzten Jahren hat die sog. Hochfrequenzbeatmung in verschiedenen Formen auf sich aufmerksam gemacht, bei der durch eine geeignete Strömungsführung (die „forcierte Diffusion") eine Verbesserung des Gasaustausches erreicht wird. Bei nach außen vollkommen offenen Atemwegen und ohne Unterteilung des Atemzyklus in die von der Spontanatmung und konventioneller künstlicher Beatmung her gewohnten klassischen Phasen der Ein- und Ausatmung wird die Beatmung mit einer Frequenz von einigen Hz durchgeführt. Vorteile zeichnen sich z. Z. darin ab, daß es zu einer Erniedrigung des Beatmungsmitteldrucks (besonders wichtig bei Lungenparenchymfisteln) kommt, daß die Atemexkursionen entfallen (z. B. bei Thoraxoperationen wesentlich), daß die Atemwege bei Bronchoskopie und Larynxoperationen frei zugänglich bleiben und daß die Hochfrequenzbeatmung zu einer verbesserten Sekretolyse führt. Der gravierendste Nachteil der Methode ist das z. Z. noch nicht gelöste Problem des Monitorings. Die Anfeuchtung und Temperierung des Atemgases, die normalerweise durch die Nase und die anderen äußeren Atemwege erfolgen, müssen bei der Beatmung intubierter Patienten durch Zwischenschaltung von geheizten Wasserverdampfern sichergestellt werden. Insbesondere bei der Beatmung kleiner Kinder ist diese Frage wegen der dadurch unzulässig vergrößerten Totraumventilation, bzw. der parasitären Compliance, noch nicht gelöst. Zudem sind – insbesondere bei Langzeitbeatmung – Anfeuchter mit ihrem wohltemperierten feuchten Klima ein idealer Nährboden für Bakterien. Daraus resultierende Infektionen der Lunge sind auf Intensivstationen immer noch ein großes klinisches Problem. Es steht zu hoffen, daß durch eine neuartige Membran hier wesentliche Fortschritte erzielt werden können, wobei diese Membran als Hohlfaserbündel ausgebildet ist, die die wäßrige Phase von der Atemluft trennt; der geringe Durchmesser der Hohlfaserporen erlaubt zwar den Durchtritt der Wassermoleküle durch die Hohlfaserwandung, nicht aber den der sehr viel größeren Bakterien.

5 Techniken der Patientenüberwachung

Im Bereich der Überwachung ist eine weitere Verbesserung der Sensorik zu erwarten in der Richtung, daß die primären Meßwerte z. B. über Gaskonzentrationen und Gasfluß genau und reproduzierbar, mit geringen Anstiegszeiten und ohne Zeitverzögerung (dieser Umstand ist für eine weitere On-line-Verrechnung mit anderen Meßdaten bedeutungsvoll) in unmittelbarer Patientennähe gemessen werden können. Insbesondere die Infrarotmeßtechnik hat wegen ihrer überlegenen prinzipiellen Überschaubarkeit und Selektivität in den letzten Jahren wesentliche Fortschritte gemacht und inzwischen die klinische Reife erreicht. Insbesondere wegen der erforderlichen Meßvolumina und der teilweise komplizierten Anordnung lassen die konkreten Ausführungen jedoch noch Verbesserungen wünschenswert erscheinen. Die Entwicklung schnell modulierbarer Lichtquellen (seien es lichtemittierende Halbleiterbauelemente, sog. LEDs, oder für den ferneren Infrarotbereich schnell modulierbare Thermostrahler in Dünnfilmtechnik) und v. a. die einsetzende Entwicklung von Lichtleitermaterialien für den Infrarotbereich scheinen die gleichzeitige Realisierbarkeit von allen oben genannten Wunschbedingungen für die Messung der meisten Gasarten einen guten Schritt weiterbringen zu können. Möglicherweise wird auch die Lösung der speziellen Probleme beim Monitoring von Kleinkindern damit möglich, wo wegen des hierfür minimal tolerablen Totraums v. a. bei Gaskonzentrations- und Atemflußmessungen die technischen Probleme besonders schwierig zu lösen sind.

Eine Sonderstellung nimmt wegen der klinischen Bedeutung immer noch die Messung der Sauerstoffkonzentration ein. Zwar ist die wesentliche Aufgabe, die Überwachung der mittleren Konzentration im zugeführten Atemgas, mit den am Markt befindlichen elektro-chemisch arbeitenden Sensoren gut gelöst. Eine Messung im direkten Atemstrom mit Anstiegszeiten unter 100 ms, die eine Messung pro Atemzug und weitere Verrechnung gestattet, ist unter den für einen klinischen Einsatz geltenden Nebenbedingungen jedoch noch nicht realisiert. Neue Verfahren unter Ausnützung der paramagnetischen Eigenschaften des Sauerstoffs oder mittels Festkörperelektrolyten, die den Sauerstoff elektrisch leiten, scheinen hier hoffnungsvolle Ansätze zu bieten.

Von allen Meßmethoden, die wichtige Informationen über die Versorgung des Körpers aussagen (z. B. über Menge und Qualität des Blutes als Transportmittel für die Zufuhr des lebenswichtigen Sauerstoffs und die Abfuhr des produzierten Kohlendioxids), ist eine zunehmende klinische Akzeptanz zu erwarten, sofern die Art und der Ort der Messung der physiologischen und der klinischen Situation besser angepaßt ist. Dies gilt z. B. für die transkutane Messung der Sauerstoff- und Kohlendioxidkonzentration ebenso wie für die Messung der Sauerstoffbeladung des Hämoglobins, der sog. Sauerstoffsättigung, und insbesondere für die quasi kontinuierliche nichtinvasive Blutdruckmessung. Darüber hinaus fehlt immer noch eine genaue, nichtinvasive Methode zur kontinuierlichen Bestimmung der vom Herzen geförderten Blutmenge, des sog. Herzzeitvolumens. Mit der Verfügbarkeit von schnellen, genauen und zuverlässigen Sensoren für die Primärmeßwerte ist eine wesentliche Voraussetzung erfüllt, um mit entsprechend leistungsfähigen Datenspeichern und Mikrorechnern die Daten so aufzubereiten, zu kombinieren und zu reduzieren, daß abgeleitete Daten entstehen, die weniger der Meßanordnung, sondern mehr den Patientenkenngrößen direkt zugeordnet sind. So sollte z. B. nicht mehr Volumenstrom und Kohlendioxidkonzentration der Ausatemluft angezeigt werden, sondern die Kohlendioxidproduktion des Patienten, nicht Druck- und Atemgasfluß, sondern Resistance und Compliance bzw. die „funktionelle Residualkapazität" des Patienten. Damit einhergehend ist zu erwarten, daß das Monitoring schrittweise in die reine Überwachung eine Frühdiagnose von Störungen mit integrieren wird, möglicherweise unter Setzen gezielter Reize, um aus der Reaktion des Patienten die Stabilität seines Zustandes zu diagnostizieren und unliebsame Veränderungen frühzeitig zu erkennen. Die Zusammenfassung mehrerer klinischer Daten zu Kenngrößen ist ein lohnendes, für den klinischen Forscher wie für den entwikkelnden Ingenieur und den die zugehörigen Algorithmen entwerfenden Informatiker gleichermaßen reizvolles Arbeitsgebiet.

Diese Schilderung der noch in diesem Jahrhundert erwarteten Neuerungen im Gebiet der Anästhesietechnik beinhaltet nach unserer Sicht wesentliche Punkte unter dem Aspekt einer noch besseren Versorgung des Patienten unter Erhöhung seiner Sicherheit und unter Reduzierung des Gerätebetreuungsaufwandes und damit der Kosten. Gerade der aus vielen Einzelschritten zusammengesetzte stufenförmige Aufbau weist sowohl aus der Sicht des Entwicklers als auch aus einer Forschungsförderung Vorteile auf: Es steht nicht ein großes „Alles oder nichts" im Vordergrund, das erst spät über Erfolg oder Nichterfolg einer großen Investition entscheidet. In der Auflösung in überschaubare Einzelschritte sind Fortschritte leichter verfolgbar und Fehlentwicklungen korrigierbar.

Es ist kein Zufall, daß Medizin und Technik in einem gemeinsamen Beitrag den Bereich der Anästhesie vertreten. Als Ärzte wissen wir die Möglichkeit zu schätzen, Vitalfunktionen durch Apparate nebenwirkungsarm übernehmen und überwachen zu lassen; als Techniker sind wir auf die kritische Rückmeldung der Ärzte bei der Entwicklung von Geräten angewiesen. Nur in gegenseitigem Vertrauen und gegenseitiger Aufgeschlossenheit wird es möglich sein, die skizzierten Fragen und Probleme zu lösen, um sie zum Wohle des Patienten einzusetzen.

Klinische Anwendung
der bildgebenden diagnostischen Verfahren im Rahmen
von Herz- und Kreislauferkrankungen

W. Bleifeld, C. Nienaber und M. Schlüter

1 Einleitung

Das Herz-Kreislauf-System hat im Organismus die Aufgabe, Sauerstoff sowie für den Stoffwechsel notwendige Substanzen zu den Körperzellen zu bringen und Produkte des intermediären Stoffwechsels abzutransportieren. Im wesentlichen besteht es aus 3 Komponenten: dem Herz als Pumpe, dem gesamten Gefäßsystem einschließlich der Kapillaren sowie einem Regelsystem (Bleifeld u. Hamm, im Druck). Damit ist zwar grob umschrieben, auf welche „Organe" sich die Anwendung bildgebender Verfahren prinzipiell konzentriert. Von Bedeutung ist daneben, sich klarzumachen, nach welchen Größen man dabei suchen sollte. Unter Berücksichtigung gegenwärtiger und zukünftiger technologischer Möglichkeiten hängt davon nämlich die Ausrichtung der technischen, der biomedizinischen Grundlagen- sowie der klinischen Forschung ab.

Im Prinzip läßt sich differenzieren zwischen einerseits *normaler Struktur (Morphologie) und Funktion* und andererseits *pathologischen, strukturellen und funktionellen Zuständen.* Diese Differenzierung scheint auf den ersten Blick trivial. Die Kenntnis der physiologischen Verhältnisse ist jedoch die Basis, um einerseits pathophysiologische Veränderungen zu erkennen und andererseits therapeutische Ansätze zu entwickeln und Effekte unterschiedlicher Therapieverfahren zu messen und zu beurteilen.

In bezug auf die Struktur ist das Interesse bei der Anwendung bildgebender Verfahren gerichtet auf

1. die Erkennung der normalen Morphologie des Herzens, der großen Gefäße, des anschließenden Gefäßsystems sowie ggf. des Interstitiums;
2. die Darstellung der Morphologie angeborener und erworbener Herzfehler, von Anomalien der großen Gefäße sowie von angeborenen und erworbenen Anomalien des arteriellen und venösen Gefäßsystems.

Naturgemäß erstreckt sich das Interesse hierbei nicht nur auf die grobe Anatomie, sondern auch auf Vorgänge an und in der Gefäßwand. Hier ist jedoch bereits zu sagen, daß – von einzelnen Ausnahmen abgesehen, wie z. B. dem Nachweis von Thrombosen an der Gefäßwand oder an den Klappen – die vorhandenen, in Rede stehenden Verfahren Veränderungen, die über die grobe Anatomie hinausgehen, praktisch nicht erfassen.

Tabelle 1. Parameter der Herzfunktion

I. Kontraktilität

V_{max}	: Geschwindigkeit der Kontraktion des unbelasteten Muskels
E_{max}	: Verlauf der endsystolischen Druck-Volumen-Beziehung
$V_{Aorta/Pulm.\ art.}$	: Geschwindigkeit des Flusses in Aorta/Pulmonalarterie
dV/dt_{max}	: Beschleunigung des Blutflusses in Aorta/Pulmonalarterie

II. Pumpfunktion

Vorlast	: Enddiastolisches Volumen Enddiastolischer Druck
Nachlast	: Widerstand – im peripheren Kreislauf – im Lungenkreislauf Arterieller Blutdruck
Muskelmasse	: Wanddicke, Myokardmasse
Herzzeitvolumen	: Fluß in der Aorta/Pulmonalarterie
Austreibungsfraktion:	: $\dfrac{\text{Enddiast. Vol.} - \text{Endsyst. Vol.}}{\text{Endsyst. Volumen}}$
Verkürzungsfraktion	: Wandbewegung global $\Big\}$ linker/rechter Ventrikel regional

Hinsichtlich der Funktion lassen sich heute bei den verschiedenen Methoden Ansätze erkennen, die Auskünfte geben über
1. die jeweilige normale und gestörte Funktion als Folge
2. des normalen und pathologischen Stoffwechsels von Organen.

Beim Herzen ist dies die Analyse der Kontraktionsfähigkeit („Kontraktilität") und die Bestimmung der Pumpfunktion (Tabelle 1). An den Gefäßen handelt es sich bei den interessierenden Meßgrößen wiederum um Vorgänge im Stoffwechsel der Gefäßwand bzw. ihrer einzelnen Anteile. Ferner interessieren der intermediäre Stoffwechsel im kapillären Bereich sowie die Geschwindigkeit der Blutströmung und die regionale Durchblutung.

Mit dieser Beschreibung ist der große Rahmen abgesteckt, in dem sich die gegenwärtige Forschung vollzieht und zukünftige Projekte zu erwarten sind. Der begrenzte Rahmen gestattet allerdings nur die im folgenden gegebene schwerpunktmäßige Betrachtung der bildgebenden Verfahren im Rahmen von Herz-Kreislauf-Erkrankungen. Auf die Verfahren der Synchrotronstrahlung und der Computertomographie kann hier nicht eingegangen werden. Die weitere Entwicklung könnte jedoch zeigen, daß sich auch in der Kardiologie wichtige Anwendungsmöglichkeiten für diese beiden Verfahren ergeben.

2 Ultraschall

2.1 Prinzip

Die Anwendung des Ultraschalls im Bereich der Medizin beruht auf der Schallreflexion an quasistationären (darstellende Sonographie) oder schnell bewegten Strukturen (Doppler-Sonographie).

Von einem elektrisch erregten Piezokristall ausgesandte Schallwellen im MHz-Bereich (2–12 MHz) werden an Strukturen im Schallstrahl des Piezokristalls reflektiert und dort in elektrische Energie umgewandelt. Die Laufzeit ist proportional dem Abstand zwischen dem Kristall und der reflektierenden Struktur. Die Amplitude der reflektierten Schallwelle ist abhängig vom Dichteunterschied der Grenzfläche, daher bei Reflexionen an biologischen Geweben geringer als z. B. an mechanischen Herzklappen. Daraus ergibt sich nicht nur die Möglichkeit, Abstände und Bewegungen zu messen, sondern auch in begrenztem Rahmen Aussagen über Eigenschaften von Geweben zu machen.

Nach dem Doppler-Prinzip ändert sich die Schallfrequenz zwischen ausgesandtem und reflektiertem Schallstrahl, der durch eine strömende Flüssigkeit läuft. Daher läßt sich die Geschwindigkeit der Flüssigkeit messen. Bei bekanntem Querschnitt erhält man aus dem Produkt von Geschwindigkeit und Fläche den Fluß.

Ultraschalltechniken sind ursprünglich in der Materialprüfung eingesetzt worden. Es ist das Verdienst von Edler u. Hertz (1954) in Schweden und Effert (1959) in Deutschland, erstmals diese Geräte aus der Technik beim Menschen angewandt zu haben und damit das typische Bewegungsmuster der Mitralklappenstenose (Effert 1959) sowie der Trikuspidalstenose beschrieben zu haben. Methodisch wurde bis etwa 1972 eindimensional gearbeitet (sog. M-mode-Echokardiographie), wobei durch Schwenkung des Schallstrahls nacheinander das ganze Herz und die großen Gefäße untersucht werden konnten. Das mechanische Schwenken des Ultraschallstrahls durch den Untersucher ist heute abgelöst durch Geräte, bei denen der Schallstrahl mit hoher Geschwindigkeit über einen Kreissektor oder ein rechteckiges Feld geschwenkt wird, wodurch eine zweidimensionale Darstellung ermöglicht wird. Man unterscheidet prinzipiell mechanische und elektronisch gesteuerte, sog. „Phased-array"-Schallköpfe. Mit ihnen lassen sich von verschiedenen Positionen des Brustkorbes aus das ganze Herz und die großen Gefäße in Echtzeit untersuchen. In den letzten Jahren wurde durch technische Veränderungen die Auflösung gesteigert sowie durch Verwendung von kontrastgebenden Substanzen die Konturierung der Herzhöhlen verbessert. Darüber hinaus wurden die Möglichkeit der Blutflußgeschwindigkeitsmessung nach dem Doppler-Prinzip integriert und die Kodierung von Geschwindigkeiten nach Farbskalen entwickelt. Schließlich wurde ein miniaturisierter „Phased-array"-Schallkopf in die Spitze eines Gastroskops eingebaut, um die bei Anschallung vom Brustkorb bisweilen störende Interposition durch Lungengewebe zu umgehen und eine echokardiographische Analyse von der Rückseite des Herzens, also vom Ösophagus, durchzuführen.

Dementsprechend befaßt sich die folgende Analyse mit der konventionellen zweidimensionalen Echokardiographie einschließlich der Kontrastmittelechokardiographie. Auf eine eingehende Darstellung der Doppler-Sonographie mußte verzichtet werden. Technische Weiterentwicklungen vorausgesetzt, sind jedoch auch hier bedeutsame Anwendungsmöglichkeiten bei der Analyse des Blutströmungsverhaltens zu erwarten.

2.2 Zweidimensionale Echokardiographie und Kontrastmittelechokardiographie

Die *zweidimensionale Echokardiographie* ist heute das wichtigste nichtinvasive Untersuchungsverfahren in der Kardiologie. Bei Erwachsenen lassen sich damit in rund 70–80% der Fälle die Strukturen des Herzens und der großen Gefäße darstellen. Mit den zur Verfügung stehenden Geräten ist die Diagnostik der meisten Anomalien anhand von direkten und indirekten Zeichen möglich (Feigenbaum 1980).

Mit zunehmender räumlicher Auflösung wurde das Echokardiogramm auch im Bereich der Kinderkardiologie unentbehrlich. Bei kardialen Erkrankungen des jungen Kindes, des Neugeborenen und des intrauterinen Fetus hat die Echokardiographie das diagnostische Spektrum wesentlich erweitert (Silverman u. Golbus 1985).

Beim ungeborenen Kind ist die *fetale Echokardiographie* schon seit langer Zeit ein außerordentlich wertvolles diagnostisches Hilfsmittel. Tabelle 2 stellt die bislang erfolgreich in der fetalen Phase mittels zweidimensionaler Echokardiographie erkannten Anomalien dar.

Die Einführung von Kontrastmittelsubstanzen, die venös oder intrakardial injiziert werden, verbessert in den entsprechenden Herzhöhlen bzw. Gefäßen die Abgrenzbarkeit des Endokards vom Cavum. Im allgemeinen wird heute neben Farbstoffen eine Kochsalzlösung verwendet, in der sich kleine Lufteinschlüsse befinden. Die klinische Bedeutung besteht in erster Linie in der Diagnostik von Kurzschlußverbindungen mit Links-rechts-Shunt (Kontrastaussparung auf der rechten Seite) und Rechts-links-Shunts (Kontrastmittelübertritt von rechts nach links).

Die erwähnten Kontrastmittel passieren jedoch den Lungenkreislauf nicht oder nur so unzureichend, daß eine Kontrastgebung im linken Vorhof und im linken Ventrikel nicht möglich ist. Für diesen Zweck sind derzeit kommerziell hergestellte „microbubbles" (Kohlenhydratkomplexe mit Gaseinlagerungen) in die klinische Forschung eingeführt worden (Nienaber et al. 1985). Weder ihre Effekte auf den Kreislauf noch ihre potentiell antigenen Einflüsse sind bisher hinreichend bekannt.

Tabelle 2. Fetale Echokardiographie (nach Silverman und Golbus 1985)

Ventrikelseptumdefekt
Vorhofseptumdefekt und AV-Kanal
Fallot-Tetralogie
Transposition der großen Arterien
Pulmonalatresie
Trikuspidalatresie
Hypoplastischer rechter und linker Ventrikel
„Single"-Ventrikel und „Double-outlet"-Ventrikel
Ebstein-Anomalie
Vorzeitiger Verschluß des Ductus Botalli und Foramen ovale
Hypertrophe und kongestive Kardiomyopathie
Aortenisthmusstenose

Die bisher hergestellten „microbubbles" passieren aufgrund ihrer Größe und ihres raschen Zerfalls den Lungenkapillarkreislauf nicht. Eine technologische Weiterentwicklung ist unbedingt notwendig, um die unbestreitbaren Vorteile der Kontrastmitteleokardiographie auch für die in der Klinik ja vordergründigen linken Herzräume zugänglich zu machen.

Das mangelnde Auflösungsvermögen der zweidimensionalen Echokardiographie läßt eine Untersuchung von Koronararterien für die Mehrzahl der Patienten in der Klinik nicht zu. Dennoch sind Ansätze vorhanden, im intraoperativen Bereich diagnostisch und therapeutisch Fortschritte zu erzielen. Dazu sind Schallköpfe entwickelt worden, die Ultraschall von hoher Frequenz (10 MHz) aussenden und die während der Operation auf die Koronararterien aufgesetzt werden. Damit ist eine Gefäßeinengung genau zu lokalisieren, die für eine intraoperative Dilatation oder eine Endarteriektomie geeignet erscheint; damit läßt sich gleichzeitig der Therapieerfolg beurteilen (Sahn 1982).

Über morphologische Veränderungen hinaus gestattet die zweidimensionale Echokardiographie Aussagen auch über die Funktion des Herzens. Sie betreffen im wesentlichen nach dem heutigen Stand der Kenntnis die Größe bzw. Volumina der Herzhöhlen und der Gefäße sowie die Bewegung der Herzwände. Außerdem sind Versuche im Gange, eine Gewebedifferenzierung durchzuführen sowie aufgrund von Dichteunterschieden Aussagen über die Perfusion und damit die Funktion der Muskulatur zu machen.

Was die Konfiguration und Größe der Herzhöhlen angeht, so beschränkt sich der Kliniker i. allg. auf die rein visuelle, qualitative Auswertung. Für die quantitative Analyse, die für wissenschaftliche Untersuchungen, speziell den Einfluß von Pharmaka und sonstigen Interventionen, sowie für die Beurteilung des Krankheitsverlaufs und eines Therapieeffekts nicht selten erforderlich ist, hat sich die rechnergestützte Auswertung von zweidimensionalen Echokardiogrammen durchgesetzt (Hanrath et al. 1977). Während Austreibungsfraktion und Verkürzungsfraktion relativ gut mit dem einzigen vergleichbaren Standard, dem Angiogramm, korrelieren, ist die Streubreite bei der Volumenbestimmung, besonders bei Vorliegen von regionalen Wandbewegungsstörungen, wie bei der koronaren Herzkrankheit, erheblich.

Um die Aussagekraft des zweidimensionalen Echokardiogramms zu verbessern, wäre zum einen eine bessere Konturerkennung des Endokards notwendig, ggf. unter Zuhilfenahme von Echokontrastmittel; zum anderen müßten neue Vergleichsstandards anhand von Modelluntersuchungen, die die wahren Schnittebenen der zweidimensionalen Echokardiographie berücksichtigen, mit den aufgezeichneten Bildern durchgeführt werden.

Versuche, eine Gewebedifferenzierung aufgrund der Amplitudenhöhe in Form von Farbkodierungen darzustellen, haben bislang nicht zu klinisch relevanten Ergebnissen geführt.

2.2.1 Zukunftsperspektiven

Die zweidimensionale Echokardiographie ist gegenwärtig die wichtigste nichtinvasive Methode zur anatomischen und funtionellen Untersuchung des Herzens in

Ruhe, und sie gestattet ein Echtzeitresultat bei den meisten kongenitalen und erworbenen Vitien. Bei einigen Anomalien, z. B. Klappenfehlern, kann sie die Herzkatheteruntersuchung ersetzen.

Notwendig ist eine Verbesserung der Auflösung, speziell eine bessere Erkennung des Endokards, von kleinen Defekten – z. B. solchen in intrakavitären Septen sowie der Koronararterien. Damit könnte auch eine bessere Bestimmung der Ventrikelvolumina sowie der Wandbewegung möglich sein. In diesem Zusammenhang ist die Entwicklung sicherer Kontrastmittel, die auch auf die linke Herzseite gelangen, bedeutsam. Weiterhin ist es notwendig, die Methode so weiterzuentwickeln, daß Belastungsuntersuchungen möglich sind.

2.3 Transösophageale Echokardiographie

Der Nachteil der konventionellen Echokardiographie, daß nämlich der ultrasonographische „Zugang" zum Herzen bei den meisten Patienten nur über das „Schallfenster" von der vorderen Brustwand, dem Epigastrium oder suprasternal gelingt, motivierte Mitte der 70er Jahre eine Arbeitsgruppe in den USA (Frazin et al. 1976), erste Untersuchungen durchzuführen, bei denen das Herz vom Ösophagus aus angeschallt wurde. Damit konnten ohne anatomische Hindernisse der linke Vorhof und die linke Herzkammer direkt angelotet werden. Verwendet wurde ursprünglich ein einzelner Ultraschallkristall, der über einfache Kabel mit dem Echogerät verbunden war; später wurde eine methodische Verbesserung dadurch erzielt, daß der Ultraschallkristall an der Spitze eines handelsüblichen Gastroskops befestigt wurde und die Position des Schallkopfes im Ösophagus von außen justiert werden konnte (Hanrath et al. 1981). Zur zweidimensionalen transösophagealen Echokardiographie sind heute fast ausschließlich miniaturisierte, elektronisch gesteuerte Schallkopfsysteme im Einsatz (Souquet et al. 1982).

Klinische Studien mit der zweidimensionalen transösophagealen Echokardiographie ließen bald erkennen, daß diese nicht nur bei Patienten zu diagnostischen Aussagen führte, bei denen ein Echokardiogramm von der Brustwand aus nicht oder nur ungenügend aufzuzeichnen war. Vielmehr ergab sich, daß sie darüber hinaus in der Bildqualität und speziell in der morphologischen Diagnostik die konventionelle Echokardiographie übertrifft. Das gilt nicht nur für die Diagnostik von Vorhofseptumdefekten (Hanrath et al. 1983), von pathologischen Strukturen, wie Membranen, Thromben oder Tumoren in den Vorhöfen des Herzens (Thier et al. 1983), Patienten mit Sehnenfadenabriß beider Mitralsegel (Schlüter et al. 1984), sondern auch für die Diagnostik von akuten Endokarditiden. Für das besagte Krankengut ist ohne Zweifel festzuhalten, daß der diagnostische Gewinn, den die transösophageale Echokardiographie bei dem Verdacht auf spezielle Krankheitsbilder dem Kardiologen bringt, die Unannehmlichkeit, die das Verfahren notwendigerweise für den Patienten bedeutet, aufwiegt.

Die transösophageale Echokardiographie bietet zwei besondere diagnostische Möglichkeiten:
1. im Intensivbereich,
2. zur intraoperativen Überwachung.

Zu 1: Im Bereich der Intensivüberwachung ist bei bewußtlosen Patienten, die maschinell beatmet werden, der genannte Nachteil der transösophagealen Echokardiographie ohne Bedeutung. Daher findet sich hier ein wichtiges Anwendungsfeld für diese Untersuchungstechnik (Hinrichs et al. 1983), z. B. bei der Beurteilung von Klappenveränderungen als Ursache der zerebralen Bewußtlosigkeit oder der Funktion des linken Ventrikels (Souquet et al. 1982) bei schwerer Linksinsuffizienz. Von solchen Ergebnissen kann das weitere diagnostische und therapeutische Verfahren entscheidend bestimmt werden.

Zu 2: Es ist bekannt, daß die traditionellen Formen der intraoperativen Überwachung, wie die Registrierung von Blutdruck, Herzfrequenz und Elektrokardiogramm oder die invasive Messung des Pulmonalarteriendrucks, nicht immer in der Lage sind, dem Anästhesisten plötzliche Änderungen der Herzfunktion während einer Operation umgehend mitzuteilen. Die intraoperative Überwachung mittels transösophagealer Echokardiographie, bei der das Schallkopfsystem im Ösophagus ein Querschnittsbild der kontrahierenden Kammer liefert, ermöglicht dagegen eine sofortige Intervention im Falle globaler oder regionaler Kontraktionsstörung. Während Herzoperationen bei geöffnetem Thorax wird zudem das Operationsfeld des Chirurgen in keiner Weise beeinträchtigt. Bisherige Untersuchungen auf diesem Gebiet betrafen den Einfluß unterschiedlicher Abklemmpositionen der Bauchaorta auf die Pumpfunktion des Herzens, den Nachweis regionaler, intraoperativer Kontraktionsstörungen der linken Kammer, die nicht im Elektrokardiogramm angezeigt wurden, oder die sofortige Wirkung einer Bypassoperation auf die regionale Herzmuskelfunktion.

Ein weiteres Anwendungsgebiet ist der transösophageale Nachweis von intraoperativen Luftembolien nach dem Prinzip der Kontrastechokardiographie.

Die transösophageale Echokardiographie bedeutet für den Kardiologen bei Patienten, die sich nicht oder diagnostisch unzureichend von der Brustwand beschallen lassen, eine wertvolle Ergänzung der konventionellen Echokardiographie und bietet sich dem Anästhesisten als bildgebendes Verfahren zur intraoperativen Überwachung an.

2.4 Zukunftsperspektiven

Die transösophageale Echokardiographie wird heute eingesetzt
1. bei unzureichender Beschallbarkeit von den herkömmlichen externen Positionen,
2. im Bereich der Intensivüberwachung sowie
3. bei allgemeinen und herzschirurgischen Operationen.

Die Miniaturisierung der zuführenden Verbindung bei unveränderter Steuerbarkeit würde die subjektive Unannehmlichkeit reduzieren. Belastungsuntersuchungen würden erleichtert, zweidimensionale Aufnahmen in der Längs- und Querachse würden eine Volumenbestimmung denkbar machen.

2.4 Doppler-Echokardiographie
und farbkodierte zweidimensionale Doppler-Echokardiographie

2.4.1 Prinzip

Die konventionelle „darstellende" zweidimensionale Echokardiographie gestattet keine direkten Aussagen über das Blutströmungsverhalten.

Die am Ende der 70er Jahre entwickelte Methode der Doppler-Echokardiographie nutzt die im Vergleich zur Strukturreflexion wesentlich schwächeren Schallreflexionen der schnell beweglichen roten Blutkörperchen (Erythrozyten) aus. Bei einer Relativbewegung zwischen Schallsender und Schallempfänger tritt eine Änderung der ausgesendeten Schallfrequenz auf. Die Reflexion von Ultraschall an den bewegten Erythrozyten führt dazu, daß der reflektierte Ultraschall gegenüber dem ins Gewebe gesendeten einen Frequenzunterschied aufweist (Schlüter 1985). Diese sog. Doppler-Frequenzverschiebung ist bei fester Sendefrequenz abhängig von der Geschwindigkeit der Erythrozyten und dem Winkel zwischen der Richtung des Ultraschallstrahls und der Ausbreitungsrichtung des angeschallten Blutstroms: je größer (geringer) die Blutflußgeschwindigkeit ist, desto größer (geringer) ist die Doppler-Frequenzverschiebung; je stärker der Winkel zwischen Schallstrahl und Blutflußrichtung von 0 abweicht, desto geringer wird die Frequenzverschiebung (Kosinusgesetz).

Aus der registrierten Frequenzverschiebung zwischen gesendetem und empfangenem Ultraschall läßt sich daher die Blutflußgeschwindigkeit berechnen. Dabei ist die Empfindlichkeit um so höher, je paralleler der zu untersuchende Blutstrom angeschallt wird. Weitere Informationen, die mittels der Doppler-Echokardiographie gewonnen werden können, betreffen die Richtung des Blutstroms in Relation zur Position des Schallkopfes (auf den Schallkopf zu, vom Schallkopf weg) und den Strömungscharakter des Blutes (laminar oder turbulent).

2.4.2 Klinische Anwendung

Der diagnostische Wert der Doppler-Echokardiographie besteht darin, daß auf nichtinvasivem Wege pathologisches Strömungsverhalten erkannt werden kann, indem Rückströmungen durch undichte Herzklappen, extrem erhöhte Strömungsgeschwindigkeiten mit Wirbelbildung bei verengten Herzklappen oder Blutübertritt von der arteriellen zur venösen Herzseite bzw. umgekehrt durch Defekte in der Herzscheidewand – sog. Shunts – nachgewiesen werden.

Zu einem eigentlichen bildgebenden Verfahren wurde die Doppler-Echokardiographie erst durch jüngste Entwicklungen in Japan, bei denen das Doppler-Signal einem sog. Autokorrelationsprozeß unterworfen wird (Omoto et al. 1984).

Diese Form der Signalverarbeitung benötigt wesentlich weniger Zeit als die herkömmliche Frequenzanalyse nach dem Prinzip der Fourier-Transformation und erlaubt daher *in Echtzeit* eine Aufbereitung der Doppler-Information aus allen Richtungen des durch einen Sektor von 30 bis 50° geschwenkten Ultraschallstrahls. Es ist somit möglich, der Strukturinformation im zweidimensionalen Echobild simultan die Doppler-Information über die Blutströmungsverhältnisse zu überlagern, und zwar mit einer Frequenz von bis zu 30 Bildern/s. Die Morphologie des Herzens wird wie üblich als Schwarzweißbild wiedergegeben, die Blutflußgeschwindigkeiten dagegen als „Farbwolken" innerhalb der Herzhöhlen und -gefäße. Die Farbkodierung erfolgt dabei in der Weise, daß Strömung zum Schallkopf hin in Rottönen, Strömung vom Schallkopf weg in Blautönen ausgegeben wird. Die Intensität des Rot- bzw. Blautons ist ein Maß für die Höhe der jeweiligen Blutflußgeschwindigkeit, und eine evtl. vorhandene Turbulenz der Blutströmung wird durch Überlagerung eines Grundtons optisch hervorgehoben.

Das Ergebnis ist angiographischen Bildern nicht unähnlich, allerdings mit dem Unterschied, daß kein Schattenbild, sondern ein Schnittbild mit wesentlich deutlicherer Konturierung der Herzstrukturen erstellt wird, in dem normale oder pathologische Blutströmung sofort sichtbar ist. Insbesondere in der qualitativen Beurteilung von Klappenlecks (Schlüter et al. 1985) und arteriovenösen Kurzschlußverbindungen sowie von Klappenverengungen dürfte der diagnostische Gewinn dieser Methode unbestritten sein. Es darf allerdings nicht übersehen werden, daß die Doppler-echokardiographisch gewonnene Information nur Blutflußgeschwindigkeiten betrifft, nicht aber den Fluß selbst, so daß eine quantitative Bestimmung des Schweregrades der Herzerkrankung nicht ohne weiteres gelingt.

2.4.3 Zukunftsperspektiven

Die gegenwärtigen mit Doppler-Meßeinrichtungen ausgestatteten Geräte ermöglichen die Lokalisierung von Klappenstenosen und -insuffizienzen sowie von Shunts. Für die Verbreitung in der Klinik zum Zwecke der Messung des Herzminutenvolumens, von Druckdifferenzen über eine Klappe und Regurgitationsvolumina ist noch eine klinische Validierung im Hinblick auf die optimale Schallkopfposition und die geeignete Doppler-Methode erforderlich.

Für die Zukunft ist unter diesem Gesichtspunkt eine Quantifizierung des Flusses in der Pulmonalarterie, ihren Hauptästen, in Shunts sowie in den Koronararterien wünschenswert. Dazu ist ein höheres Auflösungsvermögen, eine bessere Erkennung der Strömungsprofile und eine exakte Bestimmung der Querdurchmesser der Gefäße erforderlich.

Zusammen mit quantitativen Aussagen aus farbkodierten Echokardiogrammen sind grundlegend neue Erkenntnisse über Flußverhältnisse im Herz und in den großen Gefäßen zu erwarten. Das pathophysiologische Verständnis z. B. der Ausflußbahnobstruktion bei der idiopathischen hypertrophen Kardiomyopathie sowie der Entwicklung von Insuffizienzen und Stenosen an künstlichen Herzklappen würde erweitert. Davon sind auch weiterführende therapeutische Konsequenzen zu erwarten.

3 Radionuklidtechniken

Im wesentlichen sind 3 Methoden zu nennen, die als bildgebende Verfahren in der Kardiologie bisher klinische Bedeutung erlangt haben: 1. die „First-pass"-Isotopenangiographie, 2. die EKG-getriggerte (gated) „Blood-pool"-Szintigraphie und 3. die Myokardperfusionsszintigraphie. Da die beiden erstgenannten Verfahren nur in speziellen Fällen klinisch bedeutsam sind, beschränkt sich die folgende Darstellung auf die Perfusionsszintigraphie.

3.1 Perfusionsszintigraphie

Der Ausdruck „Perfusionsszintigraphie" besagt, daß Radionuklide nach intravasaler Injektion benutzt werden, um die Perfusion des Myokards qualitativ oder quantitativ darzustellen. Dazu werden heute i. allg. ^{201}Thallium sowie ^{99m}Technetiumpyrophosphat benutzt.

Die Verteilung von [201]Thallium im Myokard gleicht der von Kalium. Sie wird in erster Linie von der regionalen Durchblutung bestimmt, daneben von der aktiven transmembranösen Aufnahme in die Myokardzellen, der ein enzymatischer Transportmechanismus zugrunde liegt. Ist einer dieser beiden Faktoren kritisch reduziert, so kommt es nicht zu einer Aufnahme von Thallium in das Myokard; als Resultat entsteht im Szintigramm ein Defekt („Cold-spot"-Technik) – wie etwa beim Infarkt, bei dem durch den Koronararterienverschluß der regionale Blutfluß unterbrochen ist.

[99m]Tc-Pyrophosphat lagert sich dagegen an akut nekrotische Herzzellen an und wird von lebenden Myozyten nicht extrahiert. Es ergibt sich daraus eine positive Darstellung der interessierenden Region („Hot-spot"-Technik). Eine Nekrose läßt sich frühestens 12–24 h nach Infarkteintritt nachweisen.

Nicht im eigentlichen Sinne gehört die Galliumszintigraphie zu den Perfusionsmethoden, da es sich hierbei um eine Markierung von mononukleären Zellen im entzündlichen Myokard zum Nachweis einer floriden Myokarditis handelt.

3.2 Klinische Anwendung

Die Thalliumszintigraphie hat heute klinische Bedeutung in erster Linie bei der koronaren Herzkrankheit im Hinblick auf die Diagnose selbst und die Feststellung ihres Ausmaßes; ferner ist sie bedeutsam beim akuten Infarkt, um festzustellen, ob lebendes Gewebe nach einer Reperfusion vorhanden ist. Sie kann daher sowohl diagnostische als auch prognostische Information liefern.

Die Diagnose einer koronaren Herzkrankheit basiert i. allg. auf dem klinischen Bild sowie den typischen EKG-Veränderungen; diese haben eine Spezifität von 70%. In den restlichen 30% kann auch bei vorhandener signifikanter (über 50%iger) Einengung im Koronargefäßsystem das Belastungs-EKG negativ sein. In etwa 50% dieser Fälle ist anhand eines reversiblen Defekts im Thalliumszintigramm eine Ischämie zu erkennen, woraus sich mit diesem Verfahren eine Sensitivität von 85% in der Erkennung einer koronaren Herzkrankheit ergibt. Was den Schweregrad der Gefäßerkrankung angeht, so ist aus verschiedenen Untersuchungen (Ross 1981; Boucher et al. 1980; Emanuel u. Ross 1967; Kennedy et al. 1969, 1970) bekannt, daß die Sensitivität der Thalliumszintigraphie im Vergleich zur Belastungselektrokardiographie bei der Eingefäßerkrankung bei 80% (EKG 39%), bei der Zweigefäßerkrankung bei 83% (EKG 72%), bei der Dreigefäßerkrankung bei 96% (EKG 83%) liegt, wobei elektrokardiographisch eine ST-Streckensenkung von 0,1 mV bzw. typische Q-Zacken im Ruhe-EKG als diagnostisch hinweisend angesehen wurden. Die diagnostische Aussagekraft ist mit rund 60% bei Stenosen im Ramus circumflexus wesentlich geringer als bei der rechten Kranzarterie mit 82% und dem Ramus interventricularis anterior (87%).

Auch bei Vorliegen des koronarographischen Befundes ist die Frage, ob eine bestimmte Stenose für eine Ischämie verantwortlich ist, nicht ohne weiteres zu beantworten. Hier kann der Nachweis eines reversiblen Defekts in der biphasischen [201]Thallium-Szintigraphie diagnostisch wertvoll sein. Dasselbe ist der Fall, wenn die Frage einer Revaskularisation im Bereich eines hypo- oder akinetischen Segments zur Debatte steht, um lebendes Myokard zu erkennen. Schließlich kann sie prognostische Bedeutung haben, wenn nach einem Infarkt trotz fehlender Angina pectoris mittels Thalliumszintigraphie ein ischämisches Areal nachgewiesen werden kann.

Wenn keine Belastung möglich ist, ist der Dipyridamoltest (i.v.-Injektion von Dipyridamol und i.v.-Injektion von [201]Thallium zum Zeitpunkt der maximalen Wirkung) eine Alternative. Da Dipyridamol bei Vorliegen einer signifikanten

Koronarstenose zu einer Verminderung des subendokardialen regionalen Flusses führt, kommt es zu einer inhomogenen Thalliumanreicherung, die semiquantitativ anhand der Bilder und quantitativ anhand von zeitlichen Veränderungen der Thalliumaufnahme und -abgabe („Take-up"- und „Wash-out"-Profilkurven) zu erkennen sind (Nienaber et al. 1982).

Beim akuten Infarkt hat die Thalliumszintigraphie weniger in den relativ seltenen Fällen einer unklaren Lokalisation des Infarkts im EKG Bedeutung als vielmehr für den Nachweis von lebendem Myokard nach einer durch Thrombolyse bedingten Reperfusion. Nach Thrombolyse unveränderte Defekte sind Ausdruck eines abgelaufenen Infarkts. Thalliumneuaufnahme nach einer Thrombolyse zeigt dagegen, daß lebendes Myokard vorhanden ist (Schofer et al. 1983). Schon bevor damit die Entscheidung für eine weitere notwendige Therapie, wie die perkutane transluminale Koronarangiographie oder die aortokoronare Bypassoperation, getroffen werden (Schofer et al. 1983).

Während die ^{201}Thallium-Szintigraphie in praktisch allen Fällen eines akuten Infarkts sofort den Nachweis eines Defekts ergibt, hat die ^{99m}Tc-Pyrophosphat-Markierung aus den oben genannten Gründen eine geringe Sensitivität, aber höhere Spezifität. Die bis zu 12 h anhaltende Aktivität im Myokard ermöglicht darüber hinaus auch den späteren Nachweis eines kurz zurückliegenden Infarkts.

3.3 Zukünftige Aussichten

Die Auflösung der planaren Szintigraphie für eine detaillierte Perfusions- und Stoffwechseluntersuchung ist ungenügend. Hierfür sind tomographische Techniken erforderlich, mit denen das Myokard schichtweise untersucht werden kann. Eine Miniaturisierung der Kameras zum leichteren Transport im Krankenzimmer und im Herzkatheterlabor, speziell im Bereich der Kinderkardiologie, sollte angestrebt werden.

Neben und mit diesen Verbesserungen sollte der Wert der Perfusionsszintigraphie im Hinblick auf die Prognose einer koronaren Herzkrankheit und besonders nach dem Infarkt überprüft werden. Dabei wäre die Definition von Risikogruppen im Hinblick auf Reinfarkte und plötzlichen Herztod von großer klinischer Bedeutung.

3.4 Galliumszintigraphie

Ihre Bedeutung liegt im Nachweis entzündlicher Herzmuskelerkrankungen. Nach Untersuchungen von O'Connel et al. (1984) hat sie eine bessere Sensitivität als die Endomyokardbiopsie. Untersuchungen über den Wert der Galliumszintigraphie zur Beurteilung von Spontanverlauf sowie des Effekts therapeutischer Interventionen bei entzündlichen Herzmuskelerkrankungen liegen bisher nicht vor.

4 Digitale Subtraktionsangiographie

Obgleich die konventionelle Cine-Angiokardiographie einen hohen Grad der Entwicklung erreicht hat, ist die digitale Bildverarbeitung seit etwa 1978 (Kruger et al. 1978; Heintzen u. Brennecke 1983) in zunehmendem Maße in die Klinik eingeführt worden.

Nach initialer Anwendung im Bereich der peripheren Gefäße ist die digitale Subtraktionsangiographie (DSA) in den letzten Jahren ausgedehnt worden auf die Untersuchung der Anatomie und Physiologie des Herzens. Ermöglicht wurde dies zum einen durch elektronische Subtraktion des Hintergrundes mit erheblicher Kontraststeigerung der interessierenden Regionen, zum anderen durch die Möglichkeit, ein Röntgenbild des Herzens, ähnlich wie die Satellitenbilder vom Saturn, mit Hilfe eines Computers zu digitalisieren und in verschiedenster Weise weiterzuverarbeiten. Eine Voraussetzung dafür war die Entwicklung von schnellen, verläßlichen Rechnern mit der Möglichkeit, eine ähnliche Bildqualität zu erzielen wie ein Cine-Angiogramm. Die Kontrastanhebung durch Hintergrundsubtraktion gestattet die Verminderung der Kontrastmittelmenge oder bei gleicher Kontrastmittelkonzentration eine bessere Abgrenzung der zu untersuchenden Strukturen, speziell bei intravenöser Anwendung.

4.1 Klinische Anwendung

Der Vergleich der Volumina des linken und rechten Ventrikels, der Schlagvolumina und der Austreibungsfraktion nach selektiver und intravenöser Kontrastmittelinjektion hat hervorragende Korrelationen in der Größenordnung von 0,98 ergeben (Goldberg et al. 1983). Daher kann heute mit geeigneten Systemen eine Analyse der globalen Funktion des linken und rechten Ventrikels mittels DSA unter Einsparung von ⅔ des Kontrastmaterials im Vergleich zur konventionellen Angiokardiographie durchgeführt werden. Dasselbe gilt auch für die Auswertung der regionalen linksventrikulären Funktionen in Form der Wandbewegung (prozentuale Veränderungen der Wandbewegung entlang eines Radius), allerdings mit einer größeren Streubreite (Mancini et al. 1985).

Wegen der geringeren Hintergrundmasse sind im Bereich der Kinderkardiologie sehr gute Resultate in der Diagnostik des Vorhofseptumdefekts, des Ventrikelseptumdefekts, transponierter Lungenvenen, valvulärer und subvalvulärer Pulmonalstenosen berichtet worden. Vergleiche der Shuntgröße, ermittelt durch konventionelle Herzkatheteruntersuchung und DSA, ergaben eine signifikante Korrelation von 0,89 (Moodie 1985). Auch die Untersuchung von Anomalien der Aorta und des Aortenbogens, z. B. Ringbildung, Aortenisthmusstenose oder solcher beim Marfan-Syndrom (Aortendissektion), eignen sich hervorragend für die digitale Subtraktionsangiographie. Mit gewissen Einschränkungen können auch proximale aortokoronare Venenbypassanastomosen beurteilt werden. Nach aortaler Injektion von Kontrastmittel können zwar alle aortokoronaren Bypassgefäße mittels DSA im Vergleich zur konventionellen selektiven Angiographie als offen oder verschlossen identifiziert werden. Zum gegenwärtigen Zeitpunkt ist jedoch diese Methode nicht geeignet, über die Funktion dieser Gefäße eine Aussage zu machen. Zum einen erhält man keine Aussagen über die Abfluß- und Anastomosenverhältnisse, zum anderen lassen sich genauere Aussagen z. B. über Stenosen ohne „Gating"-Technik nicht machen.

Intravenös appliziertes Kontrastmittel gelangt nach Passage der epikardialen Koronararterien in das Myokard. Durch die Gewebekontrastierung ist es tierexperimentell bereits gelungen, das Epikard und Endokard besser zu erkennen und Dichteunterschiede im Myokard festzustellen (Bürsch et al. 1982). Fehler, die durch die zweidimensionale Darstellung eines dreidimensionalen Objekts im Gegensatz zu den Gefäßen speziell beim Herzen auftreten, sind ein bisher allerdings noch ungelöstes Problem.

4.2 Zukunftsperspektiven

Die Tatsache, daß bei gleicher Kontrastgebung eine erhebliche Einsparung an Kontrastmittel möglich ist, ist zum einen für Studien des Verlaufs einer Erkrankung von großer Bedeutung. Zum anderen sind Interventionen, wie die Applikation von Pharmaka oder Vorhofstimulation, möglich, um die Funktion zu überprüfen. Dazu gehört z. B. die Ermittlung des Schweregrades einer Koronararterienstenose anhand der Veränderung der regionalen Wandbewegung während körperlicher Belastung; ferner Belastungsuntersuchungen, die Aussagen über die globale und regionale Reserve des linken oder rechten Ventrikels möglich machen.

Mit der weiteren Verbesserung der Kontrastanhebung ist denkbar, daß auch genauere Aussagen über die Koronaranatomie und den regionalen Fluß im Myokard zu erhalten sind. Ein weiterer Aspekt von hohem klinischem Wert könnte der Einsatz der DSA bei der koronaren Angioplastie sein. Wäre es möglich, ein aktuelles Videobild mit einem vorangegangenen in Deckung zu bringen, so ist vorstellbar, daß eine bessere Lokalisierung der Position der Führungsdrähte, der Ballons und eine genauere Analyse des Ergebnisses der Dilatation noch während der Untersuchung abgebildet wird.

5 Kernspinresonanztechniken

5.1 Kernspintomographie

Die Kernspintomographie wurde ursprünglich als eine chemisch-spektroskopische Methode zur Analyse molekularer Strukturen entwickelt. Später, mit höherem Auflösungsvermögen, wurde das Verfahren auch anwendbar bei Zellkulturen und kleinen isolierten Organen. Erst kürzlich wurde erstmals die eindrucksvolle Anwendung der Kernspinspektroskopie für in-viva-metabolische Studien am Menschen publiziert (Osbakken u. Briggs 1984).

Zum gegenwärtigen Zeitpunkt ist die Kernspintomographie als bildgebendes Verfahren auf die magnetische Resonanz auf den Kernspin von Protonen begrenzt, da die kommerziellen Tomographen über Magnetfelder mit nur begrenzter Feldstärke und Homogenität verfügen; die bildliche Darstellung basiert auf der räumlichen Verteilung der Relaxationszeiten T1 und T2 und auf der Protonendichte im untersuchten Gewebe (Osbakken u. Briggs 1984; Higgins et al. 1985).

Während die klinische Bedeutung der Kernspintomographie von unbewegten Organen (ZNS, Rückenmark) v. a. bei neurologischen Erkrankungen unbestritten ist (DeBoer 1980), ist der zusätzliche Informationsgehalt für kardiologische Fragestellungen noch unklar. Für die verbesserte Darstellung bewegter Organe wie des Herzens mit seinen Strukturen wird eine Synchronisation mit Herz- und Atemzyklus durch Triggerung der Radiosignale mit der R-Zacke des EKG und der Atemphase durchgeführt, so daß Bewegungsartefakte so weit wie möglich vermieden werden.

Mittels EKG-getriggerter Kernspintomographie lassen sich heute kardiale Strukturen mit einer Auflösung von etwa 1 mm darstellen. So gelingt es nicht nur, die Anatomie des Herzens bis zur Darstellung der Trabekel des rechten und linken Ventrikels, der Papillarmuskeln und des Perikards aufzuzeichnen, sondern auch die Lumina der großen mediastinalen Gefäße, Vergrößerungen der Herzkammern lassen sich qualitativ darstellen, ebenso wie eine linksventrikuläre Wandhypertrophie, eine verminderte Herzwanddicke nach Myokardinfarkten und die Auswirkung einer Myokardischämie auf die regionale Wandbewegung. Aneurysmen und Thromben im linken Ventrikel sind sicher nachweisbar. Von den perikardialen Anomalien sind beim Menschen bislang Perikardergüsse und Perikarditiden erkennbar (Higgins et al. 1985).

Ein neuer Ansatz zur Beurteilung der Myokardperfusion ist die Anwendung „kontrastverstärkender" paramagnetischer Substanzen, die die Relaxationszeiten von T1 und T2 verkürzen; es handelt sich v. a. um die Manganisotope ^{52}Mn und ^{54}Mn. Ihre Verteilung scheint ähnlich wie die von ^{201}Thallium mit dem Blutfluß zu korrelieren. Ein Vergleich zwischen der durch Kernspintomographie anhand des ^{52}Mn-Defekts gemessenen Infarktareals und dem Nekrosenachweis durch Triphenyltetrazoliumchloridfärbung (TTC) zeigte eine gute Übereinstimmung.

5.2 Kernspinspektrospie

Um Einblick in metabolische Vorgänge zu gewinnen, sind 3 weitere Nuklide von besonderer Bedeutung: ^{31}Phosphor (^{31}P), ^{13}Kohlenstoff (^{13}C) und ^{23}Natrium (^{23}Na).

Das ^{31}Phosphor-Kernspinspektrum enthält definierte, klar abgrenzbare Verteilungsmuster für anorganisches Phosphat, Kreatinphosphat und 3 unterschiedliche Gipfel für Adenosintriphosphat (ATP). Das Integral unter jedem Verteilungsgipfel im Spektrogramm ist proportional zur Konzentration des jeweiligen Metaboliten. Vom biologischen Standpunkt sind die genannten Nuklide wesentlich interessanter als Protonen, doch Untersuchungen an ihnen sind durch technische Probleme äußerst kompliziert. Bei identischer Magnetfeldstärke beispielsweise ist die relative Sensitivität von ^{31}Phosphor nur $6{,}7 \cdot 10^{-2}$, verglichen mit der von Protonen. Da die Phosphorkonzentration deutlich geringer ist als die von Protonen, ist die Gesamtsensitivität etwa 10^{-5} der von Protonen.

Die ^{31}Phosphor-Kernspinspektroskopie ist aus verschiedenen Gründen äußerst attraktiv beim Studium myokardialer metabolischer Vorgänge:
1. Enthalten alle unmittelbaren Energielieferanten in der Herzmuskelzelle Phosphoratome;
2. ist die normale intrazelluläre Konzentration hochenergetischer Phosphatverbindungen offenbar ein guter Indikator der metabolischen und funktionellen Zellintegrität (DeBoer et al. 1980; Nienaber et al. 1982; Mauser et al. 1985).

5.3 Experimentelle Studien

Die ersten experimentellen Messungen metabolischer Prozesse mittels Kernspinresonanz erfolgten an exzidierten Gewebestücken, also unter völlig unphysiologischen

Bedingungen. Erst mit der Verwendung intakter isolierter Langendorff-Herzpräparationen gelang es, wichtige Informationen über den Stoffwechsel hochenergetischer Phosphatverbindungen unter ischämischen Bedingungen zu gewinnen (Osbakken u. Briggs 1984) und den protektiven Effekt kardioplegischer Lösungen zu prüfen. Kürzlich gelang es erstmals, den myokardialen Kohlenhydrat- und Phosphatmetabolismus in lebenden Meerschweinchen zu veranschaulichen (Neurohr et al. 1984 a, b).

In ähnlicher Weise konnte durch ^{31}Phosphor-Kernspinspektroskopie der rasche Abbau und langsame Aufbau von hochenergetischen Phosphatverbindungen nach intermittierender Ischämie untersucht werden (Neurohr et al. 1984 a).

5.4 Klinische Studien

Unter Verwendung eines kleinen Hohlraumkernspinspektrometers gelang es 1981 erstmals, in der peripheren Armmuskulatur Störungen im Stoffwechsel der hochenergetischen Phosphatverbindungen bei Patienten mit McArdle-Syndrom (Ross et al. 1981), mitochondrialer Myopathie (Gadian et al. 1981) und Duchenne-Muskeldystrophie (Newman et al. 1982) nachzuweisen. Wegen des Mangels an Glykogenphosphorylaseaktivität in der Muskelzelle kommt es beim McArdle-Syndrom zu einem pathologischen Abfall von Kreatinphosphat nach muskulärer Aktivität. Mit der Verwendung größerer Magneten wird neben einer extrem hohen Magnetfeldstärke bis hin zu 15 Tesla auch eine extrem hohe Magnetfeldhomogenität erforderlich (Bottomley et al. 1984). Diese Bedingungen können für ein Ganzkörpersystem zur spektroskopischen Untersuchung des menschlichen Herzens bisher noch nicht erfüllt werden. Derzeit existiert ein Beispiel (Whitman et al. 1985) der erfolgreichen Anwendung von ^{31}Phosphor-Kernspinspektroskopie zur In-viva-Messung des myokardialen Kreatinphosphatanteils beim Menschen. An einem Kleinkind mit idiopathischer Kardiomyopathie konnte mittels eines 1,9-Tesla-Magnetsystems mit 27 cm Magnetbohrung die relative Zunahme des Kreatinphosphatanteils auf Kosten des anorganischen Phosphats bei therapeutischer Zufuhr von Glukose gemessen werden. Diese Kasuistik deutet das Potential der Kernspinspektroskopie für die klinische Anwendung in naher Zukunft an.

5.5 Zukunftsperspektiven

Die angewandte Technik der Kernspinresonanz als bildgebendes oder spektroskopisches Verfahren steht noch in ihrer Anfangsphase. Obwohl durch methodische Verbesserungen der Protonenkernspintomographie uniform elektrokardiographischer und atemzyklussynchroner Triggerung eine hohe Auflösung bei der Darstellung kardialer Strukturen erreicht werden kann, scheint die Domäne dieser Technik in naher Zukunft die In-viva-Untersuchung metabolischer Prozesse in verschiedenen menschlichen Organen bei den unterschiedlichsten Erkrankungen zu sein.

Vor allem die Kernspinresonanzspektroskopie des ^{31}Phosphor-Spektrums könnte bei Anwendung am menschlichen Herzmuskel revolutionierende Einblicke in akute Aktivitätsschwankungen verschiedener Stoffwechselwege eröffnen und somit die metabolischen Grundlagen unterschiedlicher klinischer Störungen erklären.

6 Positronenemissionstomographie

6.1 Einleitung

Aus einer Vielzahl tierexperimenteller und humanphysiologischer Studien ist bekannt, daß die externe Leistung einer Myokardzelle vom komplexen Zusammenwirken biochemischer Reaktionen abhängt, die ihrerseits die Kontraktilität, das elektrophysiologische Verhalten und die Überlebensfähigkeit in entscheidendem Maße beeinflussen. Die In-vivo-Erfassung des menschlichen myokardialen Intermediärmetabolismus ist bis heute jedoch äußerst schwierig und unzureichend; bildgebende Techniken im kardiovaskulären Bereich gestatten bisher nur Einblick in Struktur, Konfiguration und Funktion von Herz, großen Gefäßen und Koronararterien, nicht jedoch in den zugrunde liegenden Myokardmetabolismus. In einem erheblich früheren Stadium laufen auf metabolischer Ebene bereits Störungen ab, die zum gegenwärtigen Zeitpunkt einzig mit Hilfe der Positronemissionstomographie (PET) im klinischen Bereich nachweisbar sind.

Die ständige Energiezufuhr, die Produktion hochenergetischer Phosphatverbindungen und der Auf- und Abbau herzspezifischer Struktur- und Funktionsproteine unterliegen einer momentanen Regulation durch bereitgestellte Energie. Da die Energiereserven innerhalb der Herzmuskelzelle stark begrenzt sind, hängt die Überlebensfähigkeit und Funktionstüchtigkeit, d. h. die erhaltene Energieproduktion des Herzmuskels, entscheidend von der ständigen Zufuhr der benötigten Substrate aus dem Plasma ab.

Der Gesamtvorrat an myokardialen hochenergetischen Phosphatverbindungen z. B. ist bei unterbrochener Zufuhr in wenigen Minuten verbraucht, Glykogen- und Triglyzeridreserven können nur einige Minuten eine partielle Bereitstellung von Adenosinetriphosphat (ATP) sichern. Neben den notwendigen Substraten ist insbesondere die Zufuhr von Sauerstoff unabdingbar, da die anaerobe Glykolyse nicht mehr als lediglich 5% der normalen Energieproduktion bestreitet. Ein kritisch herabgesetzter myokardialer Blutfluß bis hin zur regionalen Ischämie führt zu einem akuten Mangel an lokal verfügbarem Sauerstoff für überlebensnotwendige, energieliefernde oxidative Prozesse, darüber hinaus zu einem subkritischen Angebot an notwendigen Substraten und zur gestörten Entsorgung von akkumulierenden Metaboliten. Als Folge der Ischämie kommt es zu metabolischen und funktionellen Veränderungen, die das Überleben der einzelnen Myokardzelle akut gefährden.

6.2 Technische Anwendung

Die PET hat sich experimentell als einzigartige Methode zur nichtinvasiven In-vivo-Bestimmung des regionalen Myokardmetabolismus bewährt (Rachle et al. 1975; Schelbert et al. 1982). Die Methode bietet die Möglichkeit zur quantitativen Erfassung und zur bildgebenden Darstellung von Stoffwechselvorgängen, indem biologisch aktive Metaboliten mittels Positronenmittern markiert werden und ihr weiteres „Schicksal" im Stoffwechsel als Tracerkinetik verfolgt werden kann.

Physiologische Tracer für PET. Die physiologischen Tracer, die bei PET-Metabolismusstudien Verwendung finden, sind mit positronenemittierenden Nukliden von Elementen markiert, die in der Natur weit verbreitet sind. Am häufigsten werden ^{15}Sauerstoff ($^{15}O_2$), ^{13}Stickstoff (^{13}N), ^{11}Kohlenstoff (^{11}C) und ^{18}Fluor (^{18}F) verwendet. Die radioaktiven Tracer unterscheiden sich biologisch nicht von ihren Muttersubstanzen. Die PET-Darstellung der Aufnahme von Tracern und ihre Umbaurate im Gewebe geben Aufschluß über die Geschwindigkeit eines bestimmten physiologischen Prozesses bei Anwendung einer operativen Gleichung auf der Basis eines Tracerkinetikmodells vom betreffenden metabolischen Prozeß.

Definitionsgemäß handelt es sich dabei um wahre „tracer", die aufgrund ihrer hohen spezifischen Aktivität im Gewebe nur in nanomolaren Konzentrationen vorliegen und daher den zu untersuchenden metabolischen Prozeß nicht stören (z. B. durch Substrathemmung etc.).

Bestimmung des Glukosestoffwechsels. Glukose und freie Fettsäuren sind die wesentlichen Substrate zur Synthese hochenergetischer Phosphatverbindungen, wie ATP, GTP etc. Zur Messung der regionalen Umsatzrate exogen zugeführter Glukose kann D-Glukose verwendet werden, die mit ^{11}C markiert wurde (Rachle et al. 1975); das Kinetikmodell ist allerdings äußerst komplex, da es zum partiellen Verlust von ^{11}C-markierten Intermediär- und Endprodukten kommt. Bei dem kompetitiven Glukoseanalogon ^{18}Fluor-2-fluoro-2-Deoxyglukose (FDG) bestehen diese Nachteile nicht. Im Vergleich zur Fickschen Methode zur Bestimmung der regionalen Glukoseutilisation konnte mit PET eine eindrucksvolle Übereinstimmung festgestellt werden (Krivokapich et al. 1982; Ratib et al. 1982).

Bestimmung des Stoffwechsels von freien Fettsäuren. Die regionale myokardiale Aufnahme und der Stoffwechsel von freien Fettsäuren wurde bisher am Beispiel der ^{11}C-Palmitinsäure gemessen. Ein exaktes Tracerkinetikmodell existiert bisher nicht, so daß die vorliegenden Ergebnisse lediglich qualitativer Natur sind, aber durchaus mit dem bekannten biochemischen Fettsäuremetabolismus vereinbar sind. Experimentell, an isolierten Herzen, konnte eine lineare Beziehung zwischen dem Extraktionsanteil des Fettsäuretracers und der Extraktion von Palmitinsäure aus dem Perfusat festgestellt werden (Nomura et al. 1982).

Bestimmung der regionalen Moykarddurchblutung. Die Untersuchungen der myokardialen Glukose- und Fettsäureutilisation gewinnen an Bedeutung bei gleichzeitiger Messung des regionalen myokardialen Blutflusses. Dazu sind bisher verschiedene positronenemittierende Isotope verwendet worden, u. a. ^{13}N-Ammoniak, ^{81}Rubidium oder ^{15}O-Wasser. Obwohl zum gegenwärtigen Zeitpunkt noch mit einer Reihe von technischen Schwierigkeiten behaftet, eröffnet die simultane Messung der regionalen Durchblutung und des regionalen Metabolismus attraktive Perspektiven für Basisforschung und ebenso für klinische Fragestellungen. Erste Berichte über den Effekt einer frühzeitigen Koronarthrombolyse auf den myokardialen Energiestoffwechsel liegen bereits vor (Sobel et al. 1984). Aufgrund ihres regionalen Durchblutungs- und Fettsäurestoffwechsels lassen sich offenbar idiopathische kongestive Kardiomyopathien von ischämischen Formen unterscheiden. Schließlich bietet die PET-Technologie die Möglichkeit zu myokardialen Rezeptorstudien (Syrota et al. 1982); die regionale Rezeptordichte im Myokard sowie die kompetitive Verdrängung von Rezeptorliganden kann wahrscheinlich quantifiziert werden. Zum anderen kann die Aktivität bestimmter zentraler Stoffwechselwege bestimmt werden.

6.3 Klinische Anwendungsgebiete für PET

Erkrankungen des menschlichen Myokards können auf regional oder global gestörten Stoffwechselvorgängen beruhen. Akut einsetzende Störungen beruhen in der Regel auf einem Mißverhältnis zwischen Sauerstoff- und Substratbedarf und dem unzureichenden Angebot mit dem Resultat der drohenden Myokardnekrose. Chronische Krankheitsprozesse führen häufig zu strukturellen und funktionellen Veränderungen mit stark erhöhtem Energiebedarf, der nur unzureichend durch metabolische Anpassung gedeckt werden kann. Die klinischen Korrelate sind

1. die koronare Herzkrankheit mit ihrem vielgestaltigen klinischen Erscheinungsbild der gestörten Sauerstoff- und Substratzufuhr vom akuten Infarkt bis zur asymptomatischen Ischämie und
2. die verschiedenen Formen von Myokarderkrankungen als Resultat erhöhten Herzvolumens, erhöhter Druckarbeit oder exzessiver endogener Katecholaminstimulation.

Zum gegenwärtigen Zeitpunkt liegt die wesentliche Problematik der PET-Technologie beim klinischen Einsatz noch in der Validierung der Methode und bei der

Charakterisierung und Überprüfung der notwendigen Tracerkinetikmodelle für Studien am Herz. Während einerseits noch methodische Schwierigkeiten zu beseitigen sind und die Reproduzierbarkeit der experimentellen Ergebnisse geprüft wird, sind bereits erste Resultate klinischer Anwendung publiziert worden, die sich durchaus in Einklang bringen lassen mit dem experimentell oder in vitro nachgewiesenen Pathomechanismus im Myokardstoffwechsel.

Beispielsweise ließen sich geringgradige, subkritische Koronargefäßstenosen zunächst im Tierexperiment (Gould et al. 1979) und schließlich beim Menschen (Schelbert et al. 1982) durch gestörte regionale Traceraufnahme nachweisen, noch bevor die klassischen Zeichen einer Myokardischämie auftreten.

Die kombinierte Anwendung von Tracern zur Bestimmung von Blutfluß und Metabolismus ermöglicht die Differenzierung zwischen bereits infarziertem und nur reversibel ischämisch geschädigtem Myokard. Eine überdurchschnittlich hohe exogene Glukoseaufnahme in Relation zum regionalen Blutfluß oder eine Zunahme der Glukoseutilisation auf Kosten des oxidativen Fettsäureabbaus signalisiert offenbar eine nur reversible ischämische Schädigung des Myokards, auch wenn das Segment völlig akinetisch ist.

In Abhängigkeit von der Auflösung des Positronenemissionscomputertomographen gelingt es, subendokardiale von transmuralen Infarkten zu unterscheiden und eine regional heterogene myokardiale ^{11}C-Fettsäureaufnahme als Ausdruck einer disseminierten fokalen Myokardnekrose und -fibrosierung bei Patienten mit dilativer Kardiomyopathie zu interpretieren.

Einige seltene Formen der kongestiven Kardiomyopathie beruhen auf diskreten Defekten im Metabolismus, wie z. B. dem familiären Karnitinmangel oder der katecholamininduzierten Kardiomyopathie beim Phäochromozytom. Sie könnten sich mittels PET frühzeitig erkennen lassen und einer Therapie zugeführt werden.

6.4 Zukunftsperspektiven

Die skizzierten Denkansätze und die bisher vorliegenden experimentellen und klinischen Daten deuten jedoch unzweifelhaft das große Potential dieser Methode an, die erstmalig auf nichtinvasive Weise Möglichkeiten eröffnet, in die metabolischen Grundlagen verschiedenster akuter und chronischer Krankheitsprozesse Einblick zu gewinnen. Dazu ist zum einen die Entwicklung von Tracerkinetikmodellen erforderlich, die Aussagen über verschiedene Stoffwechselvorgänge im normalen und pathologisch veränderten Myokard ermöglichen, zum anderen müssen im Zuge der technischen Weiterentwicklung kleine, wirtschaftlichere Zyklotroneinheiten zugänglich werden.

Literatur

Bleifeld W, Hamm CW (in Druck) Pathophysiologie des Herz-Kreislaufsystemes. In: Grosse-Brockhoff F (Hrsg) Pathophysiologie. Springer, Berlin Heidelberg New York Tokyo
Bottomley PA, Hart HR, Edelstein WA et al. (1984) Anatomy and metabolism of the normal human brain studied by magnetic resonance at 1.5 tesla. Radiology 150:441–446

Boucher CA, Okade RD, Pohost GM (1980) Current status of radionuclide imaging in valvular heart disease. Am J Cardiol 46:1153

Bürsch JH, Brennecke R, Heintzen PH (1982) Digital angiography. Pract Cardiol 8:131–142

DeBoer LMV, Inwall JS, Kloner RA, Braunwald E (1980) Prolonged derangements of canine myocardial purine metabolism after a brief coronary artery occlusion not associated with anatomic evidence of necrosis. Proc Natl Acad Sci USA 77:5 471–5 474

Edler J, Hertz CH (1954) The use of ultrasonic reflectoscope for the continuous recording of the movements of heart walls. Kungl Fysiogr Sallshapet Lund Förhandl 5:24

Effert S (1959) Der derzeitige Stand der Ultraschallkardiographie. Arch Kreislaufforsch 30:213

Emanuel R, Ross K (1967) Pulmonary hypertension in rheumatic heart disease. Prog Cardiovasc Dis 9:401

Feigenbaum H (1980) Echocardiography. Lea & Febiger, Philadelphia

Frazin L, Talano JV, Stephanides L, Loeb HS, Kopel L, Gunnar RM (1976) Esophageal echocardiography. Circulation 54:102–108

Gadian D, Ross B, Bore P et al. (1981) Examination of a myopathy by phosphorus nuclear magnetic resonance. Lancet II:774–775

Gellmann EM, Smith JL, Beecher D, Ludbrook PA, Ter-Pogossian MM, Sobel BE (1983) Altered regional myocardial metabolism in congestive cardiomyopathy detected by positron tomography. Am J Med 74:773–785

Goldberg HL, Borer JS, Moses JW, Fisher J, Cohen B, Skelly NT (1983) Digital subtraction intravenous left ventricular angiography: comparison with conventional intraventricular angiography. J Am Coll Cardiol 1:858–862

Gould KL, Schelbert HR, Phelps ME, Hoffman EJ (1979) Noninvasive assessment of coronary stenoses with myocardial perfusion imaging during pharmacologic coronary vasodilation. V. Detection of 47 percent diameter coronary stenosis with intravenous nitrogen-13 ammonia and emission-computed transaxial tomography in intact dogs. Am J Cardiol 43:200–208

Hanrath P, Bleifeld W, Kupper W, Krebs W, Effert S (1977) Möglichkeiten einer linksventrikulären Funktionsanalyse aus simultaner echokardiographischer und LV-Druckregistrierung. Z Kardiol 4:66

Hanrath P, Kremer P, Langenstein BA, Matsumoto M, Bleifeld W (1981) Transösophageale Echokardiographie. Ein neues Verfahren zur dynamischen Ventrikelfunktionsanalyse. Dtsch Med Wochenschr 106:523–525

Hanrath P, Schlüter M, Langenstein BA, Polster J, Engel S, Kremer P, Krebber HJ (1983) Detection of ostium secundum atrial septal defects by transesophageal cross-sectional echocardiography. Br Heart J 49:350–358

Heintzen PH, Brennecke R (eds) (1983) Digital imaging in cardiovascular radiology. Thieme, Stuttgart

Higgins CB, Lanzer B, Stark D, Botvinik E, Schiller NB, Lipton MJ, Crooks LE, Kaufman L (1985) Assessment of cardiac anatomy using nuclear magnetic resonance imaging. J Am Coll Cardiol 5:775

Hinrichs A, Kremer P, Schlüter M, Roewer N, Schmiegel W, Markworth P, Hanrath P (1983) Transoesophagale zweidimensionale Echokardiographie bei maschinell beatmeten Patienten auf der Intensivstation (Abstr). Z Kardiol 72 (Suppl 2):20

Kennedy JW et al. (1969) Quantitative angiocardiography. III. Relationships of left ventricular pressure, volume, and mass in aortic valve disease. Circulation 38:838

Kennedy JW et al. (1970) Quantitative angiocardiography. IV. Relationship of left atrial and ventricular pressure and volume in mitral valve disease. Circulation 41:817

Kremer P, Calahan M, Beaupre P, Schröder E, Hanrath P, Heinrich H, Ahnefeld FW, Bleifeld W, Hamilton W (1985) Intraoperative Überwachung mittels transoesophagealer zweidimensionaler Echokardiographie. Anaesthesist 34:111–117

Krivokapich J, Huang SC, Phelps ME et al. (1982) Estimation od rabbit myocardial metabolic rate for glucose using fluorodeoxyglucose. Am J Physiol 238:E69–82

Kruger RA, Mistretta CA, Lancaster J et al. (1978) A digital videoprocessor for real time x-ray subtraction imaging. Optic Eng 17:652–657

Mancini GBJ, Hodgson JMcB, Legrand V, Bates ER, Averon FM, LeFree MT, Smith JS, Beavmann GB, Vogel RA (1985) Quantitative assessment of global and regional left ventricular function with low-contrast dose digital subtraction ventriculography. Chest 87:598

Mauser M, Hoffmeister HM, Nienaber C, Schaper W (1985) Influence of Ribose, Adenosine and AICAR on the rate of myocardial Adenosine Triphosphate synthesis during reperfusion after coronary artery occlusion in the dog. Circ Res 56:220–230

Moodie DS (1985) Assessing cardiac anatomy with digital substraction angiography. J Am Coll Cardiol 5:48

Neurohr KJ, Gollin G, Barrett EJ, Shulman RG (1984a) In vivo 31-P NMR studies of myocardial high-energy phosphate metabolism during anoxia and recovery (Abstr). Mag Res Med 1:215–216

Neurohr KJ, Gollin G, Barrett EJ, Rothman DL, Shulman RG (1984b) In vivo carbon-13 nuclear magnetic resonance studies of heart metabolism (Abstr). Mag Res Med 1:214–215

Newman RJ, Bore PJ, Chan L et al. (1982) Nuclear magnetic resonance studies of forearm muscle in Duchenne dystrophy. Br Med J 284:1072–1074

Nienaber C, Mauser M, Podzuweit T, Schaper W (1982) Postischemic infusion of AICAR increases myocardial adenine nucleotides during reperfusion – Comparison with ribose. Criculation 66:II–331

Nienaber C, Holzlöhner V, Schröder E, Fritsch T, Schaper W, Bleifeld W (1985) Kontrastechokardiographischer Nachweis von simultanen Perfusions- und Kontraktionsstörungen in akuter Ischämie. Z Kardiol 74:12

Nienaber CA, Spielmann RP, Salge D, Montz R (1985) Dipyridamole- ^{201}Thallium SPECT imaging to detect ischemia at a distance after acute myocardial infarction. Circulation 72:III–136

Nomura H, Bergmann SR, Fox KAA, McElvany KD, Welch MJ, Sobel BE (1982) Myocardial fatty acid metabolism quantified externally with ^{11}C palmitate (Abstr). Circulation 66 (Suppl II):II–147

O'Connell JB, Henkin RE, Robinson JA, Subramanian R, Path MRC, Scanlon PJ, Gumor RM (1984) Gallium-67 imaging in patients with dilated cardiomyopathy and biopsy-proven myocarditis. Circulation 70 1:58

Omoto R, Yokote Y, Takomoto S, Kyo S, Ueda K, Asano H, Namekawa K, Kawai C, Kondo Y, Koyano A (1984) The development of real-time two-dimensional Doppler echocardiography and its clinical significance in acquired valvular diseases. Jpn Heart J 25:325–340

Osbakken M, Briggs RW (1984) Nuclear magnetic resonance: theory and review of cardiac applications. Am Heart J 108:574–590

Rachle ME, Larson KB, Phelps Me et al. (1975) In vivo measurement of brain glucose transport and metabolism employing ^{11}C-glucose. Am J Physiol 228:1936–1948

Ratib O, Phelps ME, Huang SC, Henze E, Selin CE, Schelbert HR (1982) Positron tomography with deoxyglucose for estimating local myocardial metabolism. J Nucl Med 23:577–586

Ross BD, Radda GK, Gadian DG, Rocker G, Esiri M, Falconer-Smith J (1981) Examination of a case of suspected McArdle's syndrome by ^{31}P nuclear magnetic resonance. N Engl J Med 304:1338–1342

Ross J Jr (1981) Left ventricular function and the timing of surgical treatment in valvular heart disease. Ann Intern Med 94:498

Sahn DJ (1982) Applications of two-dimensional echocardiography during open heart surgery in humans for evaluation of acquired and coronary heart disease. In: Hanrath P, Bleifeld W, Souquet J (eds) Cardiovascular diagnosis by ultrasound – Transesophageal, computerized, contrast, Dopplerechocardiography. Nijhoff M, The Hague Boston London

Schelbert HR, Wisenberg G, Phelps ME et al. (1982) Noninvasive assessment of coronary stenoses by myocardial imaging during pharmacologic vasodilation. VI. Detection of coronary artery disease in human being with intravenous N–13 Ammonia and Positron computed tomography. Am J Cardiol 49:1197–1207

Schlüter M (1985) Physikalische Voraussetzungen der Doppler-echokardiographischen Bestimmung des Herzminutenvolumens. Z Kardiol 74:317–321

Schlüter M, Thier W, Hinrichs A, Kremer P, Siglow V, Hanrath P (1984) Klinischer Einsatz der transösophagealen Echokardiographie. Dtsch Med Wochenschr 109: 722–727

Schlüter M, Hinrichs A, Schofer J, Bleifeld W (1985) Farbkodierte zweidimensionale Dopplerechokardiographie. Erste klinische Erfahrungen. Z Kardiol (im Druck)

Schofer J, Mathey DG, Montz R, Bleifeld W, Stritzke P (1983) Use of dual intracoronary scintigraphy with Thallium-^{201} and Technetium-^{99m} Pyrophosphate to predict improvement in left ventricular wall motion immediately after intracoronary thrombolysis in acute myocardial infarction. J Am Coll Cardiol 2:737–744

Schwaiger M, Huang SC, Krivokapich J, Phelps ME, Schlebert HR (1983) Myocardial glucose utilization measured noninvasively in man by positron tomography (Abstr). J Am Coll Cardiol 1: 688

Silverman NH, Golbus MS (1985) Echocardiographic techniques for assessing normal and abnormal fetal cardiac anatomy. J Am Coll Cardiol 5:20

Sobel BE, Geltman EM, Tiefenbrumm AJ et al. (1984) Improvement of regional myocardial metabolism after coronary thrombolysis induced with tissue type plasminogen activator or streptokinase. Circulation 69:983–990

Souquet J, Hanrath P, Zitelli L, Kremer P, Langenstein BA, Schlüter M (1982) Transesophageal phased array for imaging the heart. IEEE Trans Biomed Eng BME 29:707–712

Spielmann RP, Nienaber CA, Heinemann H, Montz R (1985) Localization of post-infarction myocardial ischemia by [201]-Thallium emission computed tomography. Nucl Med 24:201–205

Syrota A, Maziere M, Crouzel M, Sastre J, Prenant C (1982) Visualization of muscarinic acetylcholine receptors in the human heart using ^{11}C-methyl-QNB and positron emission tomography. In: Raynaud C (ed) Nuclear medicine and biology. Pergamon, Oxford New York, pp 2503–2505

Thier W, Schlüter M, Kremer P, Hausdorf G, Krebber HJ, Schröder S, Hanrath P (1983) Transösophageale zweidimensionale Echokardiographie: bessere Darstellung intraatrialer Strukturen. Dtsch Med Wochenschr 108:1903–1907

Whitman GJR, Chance B, Bode H et al. (1985) Diagnosis and therapeutic evaluation of a pediatric case of cardiomypathy using phosphorus-31 nuclear magnetic resonance spectroscopy. J Am Coll Cardiol 5:745–749

Bildgebende diagnostische Verfahren – technische Aspekte

W. von SEELEN*

1 Einleitung

Bilder repräsentieren die Art der Informationsdarstellung, die der Mensch am schnellsten und sichersten aufzunehmen vermag, sie sind die wichtigste Quelle unserer Erkenntnisse über unsere Umwelt. Es erscheint daher der Wunsch verständlich, „Einsichten" in das Innere des Körpers auch als Abbilder zu erhalten. In der Medizin hat dieser Wunsch zu einer Vielzahl bildgebender Verfahren geführt, manchmal allerdings zu Kosten, die den Erkenntnisgewinn fraglich erscheinen lassen. Die Wissensdarstellung in den Naturwissenschaften, wie mathematische Formeln, Modelle oder Blockschaltbilder, findet nur sehr zögernd Eingang in die Medizin. Es ist jedoch zu erwarten, daß mit zunehmender Kenntnis über funktionale Zusammenhänge und mit der wachsenden Verbreitung funktionsabhängiger bildgebender Verfahren hier eine Änderung eintritt. Eine derartige Entwicklung erscheint begrüßenswert, da die große Anzahl erstellter Bilder die Lücke zwischen erhobenen Daten und daraus extrahierbarer Information wachsen läßt, d. h. die Entwicklung immer sensitiverer neuer bildgebender Verfahren macht Überlegungen notwendig, wie die damit verbundene immense Datenmenge zu handhaben ist.

2 Die wichtigsten bildgebenden Verfahren

Die verschiedenen bildgebenden Verfahren unterscheiden sich voneinander durch die Form der Energie, die zur Wechselwirkung mit dem Gewebe eingesetzt wird. Bevorzugt werden elektromagnetische Wellen unterschiedlicher Frequenz verwendet; hinzu kommen Druckwellen im Bereich von 1–20 MHz. Die abgebildeten medizinischen Parameter können die direkte Wechselwirkung widerspiegeln (z. B. Dichte bei Ultraschallreflexion) oder eine indirekte (z. B. Gewebeänderungen durch Relaxationszeit von Atomkernen). Die geometrische Abbildung der jeweiligen Gewebeparameter erfolgt durch den Prozeß der Faltung zwischen dem Objekt und der Apertur des abbildenden Systems. Eines der Hauptprobleme der bildgebenden Verfahren besteht darin, für die jeweiligen Formen der Wechselwirkungen eine angepaßte Aperturfunktion zu definieren. Bei fast allen modernen Verfahren wird

---

* Der Autor kooperiert mit der Forschungsabteilung der Deutschen Klinik für Diagnostik in Wiesbaden.

sie so definiert, daß Schnittbilder entstehen. Man verwendet dazu die auf der Radontransformation basierende Tomographie in unterschiedlicher Ausprägung (CT, ECT, NMR). In der einfachsten Version werden n Projektionen von Objekten so verrechnet, daß ein Schnittbild in der Projektionsebene entsteht, wobei die geometrische Auflösung von n abhängt.

Wegen der möglichen Nebenwirkungen ist die zur Abbildung einsetzbare Energie begrenzt. Das führt in der Regel zu geringen Signalgrößen und somit zu niedrigem Signal-zu-Rausch-Verhältnis (S/N). Geringe S/N-Werte machen Mittelungsprozesse in Ort und Zeit notwendig. Da die nutzbare Zeit aus verschiedenen Gründen limitiert ist, müssen die Erwartungswerte im Ort gebildet werden, damit sinkt jedoch die geometrische Auflösung. Diese S/N-Begrenzung der Auflösung limitiert die Qualität der Bilder erheblich gravierender als z. B. die wellenlängenabhängige Grenze, da diese in vielen Fällen durch die Definition synthetischer Aperturen heruntergedrückt werden kann.

Biologische Wachstumsprozesse und damit abzubildende Gewebeveränderungen verlaufen 3dimensional, es besteht daher bei modernen Verfahren zunehmend die Tendenz, auch die Abbildung 3dimensional zu realisieren. Da die verschiedenen Abbildungsverfahren in der Literatur im Detail beschrieben sind, werden nachfolgend die wichtigsten nur kurz skizziert.

2.1 Röntgen

Das Röntgenverfahren basiert auf der ortsabhängig gemessenen Absorption von weicher Röntgenstrahlung. Man erhält im wesentlichen morphologische Information über Dichteunterschiede im Gewebe zunächst als Projektionsbild. Macht man mehrere Bilder mit unterschiedlichem Projektionswinkel, so läßt sich rechnerisch eine Aperturfunktion ermitteln, mit deren Hilfe ein Schnittbild bestimmt werden kann. Durch Verwendung von Kontrastmitteln – häufig durch Injektion in die Blutbahn – lassen sich nur schwer darstellbare Gewebe mit hinreichender Güte abbilden (z. B. Angiographie). Trotz der Belastung des Patienten durch die Röntgenstrahlung ist das Verfahren nach wie vor die wichtigste bildgebende Methode, dessen geometrische Auflösung im einfachen Projektionsbild im Prinzip nur durch den Film begrenzt wird.

2.2 Ultraschall

Beim Ultraschallverfahren wird die Reflexion einer im Fernfeld fokussierten Druckwelle an Gewebegrenzen zur Bildgebung verwendet. Gemessen wird die Laufzeit der reflektierten Welle. Diese Zeit ist bei einer angenommenen mittleren Geschwindigkeit in eine Ortskoordinate umzurechnen. Durch Auslenkung des „Schallstrahls" wird der abzubildende Gewebebereich abgetastet, und ein Bild in etwa 40 ms erstellt. Man erhält somit die Verteilung der Grenzflächen senkrecht zur Schallrichtung. Die Grenzfläche wird durch einen Impedanzsprung definiert. Da die Wellenlänge in der Größenordnung der abzubildenden Strukturen liegt, sind für die Bilderstellung mit der Reflexion auch die Absorption und die Streuung gekoppelt, wodurch die Bildinterpretation erheblich erschwert wird. Die Signale sind in der Regel schmalbandig und liegen zwischen 1 und 15 MHz. Das Verfahren ist nach heutigem Kenntnisstand nebenwirkungsfrei und hat die niedrigsten Kosten.

2.3 Szintigraphie

Die Szintigraphie nutzt zur Bildgebung γ-strahlende Radionuklide, die inkorporiert werden und die mit Hilfe eines Kollimators ein planares Projektionsbild ergeben. Es werden als Energieträger Isotope verwendet, die im mittleren Energiebereich strahlen und an Trägermoleküle gekoppelt sind. Träger können rote Blutkörperchen oder eine Reihe von Molekülen sein, die Reaktionspartner in Stoffwechselprozessen sind. Damit liefert das Verfahren ein funktionelles Bild. Die Bildaufbauzeit liegt im Bereich mehrerer Minuten, trotzdem sind Bewegungsstudien möglich, sofern der Bewegungsablauf periodisch ist (z. B. Herz). Die Projektionsbilder können als Basis für die Tomographie genutzt werden, die zu einem Schnittbild führt (SPECT). Das Verfahren ist wegen der radioaktiven Strahlung belastend für die Patienten und führt zu Bildern mit relativ beschränkter geometrischer Auflösung und hohem Störanteil infolge Hintergrundstrahlung. Einschränkend ist ferner, daß es zu häufigen physiologischen Elementen keine geeigneten γ-strahlenden Isotopen gibt und Fremdmarkierungen den Stoffwechsel von Biomolekülen verändern können.

2.4 NMR-Tomographie

Die Kernspinresonanztomographie basiert auf der ortsabhängigen Erfassung kernmagnetischer Resonanzsignale, die durch ein hochfrequentes Magnetfeld in definierter geometrischer Relation zu einem stationären Grundfeld hervorgerufen werden. Durch die Wahl von Grundfeldstärke und Frequenz des HF-Feldes können verschiedene Kerne gewählt werden (^{1}H, ^{13}C, ^{14}N, ^{31}P). Das aus dem Gewebe aufgenommene Signal hängt von 3 Parametern ab: der Anzahl der Kerne, der Spin-Gitter- und der Spin-Spin-Relaxationszeit (T_1, T_2). Die beiden Größen (T_1, T_2) sagen etwas über die Zeit aus, in der ein von außen erzeugter Ordnungszustand wieder verlassen wird, sie enthalten somit Information über die chemische Umgebung des Kerns. Damit enthält das zunächst morphologische Bild auch funktionelle Komponenten. Aus Empfindlichkeitsgründen ist der für die Bildgebung bevorzugte Kern der des Wasserstoffs. Verzichtet man auf die Bildgebung, so kann die Nachweisempfindlichkeit des Verfahrens in definierten Volumina erheblich gesteigert (1 mmol/l) und die chemische Umgebung eines Kerns genau analysiert werden (Spektroskopie). Dieser in der Chemie zur Strukturanalyse komplexer Moleküle seit langem angewandten Methode werden auch in der Medizin große Möglichkeiten eingeräumt.

Das NMR-Verfahren befindet sich noch in der Entwicklung, so daß über Nebenwirkungen noch kein abschließendes Urteil möglich ist. Eine entscheidende Anwendungsbeschränkung des Verfahrens liegt in seinem Preis, insbesondere wenn Hochfeldsysteme eingesetzt werden.

2.5 Positronenemissionstomographie (PET)

Dieses Verfahren verwendet wie die Szintigraphie die Strahlung von Radio-
nukliden, die nach dem Prinzip der Tracertechnik Stoffwechselwege markieren, so
daß lokale Studien der Biochemie möglich sind und Funktionsbilder erzeugt werden können. Im Gegensatz zu Szintigraphie werden beim PET-Verfahren keine
γ-Strahlen, sondern die Emission von Positronen zur Bildgebung genutzt. Dadurch
steigt das Nachweisvermögen bis in den nmol-Bereich pro cm^3. Da es zu den meisten
in Biomolekülen auftretenden Elementen Positronen emittierende Isotope gibt,
eröffnet sich für das noch junge Verfahren ein breites Spektrum für die Analyse von
Störungen biochemischer Abläufe. Die Bildaufbauzeiten liegen im Minutenbereich.
Entscheidendes Hindernis für eine breitere Anwendung des Verfahrens ist gegenwärtig der Preis, der u. a. dadurch so hoch wird, daß die notwendigen Isotope
wegen ihrer geringen Halbwertszeit am Anwendungsort im Zyklotron erzeugt
werden müssen.

3 Zur Auswertung von Bildern

3.1 Prinzipien

Bilder enthalten in der Regel morphologische und direkte oder indirekte funktionelle Information. Auswertung bedeutet, Merkmale der Bilder zu extrahieren und
diese aufgrund der Merkmale x_j, $j = 1, 2, ..., k$ einer von m Bedeutungsklassen
(z. B. Tumor) zuzuordnen. Formal muß eine diskriminierende Funktion D_i,
$i = 1, 2, ..., m$ gefunden werden, und zwar so, daß

$$D_i(x) > D_v(x) \quad v = 1,2,..,m \quad v \neq i \tag{1}$$

wird, wenn der Merkmalsvektor x zur Klasse i gehört.

Die Vielfalt der musterauswertenden Systeme beruht auf der Vielfalt der diskriminierenden Funktionen. Prinzipiell sind in medizinischen Bildern Parameter von
statistischer Natur, und sie werden durch Verteilungsdichten beschrieben. Daraus
folgt, daß eine Entscheidung niemals sicher, sondern nur mit einer definierten
Wahrscheinlichkeit erfolgen kann. Die diskriminierenden Funktionen berücksichtigen häufig die statistische Struktur des Prozesses. Ein Beispiel ist die Bayessche
Entscheidungsregel, bei der D so festzulegen ist, daß das mittlere Risiko der
Entscheidungen zu einem Minimum wird. Man bestimmt die Wahrscheinlichkeit für
eine Krankheit z. B. nach

$$P(D_i/E) = (P(D_i)\, P(E/D_i))/(\sum_{v=1}^{m} P(D_v)\, P(E/D_v)), \tag{2}$$

wenn D_i die vermutete Krankheit charakterisiert und E die Evidenz der Beobachtungen, die die Vermutung stützen; $P(D_i)$ ist die A-priori-Wahrscheinlichkeit für
die i-te Krankheit (Shortlife et al. 1979). Es gibt eine Anzahl von Anwendungsbei-
spielen, die die Wirksamkeit des Verfahrens eindrücklich zeigen.

Der skizzierte Entscheidungsprozeß sagt nur etwas aus über die Zuordnung von Merkmalen zu Bedeutungen, nichts jedoch darüber, wie man Merkmale gewinnt, d. h. welches die Komponenten der diskriminierenden Funktionen sind. Im einfachsten Fall könnte

$$D_i(x) = W^i_1 x_1 + W^i_2 x_2 + \ldots + W^i_k x_k + W^i_{k+1} \tag{3}$$

sein, wobei die x_j die einzelnen Teilmerkmale (z. B. Mittelwert, Leistung usw.) charakterisieren und W^i_j die Gewichtung dieser Merkmale, falls x zur i-ten Klasse gehört. Der Vektor W repräsentiert also das Referenzwissen, das z. B. mit einer eindeutig diagnostizierten Lernstichprobe bestimmbar ist.

Im Gegensatz zur Klassifikation gibt es für die Merkmalsextraktion keinen systematischen optimalen Ansatz, da der Arzt festlegt, welcher Fall als krank anzusehen ist, und die Art seiner Merkmalsdefinition nur unvollkommen zu übersetzen ist. Ein intuitives Vorgehen der Entwickler ist die Regel. Günstiger wird die Situation, wenn eine Modellgleichung vorliegt, nach der die Grauwerte im Bild sich aus physiologischen Parametern ableiten (z. B. NMR). In diesem Fall können die Parameter der *Gleichung* mit statistischen Verfahren aus den Bildern geschätzt werden, so daß nur kleine Werte von k notwendig sind. Darüber hinaus lassen sich „kranke" Parameterkombinationen aus dem Merkmalsraum in das Bild bringen und so die Auswertungen durch den Arzt erleichtern.

Merkmalssätze und Entscheidungsregeln sind in weiten Grenzen wählbar und erlauben eine Anpassung der Verfahren an die jeweiligen Gegebenheiten. Ein wichtiger Nachteil des skizzierten Vorgehens liegt in der Struktur der verwendeten Daten; so sind allgemeines ärztliches Wissen und Anamnesedaten nur mühsam in die Referenzvektoren umzusetzen. Um diesem Nachteil zu begegnen, werden neuerdings Verfahren eingesetzt, die in allgemeinerer Weise Fakten auf der Basis von Regeln kombinieren können und bei denen eine Wissensbasis so strukturiert werden kann, daß ärztliche Kenntnisse erheblich einfacher umzusetzen sind. Diese Verfahren sind geeignet, die oben skizzierte Methodik als Teilsystem zu integrieren und den gesamten Diagnoseprozeß zu unterstützen.

3.2 Zur Bewertung der quantitativen Bildanalyse

Die Wahl des bildgebenden Verfahrens hängt vom diagnostischen Problem ab; es gibt gegenwärtig nicht *ein* Verfahren, das allen anderen überlegen wäre. Die Art der Bildauswertung wird entscheidend von der Struktur der Bilder bestimmt. In Abb. 1 sind 4 absichtlich nicht sehr vollkommene Beispiele zusammengestellt, die paarweise einander zuzuordnen sind. Zeigt ein Bild mehr als die morphologische Eingrenzung, so liegt die Information in der Höhe der Grauwerte, ihrem lokalen geometrischen Muster oder in ihrer globalen statistischen Verteilung. Während der menschliche Betrachter für die Auswertung von Formparametern unübertroffen ist, hat er erhebliche Schwächen bei der Bestimmung von Grauwerten und der Erfassung statistischer Parameter (s. Abb. 1d). Je funktionsbetonter ein Verfahren ist, um so wichtiger ist die exakte Bestimmung der Grauwerte und deren gegenseitige Zuordnung. Unter diesen Bedingungen sind Bildauswertmethoden in der Regel mit

Gewinn einzusetzen. Insbesondere sind Ultraschall, Szintigraphie, NMR und PET Verfahren, bei denen eine quantitative Analyse sinnvoll erscheint. Nach unseren Erfahrungen liegt der Gewinn bei der Verbesserung der Diagnosen im Mittel zwischen 15 und 25%. Manche Krankheitsbilder sind nur mit dem Rechner zu quantifizieren. Darüber hinaus mehren sich die Untersuchungen, die zeigen, daß die Quantifizierung der Parameter eine sehr einfache Therapiekontrolle erlaubt.

Obwohl – nach der Entwicklung der Bildgebung – beim heutigen Stand der Rechnertechnik die Kosten der Bildauswertung im Verhältnis zum Gewinn niedrig sind, ist der Einsatz der Verfahren noch beschränkt. Der Grund dafür liegt meines Erachtens einmal an der noch fehlenden Benutzerfreundlichkeit der in Entwicklungslabors entstandenen Programmsysteme. Zum anderen ist der Grund im Verhalten der Ärzte zu suchen, die häufig aus Belastungsgründen nur begrenzt bereit sind, die abstrahierende Denkweise bei der Behandlung von Daten in ausreichendem Maße zu adaptieren. Beide Probleme sollten jedoch lösbar sein, da der Gewinn nicht durch neue technologische Entwicklungen erkauft werden muß, sondern vergleichsweise preiswert zu haben ist.

4 Anmerkungen zu Entwicklungen

Die bildgebenden Verfahren sind technische Hilfsmittel zur Lösung des Diagnoseproblems und sollten nicht abgekoppelt davon gesehen werden. Interpretiert man die Diagnose als Analyse eines komplexen Systems bzw. als Schätzung eines vielparametrigen Modellsystems, das der Wirklichkeit möglichst nahe kommen soll, so wird deutlich, daß diese Aufgabe – und zwar prinzipiell – ein vieldimensionales Problem bleiben wird. Sieht man andererseits die Entwicklungsbemühungen, so werden sie – häufig uneingestanden – von der Hoffnung getragen, ein einziges Verfahren zu haben, das in allen Fällen Klarheit liefert. Hohe Entwicklungs- und Betriebskosten werden dafür in Kauf genommen. Es wird dabei übersehen, daß für die funktionelle Analyse von Systemen in den Ingenieurwissenschaften sehr leistungsfähige Verfahren zur Verfügung stehen, die in der Medizin nur punktuell eingesetzt werden. Diese Verfahren haben eine möglichst optimale Nutzung der Daten zum Gegenstand, ihre Anwendung könnte nach einer Entwicklungsphase sicherlich zur Kostensenkung beitragen.

Hiermit soll nicht gesagt werden, daß die Entwicklung neuer bildgebender Verfahren einzuschränken sei. Diese Verfahren haben meines Erachtens wesentliche Beiträge zum medizinischen Fortschritt ermöglicht. Dies wird zukünftig um so mehr gelten, je funktionsbezogener die Bildgebung erfolgt. Nur ist dabei zu beachten, daß diese Verfahren große Datenmengen produzieren, deren Nutzung, d. h. ihre Umsetzung in Information, parallel zur Entwicklung der Bildgebung gelöst werden muß. Dazu gehören die kombinierte Auswertung von Bildern, leistungsfähige Bilddatenbanken, Expertensysteme, die Bild-, Labor- und Anamnesedaten koppeln können und mit deren Hilfe im Ablauf des Diagnoseprozesses die Datenerhebung gesteuert werden kann. Derartige Verfahren stoßen insbesondere in der Bundesrepublik Deutschland auf Widerstand, weil sie als Verdrängung des Arztes begriffen werden. Im angelsächsischen Bereich scheint es leichter, sie als das zu interpretieren, was sie ihrer Natur nach nur sein können: effiziente Hilfsmittel in der Hand des Arztes.

Ein Vergleich der hier skizzierten bildgebenden Verfahren hängt vom Gütekriterium ab, mit dem man sie mißt. Da der Informationsgehalt der Verfahren sich nur partiell überlappt, erscheint ein isolierter Vergleich kaum sinnvoll. Vielmehr kann der Vergleich sich nur auf den Beitrag zu Diagnosen bei bestimmten Krankheitsbildern beziehen, d. h. er ist weitgehend kontextabhängig.

Von den hier genannten Verfahren haben Ultraschall, NMR und PET wohl die größten Entwicklungsreserven. Dabei ist das erstgenannte Verfahren aus Kostengründen und wegen seiner Nebenwirkungsfreiheit besonders interessant, wenngleich es an den Anwender die höchsten Anforderungen stellt. NMR bzw. die damit koppelbare Spektroskopie und PET sind funktionsbezogene Verfahren, die potentiell die Diagnose auf einen „früheren" Zustand verschieben können, ehe Fehlfunktionen morphologische Veränderungen hervorrufen.

Einführung und Test insbesondere technisch komplizierter und kostspieliger Verfahren wie NMR und PET gestalten sich in der Bundesrepublik Deutschland stets schwierig, da die Distanz zwischen entwickelnden Firmen und Kliniken hier größer ist als z. B. in den USA. Die Kosten für mehr Physiker und Ingenieure in Forschungsgruppen an Kliniken würden bei weitem aufgewogen werden durch den Gewinn, der aus der Kooperation mit Medizinern erwachsen könnte.

Beim gegenwärtigen Erkenntnisstand ist keines der bildgebenden Verfahren mit einer eindeutigen Präferenz zu versehen, da sie nur partiell konkurrieren. Falls sich die mit der Bildgebung kombinierten Datenprobleme lösen lassen und es gelingt, schnell genug eine hinreichende Kompetenz der Anwender zu schaffen, so sind diese Verfahren sicher eine sehr weitreichende Chance, die Diagnosen sicherer und damit die medizinische Versorgung letztlich kostengünstiger zu gestalten.

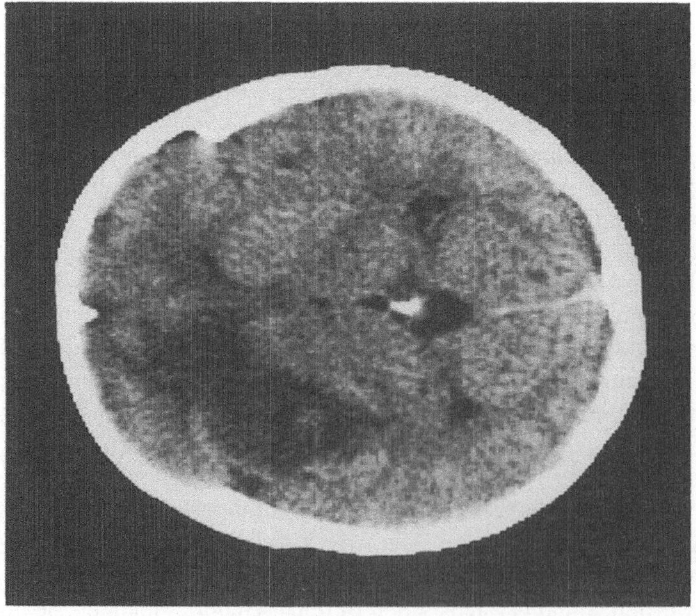

Abb. 1a

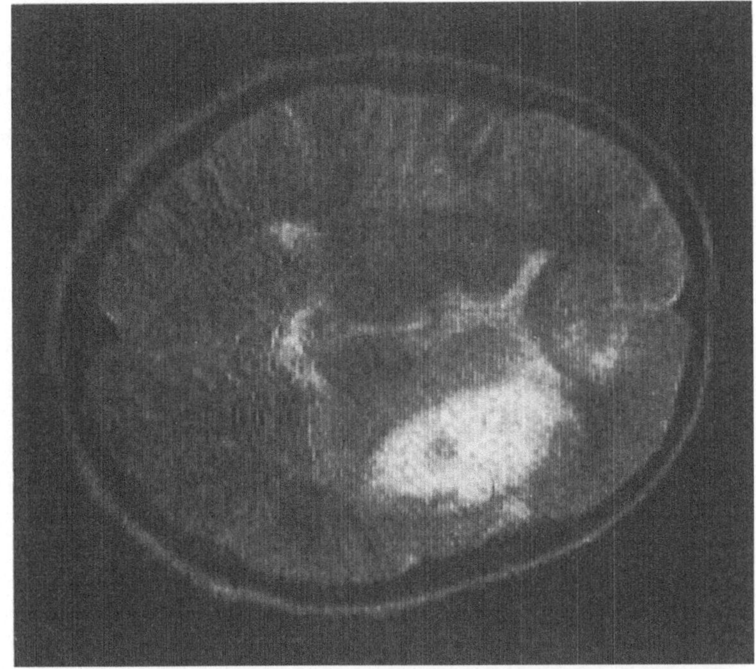

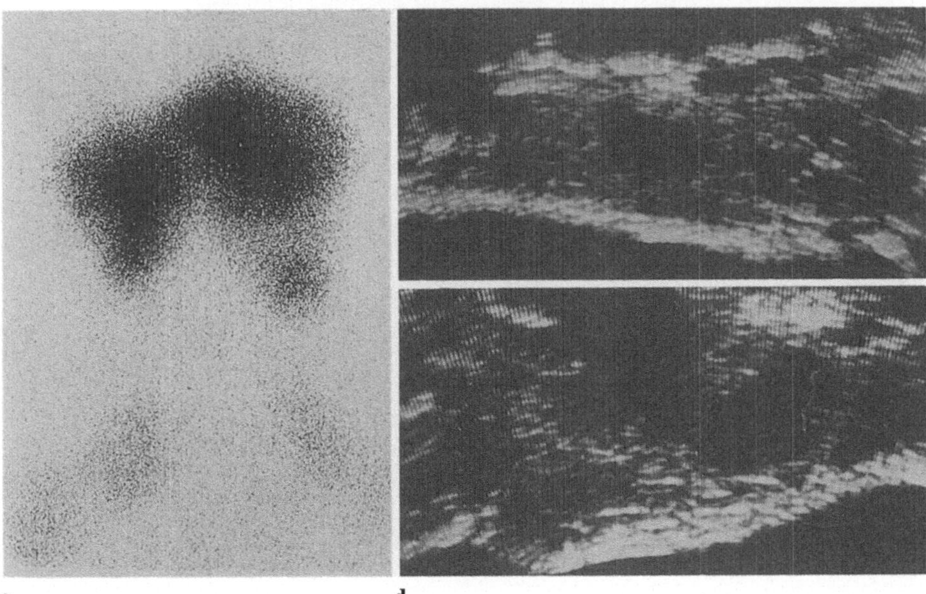

Abb. 1a–d. Mit Röntgenstrahlung aufgenommene tomographische Darstellung des Gehirns. **a** Die im *linken* Bereich erkennbare Läsion, ein Astrozytom, ist im NMR-Bild **b** des gleichen Patienten als heller Fleck erkennbar. Das NMR-Bild wurde mit einer CPMG-Pulssequenz aufgenommen und ist T_2-betont. **c** Ein Szintigramm einer Schilddrüse mit aktiven Knoten. **d** Die gleiche Schilddrüse in 2 Ultraschallschnittbildern. Die Teilabbildungen sollen deutlich machen, daß die Bedeutung und statistische Struktur der Daten, abhängig von den Verfahren, sehr unterschiedlich sind

Literatur

Duda RO, Hart PE (1973) Pattern Classification and scene analysis. Wiley, New York
Shortlife EH, Buchanan BB, Feigenbaum EA (1979) Knowledge engineering for medical decision making. Proc. of the IEEE 67:9
Zielke T, Nauth P, Stein N, Seelen W von, Loch EG, Gaca A, Pfannenstiel P (im Druck) Quantitative Verfahren bei der Ultraschalldiagnostik

Bedeutung von Grundlagenforschung und klinischer Pharmakologie für die Arzneitherapie

J. C. Fröhlich

1 Einleitung

Kaum ein Bereich der Medizin wird so heftig und kontrovers diskutiert wie die Arzneitherapie. Bei dieser Diskussion stehen sich die Gegner mit gewichtigen Argumenten gegenüber: Die derzeit betriebene Arzneitherapie sei die beste, die je dagewesen ist, die Ausrüstung an Arzneimitteln hoher Wirksamkeit sei nie besser gewesen. Auf der anderen Seite wird auf die erheblichen Nebenwirkungen, die hohen Kosten, die zur Entwicklung notwendigen Tierversuche hingewiesen. Die besondere Brisanz erhält die Diskussion allerdings weniger von der sachlichen als von der emotionellen Seite her. Der Patient – und potentiell sind wir ja alle Patienten – richtet an unser Gesundheitswesen eine Erwartung, die, so wie der Stand der Entwicklung ist, sehr hoch angesetzt ist und die deshalb bei Versagen der Therapie oder gar beim Eintritt unerwünschter Wirkungen stark enttäuscht wird. Eine Versachlichung der Diskussion ist wünschenswert und kann auf verschiedenen Wegen erreicht werden, die aber alle eine interessensfreie Aufklärung der Öffentlichkeit über Nutzen und Risiken der derzeit angewandten Therapie als zentrales Thema beinhalten müssen. Das Buch *Bittere Pillen* ist als Folge eines Informationsdefizits zum Verkaufserfolg geworden, nicht wegen der in dem Buch enthaltenen wissenschaftlichen Neuigkeiten.

Wie sieht der erreichte Zustand der Arzneitherapie aus? Hier ist insbesondere ein historischer Rückblick aufschlußreich. Dabei zeigt sich, daß durch Erforschung der Kranheitsursachen auf der einen Seite sowie durch Empirie auf der anderen Seite im Lauf der letzten 80 Jahre ein gewaltiger arzneitherapeutischer Fortschritt zu verzeichnen ist. Ein Beispiel für systematische, ursachenbezogene Krankheitsforschung ist die Entdeckung des Tuberkelbazillus und seine erfolgreiche Bekämpfung durch Chemotherapeutika. Ein Beispiel für die empirische Entwicklung eines Pharmakons stellt die Anwendung von Glyceroltrinitrat bei der Angina pectoris dar. Insgesamt wurde durch Anwendung beider Verfahren unser heutiger Arzneimittelschatz gewonnen, mit dem es möglich ist, eine Vielzahl von Erkrankungen kausal (z. B. Infektionskrankheiten wie die Tuberkulose) oder symptomatisch (wie z. B. die Angina pectoris) mit Glyceroltrinitrat, d. h. im Sinne einer Verminderung der subjektiven und oft auch der objektiven Zeichen der Krankheit, zu behandeln. Dieser Fortschritt hat u. a. zur weitestgehenden Eradikation der Tuberkulose geführt und ihre Mortalität ganz erheblich gesenkt. Im Bereich der psychisch Erkrankten hat die Anwendung von Psychopharmaka dazu geführt, daß Patienten, die früher wegen ihrer Tobsuchtsanfälle für die Gesellschaft eine so große Belastung darstellten, daß die psychiatrischen Krankenhäuser außerhalb der Städte gebaut wurden, heute in Anstalten ein viel freieres Leben führen und in vielen Fällen entweder voll oder doch so weitgehend rehabilitiert sind, daß sie ambulant weiter behandelt werden können. Diese Auflistung ließe sich sehr viel weiter fortsetzen. Sie soll in dieser Kurzform dazu dienen, in Erinnerung zu bringen, was eine Pharmakotherapie tatsächlich zu leisten vermag. Aus der gegenwärtigen Diskussion wird eigenartigerweise ein ganz wesentlicher Aspekt fast vollständig ausgeklammert. Die Liste der Krankheiten, für die derzeit keine auch nur annähernd befriedigende Therapie möglich ist, ist lang. Zu ihr gehören chronisch-entzündliche Erkrankungen wie die Polyarthritis, chronische Nieren- und Leberentzündungen und die Arteriosklerose mit ihren Begleiterscheinungen (Durchblutungsstörungen von Hirn, Herz und Extremitäten), Virusinfektionen sowie die Krebserkrankungen.

Es ist kein prinzipieller Grund erkennbar, weswegen die bisher so erfolgreiche Forschung auf dem Gebiet der Pharmakologie nicht auch in diesen Bereichen wesentliche Fortschritte erbringen könnte.

Im Gegensatz zu anderen Staaten fokussiert sich bei uns die Diskussion weitestgehend um den Ist-Bestand der Pharmaka. Ängstlich wird vermieden, auf die riesigen arzneitherapeutischen Lücken hinzuweisen sowie auf die engen Limitierungen der derzeit angewandten Therapieformen, die in den meisten Fällen nur symptomatisch sind. Falsche Erwartungen werden bei Arzt und Patient durch übertriebene Reklame im Arzneimittelbereich hervorgerufen mit der Folge von Enttäuschungsreaktionen auf der einen Seite und fehlendem Antrieb zu intensiver Forschung aufgrund falscher Vorstellungen über die tatsächlich vorhandenen arzneitherapeutischen Möglichkeiten auf der anderen Seite.

In dieser Situation werden mehr oder minder gut begründete sogenannte besondere Therapieformen begrüßt und durch spezielle gesetzliche Regelungen geschützt, obgleich sie neben erheblichen Kosten keinen Wirknachweis erbracht haben und in anderen Ländern mit einer mindestens vergleichbaren medizinischen Versorgung deshalb auch nicht zulassungsfähig sind. Der logisch sich aus der bisherigen, auf naturwissenschaftlicher Basis gegründeten erfolgreichen Entwicklung zu folgen und eine durch bessere Kenntnis der biologischen Zusammenhänge mögliche Entwicklung neuer Pharmaka intensiv zu betreiben wird in weiten Kreisen wenig Enthusiasmus entgegengebracht. Hier fehlt es an Aufklärung und an Differenzierung. Ein gewisses Maß an Kritik an der gegenwärtigen Pharmaforschung ist verständlich. Nicht alles, was unter dem Begriff der Pharmaforschung läuft, ist tatsächlich innovativ. Die Entwicklung und Zulassung von über 50 β-Rezeptoren-Blockern in der Bundesrepublik Deutschland, die alle die gleiche Indikation und sehr ähnliche unerwünschte Wirkungen haben, ist ein Umstand, der zu Kritik an der Pharmaforschung Anlaß gibt. Diese Forschung ist nicht innovativ, macht aber leider in der Bundesrepublik Deutschland den weitaus überwiegenden Anteil der industriellen Pharmaforschung aus. Während zu früherer Zeit noch weitgehend unklar war, ob auf dem Wege zu weiteren β-Rezeptoren-Blockern nicht doch noch wesentliche Neuentdeckungen zu machen sind, ist die heutige Analyse der Molekularbedingungen als Voraussetzung für einen pharmakologischen Effekt so weit gediehen, daß derartige Analoga mit allergrößter Wahrscheinlichkeit die beabsichtigte Wirkung und nur diese erbringen werden.

Unser System der freien Wirtschaft erlaubt es zwar nicht, hier regulatorisch einzugreifen. Es besteht jedoch auf dem Wege der Forschungsförderung die Möglichkeit und sicher auch die Notwendigkeit, wirklich innovative Projekte voranzutreiben.

Im Verlauf der letzten Jahre hat sich besonders in den USA und Japan, die den weitaus größten Anteil an innovativen Pharmaka beisteuern, ein deutlicher Wandel von der empirischen Findung neuer Medikamente hin zur systematischen, auf die Grundlagenforschung bezogenen Entwicklung vollzogen. Zwei Beispiele mögen diesen Wandel darstellen:

– Jahrelange Grundlagenforschung in Pharmakologie und klinischer Pharmakologie hat gezeigt, daß das Renin-Angiotensin-System für die Blutdruckregulation von wesentlicher Bedeutung ist. Für die Synthese des Angiotensins, einer der wesentlichsten blutdruckerhöhenden Substanzen, bedarf es eines Schlüsselenzyms, des Konversionsenzyms. Auf der Basis dieser Erkenntnisse war es sinnvoll, nach einem Pharmakon zu suchen, welches dieses Schlüsselenzym blockiert. Ausgehend von ersten pharmakologischen Versuchen, dieses Enzym mit Hilfe eines Peptides zu hemmen, konnte eine rationale Basis für ein wirksames Molekül geschaffen werden, welches im Gegensatz zu dem Peptid auch oral wirksam ist. Dieses Medikament erwies sich als ein Durchbruch in der Behandlung der Hypertonie, als von großer Wirksamkeit und frei von den oft gravierenden und die Compliance der Patienten beeinträchtigenden Nebenwirkungen auf das Zentralnervensystem.

– Als weiteres Beispiel für eine rationale, innovative Entwicklung eines Pharmakons sei das Cimetidin angeführt. 1972 wurde die Existenz von 2 verschiedenartigen Histaminrezeptoren durch den Pharmakologen J.W. Black nachgewiesen (H_1- und H_2-Rezeptoren). H_2-Rezeptoren in der Magenschleimhaut sind für die Säuresekretion verantwortlich. Der erste oral jedoch nicht wirksame H_2-Rezeptoren-Blocker hemmte die Magensaftsekretion deutlich. Nachdem dieser fundamental wichtige Mechanismus der Magensaftsekretion erkannt war, schloß sich die Entwicklung von Medikamenten an, die auch oral wirksam sind (Cimetidin, Ranitidin), und eine neue Ära in der Behandlung des Duodenalulkus wurde eingeleitet: Während vor der Anwendung der H_2-Rezeptoren-Blocker Patienten wochenlang im Krankenhaus lagen und eine frustrierende Diät zu sich nehmen mußten, ist heute in den meisten Fällen eine ambulante Therapie ohne wesentliche Diäteinschränkungen möglich.

Diese 2 hervorragenden Beispiele ausländischer Pharmakaentwicklung sollen verdeutlichen, wie auf der Basis klar erkannter physiologischer und pathophysiologischer, biochemisch faßlicher Mechanismen ein Therapiekonzept entwickelt werden kann. Dieses Vorgehen sollte gänzlich an die Stelle des früher und auch jetzt noch weithin geübten Empirismus treten, bei welchem eine Unzahl von Chemikalien synthetisiert und in Tierversuchen ausgetestet wird. Nur entsprechend der Versuchsanordnung des Tiermodells können Erkenntnisse gewonnen werden. Gehört zum Screeningmodell nicht auch die Analyse der Magensaftsekretion, so wird die Wirkung einer evtl. wirksamen neuen Chemikalie übersehen. Letzendlich gelangt man schneller und mit weniger Aufwand zum therapeutischen Ziel, wenn ein identifizierbarer biochemischer Mechanismus beeinflußt werden soll. Die Pathobiochemie hat folglich eine Schlüsselfunktion in der Entwicklung von Pharmaka, in der Beurteilung ihrer unerwünschten Wirkungen und in der Erklärung ihres Wirkmechanismus.

2 Zielvorstellungen und Rahmenbedingungen

Die Entwicklung von Zielvorstellungen für Arzneimittel setzt gute pathophysiologische Kenntnisse voraus. Diese wiederum sind das Ergebnis guter Grundlagenforschung und guter klinischer Forschung, die die Relevanz der im Tierversuch oder in vitro erhobenen Befunde für die Humanpathophysiologie und klinische Pharmakologie aufzeigen. In beiden Bereichen – pharmakologische Grundlagenforschung und klinische Forschung – liegen in der Bundesrepublik Deutschland erhebliche Schwachstellen.

Die Grundlagenforschung in der Bundesrepublik Deutschland zeigt im Vergleich zu ähnlich großen Ländern wie etwa England ein sehr eng begrenztes Spektrum von Arbeitsgebieten. Ein Vergleich der Anzahl von Arbeitsbereichen, die auf der Jahrestagung der jeweiligen nationalen pharmakologischen Gesellschaften besprochen werden, zeigt, daß die Fülle der Themen in England deutlich größer ist als bei uns. Wesentliche Bereiche, z. B. Antibiotika, Krebschemotherapeutika, ZNS-wirksame Pharmaka, Steroidhormone, werden bei uns von der akademischen Pharmakologie nur wenig bearbeitet. Nicht nur die Breite, auch die Tiefe der Bearbeitung ist schlechter als bei vergleichbaren Veranstaltungen in England. Insgesamt führt diese Einschränkung zu einer an Breite und Vielfalt eingeengten Diskussions- und Assoziationsmöglichkeit. Dies bedeutet auch, daß für die Pharmaindustrie entsprechend vorgebildete Mitarbeiter fehlen. Eine wesentliche Ausweitung der Grundlagenforschung in der akademischen Pharmakologie mit leistungsorientierter Mittelvergabe ist unerläßlich, falls die Stagnation in diesem Bereich überwunden werden soll. Die Vermehrung der Lehrstühle und Dauerpositionen im akademischen Bereich ist nicht so notwendig wie ein der wissenschaftlichen Produktivität angemessener Ausbau bestehender Abteilungen. Dabei muß es sich um zeitlich auf mindestens 5 Jahre angelegte Förderperioden handeln, da nur so die unsere Forschungsarbeit zur Kurzatmigkeit verdammende Förderungspolitik im Zweijahresrhythmus durch hinreichend langfristige, den Entwicklungszeiträumen wesentlicher Projekte angemessene Planung profund verbessert werden kann. Außerdem darf die Zeit zwischen Antragstellung und Entscheiung 6 Monate keinesfalls überschreiten. Die Qualitätskontrolle erfolgt am einfachsten und zweckmäßigsten durch Bewertung der Publikationen in international anerkannten Fachzeitschriften.

Die Förderung in der Grundlagenforschung sollte sich insbesondere auf die Bereiche beziehen, die sich mit molekularen Mechanismen der Zellregulation befassen. Dies beinhaltet neben der Vertiefung der Rezeptorforschung insbesondere die Betonung der Post-Rezeptor-Abläufe, Genregulation und Genexpression. In diesen Bereichen ist in den nächsten Jahren mit wesentlichen neuen Erkenntnissen zu rechnen.

Die Qualität der klinischen Forschung im Arzneimittelbereich in der Bundesrepublik Deutschland steht trotz einiger sogar hervorragender Forschergruppen und

Forscher weit hinter vergleichbaren Ländern zurück. Besonders deutlich wird dies, wenn in der Bundesrepublik Deutschland angefertigte klinische Studien zum Zweck der Zulassung eines neuen Medikaments in Schweden oder England hinzugezogen werden sollen: Diese Studien werden dort ganz überwiegend aus gut erkennbaren Gründen als qualitativ unzulänglich abgelehnt. Dies ist erstaunlich, wenn man die große Anzahl therapeutischer Studien betrachtet, die in der Bundesrepublik Deutschland durchgeführt und auf speziellen Kongressen berichtet werden. Die Mängel, die von den ausländischen Zulassungsbehörden festgestellt werden, beziehen sich u. a. auf Studiendesign, unzulängliche Patientencharakterisierung, unzulängliche Stratifizierung, mangelnde Compliancekontrolle und unzulängliche Auswertungsmethode. Insgesamt zeigt sich hier, daß der Einfluß der klinischen Pharmakologie weitgehend fehlt. Die Bedeutung dieses Fachs ist in der Bundesrepublik Deutschland über ein Jahrzehnt hinweg völlig verkannt worden mit den oben aufgezeigten Konsequenzen. Weitere negative Konsequenzen ergeben sich auch bei der Publikation klinischer Therapiestudien in international anerkannten Fachzeitschriften. Von den zahlreichen Therapiestudien erscheint nur ein verschwindend kleiner Anteil in diesen Publikationsorganen, während die ganz überwiegende Anzahl in wenig zitierten und damit von der internationalen Diskussion ausgeschlossenen deutschsprachigen Therapiejournalen erscheint. Hier sind fundamentale Änderungen nur durch Übernahme international anerkannter Qualitätskriterien möglich. Der Einfluß der klinischen Pharmakologie auf Therapiestudien muß gestärkt werden. Dies bedeutet, daß in der Planungs- und Durchführungsphase klinische Pharmakologen eingeschaltet werden müssen.

Die organisatorischen und materiellen Voraussetzungen für klinische Studien sind im Vergleich zu anderen Ländern, wie etwa den USA, in der Bundesrepublik Deutschland schlecht. Bei Studien an stationären Patienten macht sich der Mangel an geeigneten Stationen bemerkbar, die für klinische Studien personell und apparativ ausgerüstet sind. Die in den USA dafür bereitstehenden „metabolic wards" sind bei uns fast unbekannt. Sie bilden aber mit speziell ausgebildetem Pflegepersonal, Diätassistenten und klimatisierten Studienräumen eine unbedingt notwendige Voraussetzung für im internationalen Maßstab anerkennbare Forschungsarbeit. Um z. B. die Wirkung eines Medikaments auf den Salz-Wasser-Haushalt zu prüfen, ist es unerläßlich, eine exakt kontrollierte Diät zu verabfolgen. Dies ist derzeit in der Bundesrepublik Deutschland an universitären Zentren kaum möglich. Der Autor benötigte eine 6monatige organisatorische Anlaufphase, um eine derartige Studie an einem akademischen Lehrkrankenhaus mit Forschungsambitionen durchzuführen.

Darüber hinaus bestehen erhebliche personelle Probleme. Die Ausbildung zu einem für die klinische Forschung geeigneten Assistenten dauert Jahre und setzt eine fundierte Forschungserfahrung in einem Grundlagenfach voraus. In der Klinik und in der klinischen Pharmakologie wird aufgrund der zeitlichen Begrenzung der Anstellungsverträge der Assistent vor der Wahl stehen, entweder innerhalb der zur Verfügung stehenden Zeit sein spezielles Fachwissen zu erwerben oder klinische Forschung zu betreiben. Es wird bei uns gänzlich unzureichend gewürdigt, daß klinische und klinisch-pharmakologische Forschung neben speziellen Kenntnissen sehr zeitaufwendig ist und den ganz überwiegenden Teil der Arbeitskraft eines Forschers selbst bei befriedigenden organisatorischen und ausrüstungsmäßigen Voraussetzungen erfordert. Man wird davon ausgehen dürfen, daß ein hoch qualifiziertes Forschungsprojekt 80% der Zeit der Assistenten benötigt. Diese Zahl läßt sich nicht durch rechnerische Manipulation (z. B. 2 Assistenten à 40%) herunterzwingen. Es ist eine Erfahrungstatsache, daß hochqualifizierte Forschung nur bei vollem Einsatz möglich ist und daß ein Engagement unterhalb des angegebenen Wertes zu einer nicht nur quantitativen, sondern auch qualitativen Verschlechterung führt.

Es bietet sich an, hier durch gezielte Förderung junger Wissenschaftler mit entsprechenden Verträgen eine zur Ausbildung zusätzliche Forschungszeit von 3–5 Jahren vor Ablauf oder nach der fachspezifischen Ausbildung zu schaffen. Für derartige hochqualifizierte Leistungen müssen die besten Kräfte herangezogen werden können, da die Qualität der Forschungsergebnisse am wesentlichsten durch die Qualität der Forscher bestimmt wird. Es muß ein hinreichender Anreiz gesetzt werden, solch eine Stelle zu erhalten, um dann aus einer größeren Anzahl von Bewerbern die besten auswählen zu können. Die Dotierung in der Forschung sollte nicht besonders schlecht sein, wie es jetzt der Fall ist, sondern besonders gut. Die Einrichtung von Forschungsprofessuren ist ein in anderen Ländern bewährtes Verfahren, um als wissenschaftlich produktiv ausgewiesenen Forschern einen 5jährigen Freiraum zu ausschließlich wissenschaftlicher Tätigkeit zu verschaffen. Als Personenkreis müssen außer Medizinern auch Naturwissenschaftler förderfähig sein, weil sie durch ihre Fach- und Methodenkenntnisse oft entscheidend zur Qualität der klinischen Forschung innerhalb einer Forschergruppe beitragen. Diesem Umstand wird in der deutschen klinischen Forschung zu wenig Rechnung getragen, und es wird auf die Möglichkeiten zur Zusammenarbeit mit theoretischen Instituten verwiesen. Die bedauerlich schwachen Leistungen der letzten 10 Jahre in weiten Teilen der klinischen Forschung belegen aber, daß dieser Weg ungangbar ist und daß deshalb alternative Verfahrensweisen gefunden werden müssen.

Wenn hier von klinischer Forschung die Rede ist, so beziehen sich diese Wertungen gleichermaßen auf die klinisch-pharmakologische Forschung. In diesem Bereich kommen jedoch mindestens noch 2 Gesichtspunkte erschwerend hinzu: Das Fachgebiet hat sich bei uns erst sehr spät und auch nur an wenigen Universitäten etabliert. Die Entwicklung innerhalb der akademischen Pharmakologie weg von der direkten Bearbeitung therapeutischer Fragestellungen hin zu In-vitro-Modellen isolierter Zellen und Enzyme hat zu einer weiteren Entfernung vom Patienten geführt. Dieser Sachverhalt wurde insbesondere in den Ländern rasch erkannt, die über eine selbstkritische und erfolgreiche Lehre und Forschung auf dem Gebiet der Pharmakologie verfügen: den USA, England und Schweden. Entsprechend kam es dort vor etwa 20 Jahren zur Einrichtung klinisch-pharmakologischer Einheiten, in denen die Pharmakologie des Menschen als zentrales Thema bearbeitet wird. Dabei ist es den universitären Einrichtungen vorbehalten, Untersuchungen an den Zielgruppen der arzneitherapeutischen Maßnahmen, nämlich am Patienten, durchzuführen, während sich die industriellen Abteilungen auf Normalprobanden beschränken müssen. Da in der Bundesrepublik Deutschland so wenige universitäre klinisch-pharmakologische Einrichtungen bestehen, hat sich ein Dilettantismus in der Arzneimittelprüfung ausgebreitet, der zu manch überraschenden Konsequenzen geführt hat, insbesondere zu Behauptungen über therapeutische Eigenschaften zahlreicher Medikamente, bei denen es in Wahrheit leichter fällt, die unerwünschten als die erwünschten Wirkungen zu objektivieren. Dieses Problem ist z. B. in den USA dadurch weitestgehend eliminiert worden, daß nur von der Food and Drug Administration (FDA) genehmigte Prüfprotokolle noch nicht zugelassener Medikamente durch Prüfer mit speziellen Qualifikationen ausgeführt werden dürfen. Zum Zweck der Zulassung in den USA werden deshalb zahlreiche Prüfungen durch deutsche Hersteller ins Ausland verlagert mit der Folge, daß Arbeitsplätze hier verlorengehen.

Der zweite Punkt, der die klinisch-pharmakologische Forschung in der Bundesrepublik Deutschland behindert, ist die Fixierung auf einen Ausbildungsweg zum klinischen Pharmakologen, der im Gegensatz zu den in diesem Bereich am erfolgreichsten arbeitenden Ländern den klinischen Aspekt viel zu sehr vernachlässigt und zuviel Gewicht auf die Pharmakologie legt. Die derzeitige Ausbildung zum klinischen Pharmakologen sieht 3½ Jahre pharmakologische und 2½ Jahre klinisch-pharmakologische Ausbildung vor. Sie läßt keinen Raum für klinische Ausbildung. Viel besser wäre eine Ausbildung, bei der auf eine klinische Ausbildung eine klinisch-pharmakologische folgt, wie es in den USA und England üblich ist.

Solange sich an den Rahmenbedingungen im oben aufgeführten Sinne nichts ändert, darf nicht erwartet werden, daß eine noch so großzügige Förderung des bestehenden Forschungsapparates auch nur annähernd erfolgreich sein wird.

3 Spezielle Therapieprobleme

3.1 Geriatrische Patienten

Bevölkerungsstatistische Berechnungen zeigen an, daß die geriatrische Altersgruppe die höchste Wachstumsgeschwindigkeit hat. Die Morbidität dieser Altersgruppe liegt weit über der anderer Altersgruppen. Entsprechend ist der Pro-Kopf-Verbrauch an Arzneimitteln hier am höchsten. In dieser Altersgruppe werden häufig Medikamente mit höherem Risiko eingesetzt und unerwünschte Wirkungen sind häufiger, gravierender und führen öfter zum Tode. Problematisch ist, daß weder Pharmakokinetik noch Pharmakodynamik in dieser Altersgruppe zur Routine klinischer Prüfung gehören, so daß die meisten Medikamente bei uns ohne entsprechende Information zugelassen werden. Dies ist aus folgenden Gründen bedenklich. Im Alter ändern sich sowohl die Pharmakokinetik als auch Pharmakodynamik. Auf diese Weise kann es trotz Vorliegen von kinetischen Untersuchungen an Normalprobanden, wie sie heute zur Zulassung eingereicht werden, zu gefährlichen Vergiftungen bei älteren Patienten kommen. Ein Beispiel aus der jüngsten Vergangenheit mag diesen Punkt verdeutlichen: Benoxaprofan ist ein Antirheumatikum, das auch bei Abnutzungserscheinungen von großen Gelenken mit entzündlichen Reaktionen mit gutem therapeutischem Erfolg eingesetzt werden kann. Allerdings hatte man die Pharmakokinetik bei Normalprobanden, die meist zwischen 20 und 30 Jahren alt sind, bestimmt und nicht bei der therapeutischen Zielgruppe. Erst in der klinischen Anwendung, nachdem es zu zahlreichen, in über 70 Fällen tödlichen Intoxikationen gekommen war, stellte sich heraus, daß die Elimination dieses Medikaments bei älteren Patienten stark verzögert verläuft und es dort zu einer massiven Ansammlung im Organismus kommen muß.

Außer der Kinetik ist auch das Wirkspektrum zahlreicher Pharmaka im Alter verändert. Diese Unterschiede wurden bisher nicht a priori vor der Zulassung erforscht, sondern als Zufallsbefunde bei der späteren Anwendung bermerkt. Hier sind systematische Untersuchungen nach Ausmaß und Ursache von hohem Interesse.

In Analogie zur geriatrischen Patientengruppe sind Untersuchungen an Früh- und Neugeborenen sowie an Kindern zur Kinetik und Dynamik notwendig. Aufgrund der marktwirtschaftlich uninteressanten Situation und dem allenfalls erhöhten Risiko bei dieser Patientengruppe ist das Interesse der Pharmaindustrie an derartigen Untersuchungen verständlicherweise gering. Durch ausdrückliche Hinweise, besonders in der Patienteninformation neuerer Medikamente, das Medikament nicht an Kinder zu geben, wird sogar ein zusätzliches Hindernis für Untersuchungen aufgebaut. Die rechtliche Seite derartiger Prüfungen ist schwierig, und die übersensibilisierte Öffentlichkeit erkennt derzeit überwiegend die Gefahren und Belastungen, nicht aber den sicher erreichbaren Nutzen derartiger Untersuchungen. Aus diesen Gründen sind hier Anstrengungen im Interesse dieser Patientengruppen von neutraler Seite unerläßlich, weil sonst die Sicherheit und die Auswahl an Therapiemöglichkeiten noch weiter beeinträchtigt werden.

3.2 Langzeitstudien

Die zur Zulassung eines Medikaments notwendige Beobachtungszeit am einzelnen Patienten ist kurz und meist im Bereich von einigen Wochen bis Monaten angesiedelt. Die größte Menge an Medikamenten wird aber in chronischer Anwendung, d. h. über Jahre hinweg, verbraucht. Mehr oder minder zufällig werden Spätschäden entdeckt. Selten wird die Frage nach Verlängerung der Lebenszeit oder die der Notwendigkeit der Fortführung der Therapie gestellt. Mit viel Unterstützung wurden z. B. Studien zur Behandlung der Hypertonie durchgeführt, und sie sind entsprechend zahlreich und redundant. Die Frage, ob es nach 1- bis 2jähriger Therapie möglich ist, die Therapie vorübergehend oder dauernd abzubrechen, ist viel weniger gut untersucht worden. Sie ist aber für den betroffenen Patienten von ganz erheblichem Interesse, da er sich ja ggf. den zahlreichen unerwünschten Wirkungen der Antihypertonika entziehen kann. Die wenigen bisher vorliegenden Studien zeigen, daß bis zu ca. 30 % der Hypertoniker nach 1- bis 2jähriger Behandlung die Therapie für mindestens 1 Jahr unterbrechen können.

Systematische Langzeitbeobachtungen fehlen für die meisten Medikamente. Derartige Beobachtungen könnten wertvolle Informationen über Wirksamkeit und unerwünschte Wirkungen geben, die bei unsystematischer Registrierung verlorengehen. Bei den Medikamenten zur Behandlung der Herzinsuffizienz ist z. B. ungewiß, wie lange nach Beginn der Therapie ein positiver Effekt von klinisch relevanter Größe nachweisbar ist.

3.3 Arzneimittelsicherheit

Die Tatsache, daß bei uns über 2000 verschiedene Chemikalien als Arzneimittel deklariert und eingesetzt werden, könnte den Anschein erwecken, daß dem Arzt eine besonders effektive und auf die Bedürfnisse des individuellen Patienten zugeschnittene Therapie möglich sei. Leider ist das Gegenteil der Fall: Die Fülle der Angebote führt wegen sehr begrenzter rationaler Beurteilungsgrundlage zu Therapien, die nicht beurteilbar sind. Es ist eine immer wiederkehrende Erfahrung, daß der endgültige Wert eines Medikaments, d. h. das Verhältnis zwischen erwünschten und unerwünschten Wirkungen, oft erst nach Jahren erkannt wird, also lange nach seiner Zulassung. Es ist aber für die Bewertung nicht ausschließlich die Dauer von Bedeutung, sondern auch die Anzahl und die Intensität der Beobachtung. Die Aufsplitterung der Information auf viele Medikamente muß von vornherein zu einer Verminderung der Qualität der Informationsbasis führen, weil sie sich durch die Anzahl der Medikamente für ein Indikationsgebiet verkleinert. Oft ist diese Verkleinerung so drastisch, daß selbst nach jahrelanger Verabfolgung eines Medikaments eine Beurteilbarkeit noch nicht gegeben ist. So wurde ein im Ausland entwickeltes Diuretikum, welches dort schon 5 Jahre lang im Handel war, bei uns eingeführt, jedoch nach weniger als 1 Jahr wegen gravierender unerwünschter Wirkungen (Nierenversagen) wieder aus dem Handel genommen.

Weiterhin ist die Anzahl der Meldungen von unerwünschten Wirkungen bei uns gänzlich unzulänglich. Nur ein verschwindender Bruchteil aller beobachteten unerwünschten Wirkungen wird gemeldet. Als Ursache für diesen besonders im Vergleich mit dem Ausland unbefriedigenden Zustand sind wahrscheinlich mehrere Gründe verantwortlich. Erstens beschweren sich Ärzte darüber, daß sie zeitlich überlastet seien und die Meldung nicht honoriert wird. Zweitens ist aber bei derartigen Fragestellungen die Voraussetzung, daß der Arzt sich bewußt ist, daß eine unerwünschte Wirkung vorliegt. Dies setzt gute Kenntnisse über die unerwünschten Medikamentenwirkungen voraus. Weiterhin wird das Auftreten von unerwünschten Wirkungen oft als persönliches Versagen des Arztes, der ja seinen Patienten helfen will, empfunden und die Frage, ob es sich tatsächlich um eine Arzneimittelwirkung handelt oder nicht vielmehr um ein durch die Krankheit bedingtes Ereignis, in den Vordergrund geschoben.

Eine nicht selten beobachtete Problematik liegt darin, daß unsere Patienten oft bei mehreren Spezialisten zugleich in Behandlung sind, die jeweils ein Problem behandeln und dafür ihr Rezept ausstellen. Mangelnde Sorgfalt in der Medikamentenanamnese sowie unzureichende Kenntnisse über Pharmakointeraktionen führen besonders in einem Land wie der Bundesrepublik Deutschland mit hohem Pro-Kopf-Verbrauch an Medikamenten zu Schwierigkeiten, wie zu Therapieversagen und Vergiftungen. Es sollten Strategien entwickelt werden, die sicherstellen, daß jedem Arzt sämtliche Medikamente bekannt sind, die sein Patient einnimmt.

Die Auswertung der Meldungen unerwünschter Wirkungen müßte wesentlich verbessert werden. Da die Anzahl dieser Wirkungen von der Verordnungshäufigkeit abhängt, müssen diese Zahlen zur Verfügung gestellt werden. Dies ist mittlerweile wenigstens für einen Teil der Verordnungen durch das Institut der Ortskrankenkassen geschehen. Jedoch fehlt es an der so entscheidend wichtigen Integration dieser Information über unerwünschte Wirkung und Verordnungshäufigkeit.

Die Dissemination der Information über unerwünschte Arzneimittelwirkungen ist unzulänglich. In höchstens jährlichen Abständen müßten hierzu ausführliche, auch nach Herstellern geordnete Auflistungen abgegeben werden. Auch bei gleichem

Wirkstoff können erhebliche Unterschiede in der Häufigkeit von unerwünschten Wirkungen vorliegen. Derzeit ist es nicht einmal möglich, von den mit der Registrierung von unerwünschten Arzneimittelwirkungen befaßten Stellen auf gezielte Anfrage hierzu eine Antwort bei häufig verordneten Medikamenten zu erhalten, weil die Daten nicht entsprechend erfaßt sind. Dies ist im Computerzeitalter ein bemerkenswerter Mangel.

Die Qualität der Meldung unerwünschter Arzneimittelwirkungen ist schlecht, so daß die registrierenden Behörden eine differenzierte Auswertung nicht durchführen können. Die in England geübte Praxis, Meldungen über unerwünschte Arzneimittelwirkungen durch speziell ausgebildete Ärzte auf eine sehr simplifizierte Meldung eines niedergelassenen Arztes hin detailliert abzufragen, ist ein ganz wesentlicher Schritt in Richtung auf eine wesentliche Verbesserung. Die Forderung für uns lautet hier: Verbesserung der Qualität und Anzahl der Erfassung unerwünschter Wirkungen; Verbesserung des Datenmanagements; Verbesserung der Informationsdissemination.

3.4 Drug Monitoring

Unter dem Drug Monitoring versteht man die Anpassung der Dosis eines Medikaments an die speziellen Verhältnisse des individuellen Patienten. Auf der Basis klinisch-pharmakologischer Untersuchungen wissen wir, daß sich Patienten in ihrer Fähigkeit, Arzneimittel zu resorbieren, sie in verschiedene Kompartimente zu verteilen und auszuscheiden, in vielerlei Hinsicht unterscheiden: Alter, Geschlecht, Nieren- und Leberfunktion, Grundleiden und eine Reihe weiterer Faktoren sind mittlerweile für eine Anzahl von Medikamenten als für ihre Pharmakokinetik wesentlich erkannt worden. Die Einflüsse dieser Faktoren auf die Pharmakokinetik im individuellen Patienten können jedoch derzeit nicht hinreichend exakt berechnet werden, um eine optimale Therapie zu gewährleisten. Unter optimaler Therapie ist der Zustand zu verstehen, bei dem dem Patienten bei einem Minimum an unerwünschten ein Maximum an erwünschten Wirkungen zugute kommt. Bei einigen Medikamenten ist das Verhältnis zwischen Konzentration im Blut und Wirkung (erwünscht und unerwünscht) genau untersucht worden. Dabei zeigte sich, daß es möglich ist, durch Einstellen einer bestimmten Blutkonzentration eine optimierte Therapie zu erzielen, d. h. eine für den individuellen Patienten „maßgeschneiderte" Therapie.

Die für dieses Vorgehen notwendigen Meßverfahren sind in der Entwicklungsphase aufwendig in bezug auf Geräte und Personal. Voraussetzungen, um eine solche Fragestellung adäquat bearbeiten zu können, sind genaue Kenntnisse über Pharmakokinetik und Metabolisierung (aktive Metabolite?), die z. T. nur mit Hilfe der Massenspektrometrie zu gewinnen sind. Weiterhin sind klinisch-pharmakologisch geschulte Mitarbeiter unerläßlich. Das Drug Monitoring wurde auf der Basis der Erkenntnisse der klinischen Pharmakologie entwickelt. Die Durchführung derartiger Untersuchungen ist eine fachspezifische Aufgabe der klinischen Pharmakologie. Der klinische Pharmakologe verfügt dank seiner Facharztausbildung über mehrjährige Erfahrung, um derartige Studien aufbauen, die Methoden entwickeln und die Ergebnisse interpretieren zu können.

Bereiche, in denen das Drug Monitoring möglicherweise Vorteile bringen kann, sind die Krebschemotherapie, die Transplantationsimmunosuppression und die Rheumatherapie.

3.5 Kombinationspräparate

Die Bundesrepublik Deutschland steht unter den Industrienationen an zweiter Stelle nach Spanien in bezug auf die Häufigkeit der Verordnung von Kombinationspräparaten. Ein Vergleich der am häufigsten angewendeten Auflistungen zwischen England und der Bundesrepublik Deutschland zeigt, daß dort fast keine Kombinationspräparate im National Drug Formulary erscheinen, während der überwiegende Anteil der Medikamente in unserer *Roten Liste* aus Kombinationspräparaten besteht. Argumente gegen Kombinationspräparate sind insbesondere die Exposition des Patienten gegenüber unnötig vielen Wirkstoffen, die Schwierigkeit, unerwünschte Wirkungen einem Medikament zuordnen zu können, die mangelnde Anpaßbarkeit der Therapie an individuelle Therapieerfordernisse und die kostentreibende Wirkung. Wesentliche Argumente für die Kombinationstherapie sind die mögliche Verbesserung der Compliance (Patientenfolgsamkeit) und die Reduktion der Anzahl unerwünschter Wirkungen durch die Möglichkeit, die Dosierung jeder Einzelkomponente gering zu halten.

Die Diskussion über Kombinationspräparate hat in der Vergangenheit oft heftige Emotionen ausgelöst. Der ganz überwiegende Anteil der bei uns angewandten Kombinationspräparate entbehrt positiver Merkmale, und diese Präparate wären in England, den USA und Schweden nicht zulassungsfähig. Jedoch gibt es einige Präparate, bei denen eine wissenschaftliche Untersuchung der Vor- und Nachteile sicher angezeigt und möglich wäre. Dazu zählen insbesondere die in der Behandlung der Hypertonie eingesetzten Kombinationspräparate.

3.6 Compliance

Die Compliance, d. h. die Befolgung der ärztlichen Anordnung, ist im Bereich der Arzneitherapie sehr schlecht. Höchstens etwa die Hälfte aller verordneten Medikamente wird überhaupt eingenommen. Das bedeutet auf finanzieller Ebene, daß von den durch gesetzliche Krankenkassen bezahlten Arzneimittelkosten in Höhe von etwa 15 Milliarden DM/Jahr 7,5 Milliarden verschwendet werden. Nicht nur in der ambulanten, sondern auch bei der stationären Behandlung ist die Compliance überraschend schlecht mit der Folge verlängerter Krankenhausaufenthalte, verlängerter Krankheitsdauer und verminderter erwünschter Wirkungen. Fortgesetzte mangelnde Compliance signalisiert einen Vertrauensschwund des Patienten gegenüber Arzt und/oder Medikament.

Während z. B. in den USA die Compliance der Hypertoniker in den letzten Jahren ganz wesentlich verbessert werden konnte mit dem Ergebnis einer viel besseren Kontrolle der Hypertonie und allen abhängigen Komplikationen, fehlt es an vergleichbaren Erfolgen bei uns.

Die Ursachen der mangelnden Compliance müssen ermittelt und Strategien zu ihrer Verbesserung entwickelt werden. In manchen Bereichen kann das Drug Monitoring einen allerdings bescheidenen Beitrag zur Lösung des Problems beisteuern.

3.7 Pharmakotherapie von Tropenkrankheiten

Obwohl die Bundesrepublik Deutschland auf beachtliche Erfolge im Export von Medikamenten hinweisen kann, ist für die Entwicklungsländer, die sich weitgehend in tropischen und subtropischen Bereichen befinden, England der Hauptansprechpartner in bezug auf Pharmakotherapie. Neben historischen Gründen ist dies dadurch bedingt, daß man in England die Probleme dieser Länder frühzeitig erkannt und spezielle Institute gegründet hat. Auf längere Sicht ist zu erwarten, daß diese Länder auch für uns von größerer Bedeutung sein werden, und es ist sinnvoll, sich ihrer speziellen pharmakotherapeutischen Probleme verstärkt anzunehmen.

4 Innovationsbereiche

4.1 Gentechnologie

Die Gentechnologie bietet die Möglichkeit, komplizierte Moleküle zu synthetisieren und so preiswert herzustellen, daß sie als Medikamente eingesetzt werden können. Allerdings ist dieses Verfahren auf einen jetzt noch recht engen Kreis von Substanzen beschränkt und auch in Zukunft nicht beliebig zu erweitern. Immerhin haben sich durch die gentechnologische Synthese von Urokinase, Tissue Plasminogen Activator, Interferone und Human Insulin neue therapeutische Möglichkeiten ergeben. Die Möglichkeiten dieser Verfahren sind im Prinzip erkannt worden, und die industrielle Auswertung ist im Ausland schon lange angelaufen. In Westdeutschland ist dank der rechtzeitigen Förderung durch das BMFT wenigstens ein großer Teil des in unserer industriellen Pharmakaentwicklung verlorenen Territoriums zurückgewonnen worden.

Immer mehr rücken durch gentechnologische Entwicklungen Substanzen ins Zentrum der Behandlung, die sich durch Molekülgröße, Wirkmechanismus, Applikationsart und Herstellung ganz wesentlich von den ganz überwiegend in der Humanpharmakologie bisher eingesetzten Medikamenten mit Molekulargewichten unter 500 unterscheiden.

In diesem Zusammenhang ergeben sich daher neuartige Probleme in den Bereichen der Applikationsmethoden, Langzeitbeobachtung und Kontrolle unerwünschter Wirkung. Mit bisher unbekannten unerwünschten Wirkungen muß gerechnet werden.

Zahlreiche Möglichkeiten der gentechnologischen Pharmasynthese sind deswegen noch nicht erkannt oder ausgeschöpft worden, weil unklar ist, welche Substanzen hergestellt werden sollen. Die Grundlagen- und die klinische Forschung sind hier gefordert: die Grundlagenforschung zur Entdeckung neuer biochemischer und pathobiochemischer Abläufe und die klinische und klinisch-pharmakologische Forschung zur Bewertung dieser Zusammenhänge in der Situation des Patienten und letztlich zur Beurteilung eines therapeutischen Wertes.

4.2 Viruschemotherapie

Medikamente zur Behandlung von Viruserkrankungen stehen in geringer Zahl und mit nur ganz begrenztem Einsatzbereich zur Verfügung, die Häufigkeit unerwünschter Wirkungen ist hoch. Eine Möglichkeit, z. B. die Zytomegalieinfektion effektiv zu behandeln, würde für Transplantationsergebnisse von ganz wesentlicher Bedeutung sein. Die volkswirtschaftliche Bedeutung von Grippe- und Erkältungsvirusinfektionen, die jährlich Milliardenbeträge an Kosten für Arbeitsausfälle und Krankenversorgung verschlingen, ist evident. Die Forschungsanstrengungen auf diesem Gebiet müssen erheblich verstärkt werden. Einen Bruchteil der jetzt für ineffektive Therapie dieser Erkrankungen aufgewandten Mittel in diese Forschung umzulenken würde eine lohnende Zukunftsinvestition darstellen. In diesem Bereich hat das Chemikalienscreening im Massenverfahren ungewisse Erfolgsaussichten. Durch Verbesserung der pharmakologischen und biochemischen Grundlagenforschung ist ein Erfolg viel wahrscheinlicher.

4.3 Entzündungen (Rheuma, Nephritis, Hepatitis)

Die Behandlung – insbesondere von Entzündungen – ist völlig unbefriedigend. Die kürzliche Diskussion um die Rheumatherapie zeigte nur einen kleinen Aspekt auf. Kausaltherapien fehlen völlig. Es erübrigt sich, auf die volkswirtschaftliche Bedeutung dieser Erkrankungen hinzuweisen (Dauerarbeitsunfähigkeit, konservative Heilverfahren, Hämodialyse, Transplantation von Niere und Leber). Aus der Grundlagenforschung sind interessante Ansatzpunkte für die pharmakologische Forschung hervorgegangen. Das BMFT hat in Zusammenarbeit mit der DFG einen wesentlichen Teilaspekt der Entzündungsmediatorforschung, die Eicosanoidforschung, gefördert und damit diesem Forschungsbereich einen dringend benötigten Impuls gegeben. Allerdings zeigt sich bei der schleppenden Abwicklung und der mangelnden Anzahl und Kompetenz der Begutachter die Problematik einer nur national und nicht international ausgerichteten Forschung in voller Deutlichkeit. Es ist für sämtliche Begutachtungsverfahren wünschenswert, sie in der international anerkannten wissenschaftlichen Fachsprache Englisch durchzuführen (Antragstellung, Begutachtung). Es erschließt sich so auch die Möglichkeit, ausländische Gutachter vermehrt einzubeziehen.

Die Forschungsziele im Rheumabereich sind in einer vom BMFT herausgegebenen Veröffentlichung[1] klar abgesteckt. Sie sollten dahin gehend erweitert werden, daß chronisch-entzündliche Erkrankungen anderer Organe (Niere, Leber, Herz) miteinbezogen werden.

---

[1] BMFT (Hrsg) (1984) Rheumaforschung. Bonn (Redaktion Dr. R. Hahnenfeld und Dr. F. Unz)

Allen chronischen Entzündungen sind Grundmechanismen gemein, die aber erst zu einem kleinen Teil wissenschaftlich einwandfrei definiert sind. Eine sehr wesentliche Rolle kommt der interzellulären Kommunikation zu, die durch Botenstoffe, die lokal wirksam sind (Gewebshormone), hergestellt wird. Pharmakologische Interventionen zielen derzeit auf die Beeinflussung dieser Gewebshormone, insbesondere Prostanoide und Leukotriene.

Die von diesen Substanzen abhängigen Pharmakaentwicklungen (Synthesehemmer, Rezeptorenblocker) sind in vollem Schwunge. Es fehlt allerdings an Methoden, um die Wirkung dieser weitgehend neuartigen und demnächst auch zur klinischen Erprobung anstehenden Medikamente auf Leukotrien- und Prostanoidsynthese und -wirkung am Menschen zu erfassen. Derartige Methoden sind schwierig und nur mit hohem Personal- und Geräteaufwand zu entwickeln, für die Beurteilung dieser Medikamente aber von großer Wichtigkeit.

Obgleich bekannt ist, daß die derzeit angewandten Antirheumatika (Steroide sowie Nichtsteroidantirheumatika Typ Aspirin und Indometazin) nach der Lehrbuchmeinung über eine Hemmung der Prostaglandinsynthese wirken sollen, ist die Frage, ob und ggf. bei welchen rheumatischen Erkrankungen des Menschen eine vermehrte Synthese und welcher Eicosanoide vorliegt, derzeit völlig ungeklärt. Das gleiche trifft auch auf andere chronisch-entzündliche Erkrankungen zu. Sicher gibt es hier größere Unterschiede, da die antiphlogistisch wirkenden Medikamente bei den verschiedenen Erkrankungen sehr unterschiedliche Wirkungen entfalten. Untersuchungen zur Aufklärung dieser Zusammenhänge durch Messung der Synthesearten von Eicosanoiden an Patienten sind hervorragend geeignet, um diese Erkrankungen biochemisch zu charakterisieren und die Wirkung von Medikamenten qualitativ und quantitativ zu verfolgen. Auf diesem Wege ist auch eine Individualisierung der Therapie möglich.

Die Erforschung des Wirkmechanismus bekannter Antirheumatika ist ein wichtiges Forschungsziel. Während bisher die Wirkung der Nichtsteroidantirheumatika Typ Aspirin bzw. Indometazin auf ihre Prostaglandinsynthesehemmung zurückgeführt wurde, zeigen neuere In-vitro- und In-vivo-Untersuchungen am Menschen, daß der älteste Vertreter dieser Klasse, die Salizylsäure, keine Prostaglandinsynthesehemmung bewirkt. Dies ist ein sehr wichtiger Hinweis auf andere antiphlogistische Mechanismen, die zu finden sicher lohnend ist.

Auch die Ursache für die antirheumatische Wirkung von Steroiden ist unbekannt. Ihre Auffindung würde einen wesentlichen Fortschritt bedeuten und die Entwicklung neuer pharmakotherapeutischer Ansätze eröffnen.

4.4 Krebstherapie

Obgleich in den letzten Jahren erhebliche Fortschritte im Bereich der Krebschemotherapie erzielt worden sind, ist die therapeutische Situation noch äußerst unbefriedigend. Innovative Forschung in diesem Bereich muß auf neue Wirkmechanismen und größere Selektivität zielen. Das Hauptproblem der Krebschemotherapie liegt nicht darin, die Krebszelle vernichten zu können, sondern die normale Zelle nicht zugleich zu schädigen. Ansätze für höhere Selektivität sind gegeben durch Kopplung von Medikamenten an Träger, die antigenische Determinanten der Krebszelle erkennen. Weiterhin ist dies einer der Bereiche, wo durch erhebliche Anstrengungen in einer auf Molekularmechanismen der Wachstumsregulation ausgerichteten Grundlagenforschung Fortschritte erzielbar sein werden.

5 Zusammenfassung

1. Verbesserung der Rahmenbedingungen durch an Forschungsprojekte etablierter Forschergruppen angesiedelte, langfristige (3–5 Jahre) Forschungsstipendien und Forschungsprofessuren.

   Ziel: Verbesserung der Breite und Tiefe pharmakologischer Grundlagenforschung im universitären Bereich. Die DFG-Förderung in diesem Bereich ist unzulänglich. Ermutigende Entwicklungen sind die Initiativen des BMFT im Bereich der Rheumaforschung. Essentiell ist die Förderung von in die molekularen Mechanismen gehenden Projekten (Rezeptorbeschreibung, Rezeptorregulation, Post-Rezeptor-Abläufe, Genexpression), weil von diesen Bereichen die innovativen Anstöße zu erwarten sind.
2. Schaffung von „metabolic wards" (vielleicht auf deutsch: „Beobachtungsstationen"), die der klinischen und klinisch-pharmakologischen Forschung dienen. Diese Einrichtungen müssen hinreichend lange Laufzeiten haben, bedürfen aber der Leistungskontrolle.
3. Verbesserung der apparativen Ausrüstung der Pharmakologie und klinischen Pharmakologie.
4. Untersuchungsschwerpunkte:
   a) geriatrische klinische Pharmakologie
   b) Langzeitstudien (u. a. Herz-Kreislauf-Therapeutika, Antirheumatika)
   c) Arzneimittelsicherheit (Erprobung neuer Verfahren zur Erfassung unerwünschter Arzneimittelwirkungen, Verbesserung der Datenverwaltung, Verbesserung der Datenauswertung und Datendissemination)
   d) Drug Monitoring (Entwicklung geeigneter Verfahren, Bewertung in der klinischen und ambulanten Praxis)
   e) Kombinationspräparate (Untersuchungen zur Bewertung des Nutzen-Risiko-Verhältnisses von neutraler Seite)
   f) Compliance (Untersuchungen über Ursachen der mangelnden Compliance; Entwicklungen von Strategien zu ihrer Verbesserung)
   g) Pharmakotherapie von Tropenkrankheiten. Etablierung von Forschergruppen, die diese Thematik bearbeiten (u. a. Malaria, Bilharziose, Chagas, Lepra, Leishmaniose, Filariosen)
5. Innovationsförderung:
   a) Gentechnologie
   b) Viruschemotherapie
   c) Therapie der chronischen Entzündung
   d) Krebschemotherapie

Biologische Dosimetrie – Ansätze einer Quantifikation des Einflusses von Strahlung und Chemikalien

W. G. Eisert

1 Einleitung

Jeder Mensch ist täglich einer Reihe von chemischen und physikalischen Belastungen ausgesetzt, deren kurz-, mittel- und langfristige Auswirkungen auf den Organismus größtenteils gar nicht oder nur sehr unvollständig bekannt sind. Einer solchen Belastung ist jeder einerseits gewollt, z. B. während einer Therapie, oder ungewollt akut, wie z. B. bei einem Unfall, oder chronisch, wie z. B. bei Umwelteinflüssen, ausgesetzt.

Unterziehen wir uns einer therapeutischen Bestrahlung oder einer diagnostischen Röntgenuntersuchung, so sind i. allg. die Strahlenart, die Dosis und Dosisleistung, die Richtung und das Bestrahlungsfeld bekannt, und diese werden äußerst genau kontrolliert. Dabei ist der Einfluß der unterschiedlichsten Arten von Strahlung bei verschiedensten Dosen seit vielen Jahren Gegenstand sorgfältiger Forschungen, so daß auf der Basis dieses Wissens sehr gut aus einer mit physikalischen Mitteln gemessenen Dosis auf den zu erwartenden biologischen Effekt geschlossen werden kann.

Um eine Belastung unterschiedlichster Art abschätzen zu können, müssen Art und Umfang eines Schadens bekannt sein. Die genaue Bestimmung einer Dosis kann dabei nur dem Vergleich dienen und bei der Abschätzung eines zu erwartenden Effekts bzw. eines Risikos Hinweise geben. Im allgemeinen ist also nicht die physikalische oder chemische Dosis, sondern der hervorgerufene Effekt einzig von Bedeutung.

Trotz der Tatsache, daß die durch die verschiedensten Arten von ionisierender Strahlung hervorgerufenen Effekte an biologischem Material sehr komplex sind und daß sehr viele Wirkungen auch bis heute noch nicht vollständig verstanden sind, ist die Dynamik des Prozesses dadurch, daß Strahlungsenergie zwar in der Materie umgewandelt, jedoch nicht gespeichert werden kann, vergleichsweise einfach durch die Eigenschaften des biologischen Materials beschreibbar.

Eine wenn auch nur kurzfristige chemische Belastung stellt demgegenüber ein sehr viel komplexeres Problem dar. Chemische Schadstoffe können z. B. eingeatmet, durch den Mund oder durch die Haut aufgenommen werden. Dabei werden sie i. allg. in verschiedenen Bereichen des Körpers zwischengespeichert und durch die chemischen Systeme verändert. Diese Veränderung muß nicht in jedem Falle zu einer Entgiftung führen, sondern es ist durchaus vorstellbar, daß beim Umbau einer nur in geringem Maße giftigen Substanz hochgiftige Produkte entstehen können.

Bei jeder Entwicklung eines neuen Arzneimittels müssen die Fragen nach der Aufnahme, dem Um- und Abbau und den dadurch hervorgerufenen unterschiedlichen Effekten sehr genau untersucht werden.

Anders als bei einer gewollten und häufig durch den Effekt gut kontrollierbaren Beeinflussung während einer Therapie stellt sich die Situation bei Umweltchemikalien dar. Umweltchemikalien treten häufig nur in sehr geringen Konzentrationen auf, können sich jedoch in einzelnen Teilen des Organismus anreichern oder durch die Passage in der Nahrungskette dem Verbraucher Mensch konzentrierter angeboten werden. Hierbei gelingt es in den meisten Fällen nicht wie bei Arzneimitteln, die Konzentration im Blut oder anderen Körperflüssigkeiten zu verfolgen, um daraus auf die aufgenommene Menge schließen zu können.

Eine aufgenommene Dosis einer ionisierenden Bestrahlung hat also unmittelbare und mittelbare Effekte zur Folge, während eine chemische Dosis je nach Aufnahmeweg im allgemeinen zu einem verzögerten Auftreten im Körper und damit zu einem verzögert eintretenden Effekt führt. Im ungünstigsten Fall kommt es trotz nicht nachweisbarer Mengen im Blut zu einer gefährlichen Anreicherung in gewissen Teilen des Körpers während einer längeren Belastung.

Dieses soll deutlich machen, daß zur Beurteilung einer Schädigung in einem Organismus die Angabe einer Dosis, falls diese überhaupt gemacht werden kann, nur einen sehr unzureichenden Hinweis geben kann.

Ganz besonders gravierend wird dies bei dem gleichzeitigen Einwirken verschiedener schädigender Agenzien. So mögen geringe Konzentrationen bzw. Dosen von Strahlung oder Umweltschadstoffen für sich allein genommen zu keinem nachweisbaren Schaden führen.

Eine gleichzeitige Einwirkung kann jedoch nicht nur zur Addition, sondern möglicherweise zu einer Potenzierung der Effekte und somit zu einem nicht vorhergesehenen schweren Schaden führen.

Es liegt daher die Frage nahe, wie bei dem so komplexen Verhalten des Organismus Veränderungen und ggf. Schäden quantifiziert werden können. Hier sollen nun anhand von Beispielen die Grundkonzepte und einige Lösungswege einer sich auf die Quantifikation der Veränderung des biologischen Materials stützenden „biologischen" Dosimetrie aufgezeigt werden.

2 Methodische Voraussetzungen

Da solche überwachenden Messungen auch am Menschen durchgeführt werden sollten, lassen sich Fragen einer biologischen Dosimetrie langfristig nur zufriedenstellend entweder mit Hilfe von nichtinvasiven Methoden in vivo oder nach einer nicht belastenden und möglichst schmerzfreien Probeentnahme mit In-vitro-Techniken beantworten. Moderne, nichtinvasive Diagnostikverfahren beurteilen entweder die elastischen Eigenschaften eines Gewebes (Ultraschall), die Absorptionseigenschaften von ionisierender Strahlung bei niedriger Dosisleistung im Gewebe (Röntgentomographie) oder die elektromagnetischen Eigenschaften des Gewebes (NMR). Dabei findet sich die durch die Anatomie bedingte Verteilung von Stoffen wieder. Durch die Verfolgung von Bewegungsabläufen der Darstellung einzelner

Organe wird es möglich, auch gestörte Funktionen zu erkennen. Neuere Spektroskopieverfahren ermöglichen bei der NMR-Analyse Einblicke über metabolische Veränderungen.

Moderne In-vitro-Techniken analysieren Körperflüssigkeiten oder Zellmaterial, das mit der Hilfe eines mehr oder weniger invasiven Procedere gewonnen worden ist. Außer bei den Untersuchungen des Spontanurins werden solche Proben i. allg. durch die Punktion eines Blutgefäßes, durch Aspiration oder Biopsie aus den verschiedenen Organen des Körpers gewonnen.

Die chemische, biochemische, zytologische bzw. histologische Untersuchung des Materials im Labor gibt dabei dem behandelnden Arzt häufig wichtige Hinweise für seine Diagnose. In vielen Fällen wird der Krankheits- bzw. Heilungsverlauf mit der Hilfe solcher Meßwerte verfolgt und der Therapieerfolg bewertet. Während einerseits also die Untersuchung von z. B. Biopsiematerial bei einer Gastroskopie sehr spezifische Antworten zu geben in der Lage ist, kann jedoch eine solche Untersuchung nur in einer geringen Anzahl von Fällen durchgeführt werden. Eine Wiederholung solcher sehr invasiven Untersuchungen ist i. allg. nicht durchführbar.

Analysen des peripheren Blutes werden i. allg. von Patienten leichter toleriert und lassen sich daher auch häufiger wiederholen.

Die überwiegende Anzahl der Untersuchungen fragt dabei nach der quantitativen Veränderung von natürlich vorkommenden Bestandteilen des Blutes. Dieses kann eine sehr unspezifische Fragestellung sein, wie z. B. die Konzentration der Erythrozyten oder die Sinkgeschwindigkeit der zellulären Blutelemente in einem Teströhrchen (Blutsenkungsgeschwindigkeit). Sie kann aber auch auf sehr spezifische Eigenschaften, wie z. B. die Konzentration eines oder mehrerer Gerinnungsfaktoren, gerichtet sein. Nur in ganz wenigen Fällen ist es jedoch bisher gelungen, für eine einzelne Erkrankung einen Meßparameter zu finden, der sich nur beim Auftauchen dieser Erkrankung zeigt und nach Heilung wieder vollständig verschwindet.

Da die Zusammensetzung des peripheren Blutes bzw. die Konzentration, mit dem einzelne Bestandteile im Blut vorhanden sind, durch die Natur in hervorragender Weise innerhalb eines Normalwertbereichs geregelt wird, werden kleine Störungen des Einzelsystems nicht erfaßbar. Als Beispiel hierfür möge die Konstanz der Konzentration von Thrombozyten im Blut dienen, die selbst nach einer massiven selektiven Entfernung von Thrombozyten mit Hilfe einer kontinuierlichen Zentrifugation bei einem gesunden Thrombozytenspender auf einem beinahe unveränderten Niveau gehalten wird.

Um also als „Meßlatte", als biologisches Dosimeter zu fungieren, sollte ein Meßparameter einerseits sehr sensibel und möglichst spezifisch auf eine Belastung bzw. Erkrankung reagieren, andererseits müssen Veränderungen proportional zu dem Maß der Schädigung und darüber hinaus auch noch nach einer gewissen Zeitverzögerung (möglichst mehrere Tage) meßbar sein. Dies ist besonders dann wichtig, wenn die Belastung nur sehr kurzfristig, wie z. B. bei einer Strahlenexposition, erfolgt.

Demzufolge scheint jedoch gerade bei der Untersuchung von mehreren gleichzeitig auftretenden Schädigungsmechanismen nur eine direkte Untersuchung von zellulärem Material sinnvoll. Es wäre daher anzustreben, die Zellen des Blutes bzw. deren Bestandteile so genau zu analysieren, daß diese Untersuchungen als Maß für Schädigungen bzw. für den Schweregrad von Erkrankungen einsetzbar wären.

Bei allen Überlegungen bisher ist von reversiblen Prozessen, d. h. „heilbaren" Veränderungen oder Erkrankungen, ausgegangen worden. Wesentlich weitreichendere Konsequenzen haben jedoch Schädigungen, die eine Veränderung der Erbinformation, der zellulären DNS, zur Folge haben. Veränderungen am Genom müssen nicht notwendigerweise von krankhaften Veränderungen im Träger begleitet sein. Eine krankhafte Veränderung kann sich jedoch bei dem ursprünglichen Träger dieses veränderten Genoms erst nach sehr langer Zeit im Zusammenspiel mit anderen Einflüssen oder aber auch erst in der nächsten Generation zeigen. Daher findet die Untersuchung von Chromosomen, z. B. bei besonders exponierten Arbeitern, besondere Beachtung.

Ob es jemals gelingen wird, ein universelles Meßsystem zu entwickeln, das sowohl reservible als auch irreversible Schäden dosisabhängig und selektiv zu messen in der Lage sein wird, darf sicher sehr bezweifelt werden. Trotzdem gibt es eine Reihe von sehr erfolgversprechenden Ansätzen, die mit Hilfe der Analyse von Einzelzellen dem Konzept eines biologischen Dosimeters bereits recht nahe kommen. Im folgenden sollen sowohl experimentelle Ansätze als auch Anwendungen aus dem Bereich der experimentellen Biologie wie auch der Medizin und der Genetik gezeigt werden.

3 Hochgeschwindigkeitsanalyse von Zellen und Zellbestandteilen

Trifft eine Schädigung einzelne, nur in sehr geringer Konzentration vorhandene Zelltypen oder werden nur wenige Zellen einer gewissen Sorte betroffen, wie dies z. B. nach einer ungleichmäßigen Belastung mit ionisierenden Strahlen der Fall sein könnte, so ist neben der Frage nach einer sensitiven und selektiven Meßmethodik auch noch die Frage nach der statistischen Absicherung des Ergebnisses zu stellen. Nimmt man z. B. an, daß in 1 ml Blut etwa 1000 Leukozyten geschädigt worden sind, so bedeutet dies, daß mehr als 1000mal so viele Leukozyten nicht beschädigt worden sind. Das bedeutet andererseits, daß im statistischen Mittel mehr als 1000 normale Zellen als normal erkannt werden müssen, bevor eine veränderte Zelle auftritt, welche dann auch sicher als verändert registriert werden muß. Daraus ergibt sich zwangsläufig, daß dies i. allg. nur mit Meßverfahren möglich ist, die sich nicht auf die quantitative Analyse einzelner mikroskopischer Bilder stützen, sondern die versuchen, mit wenigen Parametern möglichst viele Zellen in kurzer Zeit ausreichend zu charakterisieren.

Als ein solches Verfahren stellt sich die Durchflußzytometrie dar. Dabei werden Einzelzellen oder auch Zellbestandteile mit hoher Geschwindigkeit durch ein optisches Meßfeld geführt. Da optische Messungen sehr schnell durchgeführt werden können, ist es auch möglich, Zellen bzw. Zellbestandteile mit hoher Wiederholrate mit einem solchen System zu vermessen.

Eine Zellsuspension wird dabei in einen mit gleicher Geschwindigkeit fließenden partikelfreien Mantelstrahl axial eingeleitet. Verringert sich nun der Außendurchmesser der Mantelflüssigkeit, ähnlich wie bei einem Trichter, so verringert sich auch im gleichen Maße der Durchmesser des Suspensionstrahls, wenn die Strömung gleichmäßig und nicht turbulent verläuft. Dabei gelingt es, den Durchmesser des

Flüssigkeitssuspensionstrahls so weit zu verringern, daß die Zellen bis auf wenige Mikrometer genau im Zentrum des Flüssigkeitsstrahls positioniert das Meßfeld passieren. Bei dieser sog. „hydrodynamischen Fokussierung" werden darüber hinaus nichtkugelförmige Zellen so orientiert, daß ihre größte Längsachse parallel zu der Achse des Flüssigkeitssystems verläuft. Eine schematische Darstellung eines hydrodynamisch fokussierten Probenstrahls zeigt die Abb. 1.

Der Aufbau einer solchen Meßkammer gestattet es weiter, die orientierten und positionierten Zellen und Partikel mit Hilfe eines Meßmikroskops und optischer Registriereinrichtungen zu untersuchen. Abb. 2 zeigt die Hochgeschwindigkeitsphotographie von 3 Erythrozyten, die nacheinander auf dem Strömungsfaden aufgereiht mit einer Geschwindigkeit von ca. 10 m/s durch das Bildfeld geführt werden.

Mit modernen laseroptischen Verfahren gelingt es nun, geometrische Zellabmessungen ebenso gut zu erfassen, wie die Menge von bestimmten Zellinhaltsstoffen oder die Belegung der Zelloberfläche mit fluoreszierenden Antikörpern. Darüber hinaus erlaubt der Einsatz von Laserlichtquellen eine genauere Untersuchung des in verschiedene Winkelbereiche gestreuten Lichts. Dies wiederum gestattet die Beobachtung sehr subtiler Veränderungen der internen Strukturen der Zellen sowie der Zelloberflächen. Die besonderen Eigenschaften des Laserlichts ermöglichen darüber hinaus auch Untersuchungen der Frage: Welche Beweglichkeit haben besondere Testmoleküle, die in eine bestimmte Struktur der Zelle verankert worden sind?

Diese Frage läßt sich auch erweitern: Wie hat sich die Struktur, in der das Testmolekül eingebettet ist, unter experimentellen Bedingungen verändert? Vorausgesetzt wird dabei, daß sich an den Eigenschaften des Testmoleküls sonst nichts weiter geändert hat. Damit wird es unmittelbar möglich, Informationen auch über die mechanischen Eigenschaften der unmittelbaren Umgebung eines Testmoleküls zu gewinnen. Diese mit Hilfe der Fluoreszenspolarisationsmessung verfügbaren Informationen sind mit der erforderlichen Genauigkeit mit der konventionellen Mikroskopie nicht zugänglich.

Die Messung der optischen Eigenschaften der Zellen geschieht mit einem besonders aufgebauten Mikrophoto- bzw. Mikrofluorometer. Auf die besonderen Eigenschaften dieser optischen Messungen sowie die sich daraus ergebenden Meßmöglichkeiten soll jedoch an dieser Stelle nicht weiter eingegangen werden. In verschiedenen physikalischen und biophysikalischen Fachzeitschriften sind ausführliche Beschreibungen dieser Methode zu finden.

3.1 Messungen an Zellen

Die Untersuchungen von Zellinhaltsstoffen haben bereits seit vielen Jahren das Interesse von Zellbiologen und Medizinern, insbesondere aus dem Bereich der Onkologie, gefunden. Mit Hilfe geeigneter Farbstoffe gelingt es, mit hoher Selektivität die intrazelluläre DNS mit einem Fluoreszenzfarbstoff zu färben.

Bindet ein Fluoreszenzfarbstoff stöchiometrisch, z. B. durch Interkalation in die doppelsträngige DNS, so ist bei konstanter Anregungsleistung die Intensität der Fluoreszenzemission aus dem Zellkern direkt proportional zu der intrazellulären DNS-Menge dieser Zelle. Damit gelingt es, Zellen in verschiedene Abschnitte des Zellzyklus gemäß der jeweiligen DNS-Menge zu unterteilen. Es sind also Zellen in

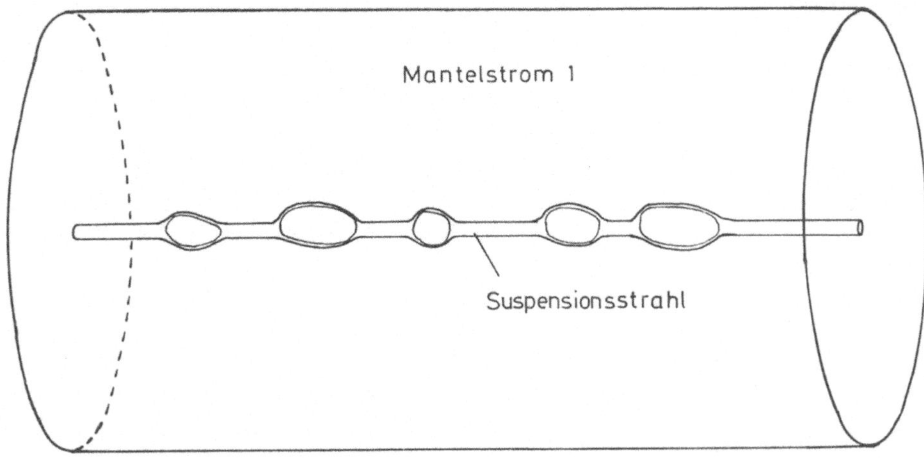

Abb. 1. Prinzipskizze der Positionierung und Orientierung von Zellen einer Suspension mit Hilfe der hydrodynamischen Fokussierung

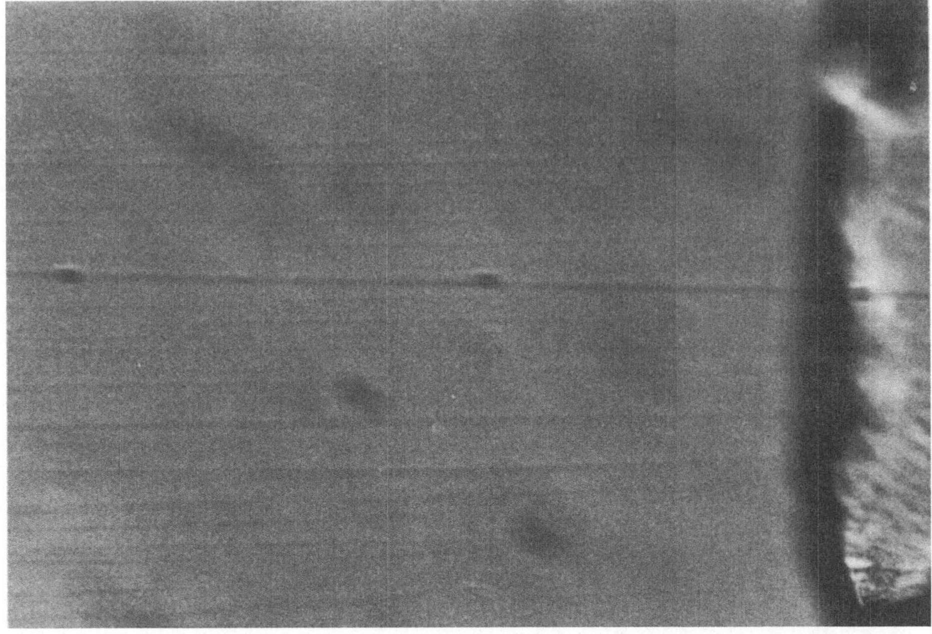

Abb. 2. Hochgeschwindigkeitsmikrophotographie von 3 roten Blutzellen, nach einer hydrodynamischen Fokussierung. Die Zellen sind entlang der Zentralachse auf einem (< 5 μm Durchmesser) Flüssigkeitsfaden aufgereiht und passieren mit einer Geschwindigkeit von ca. 10 m/s das Meßfeld

der sog. G_0/G_1-Phase mit der dem dipoiden Chromosomensatz entsprechenden Nukleinsäuremenge unterscheidbar von Zellen, die in der G_2- oder M-Phase sind und daher die doppelte Menge intrazellulärer DNS aufweisen. Zellen, die DNS synthetisieren, jedoch die doppelte DNS-Menge noch nicht erreicht haben, sich also in der sog. S-Phase befinden, weisen eine DNS-Menge auf, die größer als die der G_0/G_1-Zellen ist, jedoch die der G_2/M-Zellen noch nicht erreicht haben.

Mit einer solchen Methode wird es möglich, Störungen der DNS-Synthese, z. B. Blockierungen in unterschiedlichen Phasen des Zellzyklus, oder Veränderungen der Gesamtmenge intrazellulärer DNS, wie dies z. B. bei einem Turmorzellklon der Fall sein kann, zu erkennen.

Der Farbstoff Acridineorange zeigt unter gewissen Färbebedingungen eine weitergehende Besonderheit. Acridineorange interkaliert als Monomer zwischen die Basenpaare der doppelsträngigen DNS. An einsträngige Ribonukleinsäureketten bindet Acridineorange demgegenüber als Farbstoffdimer. Die Dimerenbildung verändert auch die Wellenlänge der Fluoreszenzemission, so daß doppelsträngige Ribonukleinsäureketten sich mit einer grünen Fluoreszenz deutlich von einsträngigen Ribonukleinsäureketten, die rot fluoreszieren, unterscheiden.

Mit dieser Färbung gelingt es, unter geeigneten Bedingungen in einer Zelle gleichzeitig die Menge intrazellulärer DNS wie auch die der intrazellulären RNS zu messen. In Abb. 3 ist dieses Verhalten schematisch dargestellt. Wird also für eine Einzelzelle gleichzeitig die Intensität der Fluoreszenz im roten wie auch im grünen Wellenlängenbereich gemessen, so erhält man für jede Einzelzelle ein relatives Maß für den Gehalt sowohl an interzellulärer DNS als auch an intrazellulärer RNS.

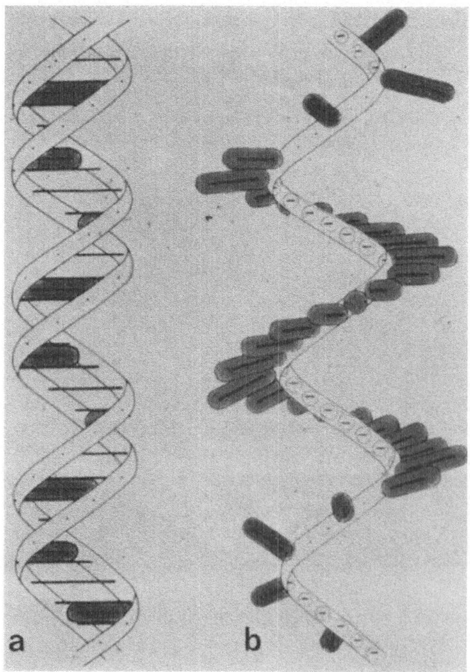

Abb. 3a u. b. Schematische Darstellung der Bindungs- und Fluoreszenzeigenschaften von Acridineorange bei Interkalation in doppelsträngige DNS (grüne Fluoreszenz) (**a**) und Bindung an einsträngige Ribonukleinsäure (rote Fluoreszenz) (**b**)

Mit Hilfe durchflußzytometrischer Meßverfahren werden Zellen mit hoher Geschwindigkeit und hoher Wiederholrate gemessen, d. h. es gelingt in wenigen Sekunden, eine Messung der intrazellulären DNS und RNS an mehreren 10 000 Zellen durchzuführen. Die Ergebnisse werden in Form einer Häufigkeitsverteilung wiedergegeben. Dabei wird auf 2 Achsen, die eine Ebene aufspannen, einmal die DNS-Menge und andererseits die RNS-Menge aufgetragen. Die Anzahl der für jedes Wertepaar gefundenen Zellen wird dann vertikal über der Ebene dargestellt. Daraus ergibt sich ein typischerweise mehrgipfliges „Gebirge" einer zweiparametrigen Häufigkeitsverteilung (Abb. 4). Es zeigt das Ergebnis einer Messung an einer Lymphozytenpopulation, die in Kultur zu einem früheren Zeitpunkt mit der Hilfe eines Mitogens stimuliert worden war und bei der eine Zellvermehrung einsetzte. Sehr deutlich lassen sich entlang der DNS-Achse die Zellen in der G_0/G_1-Phase sowie der G_2/M-Phase von denen in der S-Phase trennen. Da gleichzeitig die Menge an RNS jeder Zelle mitgemessen worden ist, wird deutlich, daß sich die G_0-Population, d. h. die Zellen, die nicht im Zellzyklus an der Zellproliferation beteiligt sind, von den sich im Zellzyklus befindlichen Zellen der G_1 I-Phase in bezug auf ihren RNS-Gehalt unterscheiden.

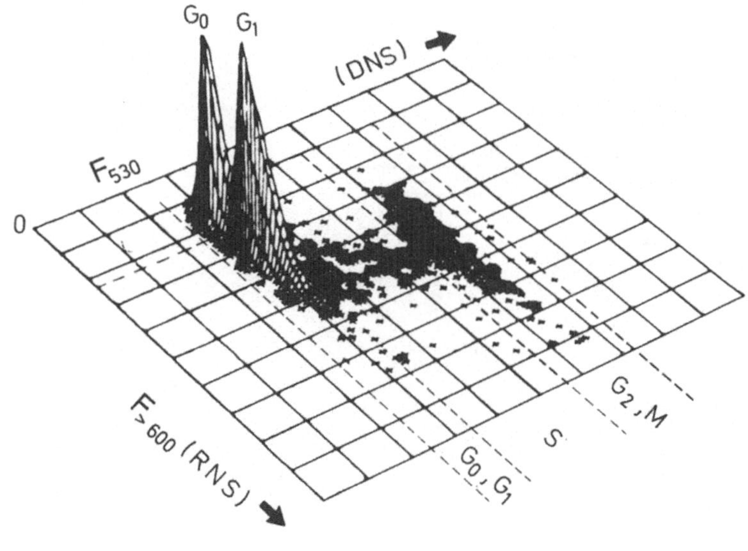

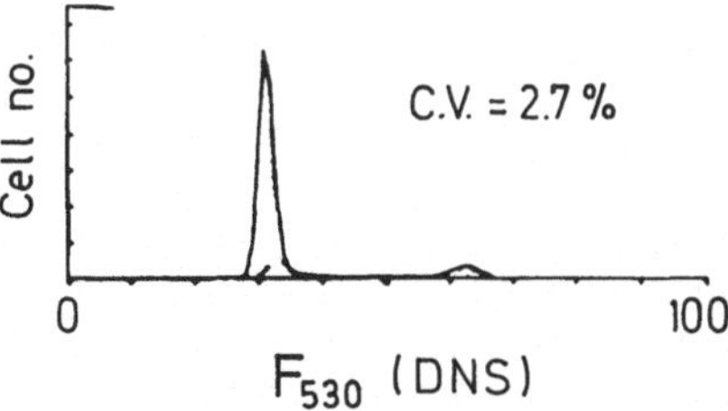

Abb. 4. Zweiparameterhistogramm der DNS- und RNS-Messung am stimulierten Lymphozyten. Die Populationen im Zellzyklus (G_0, G_1, S und G_2/M) lassen sich anhand dieser Messungen klar unterscheiden

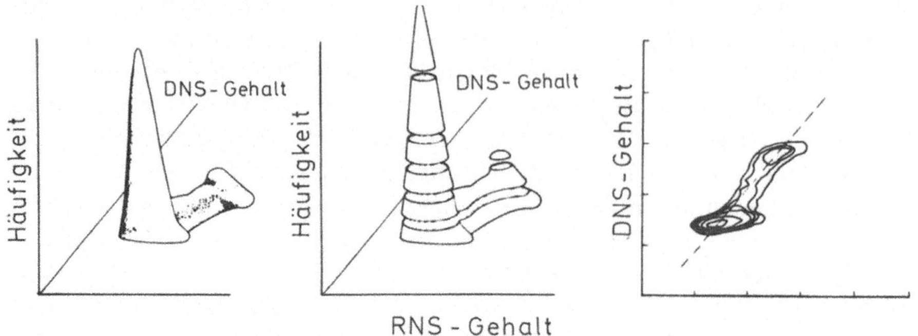

Abb. 5. Unterschiedliche graphische Darstellungen eines Zweiparameterhistogramms. Das „räumliche" Histogramm wird ähnlich wie bei einer Landkarte durch Höhenlinien (contour-plot; *rechts*) dargestellt

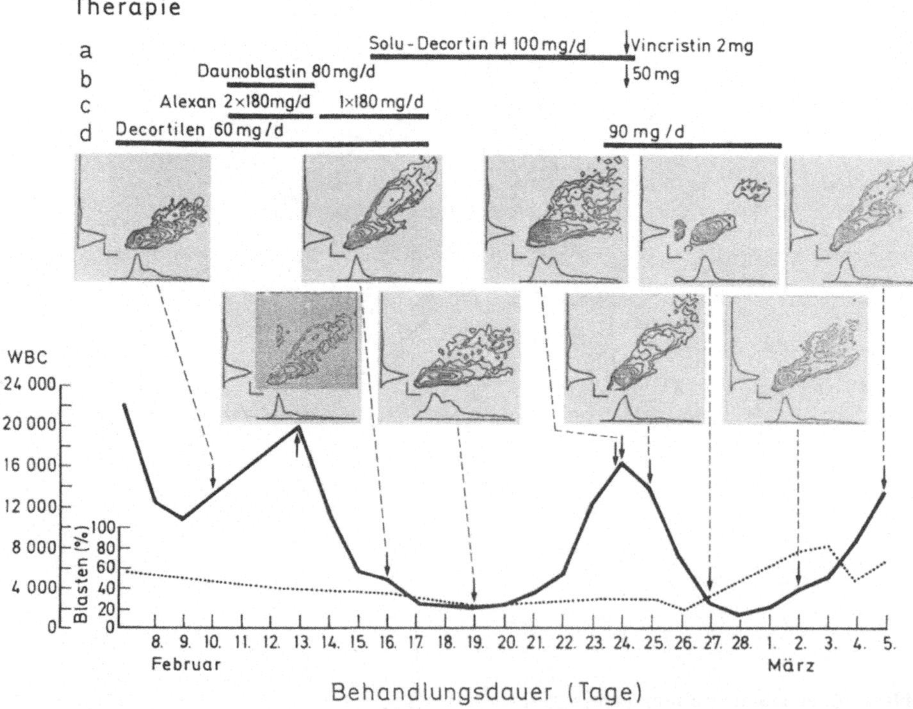

Abb. 6. Serie von Histogrammen in einer Konturdarstellung von DNS- *(vertikale Achse)* mit RNS- *(horizontale Achse)* Messungen an kerntragenden Zellen aus dem peripheren Blut eines Leukämiepatienten während der Therapie. Die *durchgezogene Linie* zeigt die Konzentration der kerntragenden Zellen (Lymphozyten und Blasten) im peripheren Blut während des gleichen Zeitintervalls

Bei der Diskriminierung verschiedener Zellen bzw. Zellzustände im Wachstumszyklus ist es also möglich, mit Hilfe zusätzlicher unabhängiger Parameter eine verfeinerte Unterscheidung und damit eine genauere Meßmöglichkeit darzustellen.

Um die Auswertung von zweiparametrigen Häufigkeitsverteilungen zu erleichtern, werden diese, ähnlich wie bei der Erstellung von Landkarten, mit Hilfe von Isohöhenlinien dargestellt. In Abb. 5 ist eine solche Verfahrensweise schematisch dargestellt. Die „gebirgige" Darstellung der zweiparametrigen Häufigkeitsverteilung wird in eine sog. „Kontur"-Darstellung überführt. Die Abstufung und Lage der Konturlinien wird dabei so gewählt, daß die Häufigkeitsverteilung damit optimal beschrieben werden kann.

Eine Serie solcher Konturdarstellungen ist in Abb. 6 wiedergegeben. Hierbei handelt es sich um die Analysen von dichtespezifizierten kernhaltigen Zellen aus dem peripheren Blut eines Patienten mit Leukämie. Auch hier sind die Meßergebnisse nach einer Zellfärbung mit Acridineorange in der Weise dargestellt, daß ausgehend vom Ursprung des Koordinatensystems links unten in jedem Histogramm auf der horizontalen Achse die RNS-Menge und auf der vertikalen Achse die DNS-Menge aufgetragen ist. Im Verlauf der Behandlung zeigt sich sehr deutlich, daß die Histogrammdarstellungen unterschiedlich weit nach rechts, d. h. zu größeren RNS-Mengen, ausgeweitet sind. In Abhängigkeit zur Chemotherapie, zeigen sich sowohl Veränderungen des DNS-/RNS-Histogramms als auch der Konzentration von kerntragenden Zellen im peripheren Blut. Deutlich zeigt sich zum Ende des 1. Therapieblocks während dieses Untersuchungszeitraums, daß sich die Konzentration der kerntragenden Zellen im peripheren Blut vermindert. Im Gegensatz zu den Ergebnissen während des Abfalls der Konzentration weißer Zellen zeigt sich im Histogramm, das während des ersten großen Minimums der Konzentration weißer Zellen aufgenommen worden ist, daß sich die Anzahl der Zellen mit einem größeren RNS-Gehalt gegenüber den Untersuchungen an den Vortagen deutlich vermehrt hat. Ein vermehrter RNS-Gehalt einer Zelle in einer Population ist von anderen Gruppen als Hinweis auf eine vermehrte Syntheseleistung, und damit auch einer verstärkt einsetzenden DNS-Synthese gewertet worden. Im Einzelfall muß dies jedoch durch weitergehende Untersuchungen abgeklärt werden. Im Fall dieses Patienten zeigt sich jedoch in einem Abstand von 3 bzw. 6 Tagen eine sehr deutliche Zunahme der Anzahl kerntragender Zellen in der Peripherie, wodurch sich der aus dem Histogramm geäußerte Verdacht bestätigte. In ähnlicher Form wiederholt sich ein solches Verhalten nochmals gegen Ende des Untersuchungszeitraums nach dem Durchlaufen des zweiten Minimums der Konzentration weißer Blutzellen.

Diese Ergebnisse (Abteilung Hämatologie der Medizinischen Hochschule Hannover, Dr. R. M. Eisert) weisen darauf hin, daß im Sinne der zu Beginn skizzierten Vorgehensweise eine Beschreibung eines Krankheitszustandes sowie dessen Veränderungen mit Hilfe der Analyse von Einzelzellen möglich sein sollte.

Um diese Hypothese zu testen, haben wir Mäuse mit unterschiedlichen Dosen aus einer ^{60}Co-Quelle bestrahlt und die Zellen des Knochenmarks 3 Tage nach der Bestrahlung analysiert. Aus den zweiparametrigen Histogrammen (DNS/RNS) wurde die jeweilige Anzahl der Zellen, die sich in der S-Phase und der G_2-/M-Phase befinden, ermittelt. Die Abb. 7 zeigt, daß sich die relative Anzahl der Zellen in diesen Phasen dosisabhängig vermindert. Die eigentliche Bestrahlung dauerte dabei nur einige Minuten.

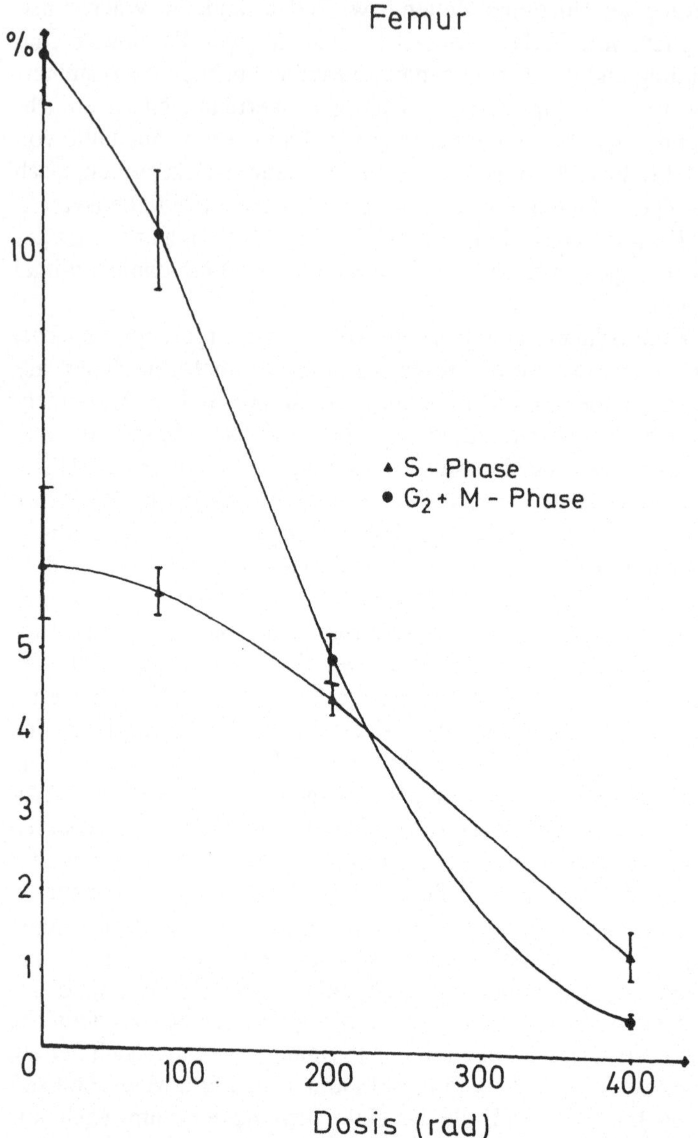

Abb. 7. Relative Anzahl von Zellen in der G_2/M- und in der S-Phase im Knochenmark von Mäusen 3 Tage nach einer Ganzkörperbestrahlung mit unterschiedlichen Dosen von Co-Strahlung

Diese Dosis-Wirkungs-Beziehung aufgrund von Messungen, die erst 3 Tage nach dem akuten Ereignis durchgeführt worden sind, deutet darauf hin, daß es möglich werden sollte, Veränderungen auch zu einem späteren Zeitpunkt mit genügender Genauigkeit zu charakterisieren.

Die Verwendbarkeit einer solchen Methode wird wesentlich davon abhängen, wie weit es gelingen wird, zukünftig die Empfindlichkeit zu erhöhen, so daß auch wesentlich niedrigere Dosen noch sicher erfaßt werden können.

3.2 Messungen an isolierten Chromosomen

Im Vergleich zu dem Lebensschicksal einer Einzelzelle oder sogar eines einzelnen Organismus, das mit der Hilfe von Zellanalysen verfolgt und quantifiziert werden kann, stellt die Erfassung von Schäden und Veränderungen am Genom, also von Schädigungen, die auf zukünftige Generationen einer sich vermehrenden Einzelzelle oder auch eines Lebewesens vererbt werden können, ein wesentlich größeres Risiko dar. Da nur sehr grobe Veränderungen des gesamtes Erbmaterials, wie z. B. der Verlust eines ganzen Chromosoms, mit Hilfe von Mengenmessungen der DNS an ganzen Zellen verfolgt werden können, ist es notwendig, eine Analyse der einzelnen Chromosomen in der Metaphase vorzunehmen.

Üblicherweise werden dazu 50 oder 100 Metaphasenkerne einer proliferierenden Zellpopulation unter dem Mikroskop aufgesucht und die Chromosomen nach entsprechender Färbung des Zellmaterials analysiert. Die Analyse stützt sich dabei üblicherweise auf die Bewertung der Chromosomengeometrien (Armlängenverhältnisse) und auf die sich durch unterschiedliche Anfärbungen ergebenden mikroskopisch sichtbaren Strukturen (Bänder) auf den einzelnen Chromosomenarmen. Darüber hinaus lassen sich nach einer vorausgegangenen Belastung mit ionisierenden Strahlen auch besondere Formen von Chromosomen, wie z. B. Chromosomen mit 2 Zentromeren (die zentrischen Chromosomen) oder sog. Ringchromosomen, vermehrt erkennen. Die Häufigkeit des Vorkommens dieser besonderen Chromosomenformen nimmt dabei mit steigender Dosis zu. Dizentrische oder Ringchromosomen kommen jedoch in geringer Anzahl in unbelasteten Populationen vor und bilden einen Hintergrund für diese Methode.

Da eine mikroskopische Untersuchung von 50 bzw. 100 Metaphasenkernen, d. h. 50 bzw. 100 Chromosomen einer jeden Sorte, einerseits sehr zeitaufwendig ist, jedoch andererseits eine statistisch nur sehr eingeschränkte Aussage ermöglicht, ist auch hier bereits seit mehreren Jahren der Versuch unternommen worden, die Analyse von Chromosomen mit Hilfe von computergestützten Mikroskopen zu automatisieren oder die DNS-Menge pro Chromosom mit Hilfe von durchflußzytometrischen Meßverfahren zu quantifizieren.

Eine abtastende Messung einzelner Chromosomen in einem Durchflußzytometer stellt besonders hohe Ansprüche an die Präzision des Meßsystems. Ein Beispiel für eine abtastende Messung eines isolierten Chromosoms ist in Abb. 8 wiedergegeben. Nach einer Färbung des Chromosoms mit einem Fluoreszenzfarbstoff ist die Fluoreszenzintensität entlang der Chromosomenachse abgetastet worden. Die dabei entstandene Intensitätsregistrierung ist über dem Bild des Chromosoms dargestellt. Hierbei handelt es sich um das Chromosom Nr. 1 des Indian Muntjac, einer asiatischen Hirschart, deren Zellen aufgrund der geringen Chromosomenzahl bevorzugt für experimentelle Untersuchungen an isolierten Chromosomen benutzt werden. Mit Hilfe einer solchen abtastenden Messung ist es möglich, nach einer stöchiometrischen Färbung einerseits die Gesamtlänge sowie die Armlängen des Chromosoms wie andererseits die Gesamt-DNS-Menge des Chromosoms zu erfassen. Ohne zusätzliche Vorbehandlung reicht das Auflösungsvermögen des Mikroskops i. allg. nicht aus, feinere Strukturen entlang der Längsachse des Chromosoms zu registrieren. Nachdem solche abtastenden Messungen mit Hilfe eines Mikroskops mit vergleichweise hohem Zeitaufwand durchgeführt werden, liegt es nahe, mit

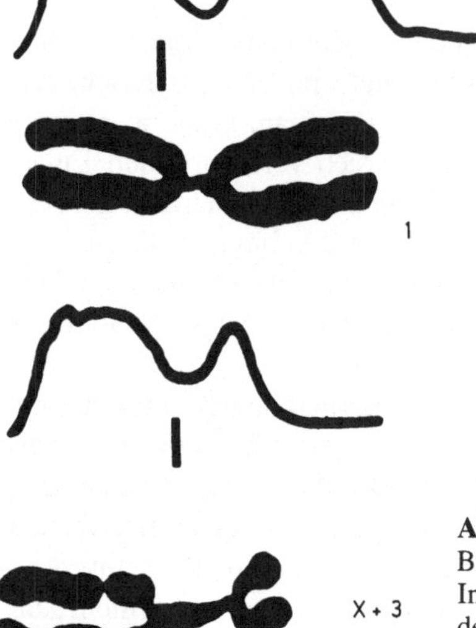

Abb. 8. Schematische Darstellung der mikroskopischen Bilder der Chromosomen 1 und 3 + X der Zellen des Indian Muntjac. Die Fluoreszenzintensitätsprofile entlang der Chromosomenachse sind jeweils darüber dargestellt

Hilfe von sehr genau positionierenden Durchflußsystemen die optischen Eigenschaften einzelner isolierter Chromosomen in einem Durchflußzytometer abzutasten. Mit der hohen Wiederholrate, die in einem solchen Meßsystem erreicht werden kann, ist nicht nur eine bessere statistische Absicherung der Meßergebnisse möglich, sondern die besonderen optischen Analysemöglichkeiten versprechen auch eine höhere Sensitivität der Messungen.

Um eine ausreichend hohe Analysegeschwindigkeit und Analyserate zu erreichen (einige 10 000 Chromosomen/s) und andererseits die Analyse mit einer genügend großen Ortsauflösung vornehmen zu können, war es notwendig, für die schrittweise Abtastung der optischen Information besondere Datenaufnahmeelektroniken und Speicher für die Ankopplung an schnelle Rechensysteme zu entwickeln.

Aufgrund der Erfahrungen mit dem dichromatischen Farbstoff Acridineorange sowie anderer mehrparametriger Meßverfahren an isolierten Zellen schien es notwendig, auch bei der Längsabtastung isolierter Chromosen mindestens 2 Parameter für jeden Ortspunkt messen zu können. Bei einer Anfärbung isolierter Chromosomen mit dem Farbstoff Acridineorange sollten die Bereiche des Chromosoms, in denen der Farbstoff in doppelsträngige Ribonukleinsäuren interkaliert worden ist, grün fluoreszieren, während einsträngig vorliegende Teile der DNS aufgrund der Anlagerung von Dimeren durch rote Fluoreszenz meßbar werden sollten. Das Ergebnis einer zweiparametrigen Fluoreszenzintensitätsmessung (Rot- und Grünfluoreszenz) entlang der Chromosomenachse ist in Abb. 9 wiedergegeben. Dabei verläuft die Chromosomenachse von links nach rechts. Mit der Breite des Histogramms soll die Intensität der roten Fluoreszenz und mit der „Höhe" die Intensität der grünen Fluoreszenz für jeden Ort wiedergegeben werden. Deutlich fällt dabei auf, daß etwa in der Mitte des Chromosoms eine gleichzeitige Verminderung der grünen als auch der roten Fluoreszenz zu beobachten ist, was der Lage des Zentromers entspricht. Die spitzen Ausläufer des Histogramms an beiden Enden

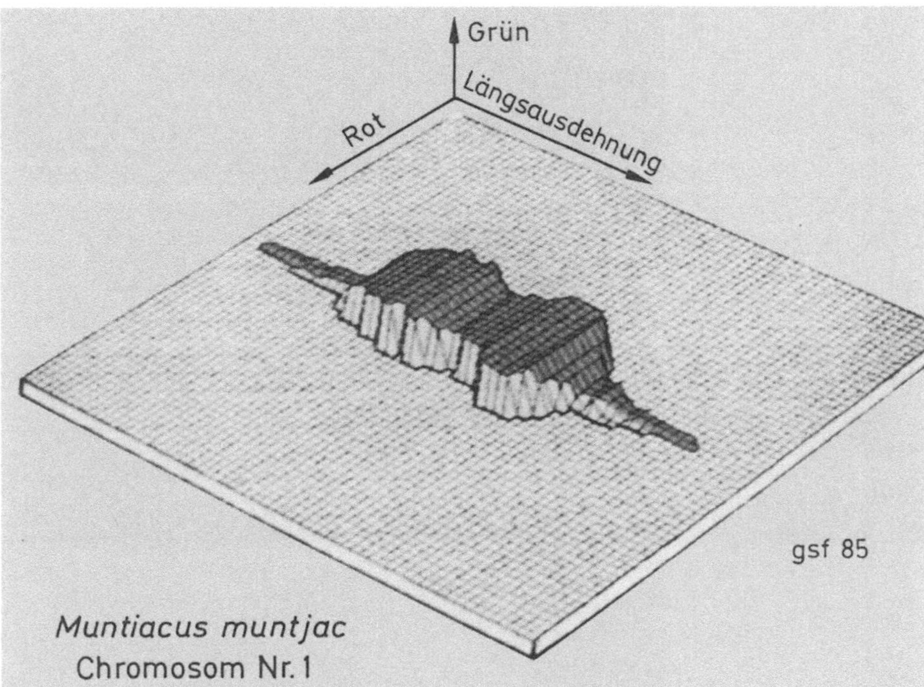

Abb. 9. Zweiparametrige Abtastung der Fluoreszenzintensitäten im grünen und roten Spektralbereich entlang des Chromosoms 1 (Indian Muntjac) und Anfärbung mit Acridineorange in einem hochauflösenden Durchflußzytometer. Die Abtastrichtung verläuft von *links* nach *rechts*. Die Intensität der grünen Fluoreszenz ist vertikal, die der roten horizontal, symmetrisch entlang der Chromosomenachse dargestellt. Der Intensitätsabfall in der Mitte entspricht der Lage des Zentroms. Deutlich ist zu erkennen, daß die Intensität der grünen Fluoreszenz *(vertikale Erhebung)* nicht parallel dem der roten Fluoreszenz („Breite" der Darstellung) verläuft

des Chromosoms weisen auf eine relativ hohe Konzentration des Farbstoffs im Suspensionsmedium hin. Bei näherer Betrachtung des Verhältnisses von roter zu grüner Fluoreszenzintensität fällt auf, daß die Intensität in beiden Wellenlängen nicht in allen Bereichen des Chromosoms miteinander gekoppelt ist. Dies wird besonders in den Abb. 10 a, b deutlich, die zweiparametrige Histogramme einer Längsabtastung jeweils eines Chromosoms der Nr. 1 nach unterschiedlichen Vorbehandlungen zeigen.

Diese Ergebnisse geben zu der Hoffnung Anlaß, daß es zukünftig möglich sein wird, auch feinere Substrukturen auf den einzelnen Armen der Chromosomen zu lokalisieren und zu quantifizieren. Hierbei wird es jedoch in Zukunft wichtig sein, daß die Verfahren zur Isolation, Färbung und Vorbehandlung für die Analyse wesentlich verbessert werden, um durch eine entsprechende Vorbehandlung der isolierten Chromosomen nicht von vornherein durch das optische Auflösungsvermögen mikroskopischer Verfahren wesentlich eingeschränkt zu werden.

Der aus der Strahlenbiologie bekannte Sonderfall des dezentrischen Chromosoms läßt sich, wie in Abb. 11 dargestellt, auch bei der durchflußzytometrischen Analyse isolierter Chromosomen wiederfinden.

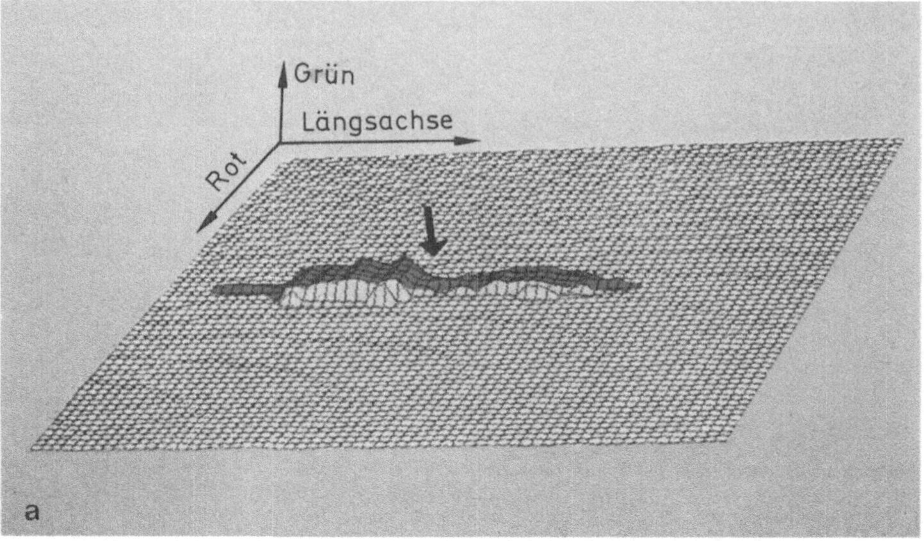

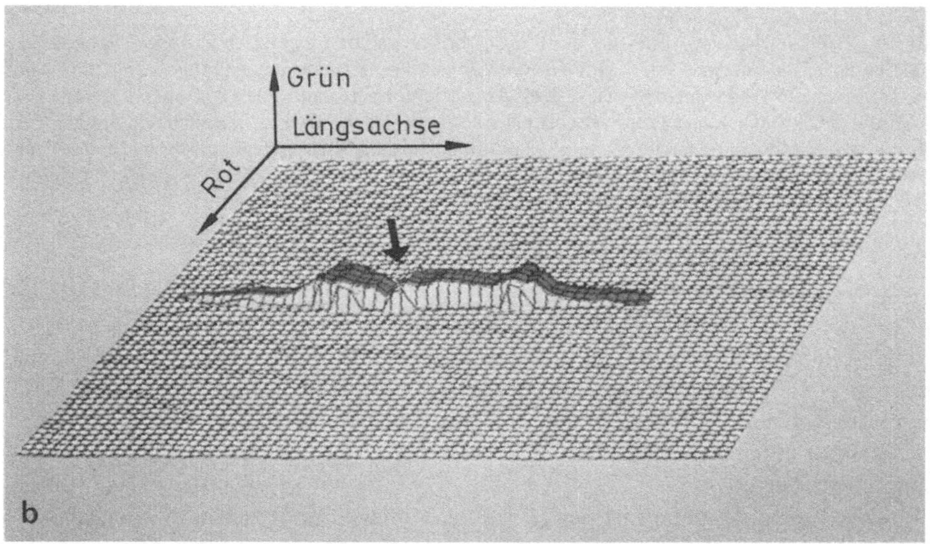

Abb. 10 a u. b. Zweiparametrige Fluoreszenzintensitätsabtastung des Chromosoms 1 (Indian Munt-jac) nach Acridineorangefärbung. Gleiche Darstellungsart wie in Abb. 9.
a Chromosom 1 nach Hitzedenaturierung: Intensität der grünen Fluoreszenz (doppelsträngige DNS) ist stark vermindert, während die Intensität der roten Fluoreszenz (einsträngige DNS-Breite der Darstellung) stark zugenommen hat. Die Lokalisation des Zentromers ist immer noch deutlich erkennbar *(Pfeil)*; **b** Chromosom 1 nach Hitzedenaturierung und partieller Reassoziation: Die Intensität der grünen Fluoreszenz ist angestiegen (doppelsträngige DNS), gleichzeitig hat die Intensität der roten Fluoreszenz im Vergleich zu a abgenommen

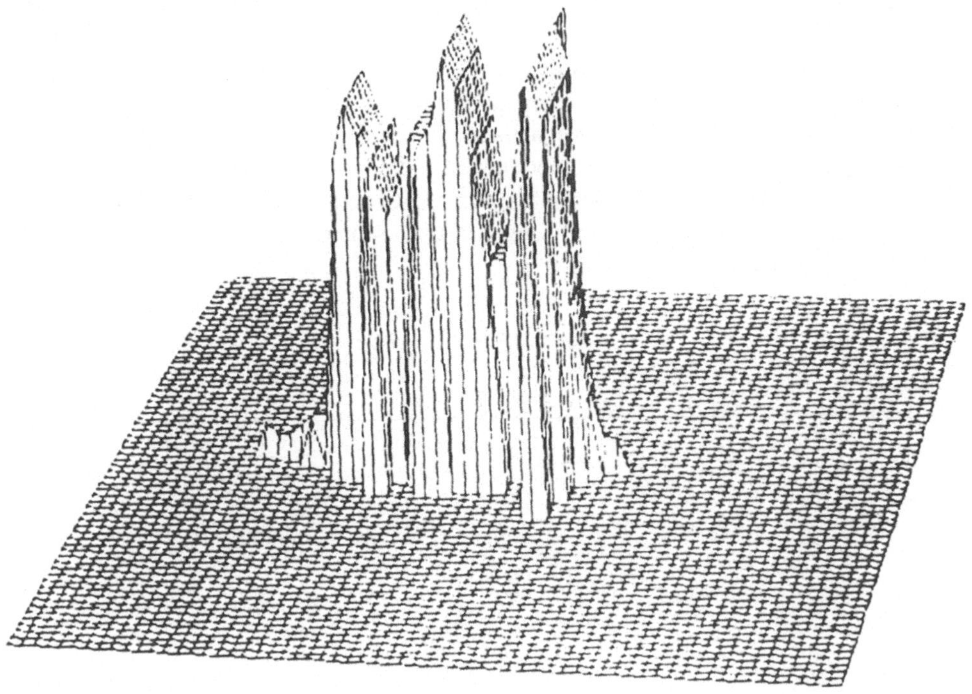

Abb. 11. Zweiparameter-Fluoreszenzintensitätsabtastung eines dizentrischen Chromosoms nach Anfärbung mit Acridineorange. Die beiden tiefen Minima sowohl an der grünen wie an der roten Fluoreszenzintensität markieren deutlich die Lage der Zentromeren

Zusammen mit einer in Zukunft noch zu verbessernden Präparations- und Färbemethodik scheint die abtastende durchflußzytometrische Analyse von isolierten Chromosomen aufgrund ihrer hohen Analyserate besonders geeignet, geringgradige Veränderungen, die zudem noch mit einer sehr geringen Häufigkeit vorkommen, statistisch sicher zu ermitteln.

4 Zusammenfassung

Das Verfahren der Durchflußzytometrie, mit dem Einzelzellen mit einer hohen Analysegeschwindigkeit und Analyserate jeweils gleichzeitig nach einer Reihe von Parametern untersucht werden, hat Möglichkeiten gezeigt, aufgrund von Veränderungen der Einzelzellen nach akuter oder auch chronischer Behandlung auch noch wesentlich später nach einem Ereignis eine Dosis-Wirkungs-Relation zu ermitteln.

Darüber hinaus zeigt ein solches Meßverfahren auch die Möglichkeit, Schäden an Einzelchromosomen mit hoher statistischer Sicherheit zu erfassen, und schließt so die Brücke zur konventionellen Analyse von Strahlenschäden der klassischen Genetik.

Die Messungen haben ferner gezeigt, daß ein Großteil dieser Informationen bereits mit Hilfe einer Zellprobe aus dem peripheren Blut und damit mit einem geringen Maß an Belastung erreichbar ist.

Die Verfahren der automatischen quantitativen Analyse von Zelleigenschaften der Zytometrie eröffnen die Möglichkeit, Dosis-Wirkungs-Beziehungen auch von komplexen Interaktionen verschiedener schädigender Agenzien am biologischen Endpunkt, an der Zelle, direkt zu erfassen. Dies zeigt, daß zytometrische Meßmethoden eine erfolgreiche Entwicklung von unterschiedlichen biologischen Dosimetern ermöglichen.

Die Begleitung von Projekten der Therapieforschung durch die medizinische Biometrie

N. Victor

1 Einleitung

Im Programm der Bundesregierung „Forschung und Entwicklung im Dienste der Gesundheit" wurde die medizinische Biometrie als wichtige Komponente zur Erreichung der Programmziele hervorgehoben, womit erstmals für die Bundesrepublik Deutschland einer Entwicklung in der klinischen Forschung Rechnung getragen wurde, die in anderen Ländern schon abgeschlossen ist. Als Folge flossen Mittel in nicht unerheblichem Umfang in biometrische Forschungseinrichtungen, und in fast allen Bereichen des Programms wurden auch biometrische Komponenten gefördert. Die Beteiligung von Biometrikern an den Forschungsarbeiten in den einzelnen Bereichen war jedoch sehr unterschiedlich. Besonders bedeutsam war die Förderung der Biometrie im Bereich der Therapieforschung, was sich u. a. in der Schaffung eigenständiger Zentren zur methodischen Betreuung von Therapiestudien manifestierte. Ich habe eines dieser Zentren an meinem Institut – mit starker Unterstützung aus dem genannten Forschungsprogramm – aufgebaut und meine Erfahrungen mit dem Forschungsprogramm aus den Arbeiten dieses Zentrums gewonnen. Meine Wertung des bisher Erreichten und die daraus abgeleiteten Empfehlungen für die Fortschreibung des Programms beschränken sich daher auf die Therapieforschung, die allerdings viele Berührungspunkte mit anderen Bereichen des Programms – z. B. Früherkennung (Risikogruppen, Prognose) und Diagnostik – hat und nicht losgelöst von diesen betrachtet werden kann.

2 Bedeutung der medizinischen Biometrie und Informatik

Das Fach „Medizinische Biometrie und Informatik" ist im Spektrum der medizinischen Disziplinen neu, seine Hervorhebung im Rahmen eines medizinischen Forschungsprogramms (für die Bundesrepublik Deutschland) noch ungewöhnlich. Ich halte es deshalb für nötig, eine Erläuterung der Ziele dieses Fachs an den Anfang zu stellen: Inhalt und Aufgabe der „Medizinischen Biometrie und Informatik" ist die Unterstützung der medizinischen (insbesondere der klinischen) Forschung sowie die Erleichterung des Klinikbetriebes durch Einsatz von Methoden der Mathematik und Informatik. Der Schwerpunkt liegt dabei *nicht* auf der rechnerisch richtigen Anwendung vorgegebener Verfahren, sondern in der Entwicklung und Auswahl problemadäquater Modelle und Methoden für das jeweilige Forschungsproblem; auch die

Übertragung der modellmäßig ermittelten Resultate auf das Sachproblem, d. h. die sachgerechte Interpretation, gehört zu den Aufgaben des Biometrikers. Die fehlerfreie Anwendung der Algorithmen ist eine selbstverständliche, aber nachgeordnete Voraussetzung jeder erfolgreichen biometrischen Aktivität. Für eine eingehendere Diskussion der Biometrie als Wissenschaft sei auf Victor (1981) und Federer (1984) verwiesen.

Die Definition zeigt, daß die „Medizinische Biometrie und Informatik" nicht methodenspezifisch sein kann, auch wenn der Name 2 Methodenbereiche – und damit die beiden Hauptströmungen des Fachs – hervorhebt. Die Biometrie setzt hauptsächlich mathematische, insbesondere statistische Methoden zur Untersuchung von Vorgängen am Patienten als Einzelperson ein. Die medizinische Informatik betrachtet den Informationsfluß in Mehrkomponentensystemen (z. B. Patient-Arzt-Beziehungen, Strukturen in Kliniken und im öffentlichen Gesundheitswesen) und bedient sich dazu hauptsächlich der Methoden der Informatik. Da die Methoden- und Problembereiche eng verflochten sind, ist häufig eine enge Zusammenarbeit von Biometrikern und Informatikern nötig bzw. der Generalist des Fachs ist gefordert. Eine strikte Trennung der beiden Richtungen ist daher weder möglich noch sinnvoll. Dennoch werde ich im folgenden nur von der medizinischen Biometrie sprechen, da für mein spezielles Thema „Therapieforschung" die statistische Methodik überwiegt. Die medizinische Informatik hat ihre Bedeutung als Begleitinstrument der Forschung v. a. in den Bereichen des Programms, die die Untersuchungen und Verbesserungen der Leistungsfähigkeit von Gesundheitseinrichtungen und die Steuerung im Gesundheitswesen zum Inhalt haben.

Nach dieser Definition bezieht die Biometrie ihre Bedeutung innerhalb der Medizin aus der Aufgabe, medizinische Forschungsvorhaben kritisch zu begleiten und methodische Grundlagen für diese Untersuchungen sowie für eine objektive Wertung der Ergebnisse zu schaffen. Die aus der medizinischen Forschung entspringenden Probleme bestimmen die Arbeit des Biometrikers, der seine Methoden den Sachproblemen anpassen muß (nicht umgekehrt!). Aus diesem „Dienstleistungscharakter" darf jedoch nicht geschlossen werden, daß eigenständige biometrische Forschung nicht möglich sei; einerseits sind die Beiträge der Biometriker zu den Forschungsprojekten oft erheblich und klar abgrenzbar, andererseits sind eigenständige Untersuchungen (z. B. Weiterentwicklung statistischer Methoden) nötig, wenn Probleme mit herkömmlichen Verfahren nicht lösbar sind.

Die Erfahrung zeigt, daß subjektive Einschätzungen von Therapieerfolgen häufig zu irreführenden Schlüssen führen; oft hielten vermutete Erfolge bestimmter Therapiekonzepte einer Überprüfung in sorgfältig geplanten großen Studien nicht stand. Die Biometrie zielt durch Versuchsplanung und -auswertung auf das Ausschalten des Einflusses bekannter und unbekannter Störgrößen, um Schlußfolgerungen auf objektiver Basis zu ermöglichen; sie ist daher ein unverzichtbares Begleitinstrument der Therapieforschung. Ihre Einbindung in die Therapieforschung ist in den angelsächsischen Ländern bereits zur Regel geworden; entsprechende Forderungen werden immer häufiger auch von angesehenen deutschen Wissenschaftlern formuliert, und ihre Bedeutung wird von immer mehr kritischen, wissenschaftlich arbeitenden Medizinern anerkannt. „...weil wissenschaftliche Medizin eine empirisch fundierte Handlungswissenschaft ist (!), ist die Anwendung der Biostatistik unverzichtbar" (Doerr 1984).

Ihre Stellung als Begleitinstrument bringt es mit sich, daß der Nutzen der Biometrie durch die Erfolge der begleiteten Forschungsvorhaben gemessen werden muß. Ich kann mich daher bei dieser Bestandsaufnahme nicht auf die biometrischen Aspekte beschränken, sondern muß Erfolge und Mißerfolge gesamthaft werten, bevor ich auf die Beiträge der Biometrie eingehe.

Das Gesagte gilt nicht allein für die Therapieforschung, sondern nach analoger Übertragung auch für die meisten anderen Bereiche des Forschungsprogramms:
- Im Präventions- und Früherkennungsbereich ist die biometrische Begleitung von Studien ebenso unerläßlich wie die von Therapiestudien im kurativen Bereich.
- Die statistische Methodik zur Bewertung diagnostischer Maßnahmen ist in den letzten Jahren ständig weiterentwickelt worden und sollte verstärkt eingesetzt werden.
- Neue Ansätze zur Erfassung unerwünschter Arzneimittelwirkungen können wesentlich zur Arzneimittelsicherheit beitragen.

Alle diese Bereiche werden hier nicht berücksichtigt. Die Qualitätssicherung in der Medizin – ein anderes wichtiges Aufgabengebiet der Biometrie – wird in einem anderen Beitrag dieses Sammelbandes gesondert behandelt (s. Beitrag Selbmann, S. 251).

3 Erfahrungen aus den bisherigen Programmabschnitten

Die erste Phase des Programms (1978–1981) und die erste Hälfte des zweiten Programmabschnitts sind vorüber, so daß eine Bilanz der bisherigen Erfahrungen unerläßlich ist, wenn diese bei der Fortschreibung berücksichtigt werden sollen. Eine Zwischenbilanz für den Therapiebereich ergibt, daß derzeit etwa 30, meist große, multizentrische Studien laufen und 3 Zentren für die biometrische Betreuung gefördert werden. Nach anfänglicher Globalförderung sind heute alle in die Biometrie fließenden Mittel (auch umfangmäßig) an die betreuten Studien gebunden. Neben den 3 Zentren betreuen einige auf Therapieforschung spezialisierte Institute für medizinische Statistik einzelne Studien und werden entsprechend gefördert. Einige kleinere Projekte wurden bereits abgeschlossen, und die Ergebnisberichte liegen vor. Derzeit befinden sich die ersten großen Studien in der Auswertungsphase; über ihre abschließenden Ergebnisse dürfte bis Ende 1985 berichtet worden sein.

Generell kann festgestellt werden, daß sich damit der Ansatz des Programms – soweit es die Therapieforschung betrifft – bewährt hat. Es ist gelungen, insbesondere im Bereich der Krebserkrankungen, große, kontrollierte, multizentrische Studien mit langer Beobachtungszeit in der Bundesrepublik Deutschland zu realisieren und damit das aussagekräftigste Instrument der Therapieforschung erstmals in breiter Front einzusetzen. Es wurde ermöglicht, daß die deutsche Therapieforschung auch bei der Erprobung experimenteller Ergebnisse im praktischen Einsatz mit der internationalen Entwicklung Schritt halten kann und deutsche Beiträge auch international Beachtung finden. Seine über die bereits vorhandene (und notwendige) klinische Therapieforschung hinausragende Bedeutung gewinnt das Programm, weil es nicht auf den Vergleich reiner Arzneimitteltherapien, sondern auf die korrekte Evaluierung komplexer Therapiekombinationen und -strategien ausgerichtet ist. Von pharamazeutischen Firmen werden derartige Studien nicht im erforderlichen Umfang gefördert. Somit wird nicht die Industrie von Forschungsaufgaben und den damit verbundenen finanziellen Belastungen entbunden, sondern Forschung in bisher vernachlässigten Bereichen und Pluralität in der Therapieforschung ermöglicht. Die in diesem Forschungsprogramm erarbeiteten Resultate und die Ergebnisse der Industrieforschung werden sich ergänzen.

Aus biometrischer Sicht ist es einer der wichtigsten Erfolge, daß an mehreren Stellen (und zwar nicht nur in den 3 Zentren) Infrastrukturen geschaffen wurden, die eine sachgerechte Betreuung großer Studien bei Planung, Organisation, Monitoring und Auswertung sowie die Unterstützung der Studienleitung in allen Phasen einer Studie ermöglichen. Dieser Wandel des Bildes vom Biometriker vom beckmesserischen Auswerter und Kritiker erhobener Daten zum mitverantwortlichen, in die Studie eingebundenen Organisator ist eine erwünschte Nebenwirkung des Programms, das damit sehr viel zur Verbesserung der Zusammenarbeit zwischen Klinikern und Methodikern und hiermit wiederum zur Qualitätssteigerung beigetragen hat.

Beim Resümieren der negativen Erfahrungen aus dem bisherigen Programmverlauf fallen zuerst die großen Unterschiede im Umfang der Aktivitäten und Förderung in den 4 Krankheitsbereichen auf. Zwar fließt ein erheblicher Teil der Mittel des Gesamtprogramms in die Deutsche Herz-Kreislauf-Präventionsstudie, betrachtet man aber die Therapieforschung alleine, bewegt sich im Bereich der Herz-Kreislauf- und psychischen Erkrankungen relativ wenig, im Gegensatz zum Krebsbereich, in dem der Durchbruch voll gelungen ist. Im Rheumabereich ließ sich bisher keiner der Studienansätze realisieren; derzeit ist nach einer gründlichen Analyse der deutschen Rheumaforschung die Definition neuer Förderungsschwerpunkte im Gange. Da wegen der Größe der betroffenen Patientengruppen in unserer Bevölkerung alle 4 Krankheitsbereiche außerordentlich bedeutsam sind, werden vor der Fortschreibung des Programms dieses Phänomen und mögliche Abhilfen eingehend zu analysieren sein.

Als Mangel betrachte ich auch, daß die anzustrebende Verflechtung von Diagnostik- und Therapiekonzepten bisher zu kurz gekommen ist. Die Auffassung von der Diagnose als Handlungsanweisung für therapeutische Maßnahmen fordert die gemeinsame Betrachtung diagnostischer und therapeutischer Ansätze.

Nicht unerwähnt bleiben dürfen auch die verwaltungstechnischen Hemmnisse, weil sie sich in diesem Forschungsprogramm als stark retardierendes Moment bei der Umsetzung erfolgversprechender Forschungsansätze erwiesen haben. Dürften die Anfangsschwierigkeiten – durch Aufbau und Erprobung der Fördermechanismen und die Abklärung ethischer und rechtlicher Probleme bedingt – auch überwunden sein, so muß die immer noch beobachtbare Gefährdung inhaltlich bewilligter Studien durch den langen und verschlungenen Weg durch die verschiedenen Ebenen der Forschungsverwaltung bis zur Freigabe der ersten Fördermittel überprüft werden. Hinderlich für eine flexiblere Handhabung der Förderung verschiedener, dem Erkenntnisstand zum jeweiligen Problem angepaßter Forschungssätze erwies sich auch die zu starre Vorgabe und Festlegung auf einen Studientyp (kontrolliert, randomisiert!). Da einerseits die Intention des Programms, nur aussagefähige Studien zu fördern, unterstützt werden muß, andererseits interessanten

Fragestellungen eine Förderung nicht versagt werden sollte, weil kontrollierte Studien nicht durchführbar sind, bedarf dieser Punkt einer besonderes vorsichtigen Abwägung (s. Abschn. 4).

Schließlich hat das Drängen der Förderer auf Hinzuziehen eines Biometrikers auch zu Mißverständnissen bei den Klinikern und in einzelnen Fällen zu Verstimmungen zwischen Klinikern und Methodikern geführt; manchmal wurden Hinweise auf die methodischen Zentren als Zwang zur Zusammenarbeit mit diesen aufgefaßt. Daß eine auf freiem Willen basierende Wahl des methodischen Betreuers unabdingbare Voraussetzung einer fruchtbaren Zusammenarbeit ist, steht außer Frage, wurde von mir und meinen Kollegen immer wieder betont, doch offenbar nicht immer mit dieser Deutlichkeit weitergegeben und verstanden.

Nach dieser pauschalen Wertung sollen die positiven Auswirkungen des Programms nochmals in etwas detaillierterer Form angeführt werden.

Die Ergebnisse der ersten großen Studien werden im Verlauf dieses Jahres vorliegen. Damit werden auf umfangreichem, fundiertem Zahlenmaterial basierende Berichte über Therapievergleiche gegenüber Berichten über Einzelbeobachtungen aus zahlreichen kleinen Studien in den Vordergrund treten. Zu erwarten ist, daß an die Stelle aus teilweise widersprüchlichen Einzelbeobachtungen zusammengesetzter Bilder in Zukunft konkrete und validierte Empfehlungen über die beste Therapieform treten werden. Auftrund der großen Fallzahlen und der Güte der Daten, auf denen die Ergebnisse basieren, werden diese auch international akzeptiert und die deutsche Therapieforschung stärker als bisher in den internationalen Dialog eingebunden werden.

Immer häufiger wurden in letzter Zeit (noch nicht beendete) Studien aus dem Programm auf Kongressen vorgestellt, und zwar wird über Studienansatz (Protokoll), Erfahrungen bei der Durchführung (Monitoring) und Zwischenauswertungen berichtet. Die Sorgfalt, mit der diese Studien geplant und mit der die Daten erhoben werden, und die erreichbare Schärfe und Qualität der Aussagen fanden starke Beachtung. Es ist zu hoffen und zu erwarten, daß zukünftig die Forschungskapazität in große, multizentrische Studien einfließt, statt wie bisher in eine Vielzahl kleiner, wenig aussagefähiger Untersuchungen. Die Studien aus dem Programm sind qualitätsmäßig zur Richtschnur für andere geworden. Bereits heute wenden sich pharmazeutische Firmen mit Betreuungswünschen für große Studien mit langen Nachbeobachtungszeiten an Methodiker mit entsprechender Infrastruktur und Studienerfahrung, so daß die gesetzten Qualitätskriterien auch in der Industrieforschung zu greifen beginnen. Das Programm begünstigt demnach das Ineinandergreifen öffentlich- und industriegeförderter Forschung und wird über die geförderten Vorhaben hinaus positive Auswirkungen auf die gesamte Therapieforschung haben.

Als Erfolg ist auch zu werten, daß – angestoßen durch das Programm – ethische Vertretbarkeit sowie ethische und juristische Probleme der Durchführung von Therapiestudien intensiv diskutiert wurden und in Zusammenarbeit von Medizinern, Juristen und Biometrikern Lösungen aufgezeigt wurden. Das Bewußtsein der an Studien beteiligten Ärzte bezüglich ihrer Verantwortung bei Teilnahme an einer vergleichenden Studie und ihrer Aufklärungspflicht gegenüber den Patienten wurde geschärft und die Problematik durch entsprechende Sitzungen auf Medizinkongressen und durch spezielle Veranstaltungen zu dieser Thematik der Ärzteschaft allgemein bekannt gemacht.

Aus biometrischer Sicht ist besonders begrüßenswert, daß die unangreifbaren Vorzüge des Instruments „kontrollierte Studie" – aber auch seine Grenzen – den mit Studien befaßten Klinikern in der Bundesrepublik Deutschland deutlich gemacht wurden. Gerade die zahlreichen kontroversen Diskussionen über Vor- und Nachteile dieses Studientyps haben zu seiner angemessenen Einschätzung und Würdigung beigetragen. In Anbetracht der großen Zahl möglicher Störfaktoren und der Schwierigkeit ihres Erkennens wurde die Bedeutung einer sorgfältigen Versuchsplanung, eines vollständigen und eindeutigen Studienprotokolls (Fixierung von Behandlungskonzept und Wirksamkeitsdefinition), der Standardisierung der Meßmethoden, einer ständigen Qualitätskontrolle der Datenerhebung, des Studienmonitorings und vorab eingeplanter Zwischenauswertungen von vielen Klinikern erkannt und akzeptiert. Die kritische Einstellung der Mediziner zur Eindeutigkeit der sog. harten Daten (z. B. Laborwerte) wurde geschärft, und die Notwendigkeit von Referenzzentren oder der Festlegung von Referenzmethoden zur Bestimmung dieser Variablen wird heute allgemein anerkannt.

Bereits die im ersten Programmabschnitt geplanten und begonnenen Studien haben zahlreiche methodische Weiterentwicklungen angeregt, und deutsche Biometriker arbeiten an der raschen internationalen Entwicklung der Methodenforschung für Therpaiestudien mit. Erwähnt seien die Entwicklungen in den Gebieten Prärandomisierung, Randomisierung mit Balancierungsmechanismen, gruppensequentielle Auswertungen, nichtproportionale Modelle für Überlebenszeiten und Einbeziehung der Lebensqualität in die Zielkriterien. Die durch das weltweite Anwachsen der Zahl der Therapiestudien initiierten, noch im Fluß befindlichen biometrischen Entwicklungen der letzten Jahre werden zukünftig problemgerechtere Auswertungen und Ergebnisinterpretationen ermöglichen.

Wichtig für beide Seiten (Kliniker und Biometriker) war auch die Erfahrung, daß in der Therapieforschung (und nicht nur dort) der Methodiker – neben seiner Verantwortlichkeit für die statistische Planung und Auswertung – die Studienleitung in allen Phasen der Studie mitverantwortlich unterstützen muß. Der Biometriker ist beteiligt an der Konkretisierung der Fragestellung, an der Entwicklung des Studienprotokolls, am Dokumentationsbogenentwurf, an der Kontrolle und Korrektur der erhobenen Daten sowie an Mahn- und Monitoringfunktionen, wie z. B. der Einbestellung der Patienten zu Nachuntersuchungen und der sequentiellen Überwachung möglicher Nebenwirkungen. Er ist damit nicht nur für die Auswertung, sondern auch für die Auswertbarkeit der erhobenen Daten verantwortlich. Durch Studien mit gut funktionierender Zusammenarbeit wurde erreicht, daß die Akzeptanz der Biometriker als wichtige und gleichberechtigte Partner bei den Klinikern nicht mehr in Zweifel gezogen wird. Andererseits wurden manche Biometriker durch den Zwang zur konkreten Forschungsunterstützung aus ihrem methodischen Elfenbeinturm in die Realität des Machbaren herausgeholt. Vielfach bestehendes beiderseitiges Mißtrauen wurde abgebaut und an vielen Stellen eine jetzt von beiden Seiten positiv beurteilte Zusammenarbeit eingeleitet, die auch für andere Stellen und für andere Bereiche der klinischen Forschung zum Vorbild werden kann.

4 Empfehlungen für die Fortschreibung des Programms

Grundsätzlich müssen innerhalb der Förderungsprogramme der Bundesregierung im Bereich der Therapieforschung weiterhin vorrangig große, vergleichende klinische Studien gefördert werden, da durch die Denkschrift von Gerok (1979) diese Aufgabe den Bundesministerien zugeordnet wurde; die DFG sieht nach dieser Denkschrift dagegen die eher grundlagenorientierte „klinische Forschung im engeren Sinne" als ihre vorrangige Aufgabe an. Diese Aufteilung wurde von Gerok (1981) erneut unterstrichen und von den Bundesministerien für das vorliegende Programm übernommen (vgl. Forschung und Entwicklung im Dienste der Gesundheit – Programm der Bundesregierung 1983–1986, S. 15).

Die 10 folgenden Empfehlungen basieren zum großen Teil auf den gerade beschriebenen Erfahrungen. Einige Lücken im Programm werden deutlich beim Vergleich mit Entwicklungen in anderen Ländern; die beiden letzten Empfehlungen betreffen daher Ergänzungen des bisherigen Programms, die ich wegen ihrer Bedeutung für die Gesundheitsversorgung der Bevölkerung für besonders wichtig halte. Ich erinnere daran, daß meine Empfehlungen sich auf den Sektor Therapieforschung beschränken.

4.1 Stärkere Gewichtung der bisher unzureichend geförderten Krankheitsbereiche

Es ist anzustreben, daß die Krankheitsbereiche „Herz-Kreislauf" und „Rheuma" verstärkt gefördert werden; gleiches sollte für den Bereich „psychische Krankheiten" gelten, falls die derzeitigen verstärkten Aktivitäten in diesem Bereich nicht bereits bis zum Ende des zweiten Programmabschnitts zum Erfolg geführt haben. Es ist zu klären, weshalb sich in diesen Bereichen so wenig bewegt hat, um zu entscheiden, ob besondere Motivierungen erforderlich sind oder ob für bestimmte Bereiche die stärkere Zuwendung zu anderen Forschungsinstrumenten zu empfehlen ist. Es ist denkbar, daß z. B. im Rheumabereich der Kenntnisstand über Mechanismen der Krankheit und Therapien noch zu unsicher ist, um vorrangig kontrollierte Studien als methodisches Instrument einsetzen zu können. Hier sind besondere strukturelle Überlegungen erforderlich, da die deutsche Rheumaforschung in der Regel außerhalb der Universitäten angesiedelt ist. Verlaufsbeobachtungen und Studien zur Ätiopathogenese sollten neben prospektive Therapiestudien treten. Sie erfordern wie diese eine biometrische Begleitung. Schließlich sollte das Förderungsprogramm nicht zu ausschließlich auf die 4 genannten Krankheitsbereiche begrenzt werden, damit in Einzelfällen auch erfolgversprechende Therapiestudien bei anderen Krankheiten gefördert werden können.

4.2 Verankerung der kontrollierten klinischen Studie, jedoch ohne Ausschluß anderer Forschungsansätze

Die kontrollierte (randomisierte) Studie als das geeignetste und verläßlichste Instrument zur Bewertung der Wirksamkeit einer Therapie bzw. zum objektiven Vergleich von Therapien muß stärker als bisher im Methodenrepertoire der klinischen

Forschung verankert werden; dies ist trotz entsprechender Empfehlungen von biometrischer (z. B. Feinstein 1980; Victor 1981; Immich 1985) und klinischer Seite (z. B. Gerok 1979, 1981; Herfahrt u. Schlag 1984) bisher in der Bundesrepublik Deutschland noch nicht in ausreichendem Maße geschehen. Es sollte daher auf die Priorität kontrollierter Studien im Förderungsprogramm der Bundesregierung weiterhin besonderer Wert gelegt werden; jedoch dürfen künftig Anträge, die den Einsatz anderer Studientypen vorsehen, allein aufgrund dieser Tatsache nicht benachteiligt werden. Wichtig ist die problemgerechte Wahl des Forschungsinstruments! Ziel jeder Forschung ist Erkentntnisgewinnung, und die eingesetzten Instrumente müssen diesem Ziel untergeordnet werden. Unterschiedliche statistische Ansätze sind nötig, je nachdem, ob neue Phänomene aufgedeckt oder wohlbegründete Vermutungen nach der Umsetzung in Hypothesen verifiziert werden sollen. Kriterien einer problemgerechten Wahl der Methodik (von der explorativen Datenanalyse bis zur kontrollierten Studie) und die Wertigkeit verschiedener Studientypen sind u. a. von Berde et al. (1980), Überla (1981) und Victor (1982) dargelegt worden.

Diese Kriterien orientieren sich am Forschungsziel, am Kenntnisstand und an den Randbedingungen des medizinischen Problems. Nichtkontrollierte Studien und explorative Verfahren kommen in Betracht, wenn nach Zusammenhängen gesucht wird (z. B. Erkennung von Risikogruppen), Wirkungsmechanismen zu klären sind oder eine randomisierte Studie aus ethischen und/oder organisatorischen Gründen nicht realisierbar ist. Solche Beobachtungsstudien erfordern entgegen einer verbreiteten Meinung jedoch eine besonders sorgfältige Planung, umfangreiche Datenerhebung, arbeitsaufwendige Auswertung und intensive biometrische Betreuung; sie sind nicht einfacher und billiger als randomisierte Studien. Es sei daran erinnert, daß auch in kontrollierten Studien die Ergänzung der Primärauswertung durch explorative Analysen die Regel ist, da die Suche nach richtigen Untergruppen oft wichtiger ist als die Klärung der Frage, ob Therapie A (im Mittel) besser sei als Therapie B.

Die Priorität der kontrollierten Studie ist also nicht durch *generell bevorzugte* Förderung sicherzustellen, sondern durch die Reihenfolge der in jedem Einzelfall durchzuführenden Adäquatheitsprüfung des Forschungsansatzes: Ist das Hauptziel, „zu überzeugen", so kommen nur kontrollierte Studien in Frage. Ist eine Hypothese zu klären oder zwischen mehreren zu entscheiden, ist zuerst die Frage zu klären, ob eine randomisierte Studie durchführbar und ethisch vertretbar ist. Nur wenn die Antwort auf diese Frage „Nein" heißt, kommen Alternativen in Frage. Nur falls das Forschungsvorhaben *ausschließlich* explorativen Charakter hat, kann diese Frage übergangen werden.

4.3 Ausrichtung auf komplexe Therapiestrategien

Förderungen aus diesem Programm sollten weiterhin auf die Prüfung komplexer (kombinierter) Therapiestrategien (z. B. chemo- und strahlentherapeutische Ansätze in Kombination, Prüfung einer adjuvanten Verhaltenstherapie oder einer chirurgischen gegen eine rein medikamentöse Therapie) beschränkt bleiben. Die Resultate werden dann wichtige Ergänzungen zu den (üblicherweise industriefinanzierten) reinen Medikamentenvergleichen bilden. Da eine umfangreiche Förderung der Untersuchung komplexer Therapiestrategien durch die pharmazeutische Industrie kaum denkbar ist, ist öffentliche Förderung für diesen Bereich unverzichtbar, wenn in der Bundesrepublik Deutschland sinnvolle Therapieforschung in ihrer ganzen Breite weiterhin stattfinden soll. Wie in den USA und England können nur durch derartige Forschungsprogramme in ausreichendem Umfang Studien mit solch komplexen Fragestellungen initiiert und für Kliniker der Anreiz zur Beteiligung an diesen geschaffen werden. Es gehört zu den Aufgaben des Programms, einem Abdriften der Therapieforschung in den rein medikamentösen Bereich entgegenzuwirken und die Beteiligung einer Klinik an einer multizentrischen, großen Studie als wenigstens ebenso verdienstvoll zu würdigen wie die Durchführung einer klassischen klinischen Medikamentenprüfung. Gegensätze zwischen öffentlich und industriell geförderter Forschung sind nicht zu befürchten, im Gegenteil, eine Ergänzung und gegenseitige Befruchtung der beiden Bereiche darf erwartet werden. Es ist darauf zu achten, daß das Programm nach wie vor zur Pluralität in der Therapieforschung beiträgt, denn erfahrungsgemäß bringt eine von starken Partnern getragene Pluralität die Wissenschaft besonders schnell voran.

4.4 Kopplung diagnostischer und therapeutischer Studien

Von einem fortgeschriebenen Programm sollten m. E. Anstöße zur Verbesserung des Informationsflusses zwischen diagnostikorientierten und therapeutischen Studien und zur Verkoppelung dieser beiden Bereiche ausgehen. Prognostische Faktoren und diagnostische Kategorien (z. B. TNM-Klasifikation) sind häufige Einschlußkriterien von Therapiestudien. Studien zur Validität diagnostischer Klassifikationen und zu ihrer Aussagefähigkeit für die Prognose werden innerhalb und außerhalb des Programms gefördert. Krankheitszustand zu Beginn und Therapie haben jedoch beide Einfluß auf die Zielkriterien – häufig mit Wechselwirkungen –, und es liegt daher nahe, entsprechende Studien enger aneinander zu koppeln, um zusammenfassende Untersuchungen und Auswertungen möglich zu machen. Die Abgenzung der Bereiche in den Anfangsphasen des Programms war sicherlich sinnvoll, um in jedem der Bereiche Aktivitäten in Gang zu bringen, in den weiteren Phasen des Programms muß jedoch dem Zusammenlaufen der Einzelaktivitäten stärkere Beachtung geschenkt werden.

4.5 Unterstreichung der Notwendigkeit einer biometrischen Begleitung der Therapieforschung

Die Schaffung einiger Schwerpunkte zur organisatorischen und methodischen Betreuung der Studien hat sich bewährt, und ich empfehle nachdrücklich die gezielte Weiterförderung dieser Institutionen. Ich denke dabei nicht nur an die 3 „Zentren", sondern auch an Institute für medizinische Statistik, die sich auf Therapieforschung konzentriert, sich in den ersten Abschnitten des Förderprogramms oder bei der Betreuung anderer großer multizentrischer Studien bewährt und mit Mitteln gleich welcher Art geeignete Infrastrukturen aufgebaut haben. Zu vermeiden ist allerdings die Streuung der Mittel nach dem Gießkannenprinzip auf beliebige deutsche Biometriker, unabhängig von ihrem Forschungsschwerpunkt, oder auf von Studienleitern angeworbene, nur der rechnerischen Durchführung statistischer Methoden kundige Naturwissenschaftler. Die Konzentration auf wenige Stellen ermöglicht nicht nur die Schaffung leistungsfähiger Infrastrukturen, sondern auch das Heranbilden besonders qualifizierter Mitarbeiter für die Therapieforschung. Die „Zentrenbildung" hat sich in den angelsächsischen Ländern seit Jahren bewährt, sie vermeidet die von Gerok (1981) so klar aufgezeigte Gefahr, daß Studien auch bei sorgfältigster Planung und hoher Qualifikation des Studienleiters scheitern, da ihr Erfolg in hohem Maße von den „anonymen Mitarbeitern" abhängt. Diese Zentralisierung darf aber nicht zur „Zuteilung" von methodischen Beratern durch Geldgeber, Projektträger oder Sachverständigengremien führen. Klinischer Studienleiter und biometrischer Berater müssen aus Interesse an der Fragestellung und aus freien Stücken als gleichberechtigte Projektpartner zusammenfinden, deren eigenständige Teilanträge gekoppelt und aufeinander abgestimmt sein müssen und nur gemeinsam tragfähig sind. Nur so ist eine reibungslose Kooperation während der gesamten Laufzeit langfristiger Studien möglich. Eine Klarstellung dieser Tatsache dürfte genügen, um die in den ersten Projektabschnitten manchmal beobachteten und im letzten Abschnitt erwähnten Mißverständnisse auszuräumen.

4.6 Einbindung notwendiger methodischer Forschung in die Vorhaben

Es muß auf allen Ebenen der Forschungsverwaltung deutlicher als bisher klargestellt werden, daß die organisatorische und methodische Betreuung einer Therapiestudie nicht eine reine Dienstleistung nach vorgegebenem Schema ist, sondern in aller Regel neue klinische Fragestellungen mit neuen methodischen Problemen verbunden sind. Dem betreuenden Biometriker ist daher ausreichender Freiraum zur Lösung der anstehenden methodischen Probleme zu geben. Ich spreche hier nicht der Förderung wertfreier methodischer Forschung das Wort, sondern möchte diese Empfehlung auf methodische Probleme beschränkt wissen, die aus der klinischen Fragestellung entspringen und an diese angebunden sind.

Die dominierende Rolle methodischer Themen auf internationalen Kongressen der Therapieforschung und die zahlreichen Veröffentlichungen aus dem Kreis der methodischen Betreuer innerhalb dieses Programms belegen die Notwendigkeit zur methodischen Forschung. Diese muß weiter gefördert werden, wenn wir nicht unsere Beteiligung am internationalen Dialog wieder aufgeben und uns wieder von der internationalen Entwicklung abkoppeln möchten.

In diesem Zusammenhang sollen noch einige methodische Themenkreise aufgelistet werden, die derzeit diskutiert werden und m. E. einer intensiveren Untersuchung bedürfen:

- Qualitätskontrolle und -sicherung innerhalb langfristiger Studien in den Bereichen Datenqualität, Klinikvergleiche und Training der Mitarbeiter
- (Gruppen-)sequentielles Vorgehen und Abbruchregeln unter Einbeziehung einer Abwägung von Wirksamkeit *und* Nebenwirkungen
- Auswertungsmethoden für Zielkriterien, die neben der „Überlebenszeit" auch die „Lebensqualität" einbeziehen (diesen Punkt betrachte ich als eine der großen

derzeitigen Herausforderungen für die Biometriker, da die intensiven Bemühungen zur Entwicklung geeigneter Meßinstrumente und Auswertungsmethoden für Lebensqualität bisher zu keinem Erfolg geführt haben)
- Korrekte Methoden zur Zusammenfassung der Ergebnisse mehrerer Studien (dieses bisher nur unbefriedigend gelöste Problem wird mit der Proliferation von Studien zu gleichen oder ähnlichen Themen in den kommenden Jahren vordringliche Bedeutung erhalten; es ist unvertretbar, eine Großstudie durchzuführen, nur weil eine Vielzahl vorangegangener Studien – jede für sich betrachtet – zu keinem endgültigen Ergebnis führte)

Diese Liste der wichtigsten Themen ist keineswegs vollständig und kann es nicht sein, da erfahrungsgemäß häufig unvorhergesehene methodische Probleme auftreten. Die Bearbeitung aller dieser Probleme macht eine besonders enge Zusammenarbeit von Klinikern und Methodikern nötig, und es darf nicht erwartet werden, daß ihre Lösung den praktisch arbeitenden Biometrikern von theoretisch orientierten Kollegen abgenommen wird.

4.7 Vereinfachung der Forschungsverwaltung

Als letzter, aber nicht unwichtigster Hinweis aufgrund bisheriger Erfahrungen sei die Notwendigkeit einer Vereinfachung der Forschungsverwaltung durch ihre verschiedenen Ebenen von der Verwaltung eines Unterauftragnehmers über die Universitäts- bzw. Klinikverwaltung des Studienleiters, über die verschiedenen Projektträger und ihre Abgrenzungsregeln bis hin zur Verwaltung in den Ministerien erwähnt. Es kann nicht angehen, daß vielversprechende, positiv beurteilte Studienansätze aufgrund der beträchtlichen Reibungsverluste auf diesem langen Weg gefährdet oder sogar verhindert werden. Die schwierigen und mit langen Verzögerungen verbundenen Verwaltungswege haben schon oft die Motivation von Studienteilnehmern gebremst, die Zahl der teilnehmenden Kliniken reduziert und damit den Erfolg der gesamten Studie gefährdet. Die internationale Beachtung eines Ergebnisses hängt ganz wesentlich auch von seiner Aktualität ab; Zeiträume von Jahren vom Antrag bis zum Fließen der ersten Gelder und Start der Studie aber machen Aktualität auf dem internationalen Parkett unmöglich. Sorgfältige Bemessung und Verwendung der Forschungsmittel ist im Interesse aller Antragsteller nötig, der Verwaltungsaufwand muß jedoch in Relation zum Nutzen stehen.

4.8 Weiterführung erfolgreicher Studien

Die Ausdehnung und Weiterführung von Studien, die erfolgreich, nach Plan, mit Ergebnissen, deren Ergänzung wünschenswert wäre, abgeschlossen wurden, kann einen beträchtlichen zusätzlichen Erkenntnisgewinn liefern und erfordert wegen der aufgebauten Strukturen verhältnismäßig geringen finanziellen Aufwand. Anträge auf Verlängerungen erfolgreicher Studien sollten nicht von vornherein als Zeichen für Planungsfehler abqualifiziert, sondern eingehend geprüft werden. Zu denken ist an eine Fortsetzung der Nachbeobachtung bei Langzeitstudien und an die Dokumentation weiterer Fälle zur Validierung der erzielten Ergebnisse.

4.9 Erforschung von Nebenwirkungen

Der Erforschung unerwünschter Wirkungen einer Therapie und ihrer Determinanten sollte – nachdem bisher die Wirksamkeit im Vordergrund stand – in Zukunft eine stärkere Beachtung geschenkt werden. Die Schwierigkeiten einer zuverlässigen Überwachung und Abschätzung unerwünschter Nebenwirkungen sind aus dem Medikamentenbereich hinlänglich bekannt. Diese Schwierigkeiten liegen zum großen Teil in den bisher nicht hinreichend entwickelten methodischen Grundlagen für Nebenwirkungsstudien. Diskussionen um Durchführbarkeit prospektiver Nebenwirkungsstudien, um Vor- und Nachteile von Meldesystemen gegenüber „prescription-event monitoring" (vgl. Inman u. Rawson 1984) sind in vollem Gange. Auch die methodischen Probleme einer sequentiellen Nebenwirkungsüberwachung im Rahmen von Studien, deren Versuchspläne durch das Testen der Hauptwirkung festgelegt sind, gehört hierher. Gerade in diesem Feld bietet sich eine enge Kooperation mit der Industrieforschung an, und der bisher angesammelte Erfahrungsschatz gibt zu der Hoffnung Anlaß, daß in den nächsten Programmphasen auch einige wenige Studien in diesem schwierigen Bereich erfolgversprechend realisiert werden können.

4.10 Untersuchungen zur Umsetzung von Ergebnissen in die Praxis

Langfristig erscheint mir für die Legitimation der öffentlichen Förderung der Nachweis erforderlich, daß die Ergebnisse der geförderten Studien auch Eingang in die therapeutische Versorgungspraxis finden. Die Umsetzung sollte bei sicheren Erkenntnissen möglichst ohne Verzug und auf Veranlassung der Studienleitung erfolgen. Wir sollten im Sinne einer möglichst optimalen Versorgung der Patienten dafür Sorge tragen, daß die in Therapiestudien gewonnenen Ergebnisse nicht nur einem kleinen Kreis interessierter Wissenschaftler bekannt werden, sondern möglichst rasch allen Patienten zugute kommen. International laufen Forschungen über Mechanismen der Beschleunigung und Behinderung der Umsetzung von Forschungsergebnissen unter dem Stichwort „Implementationsforschung". Die Bedeutung, die diesem Problem in den USA beigemessen wird, läßt sich u. a. daran erkennen, daß das Amt für Technologiefolgenbewertung des Kongresses der USA einen umfangreichen Bericht zum Einfluß randomisierter Studien auf die Gesundheitspolitik und die Krankenversorgung erarbeitet hat, der zahlreiche Vermittlungsdefizite aufzeigt (U. S. Congress – OTA 1983). Dort werden bei Therapiestudien die erforderlichen Schritte zur Umsetzung der Ergebnisse in die Versorgungspraxis häufig von Anfang an mitgeplant und mitfinanziert, da der hohe Aufwand für kontrollierte Studien diese Art von Erfolgskontrolle unumgänglich macht. In der Bundesrepublik Deutschland und speziell im Therapiestudienprogramm sind entsprechende Aktivitäten bisher unbekannt. Es fehlt uns das Wissen über den Einfluß publizierter Studienergebnisse auf die Praxis und die derzeit bestimmenden Faktoren für therapeutische Entscheidungen. Es wäre daher zu begrüßen, wenn das Forschungsprogramm um diese Komponente erweitert würde.

Ich will meine Empfehlungen abschließend nochmals schlagwortartig zusammenstellen:

1. Stärkere Gewichtung der bisher unzureichend geförderten Krankheitsbereiche
2. Verankerung der kontrollierten klinischen Studie, jedoch ohne Ausschluß anderer Forschungsansätze
3. Ausrichtung auf komplexe Therapiestrategien
4. Kopplung diagnostischer und therapeutischer Studien
5. Unterstreichung der Notwendigkeit einer biometrischen Begleitung der Therapieforschung
6. Einbindung notwendiger methodischer Forschung in die Vorhaben
7. Vereinfachung der Forschungsverwaltung
8. Weiterführung erfolgreicher Studien
9. Erforschung von Nebenwirkungen
10. Untersuchungen zur Umsetzung von Ergebnissen in die Praxis

5 Schlußbemerkung

Es ist festzustellen, daß das Programm der Bundesregierung zur Förderung von Forschung und Entwicklung im Dienste der Gesundheit im Therapiebereich generell erfolgreich war und seine Fortsetzung für diesen Bereich uneingeschränkt zu empfehlen ist. Zu diesem Erfolg haben auch die beteiligten Biometriker beigetragen; es wurde deutlich, daß die Komponente der methodischen Betreuung ein unverzichtbarer Bestandteil des Programms ist und bleiben muß. Das Programm hat in Teilgebieten den Anschluß an die internationale Entwicklung ermöglicht, in Einzelfällen auch das Vordringen an die Spitze. Soll das internationale Niveau gehalten werden und Therapieforschung in der Bundesrepublik Deutschland nicht nur im Medikamentenbereich, sondern in voller Breite sinnvoll weitergehen, ist eine Fortsetzung der öffentlichen Förderung für diesen Bereich unumgänglich.

Literatur

Berde B, Black D, Block JW, Dengler HJ et al. (1980) The scientific and ethical basis of the clinical evaluation of medicines. J Clin Pharmacol 18:129–134
Doerr W (1984) Von der Schwierigkeit des Gegenstandes. In: Zum Winkel K et al. (Hrsg) Randomisation und Aufklärung bei klinischen Studien in der Onkologie. Springer, Berlin Heidelberg New York Tokyo, S 1–3
Federer WT (1984) Cutting edges in biometry. Biometrics 40:827–839
Feinstein AR (1980) Problematik und Herausforderung bei randomisierten Studien – ein Kommentar (Editorial). Triangel 19:77–81
Gerok W (1979) DFG-Memorandum: Zur Lage und Verbesserung der klinischen Forschung in der Bundesrepublik Deutschland. Boldt, Boppard
Gerok W (1981) Beitrag zum Forumsgespräch: Zukunft der Therapiestudien. In: Victor N, Dudeck J, Broszio EP (Hrsg) Therapiestudien. Springer, Berlin Heidelberg New York, S 597–599
Herfarth C, Schlag P (1984) Besonderheiten bei Randomisation und Patientenaufklärung im Rahmen chirurgisch-onkologischer Therapiestudien. In: Zum Winkel K et al. (Hrsg) Randomisation und Aufklärung bei klinischen Studien in der Onkologie. Springer, Berlin Heidelberg New York Tokyo, S 33–38

Immich H (1985) Wie beurteilt man die Qualität einer Therapiestudie. Intern Prax 25:359–371

Inman WHW, Rawson NSB (1984) Risk perception and prescription-event-monitoring. 5th Internat. Meeting Pharm. Physicians, München 14.–17.10.84

Überla KK (1981) Therapiestudien: Indikation, Erkenntniswert und Herausforderung. In: Victor N, Dudeck J, Broszio EP (Hrsg) Therapiestudien. Springer, Berlin Heidelberg New York, S 8–21

U.S. Congress, Office of Technology Assessment (OTA) (1983) The Impact of Randomized Clinical Trials on Health Policy and Medical Practice: Background Paper. OTA-BP-H22, U.S. Govt. Print. Office, Washington D.C.

Victor N (1981) Therapiestudien: Herausforderung für den Biometriker. In: Victor N, Dudeck J, Broszio EP (Hrsg) Therapiestudien. Springer, Berlin Heidelberg New York, S 50–58

Victor N (1982) Exploratory data analysis and Clinical research (Editorial). Methods Inf Med 21:53–54

Qualitätssicherung in der Medizin –
Ziele und Forschungsbedarf

H. K. Selbmann

1 Einleitung

Die Qualitätssicherung in der Medizin ist sicher kein eigenständiges, in sich abgeschlossenes Forschungsgebiet. Lediglich die Probleme und ihr gedanklicher Lösungsansatz lassen sie als Einheit erscheinen. Dieser aber ist fächerübergreifend und bedient sich u. a. der Methoden der Informationsverarbeitung, Biometrie, Epidemiologie und Gesundheitssystemforschung. Überall dort, wo sich das ärztliche Handeln auf gesichertes medizinisches Wissen stützen kann, läßt sich die Qualität beurteilen und können Maßnahmen zu ihrer Sicherung und – wenn notwendig – Verbesserungen entwickelt und in den ärztlichen Alltag eingeführt werden. Damit sind 2 der Hauptschwierigkeiten ärztlicher Qualitätssicherung aufgezählt: die Definition gesicherten Wissens – benötigt zur Auswahl der Anwendungsfelder und der Messung der Qualität – und die Kontrolle bzw. Intervention eines laufenden Prozesses. Inbesondere im zweiten Punkt unterscheidet sich die Qualitätssicherung von der medizinischen Forschung im üblichen Sinn.

Man wird im folgenden zwischen Qualitätssicherungsprogrammen und qualitätssichernden Maßnahmen zu unterscheiden haben. Qualitätssichernde Maßnahmen tragen nachweislich entweder – präventiv – zur Verhinderung medizinischer Qualitätsprobleme bei oder helfen – kurativ –, Qualitätsprobleme zu beseitigen. Die Qualitätsprobleme spiegeln dabei den Gesundheitszustand der medizinischen Versorgung wider. Qualitätssicherungsprogramme beinhalten i. allg. neben der möglichst zeitigen Erkennung von Qualitätsproblemen auch meist längerfristige Kontrollen der eingesetzten qualitätssichernden Maßnahmen. Die Einführung von Qualifikationsnachweisen oder erweiterten klinischen Dokumentationen ist erst dann eine qualitätssichernde Maßnahme, wenn ihre Wirkung auf die Qualität der medizinischen Versorgung nachgewiesen wurde, für sich genommen aber noch kein Qualitätssicherungsprogramm.

Zur Strukturierung der folgenden Diskussion des Forschungsbedarfs im Bereich der Qualitätssicherung soll das aus 5 Schritten bestehende Paradigma eines Qualitätssicherungsprogramms herangezogen werden (Selbmann 1983):

1. Beobachtung der Qualität der medizinischen Versorgung
2. Problemerkennung und Setzen von Prioritäten
3. Analyse des ausgewählten Problems und Erarbeitung von Lösungsvorschlägen
4. Auswahl des geeigneten Lösungsvorschlags und Umsetzung in die Praxis
5. Kontrolle, ob durch die neuen Maßnahmen das Problem auch tatsächlich beseitigt wurde

2 Beobachtungstechniken im Rahmen von Qualitätssicherungsprogrammen

Ausgangspunkt jedes Qualitätssicherungsprogramms ist die geeignete Beobachtung der medizinischen Versorgung. Diese Beobachtung sollte dort erfolgen, wo Qualitätsmängel häufig auftreten können bzw. wo sie schwerwiegende Folgen hinterlassen. Sowohl die Problemfelder als auch die Beobachtungsinstrumente variieren zwischen den medizinischen Fachgebieten und müssen daher für jedes Fachgebiet neu überprüft bzw. erarbeitet werden.

3 Maßnahmen zur Erzielung geeigneter Beobachtungen für Qualitätssicherungsprogramme sind zu unterscheiden:
– die Standardisierung der routinemäßig anfallenden Beobachtungen,
– die Sammlung zerstreut anfallender Beobachtungen an geeigneter Stelle und
– die Erzeugung spezieller qualitätsrelevanter Informationen.

2.1 Standardisierung von Beobachtungen

Die Standardisierung der routinemäßig anfallenden Beobachtungen erfolgt mit dem Ziel, eine Vollständigkeit, Gültigkeit und Vergleichbarkeit der Beobachtungen im zeitlichen Verlauf und zwischen ähnlichen Versorgungseinrichtungen herzustellen. Hierzu gehören insbesondere die bewußte Beobachtung und Registrierung durchgeführter diagnostischer und therapeutischer Maßnahmen einschließlich ihrer Indikationen und Ergebnisse. Die Erhebungen in der Perinatologie, Gynäkologie und Chirurgie sind Beispiele dafür. Die Erarbeitung des Prototyps eines die Qualitätssicherung unterstützenden fachgebietsspezifischen Krankenblatts – evtl. mit Hilfestellung der EDV – ist eine besondere Herausforderung.

2.2 Sammlung von Beobachtungen an den qualitätssichernden Stellen

Viele Beobachtungen fallen derzeit routinemäßig an, ohne daß sie immer die sich um die Qualitätssicherung bemühenden Stellen – im allgemeinen die Leistungserbringer – erreichen. Es sei nur an die Sterblichkeit von Säuglingen oder die Spätergebnisse von Operationen erinnert. Zwei der Hauptgründe für die verwinkelten und unvollkommenen *Kommunikationswege* sind die Zweiteilung der Gesundheitsversorgung in einen ambulanten und einen stationären Teil und der Datenschutz. Wenn aber ein Operateur z. B. nicht erfährt, daß die von ihm operierten Leistenhernien häufig rezidivieren, schätzt er seine Qualität falsch ein. Die Suche nach gangbaren Kommunikationswegen muß ein Hauptanliegen zukünftiger Forschung im Bereich der Qualitätssicherung sein. Es erscheint dabei naheliegend, an den Patienten als Träger der meisten Informationen zu denken und ihn bei Rückmeldungen (z. B. Mutterpaß oder onkologischer Nachsorgepaß) einzuschalten.

Inwiefern die *Zufriedenheit der Patienten* bei der Messung der Qualität ärztlichen Handelns eine Rolle spielt, wird derzeit kontrovers diskutiert. Eine Übersicht über vorhandene Studien zur Zufriedenheit der Patienten ergab u. a., daß

1. die Zufriedenheit mehrere Dimensionen – zufrieden mit den „technischen" Fähigkeiten des Arztes, dem Arzt-Patienten-Verhältnis und dem Zugang zur ärztlichen Versorgung – besitzt,
2. die Zufriedenheit mit dem rein ärztlichen Handeln i. allg. höher ist als mit dem Arzt-Patienten-Verhältnis oder dem Zugang,
3. die Erwartungshaltung eine große Rolle spielt, die ihrerseits etwa mit der Schulbildung der Patienten korreliert ist, und
4. die Zufriedenheit positiv, aber mit großer Streubreite mit anderen Qualitätsmaßen korreliert ist (Lebow 1982).

Da die Beurteilung der Qualität ärztlichen Handelns durch den Patienten immer mehr an Bedeutung gewinnt, sind methodisch gute Studien zur Zufriedenheit unbedingt notwendig. Wegen der zu erwartenden großen Probleme – unscharfe Antworten, veränderliches Antwortverhalten, ungeeignete Befragungszeitpunkte und -instrumente, mangelnde Fähigkeit der Patienten, das ärztliche Handeln beurteilen zu können usw. – dürfte die Zufriedenheit aber immer nur in Verbindung mit anderen Maßen der Qualität gesehen werden.

Gerade in der ambulanten Versorgung, wo die Patienten oft von sich aus die Behandlung abbrechen, ist das Verständnis des Patienten für die Qualitätssicherungsbemühungen des Arztes vonnöten. Mushlin u. Appel (1980) haben für Symptome akuter Erkrankungen einen *Problemstatusindex* entwickelt, der per Post nach Ablauf einer gewissen Zeit beim Patienten erhoben wird und Rückschlüsse auf die Qualität der ärztlichen Versorgung erlaubt. Auf diese Weise lassen sich Spätergebnisse – auch bezüglich der diagnostischen Qualität – ermitteln. Es erscheint lohnend, diesen Ansatz auf andere Krankheitsbilder zu übertragen und dem deutschen Gesundheitswesen anzupassen.

Die Qualität der *Versorgungsstruktur* (apparative und personelle Ausstattung, Zugang, Ausbildungsstand des Personals usw.) wird oft nicht bewußt wahrgenommen. Zu ihrer Messung eignen sich u. a. Checklisten und Visitationen, wie sie u. a. von der Joint Commission on Accreditation of Hospitals (Roberts et al. 1984), dem Concilium Chirurgicum in den Niederlanden (den Otter 1982) oder bei uns im Bereich des Verletzungsartenverfahrens vorgenommen werden. Auch hier ist eine Übertragung auf andere Fachgebiete (Zahnarztpraxis usw.) denkbar und erscheint erfolgversprechend.

2.3 Erzeugung spezieller qualitätsrelevanter Beobachtungen

Die Erzeugung spezieller den Zwecken der Qualitätssicherung dienenden Informationen hat – nicht zuletzt wegen der damit erzielten Erfolge – in der letzten Zeit an Bedeutung gewonnen. Es sei nur an die Ringversuche in der Laboratoriumsmedizin, den Einsatz von Testkörpern in der Röntgenologie oder das Einholen von Expertenwissen in der Pathologie (Referenzzentren) oder Chirurgie (Zweitbeurteilungsprogramme) erinnert.

Einer Systematik von Eißner u. Selbmann (1984) zufolge lassen sich diese speziell erzeugten Informationen wie folgt klassifizieren:

1. Synthetischer Ursprung des Untersuchungsgegenstandes (Präzisions- und Richtigkeitskontrollen im Labor, Testkörper in der Röntgenologie, Patientensimulationen auf dem Rechner, hypothetische Tracerfragebögen usw.
2. Natürlicher Ursprung des Untersuchungsgegenstandes
   a) patientenfern
      - Gewebeproben (Slideseminare, pathologische Referenzzentren usw.)
      - Körperflüssigkeiten (Ringversuche in der Laboratoriumsmedizin und Mikrobiologie usw.)
      - Biosignale (Bildqualität und Informationsgehalt von Mammographien und Röntgenaufnahmen, Kardiotomographie-[CTG-], EEG-, EKG-Befundungen usw.)
      - Daten (Fallbesprechungen anhand von Krankengeschichten, Gutachten usw.)
   b) patientennah
      - (Zweitbeurteilungen von Operationsindikationen usw.)

Die meisten dieser Informationen betreffen nur Detailbereiche ärztlichen Handelns und hier fast ausschließlich die Diagnostik. Dadurch ist man in der Lage, Zwischenschritte der medizinischen Versorgung in ihrer Qualität zu überprüfen. Wie innovativ und kreativ derzeit in diesem Bereich geforscht wird und werden kann, zeigt die jüngste Entwicklung eines Silikonmammaphantoms für die Krebsvorsorge (Fletcher et al. 1985).

2.4 Potentielle Problemfelder

Jeder Leistungsbringer sollte sich ständig seiner potentiellen Schwachstellen bewußt sein und sie besonders genau beobachten. Da ein Großteil dieser Vorsorgeprobleme in allen Kliniken und Praxen dieselben sein werden, wirkt eine extern zusammengestellte Liste von Problemen – zu den neben den medizinischen auch organisatorische (z. B. zu lange Wartezeiten) und finanzielle gehören können – für die einzelne Klinik oder Praxis stimulierend. Die Niederländische Organisation für Qualitätssicherung in Krankenhäusern (CBO) verfügt über eine Liste mit mehr als 250 Problemfeldern (Tabelle 1) aus allen Bereichen der stationären Versorgung, beginnend bei den ärztlichen Entscheidungen bis hin zu den Kommunikationsproblemen (Reerink 1984). Auch in der ambulanten Versorgung sind solche Listen denkbar, wenn man etwa das Handbuch *Teaching in General Practice* des Departments Community Health der Universität Nottingham betrachtet (Sheldon et al. 1981).

Die Suche nach potentiellen Schwachstellen ist ein sensibles Unterfangen und muß fächerspezifisch, neutral und unter Beteiligung der Ärzte durchgeführt werden. Aktivitäten zur Aufdeckung von Versorgungsproblemen sind allenfalls Qualitätssicherungsmaßnahmen, aber noch keine Qualitätssicherungsprogramme.

3 Methoden der Problemerkennung

Zur Erkennung von Qualitätsproblemen bedarf es nach der Beobachtung der Beurteilung der Qualität. Im allgemeinen versucht man die erzielte Qualität mit den

Ergebnissen anderer Leistungserbringer oder mit vorformulierten Erwartungen zu vergleichen. Vergleiche mit den Ergebnissen anderer Kliniken oder Praxen wurden in den vergangenen 10 Jahren bzw. werden derzeit u. a. in der Perinatologie, Neonatologie, Pädiatrie, Gynäkologie, Allgemein-, Gefäß-, Herz-, Neuro-, Kinder- und Unfallchirurgie, Urologie, Pathologie, Röntgenologie, Laboratoriumsdiagnostik, Mikrobiologie, Krankenhauspflege, Hypertonie und Diabetologie durchgeführt. Auffällig ist, daß in dieser Liste die nichtoperativen Fächer wenig vertreten sind. Hier scheint, wie auch in der Allgemein- und Zahnmedizin, noch Entwicklungs- und Forschungsbedarf zu bestehen.

Viele der oben aufgeführten Erhebungen bzw. Studien versuchen über die interkollegialen Vergleichsmöglichkeiten hinaus den beteiligten Einrichtungen in Ansätzen auch Orientierungshilfen zur absoluten Beurteilung ihrer Prozeß- und Ergebnisqualität zu geben. Bei großen Abweichungen von diesen Orientierungshilfen oder Standards – in ihrer einfachsten Form z. B. zu hohe Komplikationsraten oder zu häufiger Einsatz einer bestimmten Operationstechnik – sollen sich die betroffenen Kliniken oder Praxen auf die Suche nach den Ursachen machen. Entscheidungsbäume, wie sie u. a. von Greenfield et al. (1975) für 50 internistische Krankheitsbilder oder Symptome erstellt wurden, sind sicher eine geeignete Form für komplexere Versorgungsstrategien. Oft fehlt jedoch die explizite und damit einem größeren Personenkreis vermittelbare Ausformulierung der Standards, obwohl mittlerweile neuere Lehrbücher in zunehmendem Maße solche Entscheidungsbäume enthalten.

Die Erarbeitung von Orientierungshilfen – bei speziell erzeugten Informationen allerdings oft von vornherein bekannt – ist eines der Hauptanliegen und wohl die größte Herausforderung der Qualitätssicherung (zur Systematik s. Selbmann 1984). Die Festlegung ihrer Indikationsstellung (was ist eine Standardsituation?) und ihre Konstruktion gehören mit zu den Aufgaben der medizinischen Fachgesellschaften und können mit Hilfe von Konsensusmeetings, Delphi-Methoden oder nominalen Gruppenprozessen erfolgen. Nicht vergessen sei die praktische Erprobung und die laufende Überwachung ihrer Gültigkeit.

Auch die Entwickler wissensbasierender Expertensysteme, die in Teilbereichen eine Algorithmisierung der Medizin versuchen, leisten ihren Beitrag zur Formulierung von Standards. Überhaupt sollte in Zukunft dem „knowledge engineering" vermehrt Bedeutung beigemessen werden. Es wird die Zeit kommen, wo größere Mengen medizinisches Wissen aus EDV-gestützten Wissensbanken abrufbar sein werden.

4 Problemanalyse, -lösung und Umsetzung

Dort, wo die Problemerkennung durch Vergleich mit einem Prozeßstandard (z. B. keine intraoperative Cholangiographien bei Gallenoperationen) erfolgte, liegt die Problemlösung oft sehr nahe. In den anderen Fällen, wie etwa den outcome-orientierten Ansätzen, wird man zunächst versuchen, durch *statistische Analysen* der vorhandenen Daten nach den Ursachen zu forschen. Diese Analysen sind allerdings oft von 2 Handicaps begleitet: Zum einen können sie nur statistische und keine kausalen Zusammenhänge aufzeigen, und zum anderen ist der Datenumfang meist beschränkt. Während das erste Handicap allen Beobachtungsstudien zu eigen ist, läßt sich das zweite meist durch eine gezielte prospektive Studie mit erweitertem Beobachtungsumfang in der Klinik oder Praxis beseitigen. Solche Intensivstudien – im englischen Sprachraum als „medical care evaluation studies" bezeichnet – besitzen methodische Gemeinsamkeiten, die in Manualen niedergelegt werden können. Bei kleinen Patientenzahlen oder offensichtlichen Grenzen der Datenanalyse sind *Einzelfallanalysen* in interdisziplinären Qualitätszirkeln oder -kommissionen („peer review committees") angezeigt. Studien haben gezeigt, daß dieses Vorgehen durch die Gesamtbetrachtung der Patienten und ihrer medizinischen Versorgung eine höhere Sensitivität bei der Erkennung tatsächlicher Probleme und ihrer Lösungen besitzt als das explizite, statistische Vorgehen. Auch für die Planung und Durchführung solcher Einzelfallanalysen, die sich durch ihr retrospektives Vorgehen auf gute Dokumentationen stützen müssen, lassen sich Prozeduren entwickeln.

Die Auswahl der geeignetsten Problemlösung muß jede Klinik oder Praxis für sich selbst vornehmen, es sei denn, die Auswahl wird ihnen durch die Kostenträger, kassenärztlichen Vereinigungen, Fachgesellschaften oder Regierungen abgenommen. Hierbei spielen mit Sicherheit bekannte Ergebnisse klinischer Studien eine große Rolle (s. Beitrag Victor, S. 236). Die Entwicklung einer am Bedarf des einzelnen orientierten *Fortbildung* unter Zuhilfenahme der neuesten Beobachtungs- und Kommunikationsmedien ist eine weitere Herausforderung an die Forschung im Bereich der Qualitätssicherung. Nicht nur aus juristischen Gründen sind Studien wünschenswert, die die Wege der Wissensverbreitung – vom Feststellen gesicherten Wissens bis zum routinemäßigen Einsatz – und die benötigte Zeit angeben können.

Viele Studien haben gezeigt, daß zwischen Wissen (d. h. Kenntnis der Orientierungshilfen) und Tun ein Unterschied besteht. Selbst die Ersteller der Orientierungshilfen halten sich nur zu 60–70% daran (s. z. B. Hulka 1979). Daraus ist zunächst zu schließen, daß ein Qualitätssicherungsprogramm sich nicht nur auf die Überprüfung des Wissens verlassen darf, sondern die Beobachtung der Praxis miteinschließen muß. Die bei der Mehrzahl der Studien offengelassene Ursachenforschung für diese *Umsetzungslücken* ließe Erkenntnisse über die Gültigkeit der Orientierungshilfen, die Mängel der Fortbildung und die Motivierbarkeit der Ärzte erwarten.

5 Evaluationstechniken

Jede neue Richtlinie und jede neue diagnostische oder therapeutische Maßnahme sollte in der ersten Zeit nach ihrer Einführung einer genauen Beobachtung unterworfen werden, um ihre Effektivität unter Routinebedingungen beurteilen zu können. Dies gilt insbesondere für Arzneimittel in der Phase IV, aber auch für medizinische Großgeräte oder Operationstechniken. Das Fachgebiet der medizinischen Biometrie und Informationsverarbeitung bietet dafür eine Reihe von Methoden an, beginnend bei Registern, Interventionsstudien bis hin zu den kontrollierten klinischen Studien. Die besondere Problematik besteht bei diesen Evaluationsstudien z. T. darin, daß die Beobachtung den routinemäßigen Ablauf der medizinischen Versorgung nicht beeinflussen darf und man daher oft vorhandene Datenquellen (Gutachterstellen, Arzneimittelkommissionen, KV-Daten usw.) mit heranziehen muß. Die Erarbeitung von Evaluationstechniken und ihre Vermittlung ist ein lohnendes Ziel.

In einem Qualitätssicherungsprogramm stellt jede Änderung oder Einführung einer neuen Orientierungshilfe eine Intervention dar, die i. allg. in einem Vorher-nachher-Vergleich zu evaluieren ist. Auch ein Qualitätssicherungsprogramm muß evaluiert werden, eine Forderung, die nur von wenigen Qualitätssicherungsprogrammen derzeit erfüllt wird.

6 Übergeordnete Aspekte

Der Weg von einer Idee für die Qualitätssicherung zu ihrem Routineeinsatz ist weit, und nicht jede Idee wird ihr Ziel erreichen. Ähnlich wie ein Arzneimittel durchläuft auch ein Qualitätssicherungsmodell mehrere Phasen (Selbmann 1981):
- Phase I: Wissenschaftliche Studie, bei der die Idee von motivierten Ärzten in ausgewählten Problemfeldern realisiert, operationalisiert und ihre Wirksamkeit beobachtet wird.
- Phase II: Breitenstudie mit multizentrischem Ansatz und reduzierter, auf das Machbare beschränkter Methodik und organisatorischen Vorbereitungen für
- Phase III: Routineeinsatz, in dem u. a. die Fragen nach der Effektivität und der Motivierbarkeit der beteiligten Personen ständig neu zu beantworten sind.

Bei den Phasen I und II existiert jedoch in der Bundesrepublik Deutschland ein Nachholbedarf, während allzuoft versucht wird, direkt in die Phase III zu springen. Dies ist nur ein Symptom dafür, wie wenig das Gedankengut der Qualitätssicherung bei uns bekannt ist. Auch die Tatsache, daß bei der Diskussion der Mittelverteilung im Gesundheitswesen (z. B. Bundespflegesatzverordnung) die Qualität keine Rolle spielt, müßte zu denken geben. Das Verhältnis zwischen Qualität und Kosten der medizinischen Versorgung wurde in den vorausgegangenen Abschnitten bewußt ausgeklammert, da erfahrungsgemäß Kostengesichtspunkte die Entwicklung von Qualitätssicherungsprogrammen in den Phasen I und II behindern. Dieses Verhältnis jedoch in anderem Zusammenhang zu analysieren und zu verbessern ist sicher eine wichtige zukünftige Aufgabe.

Eine Anregung der WHO (1985) aufnehmend empfehle ich die Einrichtung einer Zentralstelle für Qualitätssicherung, die u. a.
- die interessierten Forscher bzw. Forschergruppen bei der Planung, Finanzierung und Durchführung von Qualitätssicherungsprojekten aus neutraler Sicht berät,
- eigene Initiativen für Qualitätssicherungsmodelle entwickelt und ggf. mit medizinischen Partnern realisiert,

- als Auskunftstelle über Programme, Methoden, Standards, Problemlisten usw. für alle medizinischen Disziplinen und Hilfsdisziplinen agiert,
- Weiter- und Fortbildungsprogramme für Ärzte und andere heilberuflich Tätige erstellt und einrichtet und
- die Qualitätssicherungsprogramme evaluiert.

Tabelle 1. Problemliste für Qualitätssicherungsprogramme in allgemeinen Krankenhäusern (Reerink 1984)

Ärztliche Entscheidungen	
Onkologie	Diagnostische Strategien in der urologischen Onkologie
Diagnostik	Angiographie beim Diabetes mellitus, Komplikationen nach zerebraler Arteriographie
Therapie	Vorübergehende ischämische Anfälle, Ergebnisse bei Totalendoprothesen
Vorbeugung	Wundliegen
Nachkontrolle	Patienten mit Selbstmordabsichten
Allgemein	Sepsis, Anorexie
Ärztliche Maßnahmen	
Intravenös	Postoperative Therapien
Katheterisierung	Verhütung von Infektionen
Laboruntersuchungen	Notfalluntersuchung, zu viele Untersuchungen
Invasiv	Zu viele Verfahren bei Kindern
Wiederbelebung	Verbessern der Methoden
Präoperative Maßnahmen	Anzahl und Indikationen
Hygiene	Chirurgische Infektionen
Strahlenschutz	Verbessern des Schutzes
Autopsien	Erhöhung der Autopsiezahlen
Medikamente	
Antibiotika	Effektiverer Einsatz (Ampicillin, Aminoglykoside)
Antikoagulanzien	Zunahme der prophylaktischen Gabe, Therapie durch Ärzte und Pflegepersonal
Blut	Einsatz von Blutderivaten, Indikationen
Organisation und Management der medizinischen Versorgung	
Abteilungen	Wartezeit der Patienten, Liegezeit, Aufnahmevoraussetzungen, einheitliche Pflege
Registrierung/Dokumentation und Informationsaustausch	
Krankengeschichten	Einsicht und Benutzung durch Ärzte
Kommunikation	
Zwischen Ärzten	Konsultationen
Zwischen Angehörigen verschiedener Berufsgruppen	Kontakte zwischen Ärzten und Pflegepersonal
Information/Aufklärung der Patienten	
Im Zusammenhang mit Operationen	Prä- und postoperative Aufklärung
Im Zusammenhang mit ärztlichen Verordnungen	Anweisung der Patienten

7 Schlußbemerkungen

Die Frage nach dem Forschungsbedarf läßt ein Gebiet oft im falschen Licht erscheinen, weil die in der Vergangenheit erzielten Erfolge dabei oft unter den Scheffel gestellt werden. In der Tat hat sich in den vergangenen 20 Jahren in der Qualitätssicherung der medizinischen Versorgung einiges zum Guten verändert. Dies aufzulisten war jedoch nicht die Aufgabe dieses Beitrags.

Das systematische Durchgehen der Stufen eines Qualitätssicherungsprogramms hat m. E. eine Reihe von Anregungen für Forschungsvorhaben zutage gebracht, die von den verschiedenen medizinischen Disziplinen in konkrete Forschungsprojekte umgesetzt werden könnten. Die Auflistung mußte allerdings unvollkommen bleiben, weil

1. der Autor die Qualitätssicherung sicher etwas durch die Brille seines Fachgebiets – der medizinischen Informationsverarbeitung – sieht und

2. der Bereich der Qualitätssicherung, deren Grundgedanke Reerink (1984) für eine Innovation hält, immer wieder für weitere Innovationen gut ist.

Literatur

Eißner HJ, Selbmann HK (1984) Zur Bedeutung externer Vergleiche in der Qualitätssicherung. In: Selbmann HK (Hrsg) Qualitätssicherung ärztlichen Handelns. Bleicher, Gerlingen, S 169–176

Fletcher SW et al. (1985) Physicians' ability to detect lumps in Silicone breast models. JAMA 15: 2224–2228

Greenfield S et al. (1975) Peer review by criteria mapping: Criteria for diabetes mellitus. Ann Intern Med 83:761–770

Hulka B (1979) Peer review in ambulatory care: Use of explicit criteria and implicit judgements. Med Care [Suppl] 17:1–73

Lebow J (1982) Consumer satisfaction with medical care: Present status. In: Selbmann HK, Überla KK (eds) Quality assessment of medical care. Bleicher, Gerlingen, pp 153–164

Mushlin AI, Appel FA (1980) Testing an outcome-based quality assurance strategy in primary care. Med Care [Suppl] 18:1–100

Otter G den (1982) The Dutch Concilium Chirurgicum as an instrument of quality assessment in surgical training. In: Selbmann HK, Überla KK (eds) Quality assessment of medical care. Bleicher, Gerlingen, pp 41–47

Reerink E (1984) Qualitätssicherung in den Niederlanden – Erfahrungen mit der interkollegialen Qualitätssicherung im Krankenhaus. In: Selbmann HK (Hrsg) Qualitätssicherung ärztlichen Handelns. Bleicher, Gerlingen

Roberts JS, Walczak R, Widmann DE (1984) Das Qualitätssicherungsprogramm der Gemeinsamen Kommission zur Akkreditierung von Krankenhäusern. In: Selbmann HK (Hrsg) Qualitätssicherung ärztlichen Handelns. Bleicher, Gerlingen

Selbmann HK (1981) Quo vadis, Qualitätssicherung? MMW 123:1099–1100

Selbmann HK (1983) Die Rolle der medizinischen Informationsverarbeitung in der Qualitätssicherung geburtshilflichen Handelns. Geburtshilfe Frauenheilkd. [Sonderheft] 43:82–86

Selbmann HK (1984) Standards ärztlichen Handelns. In: Selbmann HK (Hrsg) Qualitätssicherung ärztlichen Handelns. Bleicher, Gerlingen, S 161–168

Sheldon MG et al. (1981) Teaching in General Practice. Department of Community Health, Nottingham University

WHO (1985) The principles of quality assurance. Euro Reports and Studies 94. WHO Copenhagen, pp 1–37

Ernährungsforschung

E. Menden

1 Einleitung

Die Ernährungsforschung hat die Aufgabe, die wissenschaftliche Grundlage für eine optimale Ernährung des gesunden und des kranken Menschen zu liefern.

Obwohl die Nahrungsaufnahme neben der Atmung der intensivste und unmittelbarste Kontakt des Menschen mit seiner Umwelt ist, der für die Erhaltung seiner Gesundheit, für seine Aktivität und Arbeitsfähigkeit entscheidende Bedeutung hat, der ihm Genuß und Freude am Leben verschafft, der ihn aber auch auf vielfältige Weise krank machen kann, war die Wissenschaft von der Ernährung und damit auch die Ernährungsforschung lange Zeit ein nur wenig beachtetes Teilgebiet der Gesundheitsforschung. Die Ursachen hierfür sind vielfältiger Art.

Ernährung war in der Geschichte der Menschheit immer zunächst ein Problem der ausreichenden Versorgung mit Nahrungsmitteln. Noch 1951, als an der Medizinischen Fakultät der Universität Gießen das erste deutsche Universitätsinstitut gegründet werden sollte, das sich mit der Ernährung des Menschen beschäftigt, war von angesehenen Medizinern zu hören: „Gebt den Menschen nur genug zu essen, dann brauchen wir keine Ernährungsforschung." Falsche Ernährung wurde in erster Linie als Mangelernährung angesehen. Zusammenhänge zwischen Fehlernährung und der Entstehung von Krankheiten waren zwar bekannt, galten aber nicht gerade als vordingliches Problem der Gesundheitsforschung.

Es kommt hinzu, daß der Bereich „Ernährung " sehr unterschiedlich gesehen werden kann. Soll Ernährungsforschung eng interpretiert werden, müßte man sie auf die Kenntnis der Nährstoffe und ihre Auswirkungen auf den menschlichen Organismus begrenzen. Wenn auch diese Fragen immer ein zentrales Thema der Ernährungsforschung sein werden, würden ihr damit doch zu enge Grenzen gesetzt, denn wir nehmen mit der Nahrung nicht nur Nährstoffe auf, und der Mensch ist keine „Stoffwechselmaschine", sondern ein Lebewesen, das vielfältigen endogenen und exogenen Einflüssen ausgesetzt ist, die mit der Ernährung in Wechselwirkung treten können.

Bei einer umfassenden Interpretation müßte die Ernährungsforschung alle mit der Ernährung des Menschen zusammenhängenden biochemischen, physiologischen, biologischen, toxikologischen, hygienischen, technischen, psychologischen, soziologischen und ökonomischen Probleme behandeln. Sosehr eine derartige Betrachtungsweise von Ernährungsproblemen notwendig und wünschenswert ist, besteht doch die Gefahr, daß es dann nur noch wenige Bereiche der Gesundheitsforschung gäbe, die sich nicht im weiteren Sinne als „Ernährungsforschung" darstellen ließen.

Eine Abgrenzung erscheint daher notwendig.

Unbestreitbar hat die Ernährungsforschung interdisziplinären Charakter. Die zu bearbeitenden Probleme sind häufig eng verflochten mit anderen Wissenschaftsbereichen, wie z. B. die Einflüsse der Be- und Verarbeitung auf die Inhaltsstoffe von Lebensmitteln mit der Lebensmitteltechnologie, die Säuglingsernährung mit der Kinderheilkunde, die parenterale Ernährung mit der klinischen Medizin oder die Untersuchung des Ernährungsverhaltens und Möglichkeiten zu seiner Beeinflussung mit Verhaltensforschung und Pädagogik. Auch für die Entwicklung und Anwendung von Methoden bei der Durchführung und Auswertung von Experimenten an Mensch und Tier, bei der Erforschung der Ursachen ernährungsabhängiger oder durch die Ernährung beeinflußbarer Krankheiten oder auch bei epidemiologischen Fragestellungen ist die Ernährungsforschung auf Erfahrungen und Ergebnisse anderer Disziplinen angewiesen.

Im Vordergrund stehen hierbei die Naturwissenschaften unter Einbeziehung der Medizin. Eine pragmatische Definition der Ernährungsforschung könnte demzufolge lauten: Erforschung der Nahrungsbedürfnisse und der Nahrung des Menschen, der Wirkung und Wechselwirkung der in ihr enthaltenen Nährstoffe und anderer Substanzen, deren Bedeutung für die Erhaltung der Gesundheit, für die Krankheitsentstehung und für die Heilung von Krankheiten sowie die Erforschung der Vorgänge bei der Nahrungsaufnahme, bei der Verdauung, der Resorption, des Transports, der Ausnutzung und der Ausscheidung von Nahrungsbestandteilen im menschlichen Organismus.

Ernährungsforschung ist überwiegend eine angewandte Wissenschaft. Dabei dürfen psychologische, soziale, ökonomische, kulturelle und selbst politische Gesichtspunkte nicht außer acht gelassen werden, und bei zahlreichen Fragestellungen ist eine Zusammenarbeit mit diesen Disziplinen unumgänglich. Der Schwerpunkt der Ernährungsforschung liegt jedoch immer in der Gesunderhaltung des Menschen und damit im Bereich der Präventivmedizin.

Diese Besonderheit der Ernährungsforschung verleiht ihr gerade in der heutigen Zeit der zunehmenden Erkenntnis, daß der Erfindungsreichtum des Menschen zwar nahezu unbegrenzt ist, daß wir aber mit den Ressourcen unserer Erde sparsamer umgehen müssen und daß nicht alles, was machbar ist, auch gemacht werden muß, einen hoffnungsvollen und zukunftsweisenden Charakter. Forschung und daraus sich ergebende Wissenschaft galten bis zur Mitte dieses Jahrhunderts noch überwiegend als Hilfe zum besseren und schöneren Leben, auch zu mehr Gesundheit. Heute dagegen gelten Wissenschaft und Forschung in der breiten Öffentlichkeit mehr und mehr als Ursache allen Übels: Umweltbelastung mit Chemikalien, Strahlen und Industrieabfällen, Rüstungswettlauf, Automatisierung und Arbeitslosigkeit, Chemisierung und Denaturierung der Nahrung, um wichtige Beispiele zu nennen. Wissenschaft wird immer weniger verstanden, da sie immer komplizierter wird; insbesondere gilt dies für die Naturwissenschaften, selbst für den Spezialisten in seinem engen Bereich. In den Schulen wird es immer schwieriger, sie zu vermitteln und Verständis zu wecken, soweit diese Absicht bei den hierfür zuständigen Pädagogen noch unterstellt werden kann. Die Grundstimmung ist Mißtrauen – berechtigt oder unberechtigt.

Ich könnte mir vorstellen, daß effektive Ernährungsforschung als Gesundheitsforschung im Dienste des Menschen einen wichtigen Beitrag zum besseren Wissenschaftsverständnis im positiven Sinne leisten könnte.

2 Stand der Ernährungsforschung in der Bundesrepublik Deutschland

Aus den Mutterdisziplinen innere Medizin, physiologische Chemie, Agrikulturchemie und Lebensmittelwissenschaften hat sich – weitgehend nach amerikanischen Vorbildern – seit Ende der 50er Jahre die Entwicklung der Ernährungswissenschaft zu einer eigenständigen Disziplin vollzogen, die ihren äußeren Ausdruck in der Gründung von 5 Universitätsinstituten für Ernährungswissenschaft in Gießen, Bonn, München, Hohenheim und Kiel gefunden hat. Diese Institute, die Bundesforschungsanstalt für Ernährung in Karlsruhe, einige Institute und Abteilungen des Bundesgesundheitsamtes in Berlin und das Forschungsinstitut für Kinderernährung in Dortmund sind im engeren Sinne die derzeitigen Träger der Ernährungsforschung in der Bundesrepublik Deutschland. Wichtige Beiträge liefern ferner einige Universitätskliniken und daran angeschlossene Spezialinstitute, wie das Klinische Institut für Herzinfarktforschung in Heidelberg, das Diabetes-Forschungsinstitut in Düsseldorf, die Medizinische Poliklinik der Universität München, die Arbeitsgruppe für Ernährungsforschung an den Universitätskliniken Göttingen sowie die Sektion Ernährungsmedizin und Diätetik der Medizinischen Klinik in Freiburg. Diese Aktivitäten sind jedoch nicht mit der Aufgabe der jeweiligen Institution verbunden, sondern überwiegend der Initiative einzelner Wissenschaftler zu verdanken. Das Max-Planck-Institut für Ernährungsphysiologie in Dortmund hat sich seit längerem der enzymologischen Grundlagenforschung zugewandt und kann nicht mehr zum engeren Bereich der Ernährungsforschung gerechnet werden.

Im weiteren Sinne liefern die Forschungsarbeiten zahlreicher anderer Institute aus den Bereichen Human- und Veterinärmedizin, Agrarwissenschaften, Chemie, Technologie und Gesellschaftswissenschaften wichtige Beiträge zur Ernährungsforschung. Zu nennen sind hier v. a. die Institute für Tierernährung, für Biochemie und Physiologie, für Toxikologie und Mikrobiologie, für Lebensmittelchemie und -technologie, für Arbeits- und Sozialmedizin, für Psychologie und Soziologie, die Bundesforschungsanstalten für Lebensmittelforschung sowie die Fachbereiche für Ernährung an Fachhochschulen. Keine wesentlichen Beiträge zur Ernährungsforschung kommen in der Bundesrepublik Deutschland von der Ernährungsindustrie, die ihre Forschung hier vornehmlich produkt- und absatzbezogen betreibt. Größere Forschungszentren von multinationalen Konzernen der Ernährungsindustrie, die in der Ernährungsforschung aktiv sind, befinden sich in der Schweiz und in den Niederlanden.

Im Vergleich zu anderen Industrieländern ist festzustellen, daß die Ernährungsforschung in der Bundesrepublik Deutschland in vielen Bereichen mit der Entwicklung in den USA, aber auch in Großbritannien, Schweden, den Niederlanden und teilweise auch in der DDR nicht Schritt halten konnte. Mit Ausnahme der USA verfügen diese Länder im Vergleich zu ihrer Größe über weniger, aber wesentlich größere und gut ausgestattete Einrichtungen der Ernährungsforschung, in denen dem fachübergreifenden Charakter der Ernährungswissenschaften durch institutionalisierte Zusammenarbeit der verschiedenen Disziplinen Rechnung getragen wird. Derartige Einrichtungen fehlen in der Bundesrepublik Deutschland. Damit ist die für den wissenschaftlichen Fortschritt in diesem Bereich unentbehrliche interdisziplinäre Zusammenarbeit auf die Initiative einzelner Wissenschaftler angewiesen.

Forschung ist nur mit ausreichender finanzieller Unterstützung möglich. In den meisten genannten Forschungseinrichtungen der Bundesrepublik Deutschland sind interessierte und motivierte Wissenschaftler und eine hinreichende Grundausstattung mit Personal, Räumen und Geräten vorhanden. Sie reicht aber nicht für die Durchführung von Forschungsvorhaben aus, insbesondere nicht in Universitätsinstituten mit hoher Lehrbelastung. Hierfür müssen demzufolge zusätzliche Mittel über Beiträge Dritter „eingeworben" werden. Möglichkeiten hierfür bestehen. Die vielfach sehr langen Vorlaufzeiten von der insbesondere bei Bundes- und Landesmitteln in immer stärkerem Maße bürokratisierten Antragstellung bis zur Genehmigung des Forschungsvorhabens und die mit der Durchführung verbundenen verwaltungstechnischen, gelegentlich geradezu kleinlichen und zeitraubenden Auflagen und Verpflichtungen, tragen nicht gerade dazu bei, die Freude an der Forschung zu fördern. Unbestreitbar muß dafür Sorge getragen werden, daß die Verwendung öffentlicher Mittel sinnvoll und erfolgversprechend erfolgt und kontrollierbar ist. Forschung birgt aber immer auch das Risiko des Fehlschlags und läßt sich nicht auf Erfolg und bestimmte Ergebnisse programmieren. Mehr Freiheit und Vertrauen in die Kompetenz des Wissenschaftlers, weniger Zwänge und „Papier" wären m. E. auch für die Entwicklung der Ernährungsforschung in der Bundesrepublik Deutschland förderlich!

3 Ziele der Ernährungsforschung

Die Forschungsergebnisse und Entdeckungen des 19. und 20. Jahrhunderts, v. a. auf den Gebieten der Physiologie, der Biochemie und der Lebensmittelwissenschaften, haben dazu geführt, daß die Zusammensetzung unserer Nahrung und die essentiellen Nährstoffe für den Menschen heute weitestgehend als bekannt gelten dürfen. Wenn auch die Entdeckung weiterer unentbehrlicher Nährstoffe nicht ausgeschlossen werden kann, z. B. im Bereich der Spurenelemente, dürften doch keine großen Überraschungen mehr zu erwarten sein, nachdem es bereits möglich ist, bei gestörter Verdauungsfunktion Menschen über längere Zeit mit einer berechneten und halbsynthetisch zusammengesetzten Nährstoffkombination parenteral zu ernähren, ohne daß Gesundheit und Leistungsfähigkeit merkbar leiden. Wir kennen die Folgen des Mangels an einzelnen Nährstoffen und sind in der Lage, bei vielen Erkrankungen die Ernährung gezielt als Mittel der Therapie einzusetzen. Trotz dieser Fortschritte sind die Erkenntnisse der Wissenschaft über Zusammenhänge zwischen Nahrung, Ernährungsweise und Gesundheit bei verschiedenen Bevölkerungsgruppen und unter verschiedenen Lebensbedingungen vielfach noch unbefriedigend und lückenhaft. In der öffentlichen Meinung wird diese teilweise noch bestehende Unsicherheit verstärkt durch widersprüchliche Empfehlungen in allen Medien für „gesündere" Ernährungsformen durch selbsternannte Ernährungsforscher und durch die zunehmende Angst vor Schadstoffen in Lebensmitteln, die mehr und mehr durch Emotionen beeinflußt wird und ein unvernünftiges Ausmaß angenommen hat.

Die Lebenserwartung der Menschen in der Bundesrepublik Deutschland ist in den letzten 40 Jahren ständig weiter gestiegen. Dies sollte dafür sprechen, daß wir uns keineswegs mit unserer Nahrung vergiften – auch erreichen durch die Fortschritte der Medizin immer mehr Menschen ein höheres Lebensalter. Um so mehr muß es zu denken geben, daß durch Fehlernährung entstehende oder durch die Ernährung beeinflußbare Erkrankungen an der Spitze der Todesursachenstatistiken aller Industriestaaten stehen. Eine im Auftrag des Bundesministers für Jugend, Familie und Gesundheit durchgeführte Untersuchung hat 1984 ergeben, daß die Kosten ernährungsabhängiger Krankheiten eine Größenordnung von etwa 42 Mrd. DM jährlich erreichen. Eine dominierende Stellung kommt hierbei der Zahnkaries zu mit über 16 Mrd. DM. Zu den teuersten ernährungsabhängigen Krankheiten zählen weiterhin die ischämischen Herzkrankheiten, Diabetes mellitus sowie Bluthochdruck und einige seiner Folgekrankheiten.

Für eine Verbesserung dieser Situation ist eine Verstärkung der Ernährungsforschung unabdingbare Voraussetzung. Ernährungsempfehlungen als Maßnahme zur Gesundheitsvorsorge und zur Behandlung ernährungsabhängiger Erkrankungen sowie die Information und Aufklärung des Verbrauchers über seine Lebensmittel, über die ernährungsphysiologische und toxikologische Bedeutung der Lebensmittelinhalts- und Begleitstoffe können nur dann aktuell und zuverlässig sein und bleiben, wenn die Ernährungsforschung hierfür die notwendigen Grundlagen liefert.

Als Ziele der Ernährungsforschung würde ich aus nationaler und internationaler Sicht z. Z. die Lösung folgender Fragen als vordringlich ansehen:

3.1 Was ist unter wünschenswerter Nährstoffzufuhr zur Aufrechterhaltung der Gesundheit in jedem Lebensalter zu verstehen?

Der Bedarf an Nährstoffen ist während der Lebenszeit des Menschen erheblichen Schwankungen unterworfen. Die qualitativen und quantitativen Beziehungen zwischen der Aufnahme bestimmter Nährstoffe und der körperlichen und geistigen Entwicklung sowie dem Alterungsprozeß sind noch wenig erforscht, insbesondere auf zellulärer und molekularer Ebene. Auch die Kenntnisse über genetische Variationen im Nährstoffbedarf und in der Nährstoffausnutzung sowie über die biochemischen und physiologischen Überlebensmechanismen, die eine Adaptation an veränderte Ernährungsbedingungen ermöglichen, sind unzureichend, insbesondere hinsichtlich von Langzeiteffekten. Weitere Forschungsziele betreffen den Einfluß von Vitaminen, Spurenelementen und einzelnen Aminosäuren auf das Immunsystem sowie die Auswirkung ständig erheblich überhöhter Zufuhr einzelner Nährstoffe, beispielsweise in Form von Megavitamindosen. Etwaige negative Effekte werden möglicherweise erst im höheren Lebensalter manifest. Untersuchungen über die chronische Toxizität sind auch für Nährstoffe erforderlich, wenn sie nicht mehr im nutritiven, sondern im pharmakologischen Bereich wirksam sind.

3.2 Welche Bedeutung haben Nahrungszusammensetzung und -qualität sowie die Ernährungsweise für Entstehung, Prävention und Therapie von Krankheiten, insbesondere von chronisch-degenerativen Erkrankungen?

Übergewicht und Fettsucht als Folge von Fehl- und Überernährung sind das meistverbreitete Ernährungsproblem der Überflußgesellschaft aller Industrieländer, v. a. wegen des signifikant häufigeren Auftretens von Herz- und Kreislaufkrankheiten, Bluthochdruck, Diabetes und anderen Stoffwechselstörungen bei dem betroffenen Personenkreis. Die Entstehung des Übergewichts geht immer mit einer positiven Energiebilanz einher. Die Ursache hierfür läßt sich jedoch nicht in jedem Falle mit zu reichlicher Nahrungszufuhr allein begründen – es gibt den guten und den schlechten Futterverwerter, ohne daß hierfür bisher eine völlig befriedigende Erklärung möglich ist. Es fehlt an Kenntnissen über die Regulation der Energiebilanz und über die molekularbiologischen Grundlagen des Energiestoffwechsels.

Es wird notwendig sein, ein besseres Verständnis dafür zu gewinnen, auf welche Weise durch Veränderung der Ernährungsgewohnheiten sowohl hinsichtlich einzelner Lebensmittel und Nährstoffe wie auch der Ernährungsweise – Nahrungszusammensetzung, Mahlzeitenfrequenz, Verteilung über den Tag – Einfluß auf Entstehung und Verlauf ernährungsabhängiger oder durch die Ernährung beeinflußbarer Gesundheitsstörungen gewonnen werden kann.

In die Reihe der Krankheiten, die mit der Ernährung in Verbindung gebracht werden, gehört auch der Krebs, die zweithäufigste Todesursache in der Bundesrepublik Deutschland nach den Herz- und Kreislaufkrankheiten. Die Ergebnisse epidemiologischer Studien, unterstützt durch Ergebnisse von Tierversuchen, lassen darauf schließen, daß Ernährungsfaktoren bei der Krebsentstehung eine Rolle spielen. Beweise konnten jedoch bisher trotz aller Bemühungen nicht erbracht werden, ebensowenig Hinweise über die hierbei beteiligten Stoffwechselvorgänge. Einfache Antworten sind daher auch nicht zu erwarten. Die Forschung in diesem Bereich sollte sich mit den möglichen karzinogenen und mit den gelegentlich auch postulierten protektiven Eigenschaften verschiedener Lebensmittelinhaltsstoffe und ihren Wechselwirkungen mit bekannten Karzinogenen beschäftigen sowie mit der Frage einer optimalen Ernährung des Krebspatienten, wobei die unterschiedliche Nährstoffaufnahme zwischen Krebszelle und normaler Zelle im Vordergrund stehen dürfte.

Die Erforschung von Einflüssen der Ernährung auf die Psyche des Menschen wird zunehmend an Bedeutung gewinnen. In diesem Zusammenhang sind auch Erkrankungen wie Bulämie, Anorexia nervosa und Fettsucht zu nennen. Weitere Problemstellungen sind in den Einflüssen einzelner Nährstoffe und anderer Lebensmittelinhaltsstoffe auf Entwicklung und Verlauf emotionaler, kognitiver und intellektueller Vorgänge zu sehen und in der Untersuchung der hiermit verbundenen neurochemischen und neurophysiologischen Prozesse.

3.3 Welche Möglichkeiten gibt es zur zuverlässigen Früherkennung der Auswirkungen einer Fehlernährung?

Die Methoden zur Ernährungsanamnese und zur Bestimmung des Ernährungsstatus, einschließlich Monitoring von Bevölkerungsgruppen, bedürfen der Verbesserung. Vor allem wird der Entwicklung von Mikromethoden besondere Aufmerksamkeit geschenkt werden müssen, um ohne voluminöse Proben von Blut, Harn oder anderen Körperflüssigkeiten eine Früherkennung von Fehlernährungsfolgen bei Risikogruppen zu ermöglichen.

3.4 Welche Auswirkungen haben die Veränderungen und Belastungen der Umwelt sowie neue Technologien auf die Qualität und Sicherheit von Lebensmitteln?

Das Lebensmittelangebot hat sich in der Bundesrepublik Deutschland in den letzten Jahrzehnten beträchtlich vergrößert und verändert. Die Verwendung verarbeiteter und industriell hergestellter Lebensmittel in immer neuen Angebotsformen und Kombinationen unter Einsatz neuer Technologien nimmt ständig weiter zu. Nach einer 1985 veröffentlichten Studie werden allein in den Ländermärkten der Bundesrepublik Deutschland, Frankreichs, Belgiens, Großbritanniens, Hollands, Italiens und der Schweiz jährlich über 10 000 neue Lebensmittel- und Getränkeerzeugnisse in den Handel gebracht. Obgleich viele dieser Produkte aus ernährungsphysiologischer und hygienischer Sicht günstig zu bewerten sind, können hierdurch auf lange Sicht aber auch neue Probleme entstehen, weil u. U. Nährstoffe zerstört oder in ihrer Verfügbarkeit verändert werden oder weil möglicherweise neue und in ihrer langfristigen Auswirkung bisher unbekannte Reaktionsprodukte in den Lebensmitteln auftreten können. Die Forschung muß sich daher nicht nur mit der Entwicklung neuer, attraktiver Produkte beschäftigen, sondern auch mit den möglichen Auswirkungen neuer Verfahren auf die Lebensmittelinhaltsstoffe und damit auf die Gesundheit des Menschen. Dabei ist zu berücksichtigen, daß die individuellen Unterschiede in der Reaktion des Organismus auf fremde Stoffe groß sind, insbesondere auf dem Gebiet der Allergien und Nahrungsmittelintoleranzen, und daß die ökologischen Probleme unserer Zeit sich auch auf die Erzeugung von Lebensmitteln auswirken. Durch die ständige Steigerung der Produktion von Verbrauchsgütern unter teilweise rücksichtsloser Ausnutzung aller Ressourcen unserer Erde, auch der nicht wieder regenerierbaren, nimmt die Belastung unserer Umwelt in diesem Jahrhundert unaufhaltsam zu. Ein Ende dieser Entwicklung ist nicht in Sicht. Die derzeitige Situation ist zwar noch nicht als gesundheitlich bedenklich anzusehen. Nach allen bisherigen Erfahrungen wird die Umweltbelastung aber voraussichtlich nicht wesentlich abnehmen und der Ernährungsindustrie damit die Produktion schadstoffarmer und qualitativ hochwertiger Lebensmittel immer schwerer machen. Daher sollte als Instrument der Ernährungsforschung ein Monitoringsystem zur ständigen Überwachung der Schadstoffbelastung von Agrarprodukten und Lebensmitteln in verschiedenen Regionen der Bundesrepublik Deutschland entstehen, wie es auch der Ernährungsbericht 1984 gefordert hat.

3.5 Welche Wechselwirkungen treten auf zwischen Nahrungsbestandteilen und anderen Umwelteinflüssen und welche Folgen haben sie für Menschen in den verschiedenen Lebensaltern aus toxikologischer, physiologischer und psychologischer Sicht?

Die Inhaltsstoffe von Lebensmitteln – ob Nährstoffe, Nichtnährstoffe, Zusatzstoffe oder Kontaminanten – sind chemisch definierbar und in ihren Reaktionen und Wechselwirkungen als chemische Verbindungen den Naturgesetzen der Chemie und Physik unterworfen. Diese Gesetzmäßigkeit betrifft auch die Wechselwirkung mit anderen Umwelteinflüssen, z. B. mit Arzneimitteln oder mit Streßvorgängen, die ebenfalls zu einer Beeinflussung ernährungsabhängiger Stoffwechselvorgänge führen können. Die Untersuchung und daraus abgeleitet die Voraussage derartiger Wechselwirkungen und ihrer möglichen Folgen für die Gesundheit des Menschen ist ein außerordentlich komplexes Gebiet. Ein Ausschluß jedweden Risikos wird nie möglich sein. Dennoch sollte versucht werden, experimentelle Möglichkeiten und Modelle zu entwickeln, um in den aller Erfahrung nach wichtigsten in Frage kommenden Bereichen derartige Wechselwirkungen zu erforschen und mögliche unerwünschte Folgen weitgehend auszuschließen.

3.6 Auf welche Weise läßt sich eine wirksame und beständige Veränderung des Ernährungsverhaltens erreichen?

Die Empfehlungen der Ernährungswissenschaft für eine richtige, vollwertige und „optimale" Ernährung werden aller Erfahrung nach in der Praxis keineswegs befolgt. Es ist daher auch unredlich und zeugt von fehlendem wissenschaftlichen Verständnis, wenn von alternativer Seite der Ernährungswissenschaft gelegentlich der Vorurf gemacht wird, durch falsche Lehren an der Verbreitung ernährungsabhängiger Krankheiten schuldig zu sein. Das Problem liegt in der Umsetzung. Hier sind Psychologie und Verhaltensforschung gefordert, um durch ein besseres Verständnis für die Entstehung von Ernährungsgewohnheiten wirksame Programme zur anhaltenden Veränderung des Ernährungsverhaltens für den einzelnen und für Gruppen zu entwickeln. Auch unsere Kenntnisse über den Einfluß der Nahrung selbst auf das Verhalten, insbesondere im sensorischen Bereich, sind noch unzureichend.

3.7 Wie läßt sich die nationale und internationale Zusammenarbeit verbessern mit dem Ziel einer ausreichenden Ernährung aller Menschen auf dieser Erde unter Ausnutzung aller Möglichkeiten zur Erschließung und Optimierung alter und neuer Nahrungsquellen?

Der multidisziplinäre Charakter der Ernährungsforschung bringt es mit sich, daß die Informationen über Forschungsergebnisse anderer Disziplinen und Forschergruppen in ungewöhnlich zahlreichen Zeitschriften und Mitteilungen verstreut und häufig nur schwer erreichbar sind. Eine Verbesserung des Informations- und

Dokumentationssystems auf internationaler Basis ist daher für die Ernährungsforschung ein besonders wichtiges und dringendes Anliegen.

Im Hinblick auf eine ausreichende Nahrungsversorgung einer ständig wachsenden Erdbevölkerung darf die Ernährungsforschung die ernährungsphysiologischen und toxikologischen, aber auch die psychologischen, soziologischen und ökonomischen Probleme und Konsequenzen der Entwicklung und Erschließung neuer, unkonventioneller Nahrungsquellen – wie z. B. Einzellerproteine, Blattproteine, synthetische energieliefernde Verbindungen – nicht außer acht lassen, wenn auch die Nahrungsversorgung auf unserer Erde derzeit mehr als Verteilungsproblem und weniger als Erzeugungsproblem gilt.

4 Schlußfolgerungen

Für die Weiterentwicklung der Ernährungsforschung in der Bundesrepublik Deutschland sind erhebliche Anstrengungen und Investitionen notwendig. Sie sollten weniger darauf ausgerichtet sein, viele kleine Forschungsvorhaben in zahlreichen Einrichtungen zu fördern, sondern in einigen Zentren, die hierfür durch bereits vorhandene Institute und Forschergruppen prädestiniert sind, langfristig bessere Forschungsmöglichkeiten mit unterschiedlichen Schwerpunkten zu schaffen.

Die Ernährungsforschung sollte immer in Beziehung zum Menschen und seinen Bedürfnissen stehen, in enger Zusammenarbeit mit den Lebensmittelwissenschaften, der klinischen Ernährungsforschung, der Verhaltensforschung und der biochemischen und physiologischen Grundlagenforschung.

Literatur

Ernährungsforschung und Gesundheitspolitik (1980) Ernährungsbericht der Deutschen Gesellschaft für Ernährung. S 148–167
Federally-Supported Human Nutrition Research, Training, and Education (1981) Update for the 1980s. I. Human nutrition research and training. Am J Clin Nutr 34 5 [Suppl]:977–1012
Zur Notwendigkeit der Ernährungsforschung (1983) Gemeinsame Resolution der Deutschen Gesellschaft für Ernährung, der Österreichischen Gesellschaft für Ernährungsforschung und der Schweizerischen Gesellschaft für Ernährungsforschung. Ernähr Umsch 30:399
Ernährungsbericht (1984) der DGE im Auftrag der Bundesminister für Jugend, Familie und Gesundheit und für Ernährung, Landwirtschaft und Forsten
Henke K-D, Schlierf G, Arab L, Behrens C (1985) Die Kosten ernährungsabhängiger Erkrankungen. Schriftenreihe des Bundesministers für Jugend, Familie und Gesundheit (im Druck)

Rehabilitation chronisch Kranker

U. Koch und G. Haag

Im nachfolgenden Beitrag sollen die gegenwärtige Situation in der Rehabilitation Behinderter und chronisch Kranker kritisch diskutiert und einige Überlegungen im Hinblick auf notwendige Veränderungen angestellt werden. Dabei gehen wir bewußt z. T. über die momentan bestehenden Realitäten (Rehabilitationsrecht, institutionelle Strukturen) hinaus, um Ansatzpunkte für neue Wege der Rehabilitation aufzuzeigen. Wenn daher manches spekulativ erscheint, so liegt dies durchaus in unserer Absicht.

1 Allgemeine Zielvorgaben der Rehabilitation

Bewertungsversuche der Rehabilitationspraxis erfordern Kriterien und Maßstäbe. Im ersten Abschnitt möchten wir daher einige von renommierten Institutionen formulierte Rehabilitationsziele referieren, um damit einen gewissen Bezugsrahmen vorzugeben.

In der Literatur findet sich eine Vielzahl von unterschiedlichen Definitionen des Begriffs „Rehabilitation". Zwei gemeinsame Zielsetzungen lassen sich nach Schindele (1979) aus den meisten Definitionen ableiten:

1. Zu verhindern, daß die Behinderung für die Person zu einem dauernden Handicap für das persönliche, soziale und ökonomisch-berufliche Leben wird.
2. Dort, wo volle Rehabilitation oder Normalisierung nicht möglich ist, die behindernden Auswirkungen auf ein Minimum zu reduzieren, die diese auf das persönliche, soziale und beruflich-ökonomische Wohlergehen der behinderten Personen nehmen.

In den 50er bis 70er Jahren wurde der ökonomische Nutzen v. a. der beruflichen Rehabilitation von verschiedenen Seiten besonders positiv hervorgehoben. Um diesem Trend ein Gegengewicht entgegenzusetzen, formulierte Helander 1979 für die Weltgesundheitsorganisation folgende Ziele:

- Rehabilitation solle in der Regel nicht zu einem Gewinn führen;
- Rehabilitation sei unökonomisch und solle unökonomisch sein;
- Rehabilitation stelle eine soziale Strategie dar, die auf eine gerechte und gleiche Gesellschaft ziele;
- Rehabilitation sei ein Gradmesser, wie weit wir bereit sind, mit den Ärmsten, den am stärksten Abhängigen und den unterprivilegiertesten Gruppen in unserer Gesellschaft zu kooperieren (Helander 1979).

Die in § 1 des Rehabilitations-Ausgleichsgesetzes (1974) (s. auch Mrozynski 1979) zum Ausdruck gebrachte Zielsetzung entspricht diesen Grundsätzen, wenn auch der Gesichtspunkt der Berufstätigkeit besonders hervorgehoben wird:

§ 1 Aufgabe der Rehabilitation. (1) Die medizinischen, berufsfördernden und ergänzenden Maßnahmen und Leistungen zur Rehabilitation im Sinne dieses Gesetzes sind darauf auszurichten, körperlich, geistig oder seelisch Behinderte möglichst auf Dauer in Arbeit, Beruf und Gesellschaft einzugliedern. (2) Den Behinderten stehen bei der Anwendung dieses Gesetzes diejenigen gleich, denen eine Behinderung droht.

Als ein übergeordnetes Ziel aller Rehabilitationsmaßnahmen wird von verschiedenen Autoren die soziale Integration des Betroffenen angesehen. Die Bundesarbeitsgemeinschaft für Rehabilitation (1984) hat versucht, diese Zielsetzung folgendermaßen zu konkretisieren:

Aufgrund der umfassenden und vielfältigen Zielsetzungen muß die Rehabilitation alle Sektoren und alle Ebenen der physischen, psychischen und sozialen Existenz der Patienten berücksichtigen. Die breitgefächerten rehabilitativen Leistungen sollen dem Behinderten unter konsequenter Nutzung der vorhandenen Teil- oder Restfunktionen die Möglichkeit einer Integration oder Reintegration in Familie und Gesellschaft und nach Möglichkeit in das Berufsleben bieten. Es wird also dadurch dem drohenden Verlust der bestehenden Bindungen an die Familie und an die gewohnte soziale Umgebung entgegengewirkt. Dies findet u. a. auch seinen Niederschlag in dem Bemühen aller Beteiligten, beispielsweise eine Heimunterbringung des Behinderten als in der Regel ungünstigste von allen möglichen Lösungen zu betrachten und sie nur dann zu akzeptieren, wenn ein anderer Weg – also das Verbleiben in der Familie, in der gewohnten Umwelt – nicht zu verwirklichen ist. Damit dient die Rehabilitation gleichzeitig den Interessen der Familie wie denen der sozialen Gemeinschaft, die ja vom Lebensschicksal jedes einzelnen mitbetroffen ist.

Da die genannten Ziele eher idealtypische Vorstellungen sind, muß ein Vergleich zwischen den in den Zitaten formulierten Zielen und der „Rehabilitationswirklichkeit" Diskrepanzen aufweisen. Hieraus sollte nicht ein Votum unsererseits für das Aufgeben solcher Ziele abgeleitet werden. Es erscheint uns vielmehr wichtig, das praktische Handeln immer wieder daraufhin zu reflektieren, wie weit die konkreten Maßnahmen den Zielvorstellungen wie soziale Integration oder dauerhafte Wiedereingliederung in Arbeit, Beruf und Gesellschaft wenigstens angenähert werden.

Mögen sich die Experten auf so allgemein formulierte Ziele der Rehabilitation noch relativ leicht einigen können, so ergibt sich bei differenzierter Betrachtung doch eine Reihe von Schwierigkeiten. Dies liegt an der möglichen Vielfalt dieser Ziele. Einige Dimensionen, unter denen sie variieren können, seien nachfolgend aufgeführt:

– Ziele können sich in ihrer *zeitlichen Perspektive* unterscheiden, indem sie kurz-, mittel- oder langfristig angelegt sind.

– Sie können sich auf *unterschiedliche Lebensbereiche* beziehen, so z. B. auf Arbeit, Wohnen oder körperliche wie seelische Gesundheit.

– Die *Akzentsetzung* kann auf kognitiven, affektiv-sozialen oder Handlungszielen liegen.

– Die Ziele können erhebliche Unterschiede aufweisen im Grade, indem sie dem Individuum während des Rehabilitationsprozesses entweder eine *aktive Rolle* zuschreiben oder es eher zum Objekt einer Rehabilitationsmaschinerie werden lassen.

– Die Prioritäten können sich aus *unterschiedlicher Perspektive* (Sicht des Behinderten, des Therapeuten oder des Trägers der Einrichtung) anders stellen.

– Ziele können *statisch* und *dynamisch* verstanden werden. Dynamisch bedeutet, daß Ziele in Abhängigkeit vom zeitlichen Verlauf neu definiert werden.
– Die Ziele können auch hinsichtlich der Dimension *„individuelle versus generelle Zielsetzungen"* erheblich variieren.

Bezüglich der letzten Dimension lassen sich zwei Extremvarianten unterscheiden. Der eine Pol beschreibt identische Zielsetzungen für alle Rehabilitanden einer Einrichtung, der andere jeweils spezifische (individuelle) Ziele für jeden Behinderten dieser Institution.

Nach dieser eher theoretischen Betrachtung soll im folgenden Abschnitt aus der Perspektive eines chronisch Kranken geschildert werden, wie er einzelne Etappen seines Rehabilitationsprozesses erlebt. Wir glauben, daß eine solche kasuistische Betrachtung eindrucksvoller die Erwartungen, Bedürfnisse und Wünsche des Individuums an die Gesellschaft und an die an der Rehabilitationskette beteiligten Institutionen zum Ausdruck bringt, als dies anhand von Statistiken möglich ist.

2 Der Verlauf eines Rehabilitationsprozesses aus der Sicht eines Betroffenen

Herr M. ist 51 Jahre alt, verheiratet, hat 3 Kinder, davon noch 2 im schulpflichtigen Alter und ist Facharbeiter in einem Zulieferbetrieb der Kfz.-Branche. Herr M. hat vor 10 Jahren in einem Vorort einer mittleren Großstadt gebaut, ist daher auf Überstunden und gute Verdienstmöglichkeiten durch Akkord angewiesen. Seine Ehefrau ist, seit die Kinder selbständiger sind, wieder im Büro tätig und arbeitet dort 25 h pro Woche als Telefonistin, meist abends zwischen 17 und 22 Uhr. Die älteste Tochter möchte Erzieherin werden und besucht derzeit eine Fachschule am Heimatort. Sie wohnt nach wie vor zu Hause. Die beiden Jungen besuchen die 7. und 9. Klasse der Realschule. Zumindest beim älteren Sohn wird überlegt, ob er aufgrund seiner guten Schulleistungen nicht das Abitur machen sollte. Die Schwiegermutter von Herrn M., mit der er seit Jahren ein eher gespanntes Verhältnis hat, wohnt seit dem Hausbau bei der Familie in einer Einliegerwohnung, die aus steuerlichen Gründen eingerichtet wurde.

Herr M. war früher aktiver Fußballer. Seit 20 Jahren übt er diesen Sport allerdings nicht mehr aktiv aus, ist aber noch ehrenamtlich im Vorstand seines Vereins tätig. Er schätzt besonders die dortige Geselligkeit. In seinem großen Freundeskreis gilt Herr M. als sozial aufgeschlossen, engagiert und ist beliebt, obwohl er in Diskussionen durchaus sehr ungeduldig und auch aggressiv werden kann.

Die eheliche Beziehung bezeichnet er selbst mit den Worten: „Es geht ganz gut, es gibt keine größeren Probleme." An seiner Arbeitsstelle ist er in einem Bereich der Serienproduktion für eine Gruppe von 8 ungelernten Arbeitern verantwortlich. Er gilt im Betrieb als „besonders geschätzte Arbeitskraft", die von sich und anderen ein hohes Leistungsniveau fordert. Besonders anerkannt werden bei den Vorgesetzten sein Verantwortungsgefühl und seine Bereitschaft, auch unvorhergesehene Überstunden abzuleisten, bei den Kollegen seine Kameradschaftlichkeit. In 20 Jahren Betriebszugehörigkeit wies er nur 5 Fehltage wegen Erkrankung auf. Herr M. bemerkt dazu: „Wo kommen wir denn da hin, wenn man sich bei jeder Kleinigkeit gleich ins Bett legt?" In der Zeit des Hausbaus verbrachte Herr M. seinen Urlaub auf dem Bau, seither hat er zumindest einen Teil seines Urlaubs und z. T. auch die Wochenenden dazu genutzt, den Keller des Hauses weiter auszubauen und seinen Garten anzulegen. An einem Wochenende vor 2 Jahren klagt er plötzlich über starke Schmerzen in der linken Brust. Seine Frau ruft den Notarzt, der ihn wegen dringenden Verdachts auf Herzinfarkt sofort in das nächstgelegene Krankenhaus einweist. Dort bestätigt sich die Diagnose: schwerer Hinterwandinfarkt. Herr M. verbringt 4 kritische Tage auf der Intensivstation, bevor er in ein Dreibettzimmer verlegt wird. Bereits nach 14 Tagen äußert er den Wunsch nach baldiger Entlassung und ist erstaunt über die Absicht der Ärzte, nach 3wöchiger Krankenhausbehandlung eine Anschlußheilbehandlung in einem 150 km entfernten Kurort durchzuführen. Er sei doch „wieder fast der Alte" und müsse im übrigen auch möglichst bald wieder an seinen Arbeitsplatz zurück. Es bedarf einiger Überredungskraft seiner Ehefrau, die ihn regelmäßig besucht und sich große Sorgen um seine Gesundheit macht. Zum Unmut von Herrn M. verzögert sich der Beginn der AHB-Maßnahme um 1,5 Wochen. In dieser Zeit verbleibt er im Krankenhaus. Auch wäre Herr M. lieber in eine näher gelegene Rehabilitationsklinik gegangen, schon wegen des Kontaktes zu seiner Familie und seinen Kollegen. Er wurde jedoch hierzu gar nicht gefragt. Als er dieses Problem anspricht, wird er darauf verwiesen, daß er dort medizinisch in besonders guten Händen sei.

Mit der medizinischen Versorgung im Akutkrankenhaus war er recht zufrieden, nur die Ermahnungen des Arztes, er müsse dringend das Rauchen aufgeben (bisher etwa 35 Zigaretten/tgl.) und sicher einige Pfunde an Gewicht abnehmen (15 kg Übergewicht), bereitete ihm Unbehagen. Über seine berufliche Zukunft hat er in dieser Zeit häufiger nachgedacht. Als er den Stationsarzt darauf ansprach, wann er wohl wieder arbeiten könne, meinte dieser: „Das soll im Augenblick mal nicht Ihre Sorge sein. Die kommen ganz gut ohne Sie zurecht. Kommen Sie erst mal wieder auf die Beine."

In der Rehabilitationsklinik scheinen sich seine Befürchtungen zunächst nicht zu bestätigen. Er teilt sein schönes Zimmer mit einem etwas älteren Herzinfarktpatienten, der ihm von Anfang an sympathisch ist. Dieser erzählt ihm, daß er bereits seinen dritten Infarkt hinter sich habe und vor 2 Jahren vorzeitig berentet worden sei, worüber er eigentlich recht froh sei. Sie entdecken sehr schnell eine Reihe von Gemeinsamkeiten, v. a. was ihr Interesse für Fußball und Briefmarken angeht. Außerdem fällt auch dem Zimmergenossen das Nichtrauchen sehr schwer, und beide sind der Meinung, „wenn man es nicht übertreibt, dann wird es schon nicht schaden". Über den Behandlungsplan ist Herr M. überrascht. Er hatte immer gedacht, eine Kur ließe einem viel Zeit und sei deshalb auch recht langweilig. Statt dessen weist sein Behandlungsplan kaum Lücken auf. Das Programm reicht von ärztlich-diagnostischen Maßnahmen über leichte krankengymnastische Behandlung, ergometrisches Leistungstraining, Terraintraining, Liegekuren, Ernährungsberatung, Gesundheitstraining in Form von Vorträgen bis hin zu kreativer Beschäftigungstherapie und Gruppen zur Streßbewältigung, Gewichtsabnahme und Raucherentwöhnung. Alle diese Maßnahmen wurden ihm nach der ärztlichen Erstuntersuchung verpflichtend verordnet oder dringend nahegelegt. Außerdem wurde ihm die Teilnahme an einer psychologischen Gruppe für Problemgespräche empfohlen. Nachdem er sich über diese Gruppe bei Mitpatienten erkundigt hat, kommt er zu dem Schluß, daß dies nichts für ihn sei.

Daß sein Tag nun wider Erwarten so ausgefüllt ist, empfindet er zunächst als durchaus angenehm, da ihm ja „Herumsitzen nicht liege". Als irritierend erlebt er die mangelnde Gelegenheit, sich in der Klinik auch mal zurückzuziehen, die dauernden Gespräche der Mitpatienten über Krankheit gehen ihm auf die Nerven. Er äußert hierzu: „Dabei werde ich erst richtig krank."

Daß er mit nicht weniger als 15 Therapeuten zu tun hat, führt bei ihm zu dem Eindruck, zwar abhängig von Hilfe zu sein, gleichzeitig aber niemanden zu haben, der für ihn persönlich zuständig ist. Da wegen der Entfernung vom Wohnort seine Frau ihn nur am Wochenende besuchen kann und auch den Arbeitskollegen der weite Weg nicht zuzumuten ist, fühlt er sich isoliert. Bei einem ihrer wenigen Besuche berichtet seine Frau, daß dank der Oma alles ganz gut liefe, lediglich ab und zu gebe es leichtere Reibereien.

In der 2. Woche stellen sich bei ihm Schlafstörungen ein, er liegt stundenlang wach und grübelt über seine Zukunft. Vor allem bewegen ihn Gedanken wie „Werde ich in meinem Beruf wieder die alte Leistungsfähigkeit bringen können? Was werden die Kollegen denken, wenn ich so lange krank bin? Was wird finanziell mit den Hausbelastungen, wenn ich nicht weiter im Akkord bleiben kann?"

Als ihn anläßlich einer der nächsten Visiten der Arzt darauf anspricht, daß er weniger ausgeruht als zu Beginn der Rehabilitationsmaßnahme wirke, schildert er nach einigem Zögern seine Schlafstörungen. Der Arzt verschreibt ihm ein leichtes Schlafmittel und verweist auf die Möglichkeit einer individuellen Beratung durch den Psychologen. Herr M. nimmt regelmäßig die verordneten Tabletten und schläft zunächst etwas besser. Auf eine Kontaktaufnahme mit dem Psychologen, um seine Probleme intensiver zu besprechen, mag er sich nicht einlassen, da er sich nicht „psychisch krank" fühlt.

Zunehmend stellt sich auch eine andere Sorge ein. Seine körperliche Leistungsfähigkeit verbessert sich längst nicht in dem Tempo, in dem er es selbst erwartet hat. Obwohl er regelmäßig am Bewegungs- und Ergometertraining teilnimmt, führt auch nach 3wöchigem Aufenthalt bereits leichtes Treppensteigen zu Schmerzen in der Brust. Als er bei der ärztlichen Visite seine Sorge anspricht, wie er denn in einigen Wochen die körperliche Belastung am Arbeitsplatz bewältigen soll, mahnt sein Arzt ihn einerseits zur Geduld: „Das braucht seine Zeit. Sie waren mit einem Bein ja bereits im Grab." Andererseits weist er auch darauf hin, daß er künftig bezüglich der Arbeitsbelastungen wohl Abstriche wird machen müssen: „So wie früher 12-h-Akkord, das werden Sie sich aus dem Kopf schlagen müssen. Sie sollten mal darüber nachdenken, welche Möglichkeiten Sie sehen, den Streß an Ihrem Arbeitsplatz abzubauen." Als am folgenden Tag seine Frau zu Besuch kommt, wirkt ihr Mann niedergeschlagen, äußert sich aber auf ihr Drängen hin nicht weiter. Seine Tendenz zu nächtlichem Grübeln verstärkt sich in den nachfolgenden Tagen wieder. Insbesondere bewegt ihn die Frage, wie es nach der Heilmaßnahme wohl weitergehe. Daher ist er fast erleichtert, als der Arzt ihm eröffnet, daß er eine mindestens 2wöchige Verlängerung des Aufenthaltes auf insgesamt 6 Wochen für nötig hält.

Da er auch im weiteren Verlauf keine größeren Fortschritte verspürt, absolviert er das Therapieprogramm eher lustlos. Die Zubereitung des Essens und die ihm auferlegte Kalorienbeschränkung werden zunehmend zum Ärgernis. Dadurch, daß er gelegentlich in Gaststätten am Ort mal was extra bestellt und auch auf täglich 2–3 Biere nicht verzichten mag, ist der Erfolg der diätetischen Maßnahmen insgesamt eher mäßig. Nach 6 Wochen hat er 2,5 kg abgenommen. Das Rauchen hat er in der Klinik gegenüber früher erheblich eingeschränkt, aber auf einige Zigaretten pro Tag mag er nicht verzichten. An der „Streßgruppe" hat er nur 2mal teilgenommen. Da er sich sehr unwohl fühlte in der Gruppe und sich auch am Gespräch nicht beteiligen wollte, hat er den durchführenden Psychologen gebeten, nicht mehr teilnehmen zu müssen.

2 Tage vor der Entlassung aus der Rehabilitationsklinik findet die Abschlußuntersuchung durch den Arzt statt. Dieser beurteilt insgesamt den Erfolg der Heilmaßnahmen positiv und verweist insbesondere auf die Verbesserung der Ergometriewerte und die weitgehende Normalisierung des EKG. Als Herr M. fragt, wann er denn wieder arbeiten können werde, teilt der Arzt ihm mit, wann er wieder in den Betrieb zurückkehren könne, würden die nächsten Wochen zeigen. Für die nächsten 3 Wochen werde er ihn zunächst krankschreiben. In dieser Zeit sei er ja bei seinem Hausarzt in guten Händen. Dieser werde von ihm in einem ausführlichen Brief über den Verlauf der Anschlußheilmaßnahme informiert werden.

Herr M. verläßt die Rehabilitationsklinik 10 Wochen nach seinem Infarkt mit dem Gefühl starker Verunsicherung bezüglich der weiteren Zukunft, ist aber froh, zu seiner Familie und zu seinen Freunden und Bekannten zurückzukehren. 5 Tage nach seiner Rückkehr bekommt er einen ersten Termin bei seinem Hausarzt, der ihn zunächst einmal gründlich untersucht. Erstaunt stellt Herr M. fest, daß der Bericht aus der Rehabilitationsklinik noch nicht angekommen ist. Der Hausarzt bestellt ihn zu wöchentlichen Kontrollen, und Herr M. ist überrascht, daß der Arzt keine weiteren Maßnahmen verordnet. „Wir müssen jetzt erst mal abwarten, wie sich das Ganze weiterentwickelt. Aber da gibt es ja, wie neulich in der Zeitung stand, eine Infarktsportgruppe. Vielleicht sollten Sie sich informieren und schauen, ob das was für Sie ist."

Herr M. beschließt, am nächsten Tag bei der Firma vorbeizugehen, um sich bei den Kollegen einmal kurz blicken zu lassen. Als er dort in der Mittagspause eintrifft, wird er mit großem Hallo begrüßt. Fragen, wann er denn vom Krankspielen genug habe, beantwortet er ausweichend. Sein Vorgesetzter meint beruhigend zu ihm: „S. hat jetzt vorübergehend deine Aufgabe übernommen. Werde du erst mal richtig gesund." Einige nähere Freunde lädt er ein, in nächster Zeit mal bei ihm vorbeizuschauen. An die Situation, tagsüber zu Hause zu sein, muß Herr M. sich erst gewöhnen. Auch stört es ihn, im Gegensatz zu früher, daß seine Frau abends berufstätig ist. Auch kommt es vermehrt zu Auseinandersetzungen mit den Kindern, und besonders ärgert es ihn, daß die Schwiegermutter sich inzwischen unentbehrlich gemacht hat. Anfangs geht seine Frau auf seine Ungeduld und seinen Ärger verständnisvoll ein, reagiert aber zunehmend gereizt („Wenn dir das nicht paßt, daß meine Mutter uns hilft, dann kannst du ja ruhig auch mal selbst mitanpacken. Ich kann zwar verstehen, daß du unzufrieden bist, aber du könntest dich etwas besser zusammennehmen. Du bist schon 3mal diese Woche mit deinen Spezis in der Kneipe gewesen. So schlimm kann das mit deiner Krankheit dann auch nicht sein. Außerdem solltest du dich mit dem Rauchen mehr zurückhalten.")

In den nächsten Wochen werden die anfänglich gehäuft auftretenden Besuche von Arbeitskollegen zunehmend weniger. Nach 3 Wochen trifft endlich der Bericht aus der Rehabilitationsklinik ein. Der Arzt schreibt ihn erneut krank, da er mit dem kardiologischen Befund unzufrieden ist. Besondere Sorgen bereiten ihm die immer wieder auftretenden Unregelmäßigkeiten der Herzaktion. Bei der Infarktsportgruppe ist er nur einmal gewesen. Man hatte ihn der Übungsgruppe zugeordnet. Hier gewinnt er den Eindruck, daß die meisten, die schon längere Zeit zu dieser

Gruppe gehörten, sich in deutlich schlechterer körperlicher Verfassung befanden als er, und er sieht daher kaum einen Sinn für eine regelmäßige Teilnahme.

Den familiären Konflikten entzieht er sich teilweise dadurch, daß er auch tagsüber wenig zu Hause ist. Sein Verhältnis zu seiner Frau hat sich etwas entspannt. Es irritiert ihn jedoch sehr, daß Intimkontakte seit seinem Infarkt nicht mehr stattgefunden haben. Ansprechen mag er das Thema jedoch nicht.

Als der Arzt ihn 8 Wochen nach seiner Rückkehr erneut für weitere 2 Wochen krankschreiben will, äußert Herr M., unzufrieden mit dem Behandlungsforschritt und den jeweils nur kurzen Arztkontakten, den Wunsch, arbeitsfähig geschrieben zu werden. Trotz Bedenken kommt sein Hausarzt diesem Wunsch nach („Versuchen wir's mal. Aber natürlich kommen Akkordarbeit und Überstunden nicht mehr in Frage!").

Als er sich bei der Personalabteilung zum Wiederantritt der Arbeit meldet, äußert sich der Personalchef erstaunt: „Wir haben mit Ihnen noch gar nicht so schnell gerechnet. Da müssen wir erst mal schauen, wo wir Sie einsetzen können." Herr M. äußert, daß er am liebsten an seinen alten Arbeitsplatz zurückkehren möchte, daß der Arzt ihm aber Akkordarbeit untersagt habe. Nach einigen Telefonaten teilt ihm der Personalchef mit, er solle es doch zunächst mal in der Qualitäts-kontrolle in der Nachbarabteilung versuchen. Dort sei der Druck nicht ganz so groß. Diese neue Arbeit kann er im Sitzen ausüben. Sie besteht v. a. im Beobachten eines Bildschirms und gilt betriebsintern als eher langweilig. Herr M. weiß zwar, daß diese Versetzung gut gemeint ist, hat aber das Gefühl der Degradierung. Welche finanziellen Einbußen dies für ihn bedeutet, mag er zunächst gar nicht ansprechen. In den ersten Tagen strengt ihn die neue Tätigkeit sehr viel mehr an, als er dies bei diesem Arbeitsplatz erwartet hatte. Den Kollegen gegenüber läßt er sich nichts anmerken. Gelegentlich muntern sie ihn auf („Du wirst bald wieder der Alte sein"). Dies ist zwar als Aufmunterung gemeint, erinnert ihn aber an die Realitäten. Diese werden ihm auch sehr kraß vor Augen geführt, als er seinen ersten Lohn nach der Wiederaufnahme erhält. Er muß feststellen, daß er etwa 150 DM pro Woche weniger verdient als bisher im Akkord, und hat das Gefühl, daß es sich so nicht mehr lohne zu arbeiten. Gleichzeitig steigt seine Unzufriedenheit mit der Monotonie am neuen Arbeitsplatz. Deshalb bittet er um möglichst rasche Rückkehr in seine alte Abteilung. Der Personalchef sagt ihm: „Ich denke, es geht nicht mehr mit dem Akkord?" – „Es muß gehen. So halte ich das nicht aus", erwidert Herr M. Nach 3 Tagen Akkordarbeit muß er sich wegen starker Herzbeschwerden in ärztliche Behandlung begeben und wird erneut, jetzt auf unbestimmte Zeit, krankgeschrieben.

Nach 2monatiger Abwesenheit vom Arbeitsplatz lädt ihn der Personalchef zu einem Gespräch ein, um mit ihm zu besprechen, wie es denn weitergehen könne. Er macht das Angebot, eine leichte Tätigkeit im Lager zu übernehmen. Als im weiteren Gespräch deutlich wird, daß er dort wesentlich weniger verdienen wird, fragt er nach weiteren Möglichkeiten und folgt dann dem Rat des Personalchefs, sich im zuständigen Arbeitsamt beraten zu lassen. Das Gespräch mit dem dortigen Rehabilitationsberater endet allerdings mit einer herben Enttäuschung. Eine Umschulung in einem Berufsförderungswerk komme in seinem Alter nicht mehr in Frage. Bei der jetzigen Arbeitsmarkt-situation müsse er ihm dringend raten, bei seiner alten Firma zu bleiben. Nach einem Gespräch über seine Situation mit seinem Arzt, bei dem dieser ihn darauf hinweist, daß wegen seiner nach wie vor nur bedingt zufriedenstellenden kardiologischen Befunde auch eine vorzeitige Berentung überlegt werden könnte, läßt er bei der Auskunftsstelle der für ihn zuständigen Landesversicherungsanstalt seine zu erwartende Rentenzahlung abschätzen. Er ist überrascht, daß diese nicht viel geringer ist als der Lohn am Bildschirmarbeitsplatz.

Als in den nächsten 14 Tagen erneut starke Herzbeschwerden auftreten, bittet er seinen Arzt, einen Antrag auf Erwerbsunfähigkeitsrente zu stellen.

Heute, 1 Jahr nach seiner vorzeitigen Berentung, fühlt sich Herr M. körperlich etwas besser belastbar, obwohl sein Arzt meint, daß er durch eine gesündere Lebensführung (Gewichtsabnahme, körperliches Training, Verzicht auf Zigaretten) weitere Fortschritte erreichen könnte.

An seinen Rentnerstatus hatte er sich anfangs nur schwer gewöhnen können. Besonders fehlen ihm die Kontakte zu den Arbeitskollegen und das Gefühl der Verantwortung, das er während seiner Berufstätigkeit hatte. Um sich sinnvoll zu beschäftigen, hat er angefangen, nach und nach das Dachgeschoß seines Hauses so auszubauen, daß dort 3 Zimmer vermietet werden können. Außer-dem verdient er durch gelegentliches Arbeiten (Schwarzarbeit) bei einem Vorstandskollegen seines Fußballclubs, der Inhaber eines Fliesenlegerbetriebes ist. Diese beiden Einnahmequellen nehmen ihm ein wenig seine finanziellen Sorgen (Zinsbelastung des Hauses), vermitteln ihm aber häufig das Gefühl, nicht viel weniger im Streß zu stehen, als wenn er am Arbeitsplatz geblieben wäre.

Seine Frau ist inzwischen ganztags tätig. Die Konflikte mit der Schwiegermutter haben sich gehäuft. Insgesamt hat er sich von der Familie eher zurückgezogen. Auch die Kontakte zu seinen Arbeitskollegen haben sich erheblich verringert. Vermehrt haben sich hingegen seine abendlichen Aufenthalte in seiner Stammkneipe. Dort scheint er sich wohlzufühlen. Vereinzelt wird er darauf angesprochen, ob das Rauchen und Trinken nicht gefährlich für ihn sei.

3 Problematische Aspekte der Rehabilitationspraxis und Notwendigkeiten zur Veränderung

3.1 Problemanalyse

Der geschilderte Fall bildet keineswegs einen außergewöhnlichen Verlauf der Rehabilitation bei einer kardiologischen Erkrankung ab. Der Infarkt trifft Herrn M. in einem typischen Lebensabschnitt, und er trifft ihn völlig unvorbereitet. Wie für unser Rehabilitationssystem typisch, richten sich die Bemühungen v. a. auf eine berufliche Wiedereingliederung. Diesem Ziel dienen auch die vorgeschalteten medizinischen Rehabilitationsmaßnahmen. Doch obwohl gerade die kardiologische Rehabilitation in der Bundesrepublik Deutschland mit erheblichem Aufwand betrieben wird, sind die Erfolgsquoten bezüglich der beruflichen Wiedereingliederung bisher deutlich hinter den Erwartungen zurückgeblieben.

Auch im beschriebenen Fallbeispiel dienten die eingeleiteten Maßnahmen der medizinischen Rehabilitation vorrangig dem Ziel, dem Betroffenen die Fortsetzung seiner Berufstätigkeit zu ermöglichen. Auf Alternativen zum Verbleib im Berufsleben in der Form wie vor der Erkrankung sind die Hilfsmaßnahmen der Rehabilitationskette bei Herrn M. nicht ausgerichtet. So gelingt es durch die zur Anwendung kommenden Maßnahmen nicht, ihn an seinem alten Arbeitsplatz zu halten. Sein Gesundheitszustand läßt eine unter Akkordbedingungen stattfindende Fließbandarbeit nicht zu. Die zeitweise versuchte betriebliche Umsetzungsmaßnahme ist mit erheblichen finanziellen Einbußen sowie Statusverlust und einer weniger attraktiven Tätigkeit verbunden. Da der Arbeitsmarkt keine attraktiven Alternativen außerhalb der Firma anbieten kann und Umschulungsmaßnahmen in einem Berufsförderungswerk in seinem Alter von ca. 50 Jahren erst gar nicht in Erwägung gezogen werden, fehlt für Herrn M. letztlich der Anreiz, im Berufsleben zu verbleiben. Da ihm seine Behinderung die Möglichkeit eröffnet, eine vorzeitige Berentung zu beantragen, nutzt er daher den begrenzt gegebenen individuellen Spielraum. Trotz einer vorhandenen Teilarbeitsunfähigkeit wählt er die vorzeitige Berentung und setzt seine noch verbliebene Arbeitsmöglichkeit in einem offiziell nicht gestatteten Rahmen (Hausbau und Schwarzarbeit) fort und kompensiert dadurch zumindest teilweise die finanziellen Einbußen.

Sein gesundheitlicher Zustand ist 1 Jahr nach seiner Berentung als nicht optimal zu bezeichnen. Subjektiv fühlt er sich durch immer wieder auftauchende depressive Phasen und psychosomatische Symptome beeinträchtigt. Tendenzen zu einer partiellen sozialen Isolierung (Familie, Arbeitskollegen) und eine Gefährung durch Risikoverhalten (Rauchen, Übergewicht, evtl. auch Alkohol) sind unverkennbar.

Dies sind Hinweise darauf, daß ihm die Bewältigung seiner psychosozialen Probleme bisher nicht gelungen ist.

In den nachfolgenden Betrachtungen soll die Diskussion zunächst stark orientiert an dem in der Praxis vorrangigen Ziel der beruflichen Rehabilitation erfolgen, um danach Rehabilitation als Maßnahme zur Unterstützung der sozialen Integration sowie der individuellen Krankheitsbewältigung zu diskutieren.

3.2 Möglichkeiten der beruflichen Rehabilitation und deren strukturelle Voraussetzungen

Welche *Alternativen,* auch wenn sie bisher teilweise ohne gesetzliche Grundlagen sind, wären im Hinblick auf die berufliche Situation von Herrn M. denkbar gewesen?

Alternative a)

Es muß davon ausgegangen werden, daß Herr M. zum Zeitpunkt seiner Rückkehr in die Firma in seiner physischen und psychischen Leistungsfähigkeit so eingeschränkt ist, daß er seinen alten Arbeitsplatz, an den er am liebsten zurückkehren möchte, nicht mehr ausfüllen kann. Diskutiert wird nur die Alternative entweder Leistung wie bisher oder anderer Arbeitsplatz bzw. Rente. Als weitere Möglichkeit wäre denkbar, daß Herr M. die frühere Tätigkeit zumindest stundenweise bzw. seinen Leistungsgrenzen angepaßt wahrnimmt, wobei sich zeigen müßte, ob dieser Anteil im Laufe der Zeit erhöht oder auch eingeschränkt werden muß. Der Vorteil dieser zumindest teilweise erhaltenen Integration bestünde einerseits in der Nutzung seiner noch vorhandenen Arbeitskraft, andererseits im Erhalt der innerbetrieblichen Sozialbeziehungen von Herrn M. Die Differenz zwischen der früheren und der seiner Leistungsgrenze angepaßten Arbeitszeit könnte sehr unterschiedlich ausgefüllt werden. Denkbar wäre eine Teilberentung oder körperlich weniger belastende Tätigkeiten im Betrieb. Besonders wichtig wäre es, eine finanzielle Schlechterstellung gegenüber früher zu vermeiden.

Alternative b)

Es gibt in der Firma von Herrn M. sicher eine Reihe von Tätigkeiten, die mit geringerem physischen Leistungsvermögen bewältigt werden können. Die Risiken im Hinblick auf die Akzeptanz eines neuen Arbeitsplatzes liegen, wie sich in der obigen Kasuistik gezeigt hat, in finanziellen Einbußen, geringerer Attraktion der Tätigkeit selbst und im Verlust gewachsener Sozialbeziehungen und von Sozialprestige.

Der im Prinzip wohlmeinende Personalchef sucht für den verdienten Mitarbeiter eine Tätigkeit ausschließlich unter der Perspektive der körperlichen Leistungseinbußen. Eine andere Planungsperspektive bestünde darin, zu prüfen, welche vorhandenen Fähigkeiten von Herrn M. für den Betrieb sinnvoll genutzt werden könnten: seine Vorbildfunktion bei seinen Arbeitskollegen, sein Organisationstalent, das er als Vorarbeiter unter Beweis gestellt hat, seine vielfältigen Erfahrungen und seine starke Identifikation mit dem Betrieb. Ob Herr M. auch über Fähigkeiten in anderen Sparten des Betriebes (z. B. kaufmännischer Sektor, Lehrlingsausbildung etc.) verfügt, wird erst gar nicht überprüft. Unter diesem Aspekt könnte die innerbetriebliche Umsetzung nicht nur Abstieg, sondern u. U. sogar Aufstieg bedeuten.

Alternative c)

Eine dritte Möglichkeit, z. T. in Kombination mit den Alternativen (a) und (b), stellen gezielte berufliche Rehabilitationsmaßnahmen dar. Eine Umschulung in einem Berufsförderungswerk wurde bei Herrn M. schon aus Altersgründen nicht in Betracht gezogen. Es muß auch offenbleiben, ob dies von ihm wegen der damit verbundenen Trennung von der Familie überhaupt ernsthaft in Erwägung gezogen worden wäre. Eine wohnortnahe, zeitlich enger begrenzte Umschulungs- und Trainingsmaßnahme im Sinne eines „On-the-job-Trainings", wie es in angloamerikanischen Ländern durchaus üblich ist, um ihn für eine neue Tätigkeit, die seinen Möglichkeiten entspricht, zu qualifizieren, wurde nicht überlegt oder ist in unserem Rehabilitationssystem nicht üblich und nur schwer realisierbar. Die gesetzlich möglichen Arbeits- und Belastungserprobungen sind zu kurzfristig und in ihrem Spektrum zu eingeengt.

Es ist uns bewußt, daß diese Alternativen nicht ohne bestimmte Veränderungen des Verständnisses von Rehabilitation, der gesetzlichen Grundlagen und der Rehabilitationsangebote möglich sind.

Will man der Verwirklichung der oben genannten Möglichkeiten näherkommen, verlangt dies auch ein anderes Verständnis und eine andere Praxis von betriebsinternem Umgang mit Behinderten und chronisch Kranken. Bisher ist für diese Personengruppe innerhalb eines Betriebs die Zuständigkeit bzw. Verantwortlichkeit nicht geregelt. Es gibt kein Gremium, das mit hinreichender Kompetenz ausgestattet und fachlich zuständig ist. Der Behindertenvertreter erfüllt diesen Anspruch eher in Ausnahmefällen. Benötigt wird ein von seiner Zusammensetzung und seiner fachlichen Kompetenz her unabhängiges und qualifiziertes *Rehabilitationsfachgremium*, das die Interessen der Betroffenen sowie diejenigen des Betriebes vertritt.

Für den Betroffenen muß unter Berücksichtigung seiner Arbeitsmotivation, seiner betriebsinternen sozialen Bezüge, seiner finanziellen Notwendigkeiten und seiner nach der Behinderung verbliebenen Leistungsfähigkeit eine zufriedenstellende Lösung gefunden werden. Für den Betrieb muß erreicht werden, daß die Rehabilitationsmaßnahme im Sinne des Betriebs als nützlich erlebt werden kann. Der Betrieb wird nur motiviert werden können, größere Anstrengungen für den Verbleib Behinderter auf sich zu nehmen, wenn die entsprechenden Maßnahmen mit ihren finanziellen Folgelasten nicht nur von ihm allein getragen werden müssen. Wünschenswert wäre im konkreten Fall, daß eine gut gelungene Reintegrationslösung für Herrn M. dauerhaft von der Rentenversicherung oder einem anderen Versicherungsträger finanziert wird. Zwar sind im gegenwärtigen Rehabilitationsmarkt Maßnahmen der stufenweisen Wiedereingliederung in das Erwerbsleben und der nachgehenden Hilfen im Arbeitsleben vorgesehen, doch werden diese unter den gegenwärtigen Arbeitsmarktbedingungen eher selten realisiert und sind einer Situation wie bei Herrn M. wegen seiner vorherigen Tätigkeit im Akkord und des damit verbundenen besonders günstigen Einkommens nicht angepaßt.

Das gewünschte Rehabilitationsfachgremium sollte in seiner Zusammensetzung einerseits den Betroffenen sowie Vertreter des jeweiligen Betriebes selbst – hier wäre an Personalführung, Betriebsrat, ggf. Behindertenobmann zu denken – einschließen. Andererseits sollte es externe Mitglieder umfassen. Fachlich kämen neben den Hausärzten Arbeits- und Rehabilitationsmediziner, Rehabilitationspsychologen, Sozialarbeiter und Rehabilitationsberater in Frage sowie Experten des Versicherungswesens. Diesem externen Gremium konnte neben der Rehabilitationsplanung auch eine Art gutachterlicher Tätigkeit im Sinne der Abschätzung finanzieller Zuschüsse und eine Art Prüffunktion zukommen, um sicherzustellen, daß Mißbräuche verhindert und die eingegangenen Verpflichtungen bezüglich Arbeitsleistungen, Bezahlung und Zuschuß in der intendierten Relation verwirklicht werden, auch unter dem Gesichtspunkt der zeitlichen Veränderung.

In der Rehabilitationspraxis wird bisher eher nach dem Alles-oder-nichts-Prinzip verfahren, d. h. wenn berentet wird, so wird in der Regel voll berentet, und meistens wird eine vorübergehende Berentung sehr rasch zu einer Dauerberentung. Diese Situation dürfte sich unter den ungünstigen Arbeitsmarktbedingungen noch verschärft haben, so daß man etwas überpointiert sagen könnte, die heutige Praxis sei treffender durch das Schlagwort „Rente trotz Rehabilitation" als durch das Prinzip „Rehabilitation vor Rente" gekennzeichnet. In inoffiziellen Gesprächen charakterisieren Rehabilitationsfachleute die Situation auch als „Rehabilitation zur Rente". Besonders kraß zeigt sich dies, wenn ein Betroffener nach mehrmonatiger medizinischer Rehabilitation und einer mindestens eineinhalbjährigen Umschulung in einem Berufsförderungswerk nicht vermittelbar ist und nach einer begrenzten Zeit der Arbeitslosigkeit berentet wird. Diese Praxis ist nicht nur unter finanziellen Gesichtspunkten, sondern auch im Hinblick auf die entstandenen emotionalen Belastungen des Betroffenen bedenklich.

Sowohl diese Rehabilitationskonzeption als auch die vorzeitige Berentung sind gesamtwirtschaftlich teure Lösungen, die trotzdem häufig nicht den Möglichkeiten und Bedürfnissen der Betroffenen entsprechen.

Künftige Überlegungen könnten hier in zwei Richtungen gehen: Ein Rehabilitationsplan sollte zum einen eine stärkere Orientierung der beruflichen Rehabilitation an betriebs- und wohnortnahen beruflichen Anpassungshilfen statt an langen formalisierten Umschulungsmaßnahmen aufweisen, zum anderen sollte eine größere Flexibilität bei der Praxis der Berentung erreicht werden. Ein Rehabilitationsplan, der das Ausmaß der Berentung flexibel an die schwankende oder nur langsam wiederansteigende Leistungsfähigkeit des Betroffenen anpaßt, ist in der gegenwärtigen Rentengewährungspraxis nur schwer realisierbar. So könnte man sich bei Herrn M. vorstellen, daß bei ihm in den ersten 3 Monaten nach der Wiederaufnahme der Arbeit eine 2/3-Berentung angemessen ist und vom 4. bis 8. Monat der Berentungsanteil 50% betragen könnte, um sich schließlich auf einem Niveau von 2/3-Arbeitsfähigkeit für die nächsten Jahre zu stabilisieren.

Stellt man für den konkreten Fall eine Modellberechnung der finanziellen Auswirkungen auf, so könnte dies folgendermaßen aussehen. Durch die anteilige Finanzierung nach der Stabilisierung für den Behinderten könnte erreicht werden, daß sein vor der Krankheit bestehendes Lohnniveau und somit auch die Attraktivität der Arbeit erhalten bleibt. Geht man von den vor der Berentung bestehenden Lohnkosten von 3600,– DM aus, so entfielen ab dem 9. Monat Ausgaben in Höhe von 2400,– DM auf den Arbeitgeber und 1200,– DM auf die Rentenversicherung oder einen anderen Träger (Krankenkasse). Für den Rentenversicherungsträger verringern sich die tatsächlichen Ausgaben auf etwa 500,– DM, da ihm der Betroffene und der Betrieb als Zahler von Sozialausgaben erhalten bleiben. Die realen Zahlungen des Rentenversicherungsträgers pro Jahr summieren sich dann auf 6000,– DM. Würde Herr M. eine Erwerbsunfähigkeitsrente erhalten, entstünden im gegebenen Fall monatliche Rentenzahlungen von etwa 2000,– DM. Da dann Herr M. auch als Zahler von Sozialabgaben entfiele, summiert sich der Betrag auf 24 000,– DM pro Jahr. Selbst wenn es sich hierbei nur um grobe Schätzungen handelt, so ist der Kostenvorteil auch bei leicht veränderten Ansätzen offensichtlich. Die derzeit bestehenden Möglichkeiten einer durch die Krankenkasse unterstützten stufenweisen Wiedereingliederung deckt die aufgezeigten Möglichkeiten nicht dauerhaft ab.

Weitgehend undiskutiert bleibt hier das Problem der Zuständigkeit der Versicherungsträger, doch ist anzunehmen, daß Herr M. hier schnell ins Räderwerk der Zuständigkeiten geraten würde. Die Krankenkasse könnte ihre Nichtzuständigkeit mit der Dauerbehinderung belegen, und die Rentenversicherung könnte darauf verweisen, daß sie nur sehr eingeschränkt für berufsfördernde Leistungen zuständig ist, so daß letztlich dem Arbeitsamt „der schwarze Peter" zugespielt wird.

Die Flexibilität des gegliederten Sozialversicherungssystems läßt bei seinen unbestrittenen Vorteilen in bestimmten Grenzfällen eine klare Regelung von Zuständigkeiten vermissen. Das Rehabilitations-Angleichungsgesetz von 1974 (s. Mrozynski 1979) hat dieses Problem letzlich nicht lösen können. Insgesamt zeigt die obige Analyse deutlich, daß in unserem Sozialversicherungssystem der Ausgleich für eine dauerhafte Leistungsminderung nicht hinreichend verankert ist.

3.3 Die Notwendigkeit der primären Ausrichtung des Rehabilitationssystems auf soziale Integration

Das dominante Rehabilitationsziel der gegenwärtigen Rehabilitationspraxis ist die berufliche Wiedereingliederung. Diesem Ziel sind auch viele medizinische Rehabilitationsmaßnahmen untergeordnet. Dies kommt z. B. darin zum Ausdruck, daß die Rentenversicherungsträger medizinische Rehabilitationsmaßnahmen nur dann gewähren dürfen, wenn diese zur Erhaltung oder Wiederherstellung der Erwerbsfähigkeit beitragen. Studiert man die eingangs zitierten Definitionen von Rehabilitation, so stehen hier berufliche, medizinische und soziale Rehabilitationsziele gleichrangig nebeneinander. Zum Teil wird sogar soziale Integration als primäres Ziel aller rehabilitativen Bemühungen hervorgehoben. Wenn wir in diesem Sinne nachfolgend Partei ergreifen, wollen wir damit keinen prinzipiellen Widerspruch zwischen beruflicher und sozialer Integration konstruieren, sondern vielmehr den Stellenwert der beruflichen Wiedereingliederung innerhalb eines Gesamtkonzeptes psychosozialer Rehabilitation relativieren.

Herr M. gehört zu der großen Gruppe derer, die im Sinne einer konsequenten Ausrichtung auf die Prinzipien einer Leistungsgesellschaft auf eine starke berufliche Identifikation hin sozialisiert wurden. Ein großer Teil seiner persönlichen Bestätigung und seiner Sozialkontakte ist eng mit seiner Arbeit verknüpft. Konsequenterweise versucht er daher nach der Rückkehr in die Firma, seinen alten Status wiederzuerlangen. Erweist sich dieses als nicht erreichbar, kommt es fast zwangsläufig zu negativen psychosozialen Folgen. Diese Entwicklung hätte evtl. vermieden oder zumindest abgemildert werden können, wenn es gelungen wäre, alternative Lebensperspektiven in der Phase der Rehabilitation (oder schon vorher) attraktiv zu machen. Eine solche Umorientierung scheint in Anbetracht knapper werdender Arbeit allgemein und wegen der zunehmend schwerer werdenden Vermittelbarkeit von Behinderten und chronisch Kranken heute bedeutsamer als früher.

Auch wenn es zum jetzigen Zeitpunkt noch utopisch klingt, so erscheinen uns Rehabilitationswege notwendig, die neben der beruflichen Perspektive auch andere Formen sinnvoller Beschäftigung unabhängig von ihrer Bindung an Erwerbstätigkeit als zentrale Zielsetzung verfolgen. Dieser Gedanke löst in der Diskussion sehr schnell Fragen aus wie: „Heißt das künftige Ziel dann Briefmarkensammeln, Wandern oder Pflegen musischer Interessen?" oder „Wie ist das finanzierbar?" oder „Wer hat denn dann überhaupt noch Lust, zu arbeiten?" Obwohl wir der Ansicht sind, daß auch das Erlernen sinnvoller Freizeittätigkeit ein angemessenes Rehabilitationsziel sein kann, denken wir primär an solche Tätigkeiten, die von den Betreffenden und der Gesellschaft als soziale Leistung akzeptiert werden können. Bei Herrn M. wäre z. B. denkbar, daß er während der Rehabilitationsmaßnahmen darauf vorbereitet wird, neue Aufgaben in der Familie zu übernehmen, wie z. B. die fachgerechte Führung des Haushaltes inkl. Kochen etc. Dies könnte im konkreten Falle die inzwischen ganztags arbeitende Ehefrau entlasten und gleichzeitig die konfliktträchtige intensive Einbeziehung der Schwiegermutter verhindern. Andere als produktiv anerkannte Tätigkeiten könnten z. B. bei Männern gegenüber der jetzigen Praxis in der stärkeren Übernahme von Aufgaben in der Erziehung der Kinder bzw. Enkelkinder sowie von ehrenamtlichen Tätigkeiten in der Gemeinde oder in sozialen Institutionen bestehen. Damit die Ausübung dieser Tätigkeiten vom Betroffenen und der Gesellschaft als Rehabilitationsziel akzeptiert wird, muß allerdings gleichzeitig eine generelle gesellschaftliche Neubewertung von Tätigkeiten wie Haushalt, Kindererziehung, kommunalem Engagement als produktive und Qualifikation erfordernde Arbeit erfolgen. Dort wo die entsprechende Qualifikation nicht vorhanden ist, z. B. bei Herrn M. in der Haushaltsführung, müßte sie während der Rehabilitationszeit erworben werden. Zur Förderung der Akzeptanz dieser Tätigkeiten durch den Betroffenen und durch andere scheint uns die Setzung eines äußeren Rahmens sinnvoll, mit der wie im Berufsleben eine Trennung von Arbeit und Freizeit vorgenommen wird.

3.4 Rehabilitation als Unterstützung des individuellen Verarbeitungsprozesses

In unseren bisherigen Betrachtungen haben wir vorrangig die Frage diskutiert, wie Hilfen und institutionelle Strukturen umgestaltet werden müßten, um die Wiedereingliederungschancen von Rehabilitanden wie Herrn M. zu verbessern. Noch nicht berücksichtigt wurde bisher, inwieweit sich im Rahmen des Rehabilitationsprozesses der Rehabilitand selbst verändern muß, wie sich dieser individuelle Änderungsprozeß vollzieht und wie er unterstützt werden kann. Die erlittene Krankheit oder Behinderung verlangt vom Betroffenen eine individuelle Neuorientierung. Er muß lernen, seine Krankheit zu akzeptieren, seine Grenzen realistisch einzuschätzen. Vor allem aber muß er erkennen, welche Möglichkeiten und Fähigkeiten ihm verblieben sind, wie diese noch verbessert und wie hierzu professionelle, familiäre und soziale Hilfen optimal genützt werden können.

Der notwendige Prozeß kann auch die Neuausrichtung von Lebensperspektiven und die Infragestellung bzw. die Veränderung von bisherigen Lebensgewohnheiten erfordern. Zur Erreichung dieser Ziele muß oft eine erhebliche individuelle Anpassungsleistung erbracht werden. Diese Anpassung erfolgt verständlicherweise nicht punktuell, sondern verläuft über längere Zeit und keineswegs immer linear. Dies bedeutet auch, daß eine statische Betrachtung von Rehabilitation deren Prozeßcharakter vernachlässigt und damit zu kurz greift. Wie sich aufgrund des gegenwärtigen Kenntnisstandes der individuelle Bewältigungsprozeß darstellt (s. Beutel 1986), wird im folgenden Abschnitt diskutiert.

3.4.1 Konzepte der Bewältigung von Behinderung und schwerer Erkrankung

In den letzten Jahren wurden z. T. aufgrund von theoretischen Überlegungen, z. T. aufgrund von empirischen Untersuchungen eine Reihe von Modellen formuliert, die den Prozeß der Verarbeitung belastender Lebensereignisse durch Betroffene angemessen beschreiben sollen. Eine Auswahl von drei solchen Phasenmodellen enthält die von Beutel (1986) erstellte vergleichende Übersicht (Abb. 1).

Obwohl sehr unterschiedliche Belastungsmomente als Ausgangspunkt gewählt werden, überrascht die Ähnlichkeit der angenommenen Verarbeitungsphasen. Meist werden in diesen Modellen 3–5 Stufen unterstellt. Während initial häufig Mechanismen der Wahrnehmungsabwehr (z. B. Verleugnung) beschrieben werden, kommt es in den weiteren Phasen auf mehr oder weniger linearem Weg über bestimmte affektive Zwischenstadien (Depression oder Aggression) zur Akzeptanz des Verlustes, der Erkrankung oder Behinderung.

Solche Phasenmodelle haben sicher erheblich zum besseren Verständnis von Bewältigung bei erlittener Behinderung und schwerer Erkrankung beigetragen, da sie der Forderung nach prozeßhafter Betrachtung des Geschehens besser gerecht

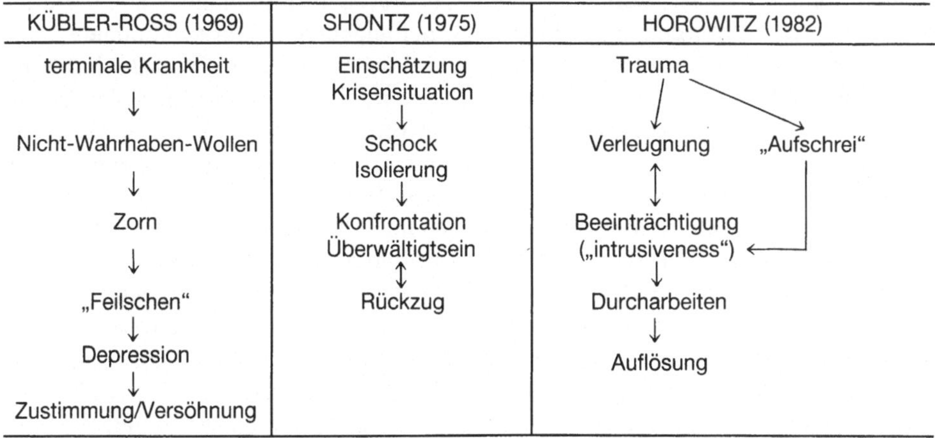

KÜBLER-ROSS (1969)	SHONTZ (1975)	HOROWITZ (1982)
terminale Krankheit ↓	Einschätzung Krisensituation ↓	Trauma
Nicht-Wahrhaben-Wollen ↓	Schock Isolierung ↓	Verleugnung „Aufschrei"
Zorn ↓	Konfrontation Überwältigtsein ↕	Beeinträchtigung („intrusiveness") ← ↓
„Feilschen" ↓	Rückzug	Durcharbeiten ↓
Depression ↓		Auflösung
Zustimmung/Versöhnung		

Abb. 1. Phasenmodelle der Verarbeitung belastender Lebensereignisse (aus: Beutel 1986)

werden. Allerdings ist ihre gelegentlich vermittelte „Griffigkeit" sicher nicht unproblematisch, besonders dann, wenn unterstellt wird, der Betroffene müsse fast zwangsläufig all diese Stufen oder Phasen durchlaufen. Hier wird unseres Erachtens der eigentlichen Intention der Autoren, die Verarbeitung als individuellen und variabel verlaufenden Prozeß zu verstehen, nicht entsprochen, eine starke Normierung der Abläufe unterstellt und die Variabilität menschlichen Verhaltens und Erlebens in diesen Lebenssituationen unterschätzt.

Das Modell von Shontz (1975) (s. Abb. 1), das sich explizit auf chronisch Kranke und Behinderte bezieht, stellt unter diesem Gesichtspunkt einen Fortschritt dar. Es nimmt nach einer regelmäßig auftretenden Anfangsreaktion (Schock, Isolierung) einen fluktuierenden Verlauf von Konfrontation und Rückzug (Vermeidung) an. Erst nach einem längeren Prozeß von Annäherung an die Realität und Vermeidung derselben könne es unter günstigen Umständen zu einer Anerkennung der Situation kommen.

Neuere empirische Analysen von Verarbeitungsprozessen bei Behinderung und schwerer Erkrankung (vgl. Beutel 1986) zeigen die Abhängigkeit des Verarbeitungsprozesses von einer Reihe von Bedingungen, so u. a. von

- der vor dem gravierenden Lebensereignis bestehenden *Lebenssituation* des Betroffenen, z. B. soziodemographische und Persönlichkeitsvariablen (hier v. a. Selbstbild, Ich-Funktion) und Ausmaß der zuvor bestehenden psychopathologischen Belastung;
- dem Umstand, wie sich das bestehende Ereignis für den Betroffenen darbietet (wie gut war oder ist die Situation *kontrollierbar* und *vorhersagbar,* welche Zeit zur Einstellung auf das Ereignis blieb?);
- den persönlichen und äußeren *Ressourcen* (d. h.: Über welche Hilfsmittel verfügt die Person?);
- der *Bewertung* der Behinderung und seiner Folgen durch das betroffene Individuum.

Die jeweilige Reaktion ist, wie bereits geschildert, in Art und Intensität abhängig vom Zeitpunkt innerhalb des Adaptionsprozesses.

Die Reaktionen auf die Behinderung, die *Bewältigungsmechanismen,* werden als Abwehr (eher unbewußt) oder als Coping (eher bewußt) bezeichnet. Diese Mechanismen können sich auf Verhalten, auf kognitive oder emotionale Aspekte beziehen, aber auch in zwischenmenschlichen Beziehungen zum Tragen kommen.

Diese Beschreibung sollte verdeutlichen, daß die Verarbeitung von Behinderung und schwerer Erkrankung ein vielfältiger und variabler Prozeß ist, und gleichzeitig aufzeigen, daß eine Vorhersage, wie ein Betroffener seine Situation verarbeitet, sehr schwer, wenn nicht unmöglich ist, zumindest aber eine intime Kenntnis des Betroffenen und seiner Lebenssituation voraussetzt.

Eine zentrale Frage der Bewältigungsforschung, aber auch ein für die Gestaltung von Hilfsmaßnahmen wichtiges praktisches Problem lautet: Unter welchen Bedingungen ist ein bestimmter Bewältigungsstil für den Betroffenen „hilfreich"? Shontz (1975) beschreibt ein breites Spektrum von möglichen, vorrangig kognitiven Bewältigungsfertigkeiten. Dabei unterscheidet er zwischen *negativen Mechanismen,* z. B. Leugnen der Schädigung, psychischer Rückzug in Apathie und Passivität oder Interpretation der Schädigung als Grundlage für Entschädigungsforschungen, die defensiv eine Bedrohung neutralisieren, und *wachstumsorientierten* Bewertungen, wie z. B. die Interpretation der Schädigung als Chance zur Korrektur des fehlerhaften früheren Lebenswandels oder der Entschluß, anderen Betroffenen durch persönliches Beispiel und Anregung zu helfen. Die Bewertung des Verarbeitungsmechanismus in Richtung günstig oder ungünstig wird häufig als zeitabhängig angesehen. So kann mit Hilfe des Abwehrmechanismus Verleugnung u. U. kurzfristig die Situation einer bösartigen Erkrankung recht gut bewältigt werden, langfristig mag ein solcher Verarbeitungsstil problematisch sein und eine realitätsgerechte Orientierung verhindern.

In vielen Modellen zur Krankheits- und Behinderungsbewältigung wird zumindest implizit von einem wünschenswerten Vorwärtsschreiten bei der Wahl der Modi von defensiven zu stärker bewußseinsnahen Mechanismen ausgegangen.

3.4.2 Notwendige Unterstützungsmaßnahmen

Wie aus dem vorhergehenden Abschnitt deutlich wurde, ist der Prozeß der Bewältigung von chronischer Krankheit und Behinderung sehr stark von psychologischen bzw. psychosozialen Faktoren bestimmt. Konsequenterweise wären entsprechende psychische Hilfen zu fordern. Gleichzeitig wurde deutlich, daß der Anpassungsprozeß oft phasenhaft verläuft oder zumindest der Betroffene sich zu unterschiedlichen Zeitpunkten in einem jeweils unterschiedlichen Stadium des Bewältigungsprozesses befindet. Dies macht zu unterschiedlichen Zeitpunkten auch unterschiedliche Hilfen notwendig und wirft damit die Frage auf, wie ein so stark von Strukturelementen geprägtes Rehabilitationssystem wie das unsrige die notwendige Flexibilität bei der Gestaltung von Hilfen gewährleisten kann.

Wenn wir die Forderung vertreten, daß unser Rehabilitationssystem dringend stärker auf die psychosozialen Aspekte der Krankheitsbewältigung ausgerichtet werden müßte, setzt dies voraus, daß die am Rehabilitationsprozeß beteiligten Berufsgruppen und Institutionen lernen, psychosoziale Bedürfnisse des Rehabilitanden zu erkennen und entsprechende Hilfen anzubieten bzw. in die Wege zu leiten. Alle Bemühungen um den Rehabilitanden, wie z. B. durch ein Funktionstraining Leistungsverbesserungen zu erreichen, müssen letztlich erfolglos bleiben, wenn der Betroffene nicht lernt, sich auf seine Krankheit oder Behinderung einzustellen. Ohne diese Anpassung nimmt die Gefahr eines Ausstiegs aus dem Rehabilitationsprozeß zu, und alle auf reine Funktionsverbesserung ausgerichteten Maßnahmen greifen damit ins Leere. Wenn diese Einsicht von allen am Rehabilitationsprozeß Beteiligten geteilt wird, wird auch die Einbeziehung psychologischer Hilfen zur Selbstverständlichkeit bzw. relativiert sich das Problem der Akzeptanz psychologischer Hilfen. Diese Hilfen sollten keineswegs auf Angebote psychologischer Spezialisten beschränkt sein. Viel wirkungsvoller ist eine stärkere Durchdringung des Handelns der verschiedenen Professionen in der Rehabilitation von psychologischen Prinzipien. Die Forschung der Krankheitsbewältigung belegt aber auch eine andere Tatsache, nämlich daß Individuen in einem erstaunlich hohen Maße zu Anpassungsleistungen an Krankheit und Behinderung fähig sind. Aus den oben erwähnten Modellen wird außerdem deutlich, daß bei entsprechenden Hilfen Anpassungsschwierigkeiten, die zu einem bestimmten Zeitpunkt fast unüberwindlich erscheinen mögen, zu einem späteren Zeitpunkt durchaus bewältigt werden können. Die hierzu oft notwendigen Hilfsmaßnahmen sollten unbedingt an der *Selbsthilfemöglichkeit* des Betroffenen anknüpfen. Um diese Selbsthilfepotentiale nicht zu hemmen, sollte nicht mehr Hilfe als unbedingt notwendig angeboten werden. Die Zuweisung von Selbstverantwortung an den Betroffenen ist als eine Aufforderung anzusehen, die vorhandenen eigenen Hilfsmöglichkeiten optimal auszuschöpfen. Man könnte überlegen, ob durch finanzielle Anreize ein solches Verhalten des Betroffenen gefördert werden kann.

Unter Selbsthilfe im weiten Sinne sei hier auch familiäre Selbsthilfe verstanden, die durchaus auch gleichzeitig oder in Kombination mit professioneller Hilfe genutzt werden könnte. So wäre z. B. im Falle von Herrn M. die Einbeziehung seiner Ehefrau denkbar, die bei bestimmten Rehabilitationsaspekten eine Art Kotherapeutenrolle übernehmen könnte. Selbsthilfe sollte jedoch nicht als Vorwand zum Rückzug von Fremdhilfen verstanden werden. Dies könnte sehr leicht zu einer Überforderung des Selbsthilfesystems führen. Auch haben die Erfahrungen gezeigt, daß oft auch die Helfer (z. B. die Familienmitglieder) Hilfe benötigen. Professionelle Hilfe könnte hier zur Stärkung des Systems sozialer Unterstützung eingesetzt werden, um so Selbsthilfepotentiale besser nutzbar zu machen.

Eine weitere Forderung, die sich aus dem Verlauf des exemplarischen Rehabilitationsprozesses von Herrn M. ergibt, ist die nach einem *Bezugstherapeuten*. Herr M. ist im Laufe seiner Rehabilitation mit einer Vielzahl von Institutionen und Helfern in Verbindung gekommen, die im Falle einer Umschulungsmaßnahme in einem Berufsförderungswerk noch erheblich größer geworden wäre. Zwar eröffnet die große Zahl der beteiligten Rehabilitationsfachkräfte und Einrichtungen die Chance, vielfältige Kompetenzen und spezialisiertes Wissen zu nützen, aber ein System, dessen Funktionieren von so vielen Instanzen und Personen abhängig ist, kann meist die für den Einzelfall notwendige Feinabstimmung der Maßnahmen nicht leisten.

Deshalb ist zu überlegen, wie die im Rehabilitationsangleichungsgesetz (1974) angestrebte Integration von Maßnahmen besser gewährleistet werden könnte. Wir stellen uns hier einen Bezugstherapeuten vor, der den Rehabilitanden während seines gesamten Rehabilitationsprozesses betreut. Dieser müßte als Rehabilitationsspezialist über entsprechende institutionelle und psychosoziale Kompetenzen verfügen, er sollte dem Rehabilitanden als Berater und Planer zur Seite stehen. Zu seinen Aufgaben könnte auch gehören, Barrieren abzubauen, die beim Betroffenen teilweise durch bestimmte subjektive Krankheits- und Behinderungstheorien, durch Ängste vor der Anonymität des Rehabilitationsapparates etc. bedingt sind. Voraussetzung für eine erfolgreiche Arbeit dieses Bezugstherapeuten wäre, daß er am Wohnort des jeweiligen Rehabilitanden angesiedelt ist.

Sinnvoll erscheint uns weiterhin die Schaffung eines *Abstimmungsgremiums* innerhalb einer Rehabilitationsinstitution (z. B. in einem Berufsförderungswerk), von dem die Maßnahmen der verschiedenen Berufsgruppen integriert werden und das bei der Gestaltung der Angebote den jeweiligen Entwicklungsstand des Verarbeitungsprozesses beim Rehabilitanden berücksichtigt. Die Unterstützung des Betroffenen in seinem Anpassungsprozeß darf jedoch nicht mit der Beendigung der stationären Rehabilitationsmaßnahmen aufhören, wie dies bisher meist geschieht und auch bei Herrn M. der Fall war. Gerade dann, wenn die stationäre Rehabilitation beendet ist, findet in vielen Fällen erst die eigentliche Prüfung des bisher erreichten Standes der Krankheitsverarbeitung statt. Hier macht sich dann der meist fehlende Übergang von stationären zu ambulanten Maßnahmen äußerst negativ bemerkbar. Verstärkt wird dies durch die bestehenden Defizite der ambulanten Rehabilitation. Zu einem für die Rehabilitation besonders wichtigen Zeitpunkt – bei Konfrontierung z. B. mit Berufsverlust oder Umstrukturierungen in der Familie – wird also die Betreuung mangelhaft oder fehlt völlig. Die Stärkung der ambulanten rehabilitativen Angebote erscheint uns eine der wichtigsten Aufgaben bei einer Neugestaltung der Rehabilitation. Dies setzt eine entsprechende, jetzt meist nicht vorhandene Qualifikation der relevanten Berufsgruppen (Ärzte, Psychologen, Pädagogen etc.) voraus. Dem geforderten Bezugstherapeuten käme hier eine besondere Funktion zu.

Zum Schluß dieses Abschnitts möchten wir noch auf die durch das 1982 erlassene Haushaltsstrukturgesetz zurückgedrängten präventiven Gesichtspunkte von Rehabilitation hinweisen. Seit 1982 setzt medizinische Rehabilitation voraus, daß wie bei Herrn M. eine erhebliche Gefährdung der Erwerbsfähigkeit vorliegt. Es gibt jedoch gute Gründe dafür, Rehabilitationsmaßnahmen auch im Sinne einer Sekundärprävention, also beim Vorliegen von Risikofaktoren, aber noch nicht manifester Erkrankung, zu fordern. Bei diesem gefährdeten Personenkreis müßten Interventionen stattfinden, die das Erkrankungsrisiko verringern und damit den Ernstfall (bei Herrn M. den Herzinfarkt) verhindern oder zumindest hinauszögern. Dies müßten nicht immer so aufwendige Maßnahmen, wie z. B. ein mehrwöchiger Kuraufenthalt sein, sondern es könnten auch Angebote im Gesundheitswesen sein, die sich „benutzerfreundlich" in den Alltag integrieren lassen. Zu denken wäre hier z. B. an Gesundheitszentren, wie sie von einigen Krankenkassen bereits verwirklicht wurden, oder an Teilrehabilitationsmaßnahmen, wie z. B. ambulant angebotene physikalische Therapie, auch am Wochenende oder im Urlaub. In welchem Ausmaß bei der Finanzierung solcher Maßnahmen neben einer Kostenübernahme durch die Kassen und andere Träger eine finanzielle Eigenbeteiligung des Versicherten zur Motivation und Inanspruchnahme sinnvoll wäre, müßte eingehend diskutiert werden, v. a. auf dem Hintergrund einer Vermeidung sozialer Benachteiligungen.

4 Forschung in der Rehabilitation[1]

Im letzten Abschnitt soll versucht werden, eine knappe Analyse des gegenwärtigen Standes der Forschung in der Rehabilitation zu geben und auch hier einige Erfordernisse aufzuzeigen.

Etwas überpointiert könnte man bei der Betrachtung der im deutschsprachigen Bereich vorliegenden Rehabilitationsforschung folgendes Resümee ziehen: Wenn die Quantität und Qualität dieser Forschung einen verläßlichen Indikator für den Zustand des Faches oder des Arbeitsfeldes insgesamt darstellt, dann steht es um die Rehabilitation in der Bundesrepublik Deutschland schlecht. Zwar werden medizinische und berufliche Rehabilitationsmaßnahmen unter der explizit formulierten Voraussetzung bewilligt, daß sie nur bei hinreichender Wahrscheinlichkeit eines Erfolges gewährt werden dürfen. Die Frage, ob dieser Erfolg (z. B. der Erhalt oder

---

[1] Wir danken Herrn N. Gerdes für die anregende Diskussion über diesen Themenbereich.

die Verbesserung der Erwerbsfähigkeit) tatsächlich eintritt, bei welcher Teilgruppe und unter welchen Bedingungen er zu registrieren ist, scheint lange Zeit die Träger dieser Maßnahmen kaum interessiert zu haben. Anstelle des wissenschaftlich geführten Erfolgsnachweises finden sich eher „klinische Überzeugungen", daß die Maßnahmen sicher erfolgreich sein würden.

Eine Grundlagenforschung im Sinne einer Aufdeckung der physiologischen und psychologischen Wirkmechanismen der in der Rehabilitation zur Anwendung kommenden physikalischen Maßnahmen (Bäder, Krankengymnastik usw.) scheint in der Bundesrepublik Deutschlandso gut wie nicht existent zu sein. Manchmal gewinnt man in der Diskussion mit Rehabilitationsklinikern den Eindruck, die Begründung dieser Maßnahme und naturwissenschaftliche Forschung seien inkompatibel.

Mit einer Verspätung von 15–20 Jahren gegenüber einer entsprechenden Entwicklung in den USA hat in den letzten Jahren v. a. unter dem Eindruck knapper werdender Ressourcen im Gesundheits- und Sozialbereich der Gedanke der Evaluation von Rehabilitationsmaßnahmen stärkeren Boden gewonnen. Von dieser Evaluationsforschung erwarten die Träger der Einrichtungen Auskünfte über Aufwand, Erfolg, Nutzen und Prozeßabläufe der Rehabilitationsgesamtangebote oder einzelner Maßnahmen. Zum gegenwärtigen Zeitpunkt muß die Evaluationsforschung in der Bundesrepublik Deutschland von ihrem wissenschaftlichen Niveau und ihrer Infrastruktur her als rückständig bezeichnet werden. Im universitären Bereich ist sie durch entsprechende Abteilungen oder Positionen bisher kaum repräsentiert. Auch die Deutsche Forschungsgemeinschaft hat die Bedeutung dieser Forschungsrichtung offensichtlich noch nicht erkannt.

Die Träger der Rehabilitation sind im Prinzip an Aussagen zur Effizienz ihrer Maßnahmen interessiert, zählen aber bisher Forschung nicht zu ihren Aufgaben und stellen dementsprechend Finanzmittel für Evaluationsforschung gemessen an den Gesamtausgaben nur in sehr geringem Maße zur Verfügung. Intensiver sind hier die Bemühungen verschiedener Bundesministerien, im Rahmen von Modellprogrammen im Bereich der Rehabilitation eine gewisse wissenschaftliche Sicherung neu entwickelter Versorgungskonzepte zu schaffen, aber auch diese Forschung läßt die dringend notwendige Entwicklung von Evaluationstheorien und -methoden kaum zu. Dies schon deshalb nicht, weil die hier bewilligten Projekte meist im engen politischen Verwertungszusammenhang stehen.

Von der Idee der Verwirklichung von Rehabilitationsforschungszentren, die einerseits im universitären Bereich und andererseits in Rehabilitationseinrichtungen verankert sind, in denen mit interdisziplinären Forschungsteams Grundlagen und anwendungsbezogene Forschung betrieben werden kann, sind wir in der Bundesrepublik Deutschland momentan noch sehr weit entfernt.

Vordringliche Aufgaben solcher Zentren wären die Entwicklung einer breitgefächerten und unter klinischen Bedingungen anwendbaren Evaluationsmethodik, die Verwirklichung einer Rehabilitationsgrundlagenforschung, aber auch die Planung und Organisation komplexer Studiendesigns, z. B. zur Untersuchung von Rehabilitationsanpassungsprozessen im längeren zeitlichen Verlauf. Es bleibt zu hoffen, daß sich neuere Entwicklungen, wie z. B. 1985 die Schaffung einer Arbeitsgruppe „Evaluation der medizinischen Rehabilitation" beim Verband Deutscher Rentenversicherungsträger, fortsetzen werden und daß die Träger der Rehabilitation zumindest für den Bereich der Evaluationsforschung ihr Interesse und ihre Verpflichtung begreifen. In der genannten Arbeitsgruppe des VDR (s. Schuntermann 1985) wurden in einem interdisziplinär zusammengesetzten Team von Wissenschaftlern, Rehabilitationspraktikern sowie Verwaltungsfachleuten der Träger einige Schwerpunkte, die einer vordringlichen Klärung im Bereich der medizinischen Rehabilitation bedürfen, bestimmt. So benötigen die Träger dringend Informationen zu so komplexen Themen wie:

- Wege der Antragstellung von Rehabilitationsmaßnahmen (z. B.: Wer stellt aufgrund welcher Informationsquellen, welcher Anregung, mit welchen Erwartungen, auf welchem Wege einen Antrag auf medizinische Rehabilitation?).
- Prozesse bei der Diagnosestellung (z. B.: Welche Möglichkeiten der Objektivierung der Gefährdung der Erwerbsfähigkeit sind gegeben? Wie läßt sich die Erfolgsaussicht operationalisieren?).
- Rehabilitationskonzepte (z. B.: Welche Konzepte und welche Institutionstypen der Rehabilitation entsprechen den gegebenen Problemlagen des Rebilitanden jeweils am besten?).
- Rehabilitationserfolg (z. B.: Wie kann dieser objektiviert werden? Von welchen Faktoren ist er abhängig? Wie stabil ist er?).
- Rehabilitationsprozeß (z. B.: Wie läßt sich dieser Prozeß bezüglich der Zielsetzungen und Maßnahmengestaltung in seinen Auswirkungen auf den Rehabilitationserfolg beschreiben?).

Diese wenigen Fragestellungen zeigen bereits ein erhebliches Informationsdefizit für einen wichtigen Teilbereich der Rehabilitation auf. Die Liste der Fragen ließe sich erheblich verlängern. Innovative Rehabilitationsangebote – so wie oben als Weiterentwicklung oder Alternative zum jetzt bestehenden Rehabilitationssystem beschrieben – müßten in groß angelegten Modellversuchen erprobt werden. Sie sind zum Teil mit schwierigen forschungsmethodischen und organisatorischen Fragen verbunden. Die Beschreibung oder gar die Vorhersage des Rehabilitationsverlaufs als dynamischen und individuell verlaufenden Prozeß verlangt neue theoretische Modelle, die Entwicklung neuer Meßinstrumente sowie eine bessere Infrastruktur dieser Forschung und eine bessere Kooperation von Wissenschaftlern verschiedener Fachrichtungen. Künftige Forschung in der Rehabilitation muß aber auch um eine stärkere Reflexion der eigenen Rolle bemüht sein und die sozialen Prozesse zwischen Forschung und Versorgung berücksichtigen.

Literatur

Beutel M (1986) Verarbeitung chronischer Krankheit. Edition Medizin, Weinheim (im Druck)
Bundesarbeitsgemeinschaft für Rehabilitation (Hrsg) (1984) Die Rehabilitation Behinderter. Deutscher Ärzte-Verlag, Köln
Helander E (1979) The activities of WHO in rehabilitation. Int J Rehab Res 3 [Suppl 1 to Vol 2]:11–13
Horowitz M (1982) Stress response syndromes and their treatment. In: Goldberger L, Breznik S (eds): Handbook of stress. Theoretical and clinical aspects. McMillan, London, pp 711–731
Kübler-Ross E (1969) On death and dying. McMillan, New York
Mrozynski P (1979) Rehabilitationsrecht. Beck, München
Schindele R (1979) Communication and cooperation between professionals in the field of rehabilitation. Int J Rehab Res 2:5–20
Schuntermann MFA (1985) Unveröffentlichter vorläufiger Abschlußbericht der Projektgruppe „Evaluation der Rehabilitation". Verband Deutscher Rentenversicherungsträger, Frankfurt
Shontz FC (1975) The psychological aspects of physical illness and disability. McMillan, New York

Wie hängen medizinische Behandlung und Gesundheitsselbsthilfe zusammen?*

C. von FERBER

1 Einleitung

Zur Überraschung vieler Gesundheits- und Sozialpolitiker hat die Gesundheitsselbsthilfe an praktischer Bedeutung für die Krankenhilfe gewonnen und – wenn wir an die Selbsthilfegruppen denken – politische Aufmerksamkeit zu einem Zeitpunkt gefunden, zu dem in der Bundesrepublik Deutschland wie in vergleichbaren Ländern ein hoher Stand der medizinischen Versorgung erreicht ist. Die ausreichende Abdeckung der Hilfen, deren kranke und behinderte Menschen bedürfen, um in akuten Krankheitsphasen zurechtzukommen, aber auch um mit chronischer Krankheit und mit bleibenden Behinderungen so normal wie möglich leben zu können, wurde offenbar mit dem sozialstaatlichen Ausbau eines medizinischen und sozialen Dienstleistungssystems nicht erreicht. Es werden zunehmend Zweifel angemeldet, ob das angestrebte Ziel auf dem eingeschlagenen Weg über beruflich-entgeltliche Dienstleistungen selbst unter sozialstaatlicher Organisation und Finanzierung überhaupt erreichbar ist.

Um Fragen dieser Art, die für die Sozial- und Gesundheitspolitik der kommenden Jahre von wegweisender Bedeutung sind, auf der Grundlage von Forschungsergebnissen beantworten zu können, ist zweierlei geboten. Es müssen einmal theoretische Konzepte erarbeitet werden, mit denen der Hilfebedarf infolge Krankheit oder Behinderung auch *unabhängig* von dem bestehenden System der Krankenhilfen dargestellt und – auf diesen angebotsunabhängigen Bedarf bezogen – das System der Krankenhilfen in seinen funktionalen Bezügen entwickelt werden kann. Und es ist zum anderen erforderlich, in enger Beziehung zur Entwicklung theoretischer Konzepte die empirische Forschung voranzutreiben, um die Theorieentwicklung ständig an der Wirklichkeit von Krankheit, Krankheitsfolgen und Krankenhilfe kontrollieren zu können.

Ein solches Programm – eine Epidemiologie der benötigten Hilfen in Verbindung mit einer funktionalen Analyse der Hilfesysteme – kann im ersten Zugriff nur in der Zusammenarbeit von mehreren Forschergruppen, in einem Forschungsverbund also, und auch dann nur *exemplarisch* geleistet werden. Die folgenden Ausführungen gründen sich auf eine mehrjährige Zusammenarbeit im Forschungsverbund

---

* Ergebnisse und Erfahrungen aus dem Forschungsverbund „Laienpotential, Patientenaktivierung und Gesundheitsselbsthilfe" (gefördert vom Bundesministerium für Forschung und Technologie)

„Laienpotential, Patientenaktivierung und Gesundheitsselbsthilfe". Von 6 Forschergruppen wurden die folgenden Themen bearbeitet:
- Selbsthilfe im Gesundheitswesen
- Gesundheitsselbsthilfegruppen (Arbeitsweise und Anregungen zu ihrer sozialpolitischen Unterstützung)
- Longitudinalstudie zur Herzinfarktrehabilitation (soziale Unterstützung bei chronischer Krankheit)
- Patientenorientierte Intensivtherapie und medizinische Technologie
- Gesundheitsvorsorge am Arbeitsplatz (gesundheitsgerechte Arbeitsgestaltung)
- Gemeindebezogene Gesundheitsvorsorge (Förderung des Gesundheitsverhaltens)

Die übergreifende Fragestellung lautet: Welche Bedeutung hat das Selbsthilfepotential in der Abwehr von Gesundheitsgefahren und in der Bewältigung von Krankheiten und Krankheitsfolgen? Welche Beziehungen bestehen zwischen Gesundheitsselbsthilfe und dem professionellen Dienstleistungsangebot?

2 Soziologische Voraussetzungen der Krankenhilfe

Für die medizinsoziologische Krankheitsforschung hat es sich als hilfreich erwiesen, von der Betroffenheit einer Person durch Krankheitsereignisse auszugehen. Krankheit, Krankheitsverarbeitung und Krankheitsbewältigung haben stets einen individuellen personalen Bezug. Niemand kann für einen anderen krank sein, für ihn leiden, ihm seine Krankheit abnehmen, seine Krankheit bewältigen. Der Umgang mit der Krankheit der anderen ist daher stets Hilfe. Die praktischen Möglichkeiten der Hilfe werden durch die Sozialbeziehungen geprägt, abgesteckt und erschlossen, die zwischen dem Erkrankten und seinen Helfern bestehen. Hinsichtlich ihres Zustandekommens können wir zwei Klassen von Sozialbeziehungen unterscheiden, über die dem Erkrankten Hilfe zuteil wird. Sozialbeziehungen, die *vor* dem Krankheitsereignis bestanden und in denen Hilfe in der Krankheitssituation mobilisiert wird (z. B. Krankenhilfe im Familienverband), und Sozialbeziehungen, die erst durch die Krankheitsbewältigung zustande kommen (Arztkontakt, Inanspruchnahme von Sozialleistungen, vgl. Tabelle 1).

Tabelle 1. Typologie medizinischer und sozialer Dienstleistungen

Die Hilfe wird geleistet bzw. erwartet	Soziale Beziehungen bestehen bereits vor Eintritt der Hilfebedürftigkeit	
	Ja	Nein
Freiwillig Unentgeltlich	Familie Verwandtschaft Nachbarschaft Freundschaft Kollegiale Solidarität	Selbsthilfegruppen Ehrenamtliche Hilfe/ freiwillige soziale Arbeit
Gewerblich/beruflich Entgeltlich		Professionelle Hilfe

Diese Grundposition, aus der individuellen Perspektive des Erkrankten den Umgang mit Krankheitsereignissen zu entwickeln, macht die Tragweite von 3 immer wieder bestätigten empirischen Forschungsergebnissen verständlich.

1. Die überwiegende Anzahl aller auftretenden Krankheitsereignisse wird im Rahmen von bereits bestehenden, mit der Erkrankung im Sinne der Krankenhilfe aktivierten Sozialbeziehungen bewältigt.
2. Die Erkrankung als Anlaß und Begründung dafür, in neue Sozialbeziehungen einzutreten (der Entschluß, zum Arzt zu gehen), bedeutet stets das Überschreiten einer Schwelle. Diese Schwelle ist soziologisch zunächst dadurch gekennzeichnet, daß Hilfe von außen gesucht wird, daß zu Personen Kontakt aufgenommen wird, die außerhalb des Kreises eingelebter Sozialbeziehungen stehen. Mit dem Überschreiten dieser Schwelle wird zugleich Verantwortung übertragen, es werden die Vorhersehbarkeit der Konsequenzen und die Einflußchancen auf das Handlungsgeschehen verringert. Mit dem Eintreten in eine Patienten-Therapeuten-Beziehung entsteht ein Kontext sozialer Beziehungen, der eine eigene Handlungsdynamik entfaltet. Die Übernahme der ihm angetragenen Verantwortung durch den Therapeuten berechtigt ihn, auch vom Patienten nicht antizipierte, u. U. unerwünschte Handlungsanweisungen zu geben. Soziologisch gesehen ist also die Patient-Therapeuten-Beziehung voraussetzungsvoll hinsichtlich ihres Zustandekommens und hinsichtlich ihrer Folgen.

Beide Partner, der Patient und der Therapeut, treffen eine Auswahl sowohl hinsichtlich der Anlässe, die zur Aufnahme einer Patienten-Therapeuten-Beziehung führen, als auch hinsichtlich der Begründungen, die zur Annahme des Patienten und zur Einleitung therapeutischer Maßnahmen führen. Inanspruchnahme ebenso wie Erbringung therapeutischer Leistungen gründen sich auf gegenseitige Erwartungen; aus der Sicht des Patienten: Was ihm der Eintritt in eine Therapeuten-Klienten-Beziehung zusätzlich zu den Hilfen aus bestehenden Sozialbeziehungen bringt; aus der Sicht des Therapeuten: Was der Patient von ihm erwarten darf. Die Verständigung zwischen Patienten und Therapeuten über die Beratungsursache und über die Bewältigungsformen hat durchaus den Charakter eines Aushandelns vor einem offenen Horizont möglicher Mißverständnisse, möglichen abweichenden Verhaltens (intelligent und non-intelligent noncompliance), möglicher Veränderungen (Abbruch der Behandlung, Wechsel des Therapeuten, Einbeziehung weiterer Therapeuten). Dies gilt auch gerade unter den derzeitigen Bedingungen eines routinisierten Massenhandelns, wie es die Versorgung mit medizinischen und sozialen Dienstleistungen kennzeichnet.

Voraussetzungsvolles, gegenseitig erwartungsgestütztes Handeln gewinnt unter soziologischer Perspektive seine Stabilität und seine Ausrichtung durch institutionelle Vorgaben, durch Rahmenbedingungen; hierzu gehört in erster Linie das Leistungsrecht.

Die skizzierten soziologischen Voraussetzungen der Patienten-Therapeuten-Beziehung heben einen in der Regel zu wenig beachteten strukturellen Sachverhalt hervor: die Selektivität institutioneller bzw. professioneller Dienstleistungsangebote. Zwar gehört es zu den grundlegenden auch immer wieder bestätigten Annahmen der Epidemiologie, daß die in Behandlung stehenden Patienten *kein* repräsentatives Kollektiv für die Abschätzung der Krankheitsbelastung in der Bevölkerung darstellen. Stets gibt es Personen mit ähnlichen Krankheitsbeschwerden, z. T. auch mit durchaus ernsten Krankheitssymptomen, die *nicht* in Behandlung eintreten.

Die selektiven Wirkungen, die von dem Behandlungsangebot ausgehen, werden in der Regel hinsichtlich sozialstruktureller Bedingungen (soziale Schichtung, Zeitbudget und bei frei finanziertem Dienstleistungsangebot Preis-Einkommens-Relationen) oder hinsichtlich personspezifischer Auswahlprozesse (Furcht vor den Folgen der Behandlung) interpretiert. Weniger Beachtung haben bisher die selektiven Wirkungen gefunden, die auch von einem sozialstaatlich finanzierten Dienstleistungsangebot ausgehen. Seiner Intention nach will dieses die selektierenden Wirkungen des Preis-Einkommens-Mechanismus und der sozialen Distanz korrigieren, indem es die Zugänglichkeit medizinischer und sozialer Dienstleistungen durch das Sachleistungsprinzip und durch eine bedarfsorientierte Angebotsplanung erleichtert. Doch kann auch ein sozialstaatlich organisiertes Dienstleistungsangebot nicht die selektierenden Wirkungen aufheben, die in der Angebotsstruktur beruflich-entgeltlicher Dienstleistungen selbst liegen. Beruflich-entgeltliche Dienstleistungen werden im Rahmen einer Dienstzeitordnung erbracht, und sie sind durch die berufliche Kompetenz abgegrenzt und definiert, die die Grundlage für die dauerhafte Erwerbsgelegenheit der Berufszugehörigen bildet. Außerhalb des jeweils definierten Rahmens ärztlicher, psychologischer, sozialberatender und -fürsorgender Tätigkeit können die Klienten keine Dienstleistungen erwarten. Es gibt selbstverständliche, zumutbare, aber auch außerhalb beruflicher Kompetenz und Definition liegende und deshalb unzumutbare Erwartungen an Dienstleistungen. Jedes Dienstleistungsangebot also, ob marktwirtschaftlich oder sozialstaatlich organisiert, ob uniprofessionell oder multiprofessionell erbracht, äußert *unausweichlich* selektierende Wirkungen auf die Inanspruchnahme. Es schafft sich seine eigene, angebotsspezifische, angebotsrelative Klientel. Die selektierenden Wirkungen sozialstaatlicher, aber professionell erbrachter Dienstleistungen können nur durch Entprofessionalisierung und Laisierung überwunden werden.

3. In beiden Klassen von helfenden Sozialbeziehungen stößt der Umfang der Hilfe auf Grenzen. Hilfebedürftigkeit und Hilfeleistung kommen nicht notwendigerweise stets zur Deckung. Jede der beiden Klassen helfender Sozialbeziehungen stößt an eigene spezifische Leistungsgrenzen, z. B. die Überforderung der Familie oder die Grenzen des Leistungsrahmens ärztlicher Hilfeleistung. Ein kompensatorischer Ausgleich unter den Hilfen kommt nicht in einem erwarteten, schon gar nicht in dem erwünschten Umfang zustande. Dies gilt v. a. für pflegerische und psychosoziale Hilfen.

Für Fragestellungen der Gesundheitssystemforschung ergeben sich hieraus v. a. 3 Konsequenzen:
1. Hilfe im Krankheitsfall und soziale Unterstützung bei Behinderungen nimmt der Betroffene nicht nur aus dem professionellen Dienstleistungsangebot in Anspruch, sondern diese wird auch innerhalb bestehender Sozialbeziehungen mobilisiert. Sozial- und gesundheitspolitisch ist die Gesundheitsselbsthilfe für den Standard der Gesundheitsversorgung der Bevölkerung von gleichrangiger Bedeutung. Es ist zweckmäßig, neben einer Gesundheitspolitik, die das Angebot

an professionellen Dienstleistungen gewährleistet und steuert, auch eine Gesundheitspolitik zu setzen, die die Gesundheitsselbsthilfe fördert. Wir können unterscheidend von angebotsorientierter und selbsthilfeorientierter Gesundheits- und Sozialpolitik sprechen.

2. Beide Formen der Krankenhilfe beruhen auf gesellschaftlichen Voraussetzungen, die sich nicht von selbst reproduzieren. Dies ist für das sozialstaatlich organisierte professionelle Dienstleistungsangebot bekannt und anerkannt. Neu ist die Einsicht, daß dies auch für die Gesundheitsselbsthilfe gilt.

3. Selbst unter den günstigsten Bedingungen des entwickelten Sozialstaates stoßen professionelle Dienstleistungssysteme an immanente Grenzen. Gesundheitsselbsthilfe hat neben der professionellen Hilfe eine unersetzliche Funktion.

Zur Verdeutlichung dieser Konsequenzen ist es erforderlich, unsere Darstellung nach zwei Richtungen hin zu differenzieren.

3 Impairment, Disability und Handicap

Betroffenheit durch Krankheitsereignisse kann vieles bedeuten: Beschädigung der körperlichen Unversehrtheit (z. B. Schädigung eines Organs, Verlust von Gliedmaßen), Funktionsverlust (z. B. Einschränkung oder Minderung der Leistungsfähigkeit des Herzens, Bewegungseinschränkungen), Einbuße oder Veränderung des Selbstwertgefühls und Verlust oder Bedeutungswandel sozialer Beziehungen (z. B. Bedrohung durch tödliche Krankheit, Frühinvalidität).

Für die Dimensionierung der Betroffenheit eines Menschen durch Krankheit hat sich eine auch international anerkannte Unterscheidung durchgesetzt. Wir unterscheiden (vgl. Abb. 1):
- die morphologisch erkennbare Schädigung eines Körperteils oder eines Organs („impairment"),
- die Funktionseinschränkung („disability"): physiologische, biochemische, psychische und Sinnesfunktionen können gestört sein, gänzlich oder teilweise ausfallen,
- die subjektiv erfahrene, intersubjektiv bewertete Beeinträchtigung des Selbstwertgefühls, der sozialen Interaktion und der Statuszuschreibung („handicap").

Es gibt viele verbreitete Krankheiten, die eine Betroffenheit in allen 3 Dimensionen zur Folge haben: der echte Rheumatismus, Krebserkrankungen, Herzinfarkt, Schlaganfall, schwere Unfälle, chronischer Alkoholismus, Medikamentenabhängigkeit. Dennoch die Betroffenheit des Erkrankten nach verschiedenen Dimensionen zu unterscheiden rechtfertigt sich aus systematischen Erwägungen der Krankheitsforschung und aus praktischen Gründen der Organisation der Hilfen.

3.1 Krankheitsforschung

Es gehört zu den gesicherten Erfahrungen der Krankheitsforschung, daß das Ausmaß der Betroffenheit in den 3 genannten Dimensionen sehr unterschiedlich sein kann. Die Überwindung der Krankheitsfolgen variiert in den 3 Dimensionen in einem überraschend hohen Umfange unabhängig voneinander. Beispielsweise ist

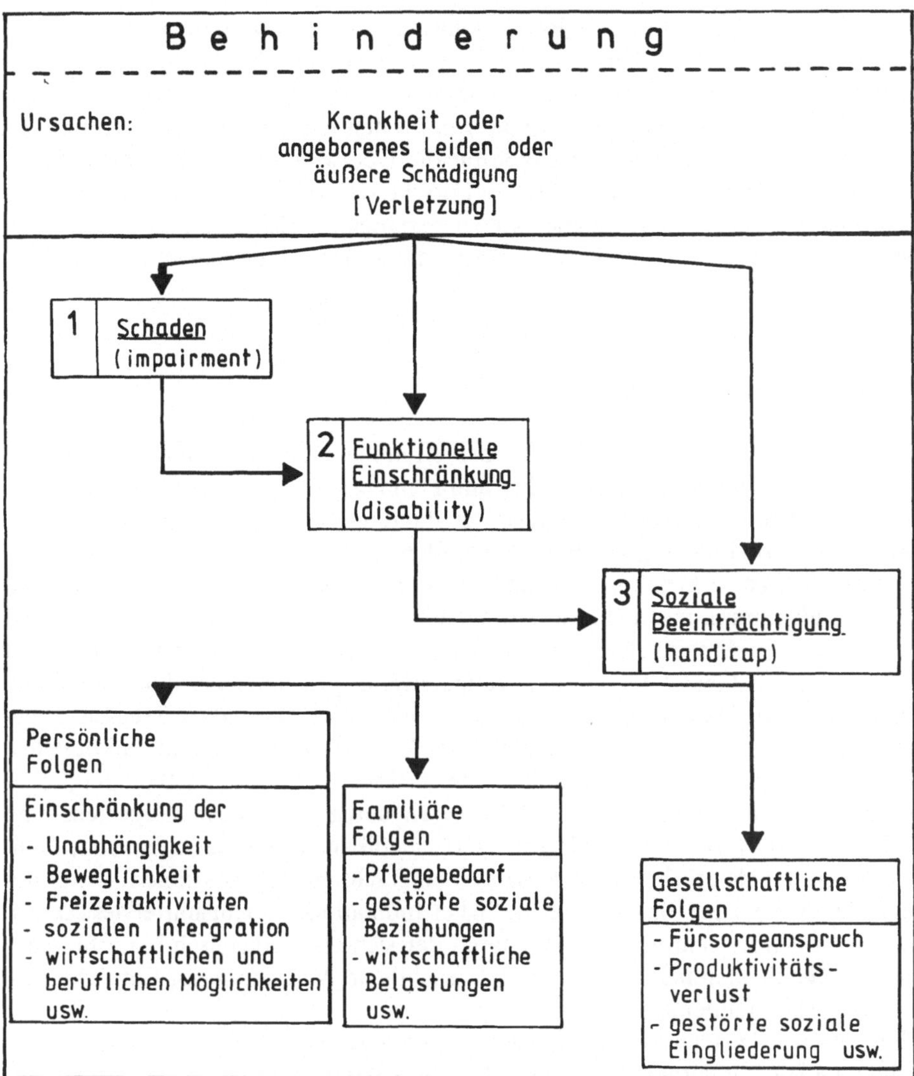

Abb. 1. Dimensionierung der Betroffenheit eines Menschen durch Krankheit

die Prognose für die Überwindung des Herzinfarkts (Rückkehr in den Beruf, Wiedergewinnung des Selbstwertgefühls) aufgrund der klinischen Kriterien für die Schwere des Infarkts kaum möglich. Die Rehabilitationsforschung zeigt sehr eindrücklich, daß der objektive klinische Befund die Rehabilitationschancen nur in Grenzen bestimmt. Für die Wiedergewinnung des Selbstvertrauens, für die Wiederaufnahme normaler sozialer Beziehungen spielen die persönlichen und sozialen Ressourcen eines Menschen eine wichtige, unter der eindrücklichen Demonstration klinischer Befunde meist unterschätzte Rolle.

Eine einseitige Beschränkung auf eine der genannten Dimensionen der Betroffenheit durch Krankheit, ein Reduktionismus gleich welcher Art auch immer, ein naturwissenschaftlich-klinischer Reduktionismus auf die morphologisch oder funktionell objektivierbare Schädigung oder ein sozialwissenschaftlich-psychologischer Reduktionismus auf die narzißtische Kränkung, die Stigmatisierung oder soziale Isolierung werden den eingreifenden Folgen für den Kranken und der notwendigen umfassenden Mobilisierung von Hilfen für die Überwindung der Krankheitsfolgen nicht gerecht. Diese in der empirischen Forschung, gleich an welchen Krankheitserfahrungen sie ansetzt, sich immer wieder bestätigende Erkenntnis gewinnt zunehmende Bedeutung für ein besseres Verständnis der Krankheitshilfen und ihrer Organisation.

3.2 Organisation der Hilfen

Eine Feststellung und Überwindung der Krankheitsfolgen in den 3 genannten Dimensionen – Impairment, Disability und Handicap – ist an spezifische diagnostische Methoden und, darauf aufbauend, an Handlungskompetenzen sowie an einen therapeutischen Handlungsspielraum gebunden.

Morphologisch erkennbare, befundorientiert feststellbare Schädigungen und Funktionseinschränkungen sind überwiegend an die diagnostischen Methoden der Medizin und des Arztes gekoppelt. Die naturwissenschaftlich-klinische Medizin hat sich auf diesem Gebiet ein breites Tätigkeitsfeld gesichert, das überdies durch dynamische Entwicklungstendenzen gekennzeichnet ist. Die naturwissenschaftlich-klinische Objektivierung und Abklärung von Organschädigungen und funktionellen Einschränkungen bildet die Grundlage für ein kompensatorisches therapeutisches Vorgehen: Ersatz, Substitution und Kupieren der geschädigten Körperteile und Funktionen wie Organ- oder Gelenkersatz, medikamentöse Beeinflussung, Heil- und Hilfsmittel als prothetischer Ausgleich eingeschränkter Funktionen. Unter der Regie der Ärzte, zum Einsatz nach ärztlicher Indikation, als Hilfsmittel des Arztes, wird ein volkswirtschaftlicher Sektor tätig, der sich als medizinisch-biotechnischer Komplex bezeichnen läßt. Auch er weist beachtliche Ausdehnungs-, Entwicklungs- und Steigerungstendenzen auf.

Für unsere Überlegungen zur Organisation der Krankenhilfe ist die Feststellung wichtig, daß die Steuerung im Rahmen medizinisch-ärztlicher Kompetenzen erfolgt. Die wissenschaftliche Medizin steckt den Rahmen ab, innerhalb dessen die von ihr anerkannten Krankheitsfolgen kompensiert werden. Die Ärzte entscheiden über den Einsatz der zur Krankheitsbewältigung geeigneten Techniken, Mittel und Strategien. Die enge Kopplung von Diagnose der Krankheitsfolgen, Einsatz kompensierender Mittel und Techniken mit der medizinisch-ärztlichen Kompetenz macht diese zum bevorzugten Gegenstand leistungsrechtlicher Gestaltung. Die Finanzierung des medizinisch-biotechnischen Komplexes und die Zugänglichkeit ärztlicher Leistungen bieten sich als eine breite Einstiegspforte für eine leistungsrechtliche Gestaltung der Überwindung der Krankheitsfolgen an. Die Konstruktionen der gesetzlichen Krankenversicherung, Sicherstellungsauftrag und Krankenhausfinanzierung, bieten eine gute Anschauung für diese Lösung.

Die Beeinträchtigung des Selbstwertgefühls, der Verlust an Selbstsicherheit, die Veränderung sozialer Beziehungen, der Wandel der Lebensperspektive, die Statusunsicherheit infolge veränderter Statuszuschreibungen und die Erfahrungen der

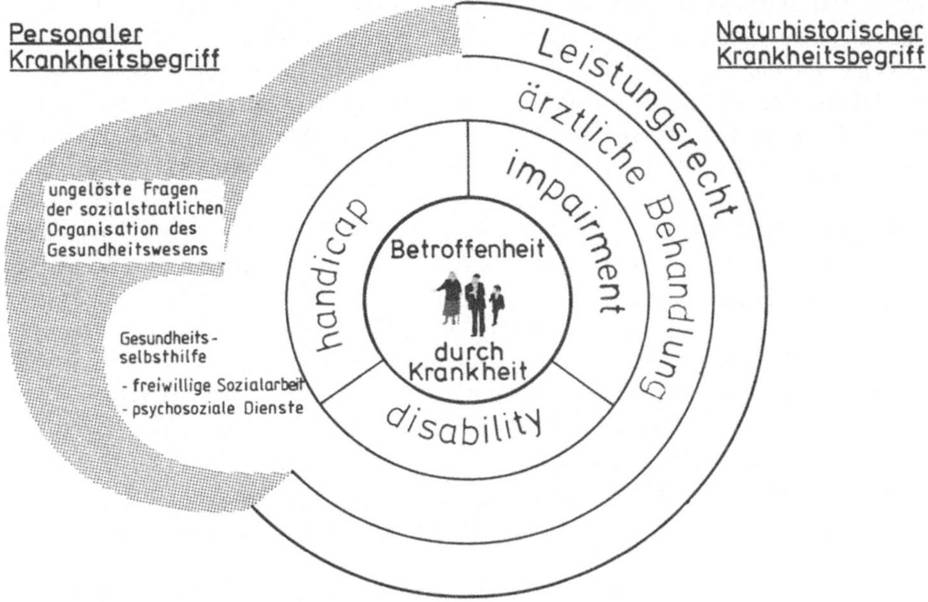

Abb. 2. Krankheitsfolgen und ihre Bewältigung

Behinderten, also die Dimension der Betroffenheit, die wir als soziale Beeinträchtigung (Handicap) bezeichnen, liegen diagnostisch auf einer ganz anderen Ebene. Ihre Feststellung beruht auf anderen Qualitäten und Formen des Wissens. Die Arbeit an der Überwindung dieser Krankheitsfolgen ist eine Arbeit des Betroffenen an sich selbst, eine Form der Selbstveränderung. Sie fordert eine intensive Bereitschaft zur Mitarbeit, nicht nur der Betroffenen selbst, sondern auch die seiner Bezugspersonen, also der Personen, mit denen er sein Leben teilt, die für ihn bedeutungsvoll sind.

Hinsichtlich diagnostischer Feststellungen in dieser Dimension der Betroffenheit bestehen noch erhebliche Unsicherheiten. Ebensowenig besteht Übereinstimmung darüber, in wessen therapeutischer Kompetenz die Hilfe zur Überwindung dieser Krankheitsfolgen liegt. Hilfen zur Bewältigung der sozialen Benachteiligung sind vergleichsweise schwach entwickelt und leistungsrechtlich ungenügend gesichert (vgl. Abb. 2).

4 Handicap

Objektive Schädigung (Impairment) und funktionelle Einschränkung (Disability) lassen sich in der Regel durch Verfahren abbilden, die einen Vergleich der Befunde unmittelbar zulassen. Die Befunde sind am Menschen gewonnen; selbstverständlich haben sie einen individuellen Bezug, aber sie abstrahieren von der Interpretation durch den Betroffenen selbst. Die Schädigung oder die funktionelle Einschränkung spricht in der Sprache der Befunde für sich selbst. In diesem Sinne ist sie eine personenunabhängige objektive Feststellung. Interpretationsbedürftig sind u. U. Verfahren und Bedingungen der Befunderhebung, die Interpretation ist jedoch Sache der Experten, die sich mit Hilfe der Befunde über die Lage des Patienten, aber nicht *mit* dem Patienten verständigen. Die Befunde selbst sind primär Handlungsanweisungen für die Therapeuten.

Soziale Benachteiligung (Handicap) kann als Erlebnis- und Empfindensqualität gleichfalls in normierten Skalen gemessen werden. Es sind derzeit eine Reihe von Meßskalen international im Gebrauch, die den Verlust an „Kontrollüberzeugung", das Ausmaß der „Depression" und andere Indikatoren „beschädigter Identität" vergleichend messen. Nur dienen solche Messungen ausschließlich wissenschaftlichen Zwecken. Für die Beratung des Patienten, für die Hilfen zur Überwindung der sozialen Benachteiligung sind sie ohne Bedeutung. Denn für die therapeutische Unterstützung bleibt die Interpretation durch die Betroffenen selbst unverzichtbar. Für die Betroffenen ist die Abbildung ihrer sozialen Benachteiligung in wissenschaftlich-normierten Skalen wenig hilfreich, weil sie den Kontext des Erlebens, der Erfahrung, der sozialen Beziehungen und der Statuszuschreibungen nicht mitteilen, sondern ihn methodisch ausblenden. Dagegen entsteht die Situation der sozialen Benachteiligung erst in dem Lebenszusammenhang, in dem der Betroffene steht, den er für sich interpretiert und der durch seine eigenen Deutungen mit konstituiert und getragen wird. Sie entsteht nicht in der davon abgehobenen Sphäre wissenschaftlicher Mitteilungen in der Sprache normierter Meßskalen. Die Situation sozialer Benachteiligung tritt infolge Krankheit, Behinderung, aber auch infolge von Lebenskrisen (Arbeitslosigkeit) ein. Es werden die auf die Person bezüglichen, für ihren eigenen Handlungsspielraum wesentlichen Situationsdeutungen („the definition of the situation") in Frage gestellt, verändert, neu gewonnen, wenn ihnen durch Krankheit, Behinderung oder Lebenskrise gleichsam die Grundlagen entzogen werden. Die enge Verflechtung von personbezüglicher Situationsauslegung, Selbstbild, Selbstwertgefühl und Statuszuschreibung macht es einerseits verständlich, daß es im Zusammenhang mit Impairment und Disability zu massiven Selbstwertkrisen, zur Depression, zu einer existentiellen Verunsicherung kommt. Es macht aber gleichermaßen einsichtig, daß jede Hilfe zur Wiedergewinnung einer Lebensperspektive, zur Wiederherstellung einer „Kontrollüberzeugung", zum Herausfinden aus der Depression an den konkreten, personbezüglichen Erlebnissen, Erfahrungen und Situationsdeutungen ansetzen muß. Der Helfer muß in die personenbezügliche Lebenssituation eintreten, er muß die konkreten Erfahrungen, Erlebnisse und Deutungen durch den Betroffenen selbst zum Sprechen bringen und mit ihm gemeinsam an der Situation, d. h. auch an ihren Interpretationen arbeiten.

Hilfen zur Überwindung der sozialen Benachteiligung bleiben in Diagnose und Therapie an den Lebenszusammenhang der jeweils Betroffenen gebunden. Sie können nicht zu einem von der Person des Betroffenen abstrahierenden Deutungs- und Handlungsschema für Experten verselbständigt werden. Die medzinisch-ärztliche Vorgehensweise beruht in einem weiten Umfang heute auf Deutungs- und Handlungschemata, die, aus Patienteninformationen gewonnen, zu Handlungsanweisungen für den Expertengebrauch umgeformt und verdichtet werden. Dies macht die Verlorenheit, Verlassenheit und Unmündigkeit des Patienten in vielen medizinisch-ärztlichen Settings aus. Es ist in diesem Zusammenhang hilfreich, sich die kontextfreie, vom Lebenszusammenhang des Patienten abgehobene Verselbständigung diagnostischer Deutungsschemata und auf diese für Experten geschaffene Welt der Sekundärinformationen sich gründenden therapeutischen Handlungsmodelle zu vergegenwärtigen, um den Kontrast zu verstehen, in dem Diagnose und Therapie zu der sozialen Benachteiligung stehen. Für sie gibt es keinen vernünftigen Weg, den Lebenszusammenhang der Betroffenen zu überspielen, ihn durch eine für Experten geschaffene Verständigungssphäre und durch von Experten zu handhabende Therapieschemata zu ersetzen. Die Hilfen zur Überwindung der sozialen Benachteiligung müssen sich auf den Lebenszusammenhang der Betroffenen einlassen, mit ihnen gemeinsam Wege zur Überwindung der Selbstwertkrise erschließen und ein Stück wenigstens mit ihnen gemeinsam gehen.

Diese Erläuterungen haben ihren Zweck erfüllt, wenn sie zwei Gesichtspunkte deutlich machen.

1. Hilfen zur Überwindung der sozialen Benachteiligung unterscheiden sich wesentlich von den medizinisch-ärztlichen Hilfen zur Überwindung der Krankheitsfolgen in den Dimensionen Impairment und Disability. Von demjenigen, der alle Krankheitsfolgen therapeutisch angehen will, erfordert dies, daß er zweisprachig ist, daß er die Sprache der Befunde und Meßwerte ebenso versteht und daraus die richtigen therapeutischen Schlüsse zieht, wie er die an einen individuellen Lebenskontext gebundene Sprache der Betroffenheit beherrscht, die wir als Handicap bezeichnen.

2. Es stellt sich die Frage, ob Hilfen zur Überwindung des Handicaps im gleichen Umfang zum Arbeitsfeld eines Berufs gemacht werden können, wie dies für die ärztlichen Aufgaben in einem beispielhaften Sinne möglich gewesen ist. Können die Hilfen, die wir auch als psychosoziale Unterstützung („social support") bezeichnen, professionalisiert werden? Das heißt, daß sie für berufsmäßige Helfer eine dauerhafte Erwerbschance bilden können, die ihnen materielle und soziale Sicherheit sowie Sozialprestige garantiert.

Daß eine Professionalisierung psychosozialer Unterstützungsleistungen („social support") zumindest andere Wege beschreiten muß, als sie uns aus der Professionalisierung anderer therapeutischer Berufe vertraut sind, läßt ein hier einschlägiges Ergebnis der Krankheitsforschung erkennen. Aus allen Untersuchungen zur Überwindung des Handicaps geht eindeutig hervor, daß die Indikatoren, durch die wir das Ausmaß des Handicaps bestimmen, mit der sozialen Integration der Betroffenen eng zusammenhängen. Alleinlebende, Personen in problematischen Partnerbeziehungen, Personen in sozialer Isolation sowie Personen mit einem schwach entwickelten Netz sozialer Beziehungen zeigen in vergleichbaren Krankheitssituationen (Art der Erkrankung, objektiver Schweregrad der Erkrankung) deutlich ausgeprägtere Formen des Handicaps: erhöhte Depressivität, geringere Kontrollüberzeugung, Angst, gestörtes Selbstbewußtsein. Die Krankheitsforschung interpretiert diese Untersuchungsergebnisse mit den psychosozialen Unterstützungsleistungen primärer sozialer Netzwerke. Die Forschung nimmt darüber hinaus an, daß primäre soziale Netzwerke auch im Vorfeld von Krankheit eine abwehrende sozialimmunisierende Rolle spielen. Das heißt, daß den vor dem Eintritt der Krankheitsereignisse oder der Lebenskrise bestehenden sozialen Beziehungen nicht nur hinsichtlich ihres Mobilisierungspotentials, sondern auch hinsichtlich ihrer Qualität, des Umfangs und der Bedeutung der Netzwerkbeziehungen eine unersetzliche Funktion für die Überwindung der Krankheitsfolgen zukommt. Dies legt den Schluß nahe, daß einer professionellen psychosozialen Unterstützung subsidiäre, ergänzende, anregende, vermittelnde und ausgleichende Aufgaben zufallen.

Diese Schlußfolgerung sieht sich dem Einwand ausgesetzt, die ohnehin überstrapazierten primären Lebensgemeinschaften, wie Partnerbeziehungen, Familienhaushalte, Familien- und Verwandtschaftssysteme und Nachbarschaften, mit einer Anforderung zu betrachten, die angesichts des Anwachsens von chronischer Krankheit, Siechtum und Altersgebrechlichkeit ein ohnehin überwältigendes Gewicht annimmt. Weil ein hochentwickeltes medizinisches und soziales Dienstleistungssystem mit den Krankheitsfolgen nicht in dem erwarteten Umfang fertigwird, sollen nun – so scheint es – die primären sozialen Netzwerke verplant werden, die überdies nicht unter dem Sinnverständnis zustande gekommen sind, Krankenhilfe zu leisten. Angesichts dieses durchaus berechtigten Einwandes ist es nützlich, sich daran zu erinnern, daß die gesellschaftlichen Formen der Hilfe im Krankheitsfall sich nicht allein in dem Kriterium unterscheiden, ob die helfenden Beziehungen durch die Erkrankung erst zustande kommen oder aus bereits bestehenden Sozialbeziehungen entwickelt werden.

In der Tradition der Krankenhilfe spielen auch heute noch Hilfen eine Rolle, die zwar durch das Krankheitsereignis zustande kommen, aber nicht in einem beruflichen Interesse geleistet werden: die ehrenamtlichen Hilfen oder die freiwillige soziale Arbeit. Ihrer Tradition nach hat die freiwillige soziale Arbeit sich gerade *der* Hilfebedürftigkeit zugewendet, die aus den gewachsenen sozialen Beziehungen der Familie, der Verwandtschaft und der Nachbarschaften herausfiel. Es war die Erfahrung, daß die Aktivierung bestehender Sozialbeziehungen im Krankheits- oder Notfall Grenzen hat. Es war das Bewußtsein, daß Hilfebedürftigkeit keine Hilfe in den genannten „gewachsenen" Gemeinschaften findet, das bereits in sehr früher historischer Zeit zu einer religiös motivierten, kirchlich organisierten Hilfe geführt hat. Die freiwillige soziale Arbeit hat sich den jeweils gewandelten gesellschaftlichen, politischen und weltanschaulichen Bedingungen ihrer Zeit anzupassen verstanden. Es stellt sich die Frage, ob sich in unserer Zeit die gesellschaftlichen Bedingungen so radikal gewandelt haben, daß freiwillige soziale Arbeit keinen Entfaltungsspielraum mehr findet.

Die dominierende Form der Krankenhilfe in unserer Zeit ist die sozialstaatlich finanzierte, unter ärztlicher Leitung oder Indikation erbrachte professionelle Hilfe. Sie bestimmt auch die Erwartungen der Gesundheits- und Sozialpolitiker sowie vieler Bürger. Sie erwarten, daß die in unserer Gesellschaft im Krankheitsfall gegebene Hilfebedürftigkeit durch professionelle Leistungen abgedeckt wird, die beruflich-entgeltlich motiviert, sozialstaatlich organisiert und finanziert wird.

Es sind zwei sozialpolitische Erfahrungen, die zu einer differenzierten Stellungnahme führen:

1. Selbsthilfegruppen als eine neue Form freiwilliger sozialer Arbeit haben sich zeitlich parallel zu dem vermehrten Angebot an medizinischen und sozialen Dienstleistungen entwickelt. Zwar wird ihre faktische Bedeutung meist überschätzt, aber die von den Selbsthilfegruppen verkörperte Idee der gegenseitigen Hilfe auf der Grundlage der Selbstbetroffenheit findet in der Bevölkerung eine

breite Resonanz. Dem Schwergewicht ihrer Aktivitäten nach widmen sich die Selbsthilfegruppen der psychosozialen Unterstützung, also der Hilfe zur Bewältigung des Handicaps.

2. Die Hilfebedürftigkeit in dem Sinne, daß Menschen in den elementaren Verrichtungen ihres Alltags ständig von fremder Hilfe abhängig sind, ist zu einer verbreiteten Erscheinung geworden. Sie ist eine „normale", d. h. in einem breiten Umfange erwartbare soziale Tatsache. Die Studie von Socialdata (1980) hat erstmals eine sozialepidemiologische Übersicht für die Bundesrepublik Deutschland erarbeitet. Zur Überraschung der Sozialpolitiker hat sie den hohen Anteil der Familien- und Nachbarschaftshilfe an der Bewältigung der Hilfebedürftigkeit belegt. Die von der Socialdata-Studie verwendeten Indikatoren lassen erkennen, daß nur in einigen Dimensionen der Hilfebedürftigkeit ein Angebot an professionellen Leistungen in ambulanter Form möglich ist. Dabei handelt es sich vielfach um Hilfen, die auch in stationären Einrichtungen freiwilligen Helfern übertragen werden.

5 Forschungspolitische Konsequenzen

Eine Gesundheitssystemforschung, die sich am Laienpotential, an der Gesundheitsselbsthilfe orientiert, wird folgende Grundsätze beachten müssen:

1. Gesundheitssystemforschung, die sich ausschließlich am Angebot professioneller Dienstleistungen orientiert, greift zu kurz. Sie vernächlässigt die „freiwillige soziale Arbeit" und die Gesundheitsselbsthilfe in den primären sozialen Netzwerken.

2. Gesundheitssystemforschung, die sich ausschließlich am Angebot medizinischer bzw. ärztlich indizierter, verantworteter und geleiteter Dienstleistungen orientiert, verkürzt die Gesundheitsselbsthilfe auf die Compliance, macht den Kranken zum Laienspieler und Statisten auf der Bühne ärztlichen Handelns. In der Überwindung der psychischen und sozialen Folgen von Krankheit, Behinderung und Lebenskrisen haben die primären Netzwerke, die Selbsthilfegruppen und die freiwillige soziale Arbeit ihre spezifische Kompetenz und daher ihre eigene Domäne. Die Arbeit des Patienten an sich selbst gemeinsam mit den für ihn bedeutsamen Bezugspersonen wird in dem arzt- bzw. medizinzentrierten Compliancebegriff marginalisiert.

3. Jede der 3 unter medizinsoziologischen Aspekten zu unterscheidenden Formen der Krankenhilfe ist nicht voraussetzungslos. Für die professionellen Dienstleistungen ist dies aufgrund einer differenzierten Ausbildungs- und Angebotsplanung bekannt und anerkannt. Erst die Einsicht, daß unter einem sozialstaatlich ausgebauten Dienstleistungssystem der freiwilligen sozialen Arbeit und der Gesundheitsselbsthilfe wichtige, nur in Grenzen professionell substituierbare Funktionen verbleiben, macht die Erhaltung und Förderung ihrer gesellschaftlichen Voraussetzungen zu einer Aufgabe staatlicher Gesundheits- und Sozialpolitik.

4. Sozialstaatliche Finanzierung und Organisation erleichtern die Zugänglichkeit professioneller Dienstleistungen, sie bleiben aber an das Prinzip der fachlichen

Kompetenz als Grundlage der Krankenhilfe gebunden. Sie machen diese weiterhin abhängig von der Arbeitsorganisation und dem Selbstinteresse der im Gesundheits- und Sozialwesen tätigen Berufe und Professionen. Beruflich-entgeltliche Krankenhilfe und professionelle Dienstleistungen prägen das Organisations- und Finanzierungsmuster der Sozialversicherung und der an ihr als dem dominanten Prinzip der sozialen Sicherung orientierten Sozialhilfe. Von einem vorausschauenden Sozialpolitiker, wie Hans Achinger, ist bereits bei der Erneuerung des Sozialstaates in der Bundesrepublik Deutschland dieses Organisations- und Finanzierungsmodell in seinen sozialpolitisch bedenklichen Auswirkungen erkannt und in der Trias Monetarisierung, Verrechtlichung und Bürokratisierung auf den Begriff gebracht worden. Die Gesundheitssystemforschung muß daher neue Formen für die Zusammenarbeit zwischen staatlicher Sozialpolitik, freiwilliger sozialer Arbeit und Gesundheitsselbsthilfe sowie für die Finanzierung der nichtprofessionellen Formen der Krankenhilfe entwickeln.

5. Freiwillige soziale Arbeit und Gesundheitsselbsthilfe werden nicht allein von dem Leistungs- und Entwicklungsstand professioneller Dienstleistungen beeinflußt, sondern unterliegen wie diese dem sozialen Wandel. Die Familien- und Haushaltsformen, die Zunahme außerhäuslicher Erwerbstätigkeit der Frauen, der Rückgang der Kinderzahlen, die Flexibilisierung von Arbeitszeit und betriebsgebundenen Arbeitsformen – um nur die wichtigsten Erscheinungsformen des sozialen Wandels zu nennen – werden auch weiterhin das Potential der Gesundheitsselbsthilfe und der freiwilligen sozialen Arbeit verändern. Gesundheitsselbsthilfe wird anlaßbezogen, situations- und persongebunden geleistet, sie lebt stark von lebensgeschichtlich erworbenen Erfahrungen, von eingebrachter Kompetenz, die unter der Betroffenheit und Mitbetroffenheit autodidaktisch erweitert wird. Freiwillige soziale Arbeit wird in der Regel nicht aus dem Stand übernommen und geleistet, sondern knüpft an einschlägige Vorerfahrungen an, u. U. an frühere professionelle Arbeit im Gesundheits- und Sozialbereich. Eine vorausschauende Sozialpolitik, die das Potential der Gesundheitsselbsthilfe und der freiwilligen sozialen Arbeit erhalten und erweitern will, wird sich daher verstärkt den sozialen Prozessen zuwenden müssen, in denen Laienkompetenz in Gesundheitsfragen erworben wird.

6 Vordringliche Forschungsfragen

Wo stellen sich auf dem Hintergrund der skizzierten Situation die Fragen, denen sich die Forschung vorrangig zuwenden sollte? Es gibt m. E. 3 Fragerichtungen, deren Bearbeitung neue Erkenntnisse verspricht und die der Gesundheitspolitik wichtige entscheidungsrelevante Informationen geben könnten.

1. Es gibt Krankheitsbilder und Behinderungen, bei denen zur Selbstbetroffenheit eine von Haus aus gegebene Schwäche der Selbstorganisation ebenso wie unzulängliche professionelle Hilfe die Situation verschärfen. Hierzu zählen beispielsweise die Schlaganfallpatienten (im Vergleich mit den Herzinfarktpatienten) oder die Verhaltensgestörten (im Vergleich zu den geistig Behinderten). Ein Selektionsmuster für vorrangig zu bearbeitende Themen stellen die Patienten

bzw. Behinderten dar, deren Selbsthilfepotential schwach ist und deren sich auch kompensatorisch die professionelle Hilfe kaum annimmt. Es handelt sich dabei um Betroffene, deren Handicap stigmatisierende Prozesse auslöst bzw. der Ausdruck schwacher oder gar desolater Ressourcen ist. Projekte, die sich gezielt solchen von der Selbst- wie von der professionellen Hilfe gleichermaßen verlassenen Personenkreisen zuwenden, erfüllen eine wichtige ausgleichende Funktion. Die bisherige Forschung ist überwiegend von dem natürlichen Gefälle geleitet gewesen, auf dem die Neuentdeckung der Selbsthilfe und die Patientengruppen dominieren, die ohnehin im Flutlicht öffentlicher Aufmerksamkeit stehen: die Herzinfarktpatienten und die Krebspatienten. Doch die, „die im Dunklen stehen", sieht man nur dann, wenn man sich ihnen zuwendet. Die unkritischen oder unabsichtlich erkenntnisleitenden Motive der bisherigen Selbsthilfeforschung sind zu korrigieren und damit zugleich die bedenkliche Überschätzung des Selbsthilfepotentials der „Selbstbetroffenheit".

2. Die schlichte Tatsache, daß für den Betroffenen alle Hilfen gleichzeitig gegeben, und zwar jede in ihrer Weise, aber alle gleich wichtig sind, hat die bisherige Forschung kaum zum Anlaß genommen, dem Zusammenwirken, der gegenseitigen Abstimmung, der bewußten Zusammenarbeit der Eigen- und Selbsthilfe mit den professionellen Hilfen ihre Aufmerksamkeit zuzuwenden. Im Eifer zu sagen, was nach der jeweiligen Fragerichtung der Forschung (Selbsthilfe- oder Complianceforschung) die andere Seite tun sollte, hat man übersehen, was tatsächlich ist. So nimmt man erstaunt zur Kenntnis, daß Mitglieder von Selbsthilfegruppen eher häufiger, aber dafür gezielter ärztliche Leistungen in Anspruch nehmen, aber wie sich die Wechselbeziehungen zwischen der Mitarbeit in Selbsthilfegruppen und intensiver Arztkonsultation darstellen, wissen wir nicht. Und umgekehrt wird durch immer neue Untersuchungen mit Hilfe immer raffinierterer Methoden die hohe Rate der Noncompliance bestätigt, doch warum die ärztlich vorgeschlagene Therapie sich so schlecht mit der Eigen- und Selbsthilfe verbindet, erfahren wir auf diesem Wege nicht.

Die gleiche Situation gilt für die Zusammenarbeit von Selbsthilfezusammenschlüssen mit den freien Wohlfahrtsverbänden oder mit den Krankenkassen. Ob die Selbsthilfezusammenschlüsse eine „neue" Form der Selbstorganisation im Unterschied zu den „alten" Selbsthilfeformen der Wohlfahrtspflege und der sozialdemokratisch-gewerkschaftlichen Krankenkassenselbstverwaltung darstellen, ist gerade wegen des vordergründigen Analogiedenkens, das in dieser Vermutung steckt, zunächst einmal zu bezweifeln.

Erfahrungen aus dem Ausland, aber auch aus anderen Gebieten der sozialen Arbeit, lassen es geraten erscheinen, Untersuchungen zur Zusammenarbeit, die die soziologischen Grenzen der verschiedenen Hilfeformen überschreitet, nicht analytisch, sondern quasiexperimentell als Interventionsprojekte anzulegen, also für die Förderung der Zusammenarbeit bestimmte organisatorische Erleichterungen vorzusehen, z. B. ein multiprofessionelles, mobiles Beratungsteam, das die Zusammenarbeit zwischen familialer Eigenhilfe, sozialpflegerischen Diensten und der ärztlichen Versorgung von Schlaganfallpatienten, von Patienten mit Morbus Alzheimer unterstützt.

3. In der primären Prävention gibt es eine eigentümliche Polarisierung von professioneller und Eigen- bzw. Selbsthilfe. Den physikalischen und chemischen Noxen

unserer Arbeits- und Wohnumwelt (gefährliche Arbeitsstoffe, Luftverschmut-
zung) können wir nur durch ein hochentwickeltes und leistungsfähiges professionell organisiertes Monitoring begegnen. Auf der anderen Seite liegt „prevention
in everybody's responsibility" (Holland u. Wainwright 1978). Gesunde Ernährung, ausreichende Bewegung, gesundheitsbewußter Umgang mit Drogen (Niko-
tin, Alkohol, Medikamente, illegale Drogen), reflektiertes Risikoverhalten
(gefährliche Sportarten) sind soziokulturell geformt, symbolisieren Triebbefrie-
digungen, werden erlernt, aber durch rigide Zeitpläne, starre Arbeits- und
Verkehrsformen, einengende konventionalisierte Verkehrs- und Umgangsformen u. U. gegenläufig konditioniert. Die Übernahme von Standards gesundheitsbezogener Lebensweise versteht sich also nicht von selbst, sie steht häufig in
Konflikt zu anderen gesellschaftlichen Erwartungen und Anforderungen.
Die Förderung des Gesundheitsverhaltens stellt daher so etwas wie eine Nagel-
probe für die Zusammenarbeit professioneller, entprofessionalisierter, selbst-
organisierter und Eigenhilfe dar. Auch in der primären Prävention werden wir
nur aus Quasiexperimenten, aus der Beobachtung und Begleitung von gut
geplanten und vorbereiteten Interventionen lernen können. Um ein Beispiel zu
nennen: Ungeachtet der Tatsache, daß ernährungsabhängige Krankheiten eine
weite Verbreitung haben und daß demzufolge die Beeinflussung der Ernährungsweise eine Schlüsselstellung in der primären Prävention besitzt, stecken wir in
der Förderung gesundheitsbezogener Ernährungsweise noch in den Kinderschu-
hen oder – um im Bild zu bleiben – in den Babyschuhchen.

Literatur

Achinger H (1958) Sozialpolitik als Gesellschaftspolitik. Rowohlt, Hamburg
Badura B, Bauer J, Kickbusch I, Lehmann H, Schafft S, Waltz M (1979) Grundlagen einer
   konsumentenzentrierten Gesundheitspolitik. (Manuskript vervielfältigt) Konstanz
Badura B (Hrsg) (1981) Soziale Unterstützung und chronische Krankheit. Suhrkamp, Frankfurt
Badura B, Bauer J, Kaufhold G, Lehmann H, Pfaff H, Schott T, Waltz M (1985) Leben mit dem
   Herzinfarkt. (Manuskript vervielfältigt) Oldenburg
Badura B, Ferber C von (Hrsg) (1981) Selbsthilfe und Selbstorganisation im Gesundheitswesen.
   Sozialpolitische Perspektiven. Oldenbourg, München
Bundesarbeitsgemeinschaft für Rehabilitation (Hrsg) (1984) Die Rehabilitation Behinderter –
   Wegweiser für Ärzte. Deutscher Ärzte-Verlag, Köln
Ferber C von, Badura B (Hrsg) (1983) Laienpotential, Patientenaktivierung und Gesundheitsselbst-
   hilfe. Oldenbourg, München
Ferber C von, Wedekind R (1984) Familie, Selbsthilfe und Sozialpolitik. Soz Welt 4:502–521
Forschungsverband Laienpotential, Patientenaktivierung und Gesundheitsselbsthilfe (Hrsg) (1984)
   Gesundheitsselbsthilfe und professionelle Dienste. Soziologische Grundlagen einer bürgerorien-
   tierten Gesundheitspolitik. Integrierter Abschlußbericht. (Manuskript vervielfältigt) Düsseldorf
Holland W, Wainwright A (1978) Prevention – everybody's responsibility. Sozialmed Präventivmed
   25. Jg. 5–6:313–326
Kohn R, White KL (1976) Health Care. An international study. Oxford University Press London
Socialdata – Werner Brög et al. (1980) Anzahl und Situation zu Hause lebender Pflegebedürftiger.
   (Schriftenreihe des Bundesministers für Jugend, Familie und Gesundheit, Bd 80)
Thimm W, Ferber C von, Wedekind R, Schiller B (1985) „Ein Leben so normal wie möglich
   führen..." Geistig Behinderte in der Bundesrepublik Deutschland und in Dänemark. Empirische
   Untersuchungen zum Normalisierungskonzept. Bundesvereinigung Lebenshilfe für geistig Behin-
   derte e. V., Marburg/Lahn (Große Schriftenreihe, Bd 11)

Aspekte einer Langfristplanung aus amerikanischer und deutscher Sicht

U. E. Reinhardt und H.-H. Rüschmann

1 Einführung

Es liegt in der Natur einer dynamischen Marktwirtschaft, daß sich in bestimmten Sektoren von Zeit zu Zeit Gleichgewichtsstörungen ergeben. Diese können sowohl in knappen kritischen Inputs als auch in Überkapazitäten zugunsten von einzelnen Sektoren begründet sein.

Die Bevölkerung nimmt solche Ungleichgewichte jedoch meistens in Kauf: Sie werden als Preis für eine freie und dynamische Wirtschaft angesehen. Gelegentlich erzeugen jedoch derartige Gleichgewichtsstörungen oder Entwicklungskrisen Unzufriedenheit mit der Regierung. Solche Problemfelder ergeben sich insbesondere bei Ungleichgewichten in bestimmten grundlegenden Sektoren einer Volkswirtschaft; so z. B. im Bildungswesen, im Gesundheits- oder Verteidigungswesen. Man neigt dazu, Personalknappheit in diesen Bereichen auf Mißmanagement der politischen Entscheidungsträger zurückzuführen. Personalüberhänge werden nach demselben Denkmuster erklärt, zumindest im Bildungs- und Gesundheitswesen.

Weil die öffentliche Meinung leicht dazu bereit ist, die Politik für derartige Strukturbrüche verantwortlich zu machen, ist es nur natürlich, daß die politisch Verantwortlichen solche Situationen zu vermeiden suchen. Eine Politik kann jedoch nur dann erfolgreich sein, wenn sich deren Entscheidungsträger in ihren Handlungsweisen an in die Zukunft projizierten Szenarien orientieren. Dies erklärt das massive Interesse z. B. der amerikanischen Politik an den verschiedensten Langzeitstudien. Auf der anderen Seite versuchen die amerikanischen Wissenschaftler, diesem Bedarf durch die Entwicklung von langfristigen Prognosen zu entsprechen.

Unglücklicherweise haben solche Prognosen vielfach Enttäuschung hervorgerufen. Bei nachträglicher Betrachtung haben sie sich als ungenau erwiesen. Dafür lassen sich im wesentlichen 3 Gründe aufzeigen, die eher gewürdigt werden können, wenn die weitere Betrachtung des Gesundheitswesens zunächst auf seine ökonomische Steuerung fokussiert wird.

2 Ökonomische Ausgangssituation

Jeder einzelne Trend im Gesundheitswesen ist immer auch das Ergebnis zahlreicher Einflußfaktoren, von denen jeder wiederum von der Entwicklung der Trendgröße abhängen kann. Mit anderen Worten: Jeder politisch relevante Trend ist in ein komplexes System von simultanen Kausalbeziehungen eingebettet. Hierin liegt der „erste Grund" für die Schwierigkeiten, verläßliche Prognosen von Langzeittrends im Gesundheitswesen zu erstellen.

Selbst wenn man beispielsweise nur auf die rein ökonomischen Faktoren und ihre Bedeutung für eine bestimmte Trendgröße abstellt, führt die Betrachtung zwangsläufig zum Gesamtsystem, in das dieser Trend eingebettet ist. In mathematischer Darstellung entspricht dies einem simultanen Gleichungssystem zwischen den verschiedenen, in Abb. 1 skizzierten Elementen (Reinhardt 1975).

Die Darstellung gliedert das Gesundheitssystem in 4 wechselseitig abhängige „Märkte", also das Aufeinandertreffen von Angebot und Nachfrage, das Mengen und Preise nach den jeweiligen Gesetzmäßigkeiten hervorbringt.

Hier ist zunächst der Markt für Gesundheitsleistungen (Kasten 11) zu nennen, sodann der Arbeitsmarkt für Gesundheitsberufe (Kasten 22), der Markt für weitere Produktionsmittel bei der Erzeugung gesundheitlicher Leistungen (Kasten 14), schließlich stellvertretend für die anderen verbundenen Märkte der Ausbildungsmarkt für Gesundheitsberufe (Kasten 25). Obwohl es seltsam erscheint, von der medizinischen Ausbildung als einem „Markt" zu sprechen, gibt es tatsächlich das Angebot von Ausbildungsplätzen auf der einen Seite und die Nachfrage nach Ausbildungsplätzen, die von den Wahlmöglichkeiten der Auszubildenden und ihrer Jahrgangsstärke abhängen.

Abb. 1 soll die zahlreichen wechselseitigen Abhängigkeiten zwischen diesen Märkten darstellen. Beispielsweise werden ärztliche Vergütungen auf dem Markt für Gesundheitsleistungen festgelegt (in der Bundesrepublik Deutschland durch Verhandlungen und in den USA auf einem mehr oder weniger freien Markt). Diese wiederum beeinflussen das ärztliche Einkommen erheblich, und es ist vernünftig anzunehmen, daß die ärztlichen Einkommen ihrerseits einen starken Einfluß auf die Berufswahl angehender Studenten haben, d. h. auf ihre Nachfrage nach medizinischer Ausbildung.

Auf der anderen Seite beeinflussen die Kapazität der medizinischen Fakultäten und die Zugangsbedingungen die Berufswahl ebenso, und zwar unabhängig von der Einkommenserwartung in medizinischen oder sonstigen Berufen.

Schließlich determiniert die Kapazität der Hochschulen auch die Anzahl der Medizinstudenten. Die Anzahl der Medizinstudenten bestimmt wiederum die Zahl der praktizierenden Ärzte, die ihrerseits erheblichen Einfluß auf die ärztliche Vergütung haben dürfte, auf das Ausmaß der Inanspruchnahme von ärztlichen Leistungen und mithin auf das ärztliche Einkommen.

In der gesundheitsökonomischen Diskussion wird häufig davon ausgegangen, daß Ärzte in bestimmten Grenzen die Nachfrage nach ihren eigenen Leistungen erzeugen können. Wie schnell diese Grenzen jedoch erreicht werden, hängt z. T. vom Ausmaß der Selbstbeteiligung der Patienten an den Kosten der veranlaßten Leistungen ab (vgl. Kasten 9). Kurz gesagt: Es bestehen ursächliche Beziehungen in beiderlei Richtung zwischen den Kästen 11 und 25, vermittelt über den Kasten 23 (Abb.1).

Ähnlich komplexe Ursache-Wirkungs-Mechanismen bestehen zwischen den Märkten für Gesundheitsleistungen und für sächliche Produktionsmittel, insbesondere solche aus der medizinischen Technik. Diese Wirkungszusammenhänge wer-

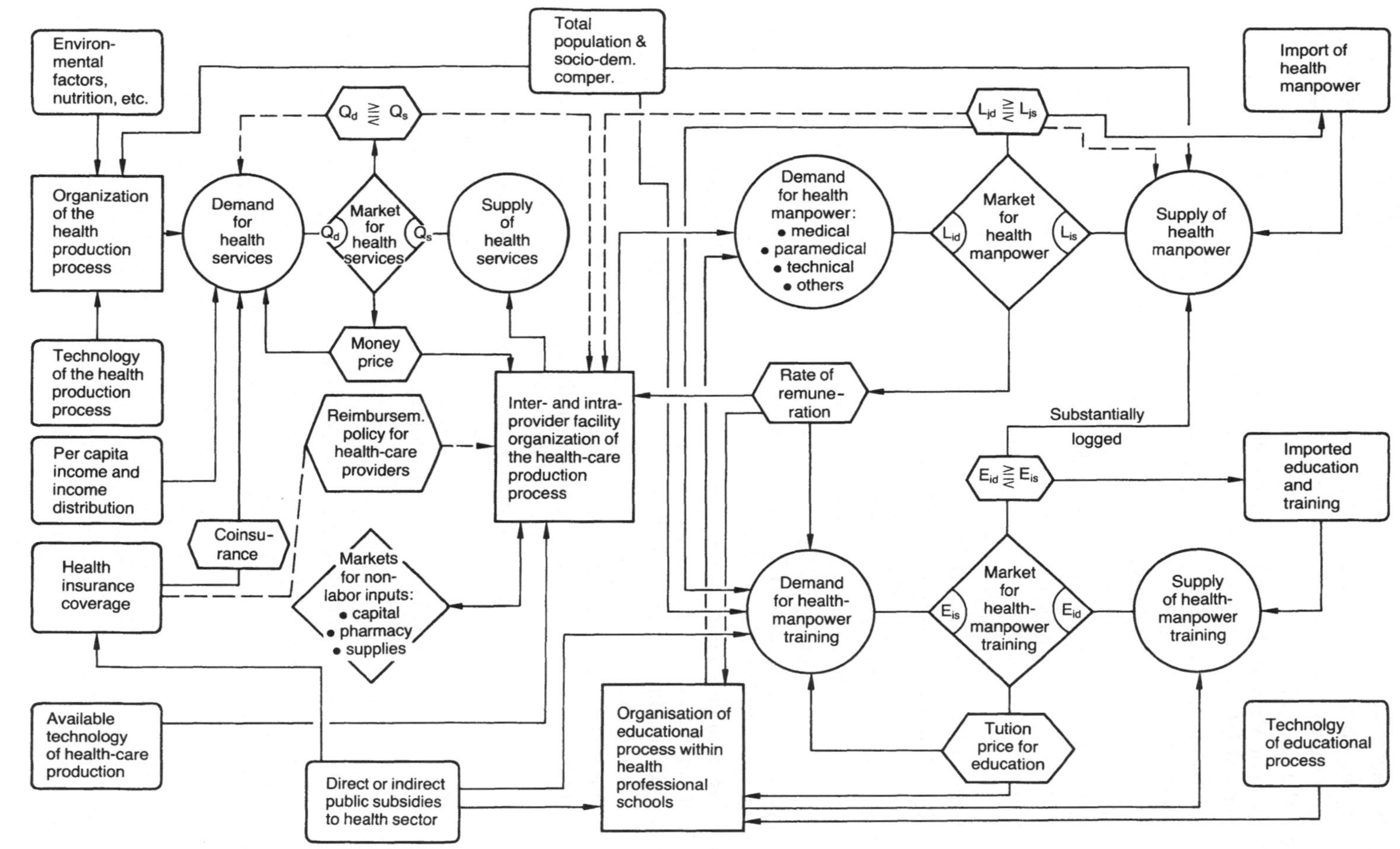

Abb. 1. Schematische Darstellung eines nach Märkten gegliederten Gesundheitssystems

den entscheidend durch das Finanzierungssystem in der ambulanten und stationären Versorgung bestimmt. Vor der Einführung der DRG[1] wurden in den Vereinigten Staaten beispielsweise Krankenhausleistungen retrospektiv auf Vollkostenbasis vergütet. Bei diesem System wurden Art und Kosten der Krankenhausversorgung effektiv vom Verlauf des medizinisch-technischen Fortschritts bestimmt. Die entsprechende Einflußrichtung in Abb.1 verlief von Kasten 14 nach Kasten 11 mit nur geringer Rückkopplung. Seit Einführung der Krankenhausfinanzierung auf DRG-Basis in den USA im Jahre 1983 hat sich diese Einflußrichtung fast in ihr Gegenteil verkehrt. Wenn Krankenhäuser für medizinische Leistungen nach Fallpauschalen vergütet werden, entstehen starke Anreize zum Erwerb kostensparender medizin-technischer Ausstattungen und Anreize zu möglichst kostengünstigem Einkauf von Arzneimitteln. Der Markt für Krankenhausleistungen bestimmt in konsequenter Folge den Verlauf des medizinisch-technischen Fortschritts in den USA. Die Hersteller von Arzneimitteln und medizinischer Technik haben, praktisch über Nacht, die Produktion kostentreibender Produkte höchster Qualität auf die Produktion kostendämpfender Güter umgestellt.

Im Grunde genommen sollte man in der Lage sein, die in Abb.1 gezeigten Wirkungszusammenhänge zu quantifizieren. In den USA, wo sowohl empirische Daten zur gesundheitlichen Versorgung als auch Forschungsgelder in Fülle vorhanden sind, wurden in der Tat große Anstrengungen in dieser Richtung unternommen. Beispielsweise existieren zahlreiche Schätzungen des quantitativen Zusammenhangs zwischen epidemiologischen und wirtschaftlichen Einflußfaktoren einerseits und der Nachfrage nach Gesundheitsleistungen andererseits. Diese Schätzungen reichen bis zur Bestimmung der Nachfrage nach medizinischen Ausbildungsplätzen durch Studenten. Leider mußten diese Analysen notwendigerweise Partialanalysen bleiben, die in jedem Einzelfall nur einen kleinen Ausschnitt aus Abb.1 zum Gegenstand hatten. Versuche zur Entwicklung des gesamten simultanen Gleichungssystems auf der Grundlage der Abb.1 in Form eines dynamischen Modells wurden zwar unternommen, jedoch ohne verwertbaren Erfolg. Die dazu erforderlichen Daten waren einfach nicht vorhanden, nicht einmal in den USA. Gesundheitssystemforscher, auch Prognostiker, müssen sich so vorläufig mit Partialanalysen zufriedengeben.

Der *zweite Grund* für Fehlprognosen im Gesundheitswesen besteht darin, daß das Gesundheitswesen von plötzlichen Veränderungen in den Rahmenbedingungen in unvorhersehbarer Weise betroffen sein kann. Ein Beispiel für solche Änderungen in den exogenen Faktoren (in Abb.1 nicht aufgeführt) sind politische Ereignisse, so z. B. die Wahl von Ronald Reagan zum Präsidenten der Vereinigten Staaten. Sehr wahrscheinlich war nur seine Regierung in der Lage, das DRG-System in den amerikanischen Krankenhäusern über Nacht als Finanzierungsinstrument durchzusetzen. Ein Gesundheitssystemforscher hätte sich mit der Prognose eines solchen Ereignisses vor 10 Jahren schwergetan. Schon jetzt aber ist deutlich, daß der Übergang zur Krankenhausfinanzierung nach DRG die durchschnittliche Verweildauer im Krankenhaus entscheidend verkürzt hat. Als Beleg dient Abb. 2.

Der *dritte Grund* für die Verfehlung von Prognosen bei nachträglicher Betrachtung liegt schließlich darin, daß sie in die Gestaltung des Gesundheitswesens eingegangen sind. So wurde beispielsweise in den 50er und 60er Jahren von

---

[1] Diagnoses Related Groups

amerikanischen Fachleuten ein erheblicher Ärztemangel für das Jahr 1975 vorhergesagt für den Fall, daß der Trend der 50er Jahre unverändert bestehen bliebe. Gerade als Reaktion auf diese Prognosen hat die amerikanische Bundesregierung eine Verdopplung der Ausbildungskapazität für Ärzte an den amerikanischen Hochschulen gefördert. Im Verlauf dieser Kapazitätserweiterung stieg die Anzahl der Studienabgänger von 8000 damals auf den heutigen Stand von etwa 16 000 pro Jahr (an dieser Stelle sei angemerkt, daß die entsprechende Zahl in der Bundesrepublik Deutschland bei 12 000 liegt, obwohl die Bevölkerung der Bundesrepublik gerade nur ¼ der amerikanischen Bevölkerung ausmacht!). Bei 16 000 Studienabgängern in der Medizin jährlich erwartet man nun in den USA einen Ärzteüberschuß für das Jahr 1990. Schon 1975 konnte von einer Ärzteknappheit keine Rede mehr sein. Nachträglich könnte behauptet werden, und das ist auch geschehen, daß die Prognose der 50er und 60er Jahre die Nation nur unnötig verschreckt und sie im Resultat einer Ärzteschwemme ausgesetzt habe. Tatsächlich wäre jedoch der Ärztemangel 1975 eingetreten, wenn die politischen Entscheidungsträger auf diese durchaus richtigen Prognosen nicht so nachdrücklich reagiert hätten.

3 Systemanalytische Ausgangssituation

Bisher hat die Diskussion die ökonomischen Aspekte in den Vordergrund gestellt, obwohl auch hier die Bedeutung politischer Faktoren hervortrat. Um den tatsächlichen Gegebenheiten jedoch gerecht zu werden, müssen langfristige Entwicklungstrends in einen systemanalytischen Gesamtzusammenhang eingebettet werden. Die Abb. 3 bietet diesen erheblich weiteren und realistischeren Einblick in das Gesundheitswesen.

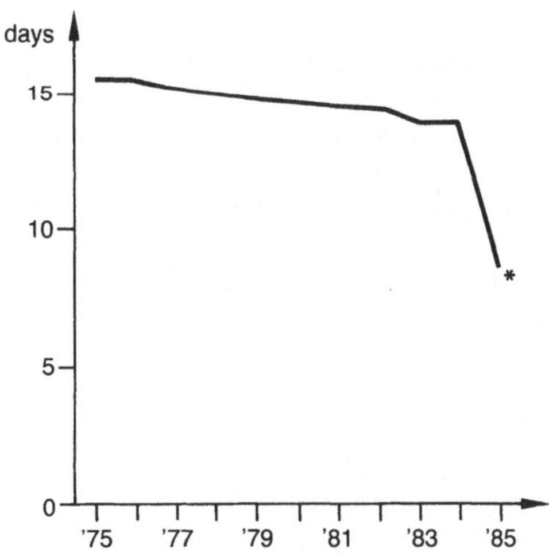

Abb. 2. Krankenhausverweildauer in den USA   * Figure for month of January only.

So existieren am Gesundheitsgeschehen *beteiligte Gruppen* mit differierenden Aufgabenstellungen und/oder in Wechselbeziehung bzw. Widerstreit befindlichen Zielvorstellungen. Die beteiligten Gruppen reichen von Planungs- und Entscheidungsträgern, Leistungsträgern bis hin zu Konsumenten von Gesundheitsleistungen. Sie stehen in verschiedenstem Zusammenhang mit unterschiedlichen *Einrichtungen der Leistungserstellung,* wie etwa Einrichtungen der ambulanten, der stationären oder medizinisch-technischen Versorgung. Die Entscheidungen bzw. das Verhalten der beteiligten Gruppen wird von verschiedenen *Merkmalen oder Betrachtungsweisen* geprägt. So gilt es für die Leistungserbringung und -inanspruchnahme sowie deren Organisation von unterschiedlichsten Standorten medizinische und/oder sozial-humanitäre und/oder ökonomische und/oder politische Kriterien in Einklang zu bringen. Gleichzeitig sind *auftretende Probleme* aus den unterschiedlichsten Gesichtswinkeln Lösungen zuzuführen. Hier handelt es sich etwa um die Frage nach der Allokation der Ressourcen, um die Qualität medizinischer Leistungen, die Effizienz der Leistungserstellung oder um eine Steuerung auf der Nachfrageseite. Die Betrachtung solcher Fragestellungen als Problem bzw. deren Lösungen setzen nun wiederum im Einzelfall *Entscheidungen normativer Art* voraus. Hier sei – je nach Betrachtungsweise – an individuelle und/oder gesellschaftliche Wertvorstellungen, Normen oder Prioritäten als grundlegende Entscheidungskriterien oder Prämissen für das System gedacht. Schließlich sind *externe Einflußfaktoren* auf das System mit all den Problemen, die durch deren Änderung im Zeitablauf hervorgerufen werden, einzubeziehen. Dies betrifft etwa Änderungen in der Morbiditätsstruktur, der Bevölkerungsstruktur oder gesamtgesellschaftlicher Rahmenbedingungen.

Abb. 3 illustriert, wie schwierig es ist, selbst einen so einfachen Trend wie den der Arztzahlenentwicklung über einen längeren Zeitraum vorherzusagen. Wie viele Ärzte es auf längere Sicht geben wird, hängt letzten Endes davon ab, welche Anzahl die Gesellschaft als „bedarfsgerecht" ansieht. Dies steht in engem Zusammenhang mit den beteiligten Gruppen und deren Betrachtungsweisen. Genauer gesagt, es hängt davon ab, welche Gruppe mit ihrer Betrachtungsweise sich politisch und wirtschaftlich durchsetzen wird.

Sind es die Ärzte, dann heißt „bedarfsgerecht" eine Begrenzung der gegenwärtig prognostizierten Anzahl der Ärzte. Für die Öffentlichkeit wird die Argumentation auf „Qualitätssicherung" gelenkt. Dabei wird hervorgehoben, daß die Ausbildungskapazitäten für die Zahl von Auszubildenden unzureichend sei. Dies durchaus zutreffende Argument ist in der Lage, Bestrebungen einer Einkommenssicherung für die Ärzte zu überlagern.

Sind es die Konsumenten, dann heißt „bedarfsgerecht" die Verfügbarkeit ärztlicher Leistungen zu jeder Zeit an jedem Ort ohne lange Wartezeit. Von dieser Betrachtungsweise aus ist der derzeitige Trend nur zu begrüßen.

Ist es die Rechtsprechung, dann hat die Frage der „Bedarfsgerechtigkeit" untergeordnete Bedeutung. Ausschlaggebend sind Kriterien wie die freie Berufswahl oder Budgetlimitierungen.

Sind es die Wirtschaftswissenschaftler, dann vertreten einige unter ihnen die Ansicht, daß wachsende Arztzahlen nur positiv zu bewerten sind. Erstens sollte das in einer gut funktionierenden Wirtschaft die Preise für ärztliche Leistungen senken. Zweitens haben die jüngsten Entwicklungen in den USA gezeigt, daß ein Ärzteüberschuß Innovationen im Gesundheitsbereich wesentlich fördert. Derzeit entste-

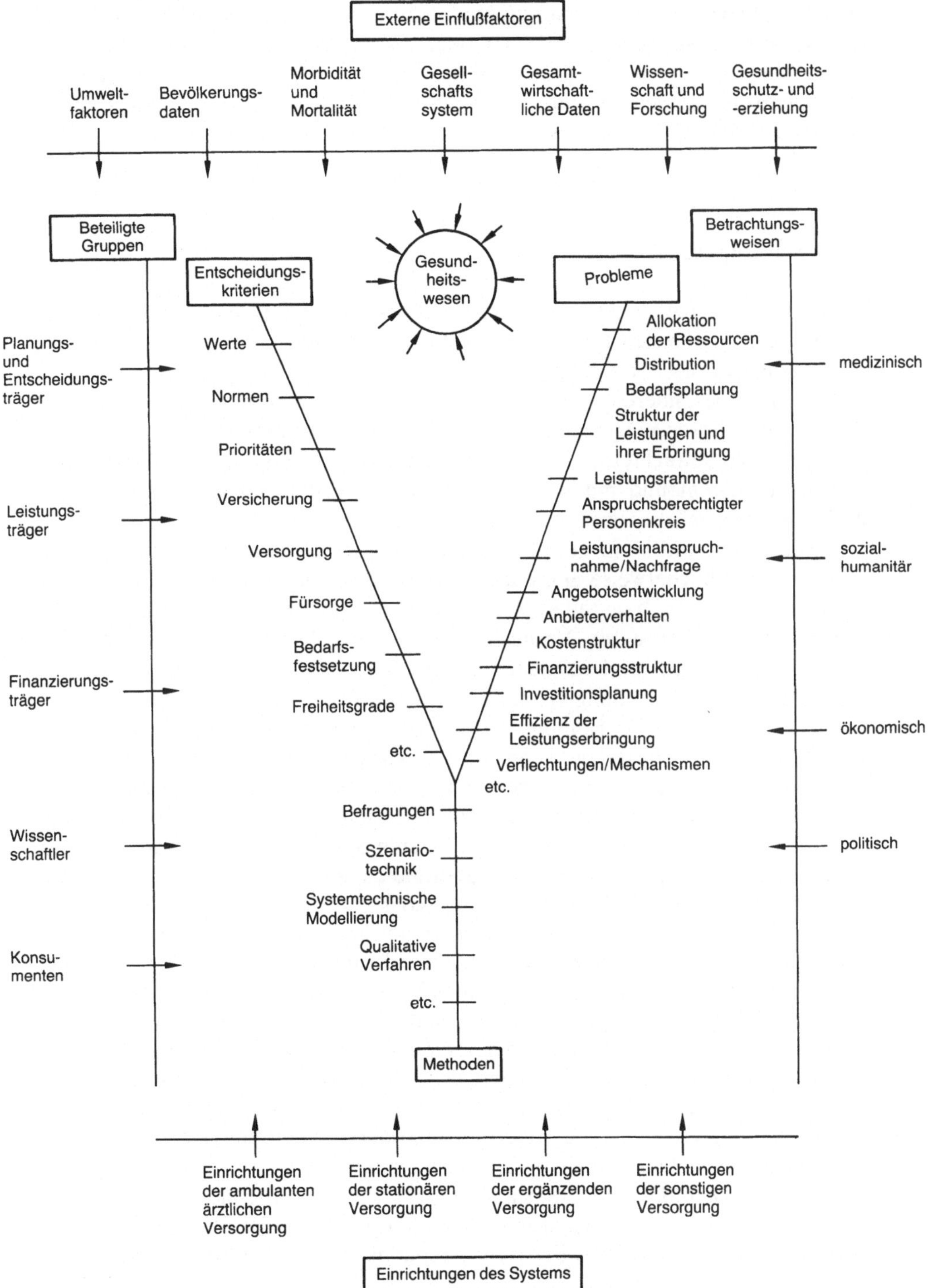

Abb. 3. Zusammenwirken von Ebenen und deren Komponenten im Gesundheitsgeschehen

hen alternative ambulante Versorgungseinrichtungen, wie beispielsweise die Health Maintenance Organizations (HMOs) oder ständig bereitstehende Ambulanzen. Solche Alternativen entwickeln sich nur bei Ärzteüberschuß. Sie entstehen aus dem Wettbewerb um Patienten und sind in der Regel patientennäher und kostengünstiger.

4 Forschungsstand

Wird unter diesen Aspekten nach dem Stand der Forschung für das Gesundheitssystem gefragt, so ist festzustellen, daß sowohl methodisch als auch empirisch nach wie vor erhebliche Forschungsdefizite bestehen.

Dies gilt in besonderem Maße für das Gesundheitswesen in der *Bundesrepublik Deutschland*, dessen einzelne Elemente, wie etwa Leistungsbereiche, -träger oder -arten, für sich betrachtet in ihren Ausprägungen zwar bekannt, deren Interdependenzen im System und mit diesen das Systemverhalten aufgrund von Ursache-Wirkungs-Mechanismen weitgehend unerforscht sind.

Dieser Tatbestand ist nicht auf mangelnde Forschungsaktivitäten, sondern vielmehr auf die üblicherweise zugrundegelegten Forschungsansätze zurückzuführen. Diese orientieren sich in aller Regel an Teil- und Detailproblemen einzelner Systemkomponenten unter Vernachlässigung bzw. bewußter Abkopplung der Implikationen auf das und aus dem Gesamtsystem.

Eine derartige Feststellung versteht sich zunächst nicht als Kritik. Sie beschreibt vielmehr eine sich aus der Komplexität des Gesundheitssystems ergebende Notwendigkeit, in kleinen Schritten und damit im Baukastensystem zunächst Informationen und Erkenntnisse zusammenzutragen, um auf der Grundlage einer so gewonnenen partiellen Systemtransparenz deren Verflechtungen und wechselseitige Mechanismen zu analysieren und in einen übergeordneten Systemzusammenhang zu stellen.

Das Herstellen eines solchen übergeordneten Zusammenhangs ist bis heute jedoch weder in den USA noch in der Bundesrepublik Deutschland erfolgt. Die Untersuchungen beschränken sich so meist auf zentrale Steuerungsmechanismen wie etwa die Krankenhausbedarfsplanung, die Krankenhausfinanzierung, das Vergütungssystem in der ambulanten ärztlichen Versorgung, die Nachfragesteuerung in Form von Selbstbeteiligung, den Leistungskatalog oder die Preisbildung im Arzneimittelwesen als abgeschlossene Systemkomponenten, ohne die Folgewirkungen auf das Gesundheitssystem als solches genügend zu berücksichtigen. Damit sind auch Untersuchungen zu untergeordneten Teilfragen wie etwa der Zugang zur ambulanten und stationären Versorgung oder Listen in der Arzneimittelversorgung in ihrer Bedeutung für das Gesundheitswesen kaum einzuordnen.

Neben Defiziten der reinen Sozialwissenschaft gibt es erhebliche Defizite in der Umsetzung wissenschaftlicher Ergebnisse in die praktische Politikberatung. In dieser Hinsicht sind die USA der Bundesrepublik Deutschland weit voraus. Dafür gibt es verschiedene Gründe:

1. Viele Forschungsprojekte werden direkt von den politischen Mandatsträgern induziert. Die Einführung der DRG z. B. folgte einer Forschung, die während der 70er Jahre von der Health Care Financing Administration (HCFA) des

Bundesgesundheitsministeriums beauftragt wurde. (Die HCFA ist für die Administration des großen Medicare-Programms für die älteren Menschen verantwortlich.)

2. Es existiert ein permanenter Dialog zwischen Wissenschaftlern und Politikern. Zum Beispiel nehmen an den zahlreichen wissenschaftlichen Tagungen grundsätzlich Politiker oder deren Mitarbeiter aktiv teil.   ·

3. Es besteht ein permanenter Meinungsaustausch von Wissenschaftlern zwischen Universitäten oder Forschungsinstituten einerseits und den Regierungen andererseits. Viele Hochschullehrer nutzen die Möglichkeit 1- bis 2jähriger Urlaube von ihren Universitäten, um politische Ämter zu besetzen. Professor Martin Feldstein von der Harvard University ist ein typisches Beispiel für dieses System.

Die permanent enge Verbindung zwischen amerikanischen Wissenschaftlern und Politikern zwingt beide Parteien, die Sprache und die Betrachtungsweisen des jeweils anderen zu lernen. Leider ist ein solches Vorgehen in der Bundesrepublik Deutschland die Ausnahme.

Das mag dazu beigetragen haben, daß die sich auf das Gesundheitswesen konzentrierenden deutschen Sozialwissenschaftler zumeist entfernt vom politischen Geschehen arbeiten und diskutieren.

5 Schritte zu einer praktischen Langfristplanung

Generell gilt es, ein Instrumentarium für die Politikberatung zu schaffen, das auf der einen Seite wissenschaftlich fundiert und auf der anderen Seite in der Lage ist, die Komplexität des Gesundheitssystems mit seinen vielfältigen Wechselwirkungen einzubinden.

Im Idealfall wäre solch ein Instrumentarium ein simultanes Gesamtmodell wie etwa nach Abb. 1 oder 3. Wie jedoch bereits betont, steht ein solches Instrumentarium in absehbarer Zeit nicht zur Verfügung.

Das andere Extrem wäre der Verzicht auf die Betrachtung eines Gesamtzusammenhangs und damit die Beschränkung auf „Scheuklappenprognosen", d. h. Prognosen, die sich nur auf einen detaillierten Teilaspekt des Gesundheitssystems beziehen, wie z. B. die Entwicklung der Arztzahlen, die für sich genommen wenig aussagekräftig ist und daher für die Politikberatung nicht von Nutzen sein kann. Von Nutzen wären solche Prognosen in Verbindung mit Prognosen für die Altersstruktur der Bevölkerung einerseits und Prognosen zum Bruttosozialprodukt andererseits, um Interdependenzen unter diesen Trends zu erkennen und ggf. politischen Handlungsbedarf zu aktivieren.

Dieser Handlungsbedarf muß insbesondere deshalb erkannt werden, weil die Entwicklung des Gesundheitswesens und der seine Entwicklung maßgeblich bestimmenden Faktoren nicht kurzfristig erfolgt, sondern sich vielmehr in langfristigen Zeiträumen vollzieht und v. a. hinsichtlich der Auswirkungen erst mit einem entsprechenden „time lag" zum Tragen kommt.

Beispielhaft genannt seien

– der Ausbau von Kapazitäten an medizinischen Hochschulen, dem jeweils nach 6 bis 8 Jahren eine entsprechend erhöhte Studienabgängerzahl gegenübersteht,

- die Planung und der Bau von Krankenhäusern, wobei bereits von der Planung bis zur Fertigstellung ein erheblicher Zeitraum vergeht und die Folgekosten über mehrere Jahrzehnte wirken,
- die Entwicklung der Bevölkerungsstruktur verbunden mit dem Auftreten neuer Risiken (Pflege) und einer sich allmählich wandelnden Morbiditätsstruktur,
- die medizinisch-technische Entwicklung mit Möglichkeiten einer langfristig veränderten (Früh-)Diagnostik und Therapie,
- die Entwicklung zu einer kürzeren Lebensarbeitszeit, die verbunden mit
- der gesamtwirtschaftlichen Entwicklung Finanzierungsprobleme für das System der sozialen Sicherung schafft, und
- die sich verändernden Umweltbedingungen, die Veränderungen im Krankheitsspektrum und damit in der Struktur der Inanspruchnahme des Systems hervorbringen können.

Diese wenigen Beispiele bestätigen bereits die fundamentale Bedeutung langfristiger Entwicklungstrends auf den Gesundheitsbereich, seine Ausgestaltung und Finanzierung. Aber nicht nur Veränderungen, die sozioökonomische Auswirkungen mit sich bringen, müssen von gesundheitspolitischen Entscheidungsträgern berücksichtigt werden. Die berechtigte Forderung nach einer gesundheitspolitischen Konzeption, nach einer positiven Gesundheitspolitik und nach der Formulierung positiver Gesundheitsziele im Hinblick auf eine Verbesserung des Gesundheitszustandes der Bevölkerung verlangt zur Neuformulierung und Umsetzung gesundheitspolitischer Prioritäten Kenntnisse über langfristige Entwicklungstrends.

Vor dem Hintergrund dieser Überlegungen bedarf es einer neuen Forschungskonzeption. Ein Weg hierzu wird im folgenden dargelegt:

Die Zielgröße im Hinblick auf ein Konzept der Gesundheitssystemforschung zur Langfristplanung in der *Bundesrepublik Deutschland* liegt zunächst in der Verbesserung des Gesundheitszustandes der Bevölkerung. Damit verbundene Handlungsalternativen berühren aber gleichzeitig auch die finanzielle Dimension, denn finanzielle Restriktionen determinieren letztendlich die Auswahl von Handlungsstrategien.

Grundsätzlich wirken alle gesundheitspolitischen Maßnahmen zur Verbesserung des Gesundheitszustands auch auf die Ausgabensituation der Finanzierungsträger gesundheitlicher Leistungen. Dagegen berühren nicht alle Veränderungen im Finanzierungsbereich die gesundheitliche Situation der Patienten bzw. Versicherten.

Generelle Zielgröße der Langfristplanung in der Gesundheitssystemforschung sollte damit die Entwicklung der Ausgaben (A) unter der nach Gleichgewichtsgesichtspunkten erforderlichen Berücksichtigung der Einnahmen (E) sowie der Zwischenzielgröße Gesundheitszustand (GZ) sein (Abb. 4).

Auf diese Zielgrößen wirkt nun eine Vielzahl verschiedenster Einflußfaktoren. Diese Faktoren weisen unterschiedliche Bedeutung auf und sind verschiedenen Einflußfaktorebenen zuzuordnen. So sind für die erste Einflußfaktorebene die Globalfaktoren oder Faktorbündel herauszuarbeiten, die jeweils in ihrer Gesamtheit von zentraler Bedeutung für die Weiterentwicklung des Gesundheitswesens sind. Die Aufarbeitung des Spektrums der Einflußfaktoren auf die Zielgrößen führt dabei zu einer Verdichtung, die folgende 10 Globalfaktoren hervorbringt: Bevölkerungsstruktur, Werte/Normen, Verhaltensweisen, Morbidität, Mortalität, Ange-

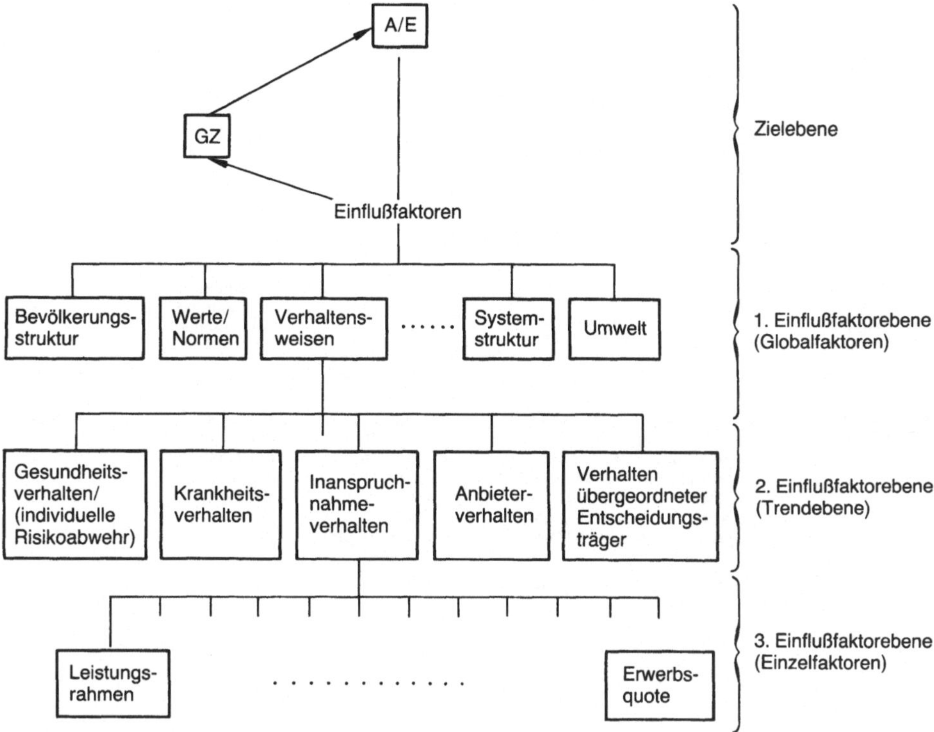

Abb. 4. Zielebene und Einflußfaktorebenen, *A* Ausgaben, *E* Einnahmen, *GZ* Gesundheitszustand

botsstruktur, medizinische und technische Entwicklung, Gesamtwirtschaft, System-
struktur und Umwelt.

Die erste Einflußfaktorebene (Abb. 4) ist zu global und faßt zu viele Sachverhalte
zusammen, als daß daraus Entwicklungstrends ermittelt werden könnten. Ihre
erforderliche Untergliederung in eine 2. Einflußfaktorebene oder Trendebene
erfährt dabei ihre Begründung aus bekannten oder unterstellten Systemzusammen-
hängen für die Bundesrepublik Deutschland.

So führt die Betrachtung eines eigenständigen Trends (z. B. Arztzahlenentwicklung) innerhalb der Globalfaktoren dann, wenn Zusammenhänge betrachtet werden
sollen, dazu, daß der eigenständige Trend zum Einflußfaktor für eine andere
Komponente als eigenständiger Trend wird. Die Arztzahlenentwicklung ist z. B. für
sich als Trend mit einer Reihe gewichtiger Aussagen verbunden. Die Arztzahlenentwicklung selbst wird jedoch gleichzeitig zum Einflußfaktor beispielsweise auf den
Trend „Qualität der ärztlichen Versorgung". Die zweite Einflußfaktorebene
(Trendebene) weist damit Faktoren auf, die in ihrer Entwicklung für sich genommen die Entwicklung des Gesundheitswesens maßgeblich bestimmen.

Die 2. Einflußfaktor- bzw. Trendebene soll am Beispiel des Globalfaktors „Verhaltensweisen" illustriert werden (Abb. 5).

Die Trendebene weist eine Vielzahl von Verflechtungen auf. Diese Verflechtungen ergeben sich dadurch, daß sich die Trendfaktoren hinsichtlich ihrer Entwicklung
gegenseitig beeinflussen. Es ist also eine dritte und damit die eigentliche Einflußfak-

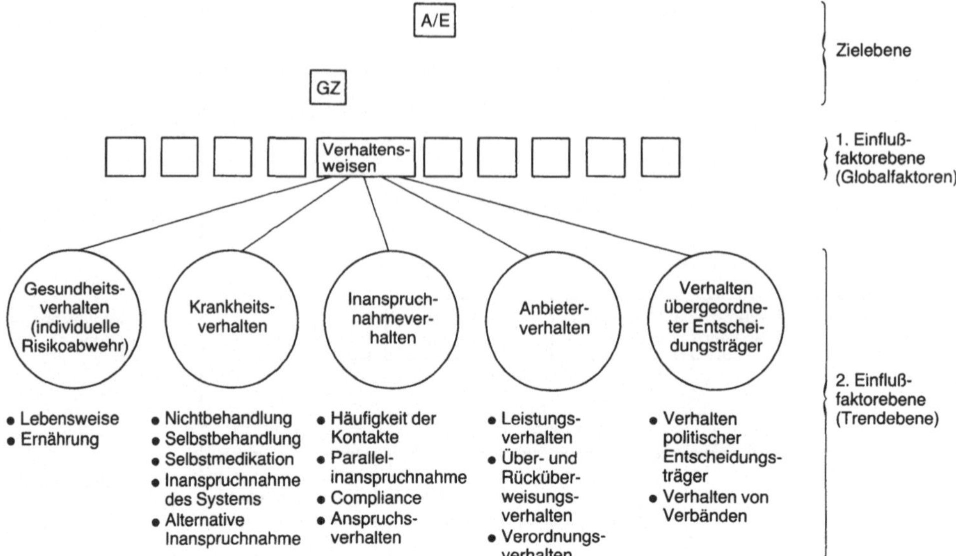

Abb. 5. Langfristplanung: Zielebene und Trendebene

torebene zu unterscheiden (Abb. 4), auf der neben speziellen Einflußfaktoren auch einzelne Trendfaktoren erscheinen, und zwar nicht als eigenständiger Trend mit all seinen Wechselwirkungen, sondern als separat zu interpretierender Einflußfaktor auf einen anderen Trend.

Zum Verständnis des Ineinandergreifens der 3 Einflußfaktorebenen wird in der Abb. 6 ein Beispiel aufgeführt.

Die beschriebenen Interdependenzen werden besonders auf der zweiten Ebene der Trendebene deutlich. So hängt beispielsweise das Inanspruchnahmeverhalten der Patienten auch von der Angebotsstruktur und damit der Verfügbarkeit von Personen und Einrichtungen des Gesundheitswesens ab. Gleichzeitig ist die Entwicklung der Angebotsstruktur auch abhängig vom Finanzierungssystem, das wiederum auch das Inanspruchnahmeverhalten der Patienten beeinflußt.

Bei der Ermittlung langfristiger Entwicklungstrends ist eine praktikable schrittweise Vorgehensweise anzustreben, wobei jeder Schritt für sich bereits für die politischen Entscheidungsträger verwertbare Erkenntnisse insbesondere im Hinblick auf einen Handlungsbedarf hervorbringen soll.

Das bedeutet zunächst einmal, daß die einzelnen Trendfaktoren isoliert zu betrachten sind. Das Problem besteht nun darin, daß die Trendfaktoren auch auf der 3. Einflußfaktorebene auftauchen; dort aber nicht vor dem Hintergrund der beschriebenen vielfältigen Interdependenzen, weil sich sonst das Problem einer Simultanbetrachtung stellen würde. Die Einflußfaktoren der 3. Ebene auf den betrachteten Trend können nunmehr nur aus sich heraus (isoliert betrachtet) dynamisiert werden. Dies bedeutet für das Einwirken der Faktoren der 3. Ebene auf den Trend überwiegend eine Orientierung an der Ist-Situation, z. T. auch eine

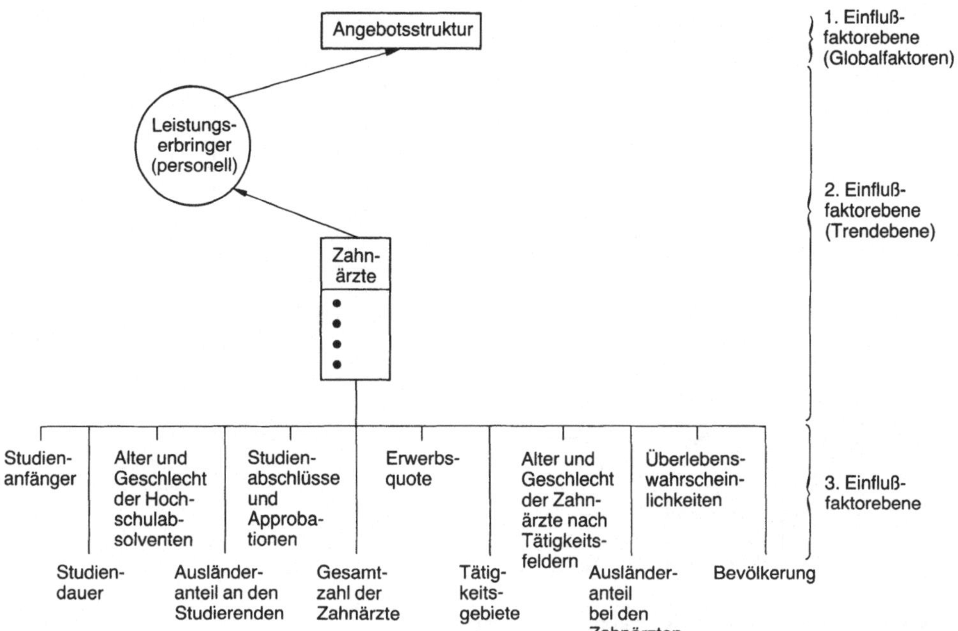

Abb. 6. Langfristplanung: Dritte Einflußfaktorebene

Hochrechnung über Vergangenheitsdaten. Die Einflußfaktoren auf Trendentwicklungen gehen damit auf dreierlei Weise in die Trendermittlung ein:

1. Sie können als statisch betrachtet werden, sofern keine Kenntnisse über ihre weitere Entwicklung vorliegen.
2. Sie können auf einfachste Weise „dynamisiert" in die Berechnungen oder Überlegungen eingehen.
3. Sie können als Ergebnis einer eigenen Trendanalyse verwertet werden.

Da letzteres anzustreben ist, sollten Ergebnisse von Trendanalysen rückkoppelnd immer dann in andere Trendanalysen einfließen, wenn der ermittelte Trend sich dort gleichzeitig als Einflußfaktor auf der 3. Faktorebene darstellt und bis dahin dort entweder nur statisch oder „einfach dynamisiert" betrachtet wurde. Diese Vorgehensweise wird durch das Beispiel der Abb. 7 verdeutlicht.

In Fortführung dieser Gedanken bündelt die 1. Einflußfaktorebene die Ergebnisse einzelner Trendentwicklungen. Die in Abb. 7 beschriebenen Vorgänge spielen sich damit auf der 1. Einflußfaktorebene ab. Die dargestellten Rückkopplungsmechanismen zwischen der 2. und 3. Ebene über die 1. Ebene werden bis zur Stabilisierung der Trendoutputs wiederholt.

Auf das methodische Instrumentarium zur Trendanalyse soll hier nicht näher eingegangen werden. Es reicht von einfachen Regressionen über die verschiedenen Szenariotechniken bis zur Systemmodellierung.

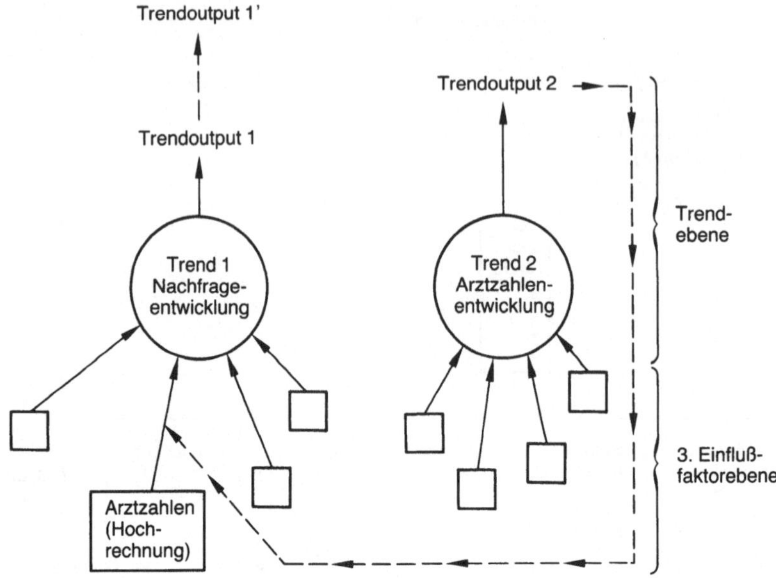

Abb. 7. Langfristplanung: Rückkopplungsgeschehen

Im nächsten Schritt stellt sich die Frage nach den Auswirkungen der Trendentwicklungen auf die Größen der Zielebene, nämlich den Gesundheitszustand der Bevölkerung und die Ausgaben/Einnahmen der Finanzierungsträger gesundheitlicher Leistungen. So sind zwar die Einzelergebnisse von Trendentwicklungen, insbesondere dann, wenn sie über die beschriebenen Rückkopplungen zu anderen Trendanalysen in Beziehung gesetzt wurden, für sich bereits interpretierbar und für den Entscheidungsträger von Nutzen. Er kann bereits an dieser Stelle unerwünschte Entwicklungen erkennen und durch theoretische Änderungen auf der 3. Einflußfaktorebene abschätzen, zu welchen Ergebnissen bestimmte Maßnahmen einer Gegensteuerung führen könnten. Dennoch liefern die Ergebnisse von Trendanalysen nur bedingt Erkenntnisse über die Auswirkungen auf die Zielgröße GZ und A/E. So bleibt beispielsweise die Frage offen, wie sich die Entwicklung der Arztzahlen auf den Gesundheitszustand der Bevölkerung und auf die Ausgaben der Finanzierungsträger gesundheitlicher Leistungen auswirkt.

Die Ergebnisse der Trendanalysen sind damit nichts anderes als Inputgrößen für eine übergeordnete Betrachtung der Entwicklung des Gesundheitswesens, insbesondere im Hinblick auf die genannten Größen der Zielebene. Eine solche übergeordnete Betrachtung muß die direkten und indirekten Auswirkungen einzelner Entwicklungstrends auf die Zielgrößen GZ und A/E hervorbringen. Dies ist durch die Anwendung eines Rahmenmodells (Simulationsmodell), das eigens zu diesem Zweck entwickelt wurde, möglich. In dem Rahmenmodell, auf das hier nicht näher eingegangen werden soll (Rüschmann 1983), wird die Zielebene formalisiert. Es ist dabei so konstruiert, daß die Ergebnisse der Analysen zu Langfristtrends als Inputgrößen in das Modell eingehen und daß der Modelloutput die zu erwartenden

Änderungen in den Zielgrößen unter Einbeziehung der Verflechtungen auf der Globalebene hervorbringt. Die Modellergebnisse zeigen damit künftigen Interventionsbedarf auf, der sich schließlich in dem Entwurf von Handlungsstrategien zur Einflußnahme auf die Faktoren der 3. Einflußfaktorebene konkretisiert. Diese Handlungsstrategien können dann über entsprechende Änderungen in den Trendanalysen im Rahmenmodell auf ihre Auswirkungen auf das Gesundheitswesen getestet werden.

6 Schlußfolgerungen

Ziel dieses Artikels war, eine neue Konzeption für die langfristige Trendanalyse im Gesundheitswesen vorzuschlagen. Es wurde betont, daß vollblütige Simultanmodelle für diesen Zweck im Prinzip erwünscht, aber in absehbarer Zeit praktisch nicht erreichbar sind. Das hier vorgeschlagene Konzept ist jedoch ein weitgehender Schritt in diese Richtung. Kern des Konzepts ist es, formell die Interdependenz verschiedener Trends zu erkennen.

Die vorgeschlagene Konzeption bietet 3 wesentliche Vorteile gegenüber der jetzigen Forschungssituation für die USA wie für die Bundesrepublik Deutschland.

Erstens ermöglicht dieses Konzept einer forschungsfördernden Institution wie z. B. der Bundesregierung, viele geographisch getrennte Forschungszentren zu unterstützen und unter einem methodischen Forschungsdach zusammenzuführen. („Let many flowers bloom. But don't let them grow wild without some harmony." Mao Tse Tung.)

Zweitens fördert dieses Konzept Kooperation unter Forschern und, was ebenso wichtig ist, zwischen Forschern und Politikern. Die vorgeschlagene Integration auf der 1. Faktorebene erfolgt in Workshops und Konferenzen, an denen nicht nur die Forschungsinstitutionen der 2. Trendebene teilnehmen, sondern insbesondere auch Entscheidungsträger aus Politik, Wirtschaft und dem Gesundheitswesen. Wie bereits gesagt, gibt es diesen Dialog in den USA, nicht aber in solch gezielter Organisation. In der Bundesrepublik Deutschland, wo derzeit noch weniger organisierte Kontakte dieser Art vorhanden sind, könnte dieses Konzept als ein Katalysator wirken.

Drittens, und last but not least, würde die Realisierung der Konzeption mittel- und langfristig verwertbare, konkrete Entscheidungsgrundlagen für die Gesundheitspolitik liefern. Politiker, Menschen wie jeder andere Entscheidungsträger, sollten eine solide Informationsbasis begrüßen, die zum Zeitpunkt schwieriger Entscheidungen ein Konzentrat der bestmöglichen Wissenschaft darstellt.

Literatur

Reinhardt UE (1975) Health manpower planning in a market context: The case of physician manpower. In: Bailey NTJ, Thompson M (eds) Systems aspects of health planning. Proceedings of the IIASA Conference, Baden, Austria, August 20–22, 1974, p 144

Rüschmann HH (1983) Gesamtmodell Gesundheitswesen. Erste Phase des Modellbildungsprozesses – Konzeption und Operationalisierung. Gesellschaft für Strahlen- und Umweltforschung

Sachverzeichnis

Die Klammern bezeichnen Seiten, auf denen der Begriff indirekt angesprochen ist.